U0266637

遗传代谢性肝病及病例解析

段钟平　王建设　主　编

科　学　出　版　社

北　京

内 容 简 介

本书参考国际最新的遗传代谢性疾病分类目录，总结国内外遗传代谢性肝病的最新理论知识，结合我国的临床资料及诊治经验，从遗传代谢性肝病的概念和分类、病理、影像、基因检测、实验室及其他辅助检查、遗传咨询、内科治疗及肝移植治疗到各论部分，从面到点，详尽介绍了遗传代谢性肝病的临床特征和诊治要点，并且每种疾病采用了理论知识与典型病例及诊疗思路相结合的展现形式。

本书理论和实践相结合，内容前沿、实用性强，可供肝病科医生、代谢和遗传学研究人员参考。

图书在版编目（CIP）数据

遗传代谢性肝病及病例解析 / 段钟平，王建设主编 . —北京：科学出版社，2024.3

ISBN 978-7-03-077369-2

Ⅰ.①遗… Ⅱ.①段… ②王… Ⅲ.①遗传性代谢病－肝疾病－诊疗 Ⅳ.① R575

中国国家版本馆 CIP 数据核字（2024）第 001910 号

责任编辑：沈红芬 路 倩 / 责任校对：张小霞
责任印制：赵 博 / 封面设计：黄华斌

科学出版社出版
北京东黄城根北街 16 号
邮政编码：100717
http://www.sciencep.com
北京建宏印刷有限公司印刷

科学出版社发行　各地新华书店经销
*

2024 年 3 月第 一 版　开本：787×1092　1/16
2025 年 1 月第二次印刷　印张：25 3/4
字数：600 000
定价：238.00 元
（如有印装质量问题，我社负责调换）

编 委 会

黄春洋　首都医科大学附属北京佑安医院

黄新文　浙江大学医学院附属儿童医院

孔　明　首都医科大学附属北京佑安医院

孔元原　首都医科大学附属北京妇产医院（北京妇幼保健院）

库尔班江·阿布都西库尔　复旦大学附属儿科医院

李　川　广西医科大学第二附属医院

李菲菲　山东第一医科大学附属省立医院

李丽婷　复旦大学附属儿科医院

李玉川　复旦大学附属儿科医院

李忠蝶　复旦大学附属儿科医院

梁　晨　首都医科大学附属北京佑安医院

刘　晖　首都医科大学附属北京佑安医院

刘　梅　首都医科大学附属北京佑安医院

刘　腾　复旦大学附属儿科医院

刘燕敏　首都医科大学附属北京佑安医院

马　雪　北京大学第一医院

马丽娜　首都医科大学附属北京佑安医院

欧晓娟　首都医科大学附属北京友谊医院

彭小蓉　重庆医科大学附属儿童医院

秦　涛　重庆医科大学附属儿童医院

任　姗　首都医科大学附属北京佑安医院

任万华　山东第一医科大学附属省立医院

商婷婷　重庆医科大学附属儿童医院

宋文艳　首都医科大学附属北京佑安医院

宋元宗　暨南大学附属第一医院

汤　珊　首都医科大学附属北京佑安医院

王　征　首都医科大学附属北京佑安医院

王建设　复旦大学附属儿科医院

王能里　复旦大学附属儿科医院

王晓晓　首都医科大学附属北京佑安医院

王亚东　河北医科大学第三医院

王怡珍　河南中医药大学第一附属医院
魏乔欣　首都医科大学附属北京佑安医院
闻少楠　径准医疗科技（北京）有限公司
武丽娜　首都医科大学附属北京友谊医院
谢新宝　复旦大学附属儿科医院
许红梅　重庆医科大学附属儿童医院
闫有圣　首都医科大学附属北京妇产医院
杨　奕　上海交通大学医学院附属新华医院
杨艳玲　北京大学第一医院
张　敏　中国人民解放军总医院第五医学中心
张　维　首都医科大学附属北京佑安医院
张　伟　首都医科大学附属北京友谊医院
张　尧　北京大学第一医院
张会婷　北京大学第一医院
张雪媛　复旦大学附属儿科医院
赵　鸿　北京大学第一医院
赵　景　首都医科大学附属北京佑安医院
赵　静　复旦大学附属儿科医院
赵彩彦　河北医科大学第三医院
郑素军　首都医科大学附属北京佑安医院
周光鹏　首都医科大学附属北京友谊医院
朱世殊　中国人民解放军总医院第五医学中心
朱志军　首都医科大学附属北京友谊医院

学术秘书　张　维

前　言

遗传代谢性疾病最初的命名始于20世纪初期，英国医生Archibald Edward Garrod首先认识到尿黑酸尿症为先天性代谢异常，并首次使用了"先天代谢性疾病"一词来描述这类疾病。在很长一段时间里，这类疾病极少受到关注。近半个世纪以来，随着表观遗传学、生化分析学、分子生物学、免疫学等学科的飞速发展，人们对遗传代谢性疾病的认识进入了一个新的时代。

遗传代谢性肝病是建立在肝病学科基础上，整合遗传学、代谢学等学科的相关知识建立起来的一门交叉学科，是遗传代谢性疾病的重要组成部分。人类基因有1/2在肝脏表达，遗传代谢性疾病常累及肝脏。遗传代谢性肝病多属于罕见病范畴，异质性大、种类繁多，目前统计将近800种，虽然单一病种的患病率低，但总体发病率高，总发病人数不容忽视；甚至个别病种并不少见，如吉尔伯特综合征发病人数约占总发病人数的10%。由于多数疾病相对少见、临床认识不足、受实验室检测技术和可及性限制等多种原因，遗传代谢性肝病临床漏诊、误诊、延误治疗常见，常表现为疑难肝病，成为影响人民群众健康的重要瓶颈，给社会和家庭带来了沉重的疾病和经济负担。

及时推出遗传代谢性肝病相关书籍有助于提高临床医生的诊疗水平。我们的前期调查发现，国内外尚未见遗传代谢性肝病的专著出版，相关疾病常收集于遗传代谢性疾病专著中，知识点相对分散，不利于查阅和系统学习；而且，遗传代谢性肝病常涉及生物化学、基因诊断、病理学、影像学等多个学科，知识点多、相对复杂，而现有的少量遗传代谢性疾病专著又多侧重于理论讲解，对于未诊治过相应疾病的初学者，书籍内容常显得相对抽象、不易理解和掌握，影响了学习效果。

为满足临床医生在学习遗传代谢性肝病中的实际需求，我们精心组织并邀约了肝病学、儿科学、妇产科学、遗传学、分子生物学、影像学、病理学等多个学科领域理论造诣较高且临床实践经验丰富的国内知名专家，参考国际最新的遗传代谢性疾病分类目录，总结国内外遗传代谢性肝病的最新理论知识，结合我国珍贵的临床资料及诊治经验，从遗传代谢性肝病的概念和分类、病理、影像、基因检测、实验室及其他辅助检查、遗传咨询、内科治疗及肝移植治疗到各论部分，从面到点，详尽介绍了遗传代谢性肝病的临床特征和诊治要点。尤其各章节每种疾病的展现形式，前面为理论部分，后面为典型病例及诊疗思路分享。这种理论和实践相结合的形式更符合临床医生的学习习惯，使得本书内容更具实用性、可借鉴性。本书也为代谢和遗传学实验人员、其他相关专业人士提供了学习遗传代谢性肝病的范本。

本书从设计大纲、邀约专家到成稿历时1年余，其间经历组稿、资料搜集、专业审稿、定稿等流程，全体参编人员及中国妇幼保健协会儿童药食同源代谢干预专业委员会的专家对本书做出了重要的贡献，在此表示衷心感谢！希望本书能够服务于临床实践，促进更多临床医生对遗传代谢性肝病的了解，所有这些也是因为一个共同的目标，为我们的患者带来更美好的未来！

由于篇幅、时间的限制，书中难免有遗漏或不足之处，期待日臻完善，恳请同道不吝指教。

本书编写过程中得到了中华医学会肝病学分会遗传代谢性肝病协作组、佑安肝病感染病专科医疗联盟遗传代谢性肝病专业委员会及中国妇幼保健协会儿童药食同源代谢干预专业委员会的大力支持，在此一并感谢！本书出版为北京市医院管理中心重点医学专业发展计划（扬帆计划，ZYLX202125）、首都卫生发展科研专项重点攻关项目（首发2022-1-2182）、北京市医院管理中心"登峰"计划专项（DFL20241701）、深圳市工程研究中心（工程实验室）组建项目（F-2020-Z99-502615）支持项目。

编　者
2024年1月

目　　录

第一章 遗传代谢性肝病概论

第一节 遗传代谢性肝病的概念和分类

在脊椎动物中，肝脏是身体的中心代谢器官，执行大约500项功能，从一般解毒到胆汁生成及脂肪、碳水化合物、蛋白质、胆红素、维生素和矿物质的代谢，甚至还具有免疫功能。肝细胞被认为是执行所有这些功能的专业细胞。由于要执行如此多的任务，任何一种功能出现异常都有可能引发疾病。遗传代谢性肝病（inherited metabolic liver disease）通常是因遗传缺陷导致细胞生化功能异常的一大类疾病，大多数是由于酶缺陷引起的，导致底物转化为产物不足或缺失。该组疾病病因复杂、种类繁多，总体发病率高。遗传代谢性肝病临床表现多样且不具有特异性，可累及包括肝脏在内的全身多个系统器官。由于常规检查方法的局限、特异性检测方法和设施的不足，以及临床医生对该类疾病不熟悉、专业知识有限和本领域专家少等原因，误诊和延迟诊断较常见。同时，多数疾病为罕见病，难以研究，遗传代谢性肝病的临床治疗研究进展缓慢，常缺乏有效的治疗药物，且制药公司因收益小而研发意愿低。部分疾病显得病无所医、医无所药，个别罕用药价格高昂，供应不足。因此，重视和推进对遗传代谢性肝病的认识和研究，迫在眉睫。

一、遗传代谢性肝病的流行现状

遗传代谢性肝病种类繁多，保守统计有700多种，多属于罕见病范畴。欧洲定义罕见病的患病率低于50/100 000。中华医学会医学遗传学分会建议，将患病率小于1/500 000或新生儿发病率小于1/10 000的疾病称为罕见病。虽然单一遗传代谢性肝病患病率低，但总体发病率仍较高。例如，解放军第三〇二医院（现解放军总医院第五医学中心）对2001～2010年住院儿童的疾病分析显示，儿童非病毒性肝病以肝脏代谢相关性疾病最多（325/703，46.2%）。个别疾病甚至较为常见，如吉尔伯特综合征（Gilbert syndrome，GS）占人群5%～10%。分析首都医科大学附属北京佑安医院1996～2020年的肝病住院患者，遗传代谢性肝病住院患者占同期住院总人次的3.6‰，并不罕见。遗传代谢性肝病的发病率在种族之间也有差异，以GS为例，白种人的发病率为2%～10%，而南亚、中东地区的发病率高达20%。例如，伊朗GS发病率为19.1%，其中男性为25.6%，女性为12.8%。日本GS发病率约为12.5%，估计我国的发病率与日本相近。此外，白种人较为常见的遗传性血色病、α₁-抗胰蛋白酶缺乏症、囊性纤维化，在我国则罕见。我国尚缺乏多数遗传代谢性肝病发病率的具体数据。

二、遗传代谢性肝病的分类

遗传代谢性肝病可以从多个角度进行分类，如可以根据累及的代谢物质、发病年龄、临床表现、组织学病变特征等分类，也可以对上述多角度进行组合后分类。肝脏既可因相应酶缺陷和代谢物堆积引起原发性肝细胞代谢障碍，也可继发于其他器官的病变引起间接性肝细胞代谢障碍。

关于遗传代谢性肝病的分类有以下方法：按发病年龄可细分为新生儿（≤28天）、婴幼儿（29天至1岁）、儿童（1～11岁）、青少年（12～17岁）、成人（≥18岁），也可简单分为儿童（<18岁）和成人。熟悉发病年龄有助于缩小诊断范围。多数遗传代谢性肝病在儿童期（<18岁）发病，但随着诊治技术的发展，越来越多的遗传代谢性肝病儿童得以生存并长大进入成人期。此外，相同基因变异所致疾病在儿童和成人等不同时期均有可能发病，也可有不同的表型，如*ABCB4*基因变异可表现为进行性家族性肝内胆汁淤积3型、药物性肝损伤、妊娠期肝内胆汁淤积和低磷脂相关胆石症等。按肝损伤类型分为肝细胞损伤、高胆红素血症、胆汁淤积和门静脉高压等类型。按病理学表现常分为5种，可以表现为单独类型，但多数合并出现：①基本正常肝组织，包括吉尔伯特综合征、克里格勒-纳贾尔综合征（Crigler-Najjar syndrome，CNS）Ⅱ型、罗托综合征（Rotor syndrome）、苯丙酮尿症、胱氨酸血症、尿素循环障碍、氨基酸代谢障碍等；②胆汁淤积型，包括进行性家族性肝内胆汁淤积、先天性胆汁酸合成障碍（CBAS）、阿拉杰里综合征（Alagille综合征）等；③贮积型，由于代谢物在肝细胞内（如糖原贮积症）或网状内皮细胞内（多数溶酶体贮积病）贮积而致病；④脂肪变性型，由于线粒体或糖代谢障碍而致病，如线粒体DNA耗竭综合征、糖原贮积症（Ⅰ、Ⅲ型）、囊性纤维化等；⑤肝炎型，包括α_1-抗胰蛋白酶缺乏症和肝豆状核变性。

三、挑战与对策

包括遗传代谢性肝病在内的罕见病对人类健康构成了严重的威胁。为应对这一挑战，美国国立卫生研究院（NIH）在2003年就建立了罕见病临床研究网络（Rare Diseases Clinical Research Network）。国际罕见病研究联盟（International Rare Diseases Research Consortium，IRDiRC）于2011年成立。欧洲委员会于2017年春天建立了罕见肝病咨询网（European Reference Network for Rare Liver Disease，ERN RARE-LIVER）。这些组织对加强包括遗传代谢性肝病在内的罕见病研究的国际交流和合作、促进开展相关研究和药物开发，发挥了重要作用。在国内，中华医学会肝病学分会于2018年3月成立了遗传代谢性肝病协作组。2018年5月11日我国公布了国家版《第一批罕见病目录》共121种，2023年9月18日公布了《第二批罕见病目录》共86种，其中遗传代谢性肝病高达15.5%（32/207），这也表明部分遗传代谢性肝病已正式被纳入国家层面的疾病防控战略。

尽管如此，我们对遗传代谢性肝病的认识和总体研究尚处于起步阶段，需要重视和加强。在临床诊断遗传代谢性肝病方面，除了熟知疾病的临床表现、建立正确的临床思维外，还需熟练掌握生化指标、病理学、影像学、基因分子诊断等多学科知识，这对临床医生具体专业知识结构和综合临床能力提出了更高的要求，如只有掌握基因测序技术的原理、选择恰当的测序方法，并且对结果进行正确的解读，才可能对变异的致病性做出恰当的判断，最终做出正确的临床诊断。

关于遗传代谢性肝病的科学研究，目前仍局限在少数医疗机构和研究所内。绝大多数遗传代谢性肝病缺乏国内流行病学数据，临床研究多为个案报道或小样本研究。中国人群多数疾病特异性的基因变异及其功能、基因型和表型之间的关系尚未阐明，其自然史、临床特征、发病机制、药物研发的相关研究也严重滞后或不足。通过国际、国内多学科合作，建立多中心、大样本、长期随访的前瞻性临床队列和标本库，开展相关的基础和临床研究，适时推出相应的诊疗指南或共识，并与科研院所、制药企业紧密协作，加强基础研究及药物和新疗法的研发，将有助于切实推进和提高我国遗传代谢性肝病的全生命周期临床诊疗和科研水平。

（侯 维 胡中杰）

第二节 遗传代谢性肝病的病理表现

遗传代谢性肝病多发生于儿童或青少年，也可见于成人。一些患者肝功能正常，一些患者出现肝功能异常，可进行肝穿刺活检，并联合辅助检查（包括组织的特殊染色、免疫组化染色、电镜等），在很大程度上可以帮助明确诊断或提供诊断线索，具体作用：①进行鉴别诊断，排除组织学特异的疾病；②获得初步诊断；③评估肝脏损伤的程度；④组织标本可进行进一步检测。

一、遗传代谢性肝病的病理诊断思路

遗传代谢性肝病的形态表现多种多样，病理上常常根据不同的组织学改变及损伤模式进一步分析病因，而这些损伤模式可以单独存在，多数合并出现。病理医生在拿到一个可疑遗传代谢性肝病患者的肝穿刺活检组织标本时，首先在光镜下观察组织学特点，确定病变主要特征，进而了解患者性别、年龄、相关的实验室检查及影像学特点，结合特殊染色及免疫组化染色，进行诊断及鉴别诊断。通常，根据肝穿刺组织的形态特点可将遗传代谢性肝病分为肝组织形态基本正常型、脂肪变性型、胆汁淤积型、贮积/沉积型和肝炎型（图1-1）。

二、不同损伤模式常见疾病的病理特点

1.基本正常肝组织 这类遗传代谢性肝病最常见的有两种：吉尔伯特综合征和罗托综合征。二者均为遗传性胆红素代谢缺陷相关疾病。吉尔伯特综合征临床表现为高间接胆红素血症，肝脏组织学无特异性改变，小叶及汇管区均无明显炎症坏死，有的病例仅在中央静脉周围见肝细胞内少量脂褐素沉积（图1-2A）。罗托综合征临床表现为高直接胆红素血症，肝活检表现为正常的肝组织（图1-2B）。除以上两者外，少数肝脏代谢性疾病是功能性异常，组织学改变极小或无变化，不能引起长期肝损伤，如苯丙酮尿症、高同型半胱氨酸血症、一些氨基酸代谢障碍等。

2.伴肝脏脂肪变性的疾病 肝穿刺活检组织内见脂肪肝表现，应考虑存在以下疾病的可能：囊性纤维化、糖原贮积症（Ⅰ、Ⅲ型）、半乳糖血症、遗传性果糖不耐受症、肉碱棕榈酰基转移酶缺乏症、尿素循环障碍、希特林缺陷病、脂肪酸氧化缺陷、线粒体

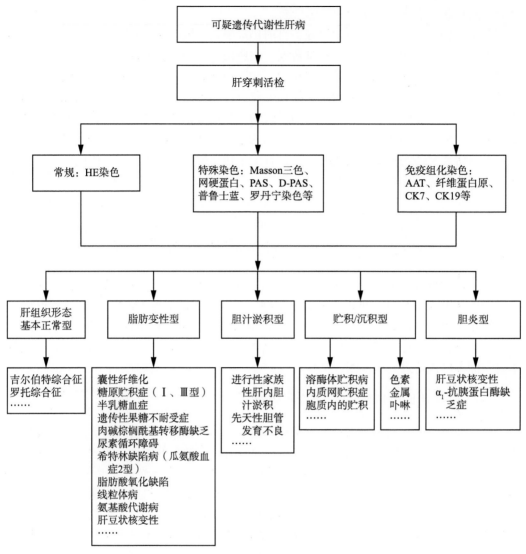

图 1-1　遗传代谢性肝病的病理诊断思路流程

PAS 染色为过碘酸希夫染色；D-PAS 为淀粉酶消化的 PAS

病、氨基酸代谢病、肝豆状核变性等。脂肪肝可表现为一过性的，如尿素循环障碍、氨基酸代谢病出现代谢危象时；线粒体脂肪酸氧化缺陷患者常表现为肝细胞小泡性脂肪变性，如瑞氏综合征；贮积类的疾病，如糖原贮积症Ⅰ、Ⅲ型，肝细胞大泡性脂肪变性较为突出，Ⅰ型脂滴较Ⅲ型多。较为常见且特殊的有以下3种：

（1）囊性纤维化：是由于编码囊性纤维化跨膜转导调节因子（cystic fibrosis transmembrane conductance regulator，CFTR）的基因变异引起的。脂肪变性是囊性纤维化最常见的病理改变，表现为大泡性及小泡性脂变，无区域性分布，往往是由饮食不当及吸收不良引起蛋白缺乏所致。其他改变还包括胆管炎、胆汁淤积、细胆管扩张伴粉染分泌物淤积、局灶性胆汁性肝硬化，晚期发展为多小叶的肝硬化，其中细胆管内粉染分泌物及局灶性胆汁性肝硬化是其特征性病变（图1-3A、B）。

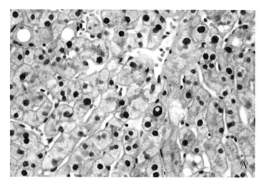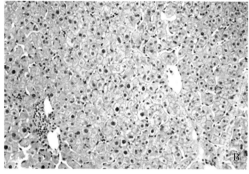

图1-2 肝组织基本正常的遗传代谢性肝病

A.吉尔伯特综合征：肝组织大致正常，有的仅在中央静脉周围肝细胞内见脂褐素沉积（HE染色，×400）；B.罗托综合征：小叶内及汇管区内均未见明显炎症及纤维化（HE染色，×200）

（2）肝豆状核变性：是遗传代谢性肝病中组织学表现最为多样的疾病，无组织学特异性，可表现为脂肪性肝炎、急性肝炎、急性重型肝炎、慢性肝炎、肝硬化，其中脂肪变性可出现在各阶段，是早期及中期最主要的表现。肝豆状核变性的诊断依赖于实验室检查、基因检测，组织学诊断标准是肝组织中罗丹宁染色见棕红色颗粒（图1-3C、D）。

（3）希特林缺陷病（瓜氨酸血症2型）：*SLC25A13*基因变异导致线粒体天冬氨酸/谷氨酸载体蛋白希特林（Citrin）功能不足，婴儿表现为希特林缺陷所致新生儿肝内胆汁淤积症（NICCD），肝脏组织学改变包括胆汁淤积伴肝细胞脂肪变性，也可能出现较重的炎症；成人起病的瓜氨酸血症2型常出现高氨血症，患者喜高蛋白饮食，厌碳水化合物，组织学显示肝细胞大泡性脂肪变性、窦周纤维化（图1-3E、F）。

3.以胆汁淤积为主要表现的疾病 最多见的与胆汁淤积相关的遗传代谢性肝病是阿拉杰里综合征（Alagille syndrome）、进行性家族性肝内胆汁淤积。肝内胆汁淤积可分为胆红素淤积及胆盐淤积，镜下表现为中央静脉周围为主的肝细胞及毛细胆管淤胆——肝细胞肿胀、含胆色素，可见多核肝细胞（巨细胞转化），毛细胆管扩张、含胆栓（图1-4A）；汇管区周围为主的肝细胞羽毛变性、气球样变（图1-4B），CK7免疫染色呈阳性、铜离子颗粒沉积。

（1）以胆红素淤积为主的疾病：组织学表现为肝细胞-毛细胆管淤胆的遗传代谢性肝病，最主要的是进行性家族性肝内胆汁淤积1型及2型，以及与其基因变异相同的良性复发性肝内胆汁淤积（benign recurrent intrahepatic cholestasis，BRIC）1型及2型。目前认为良性复发性肝内胆汁淤积是进行性家族性肝内胆汁淤积的一种形式，有严格的临床诊断标准，也可能导致肝病进展。进行性家族性肝内胆汁淤积1型以毛细胆管扩张伴胆栓形成为主，小叶内及汇管区内炎症坏死均较轻；进行性家族性肝内胆汁淤积2型，即胆盐输出泵（bile salt export pump，BSEP）缺陷，常表现为肝细胞肿胀、含胆色素，多核肝细胞（巨细胞转化），似新生儿肝炎，早期即可出现汇管区周围及中央静脉周围窦周纤维化，并进展为肝硬化。

（2）以胆盐淤积为主的疾病：这类疾病常表现为进行性胆管病，如进行性家族性

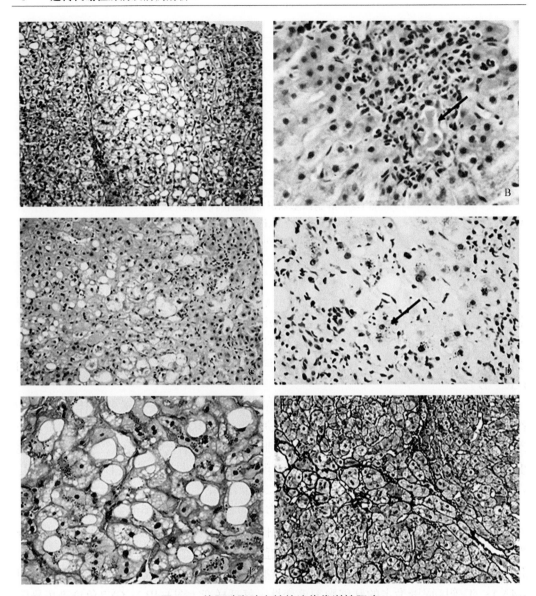

图1-3　伴肝脏脂肪变性的遗传代谢性肝病

A、B.囊性纤维化：肝细胞脂肪变性（A，HE染色，×200），汇管区周边细胆管增生，管腔扩张，内含粉染分泌物（B，箭头，HE染色，×400）；C、D.肝豆状核变性：肝细胞大泡性脂肪变性、气球样变、含Mallory-Denk小体，伴小坏死灶（C，HE染色，×200），罗丹宁染色见肝细胞内棕红色颗粒（D，箭头，罗丹宁染色，×400）；E、F.希特林缺陷病：肝细胞大泡及小泡性脂肪变性（E，PAS-D染色，×400），窦周纤维化（F，网硬蛋白＋Masson染色，×200）

　　肝内胆汁淤积3型、阿拉杰里综合征。进行性家族性肝内胆汁淤积3型呈胆汁性肝硬化表现，小叶间胆管常保留，周边细胆管反应，间隔或汇管区周围肝细胞呈胆盐淤积改变（羽毛样变、铜离子颗粒沉积）。阿拉杰里综合征为先天性肝内胆管缺乏，不伴细胆管反应，汇管区周围见CK7免疫染色呈阳性反应的肝细胞及铜离子颗粒沉积（图1-4C）。

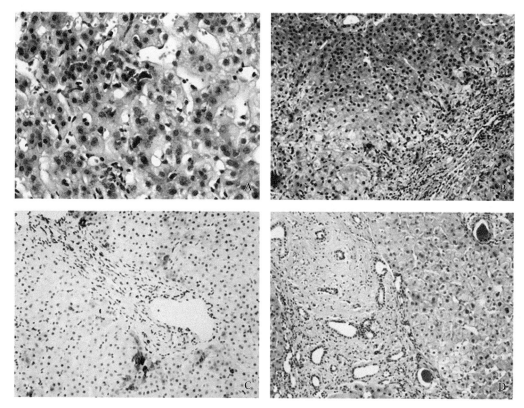

图1-4 以胆汁淤积为主要表现的遗传代谢性肝病

A. 良性复发性肝内胆汁淤积：毛细胆管扩张含胆栓（HE染色，×400）；B. 进行性家族性肝内胆汁淤积3型：胆汁性肝硬化，汇管区或间隔周围肝细胞胆盐淤积改变（HE染色，×200）；C. 阿拉杰里综合征：汇管区缺少动脉伴行小胆管，周边无细胆管反应，1区少数肝细胞呈CK7染色阳性（×200）；D. 先天性肝纤维化：纤维间隔分隔肝实质，无门静脉分支，小胆管不规则增生，周边细胆管内含胆栓（HE染色，×200）

（3）其他以胆汁淤积为表现的疾病：近年来所认识的进行性家族性肝内胆汁淤积4～6型——紧密连接蛋白2（TJP2）缺陷病、法尼醇X受体（FXR）缺陷病、肌球蛋白VB（MYO5B）缺陷病，尽管尚无足够病例展示组织学特征，但目前的病例报道显示了肝内胆汁淤积、汇管区纤维化等改变。此外，囊性纤维化、脑肝肾综合征［又称泽尔韦格综合征（Zellweger syndrome）］、α_1-抗胰蛋白酶缺乏症也可见进行性胆管病、胆盐淤积及胆汁性肝纤维化表现；酪氨酸血症Ⅰ型、半乳糖血症、线粒体DNA耗竭综合征、先天性胆汁酸合成障碍亦可见突出的小叶内胆汁淤积。

另有一组因胆管板发育不良所致的肝囊性病变，形态学改变包括多囊肝、先天性肝纤维化（congenital hepatic fibrosis，CHF）、先天性肝内胆管扩张症［又称卡罗利病（Caroli disease）］及其他尚无定义的胆管板畸形的模式。其中多囊肝及先天性肝内胆管扩张症可通过影像学诊断，先天性肝纤维化由于临床及影像学表现不易与一些疾病鉴别，故需组织学确诊。先天性肝纤维化为*PKHD1*基因变异所致，与常染色体隐性遗传性肾病相关，因肝内门静脉异常分支及发育不全，临床表现主要为门静脉高压，尽管肝组织内可见间隔周边细胆管内胆栓，但临床常无胆汁淤积表现，如出现胆管炎或胆管炎型先天性肝纤维化，则有胆汁淤积改变（图1-4D）。

4.贮积/沉积型遗传代谢性肝病　某些遗传代谢性疾病由于物质代谢障碍，异常物质在肝组织内贮积，如溶酶体贮积病、内质网贮积症、胞质内包涵体形成、色素颗粒沉积（脂褐素/黑色素、含铁血黄素、铜离子）、结晶沉积（原卟啉病）。

（1）溶酶体贮积病：由脂蛋白及脂质代谢障碍所致，已知的疾病超过50种。通常，溶酶体贮积病累及多器官，如黏多糖贮积症Ⅰ/Ⅱ/Ⅲ型、GM1神经节苷脂贮积症、尼曼－皮克病（Niemann-Pick disease）A/B/C型、戈谢病（Gaucher disease）；累及肝脏、脾脏、骨髓、淋巴结的为戈谢病、尼曼－皮克病B型。目前对新生儿的筛查推荐全面又有针对性地进行二代测序（next-generation sequencing，NGS）。由于发病年龄及病情轻重不等，肝脏病理仅可提供诊断线索。

代表性的疾病包括尼曼－皮克病、戈谢病、胆固醇酯贮积症及糖原贮积症Ⅱ型。前三者均可在肝细胞之间及汇管区见到淡染的泡沫样细胞，这些细胞经CD68免疫染色证实为库普弗细胞（Kupffer cell），过碘酸希夫（PAS）染色不着色，经淀粉酶消化后的PAS（D-PAS）染色，尼曼－皮克病细胞不着色（图1-5A、B），戈谢细胞呈浅紫红色、条纹状（图1-5C、D），胆固醇酯贮积症的肝细胞内含小脂泡，可见菱形胆固醇结晶（图1-5E），肝组织冰冻切片可在偏振光下观察到脂质结晶，其石蜡包埋的组织可经溶酶体标志物LAMP2免疫染色证实。

糖原贮积症包含了多种类型，形态不尽相同，除Ⅱ型外，其余类型均为非溶酶体贮积。严格来讲，Ⅳ型糖原贮积症是脱支酶贮积，肝细胞内见粉染的球形包涵体，与其他类型不同。大部分糖原贮积症组织学突出的特点是肝细胞肿胀、含丰富糖原，胞质淡染、苍白，胞膜清晰，胞核固缩、位于中心或偏位，同时，亦可见明显肝细胞脂肪变性（图1-5F）。

（2）内质网贮积症：代表性的疾病有α₁－抗胰蛋白酶缺乏症、无/低纤维蛋白原血症、抗凝血酶Ⅲ缺乏症，其中，α₁－抗胰蛋白酶缺乏症和无/低纤维蛋白原血症较常见。二者均可见胞质内嗜酸性小球，α₁－抗胰蛋白酶缺乏症的小球分布于汇管区或间隔周围肝细胞内，D-PAS染色呈阳性（图1-6A），免疫组化染色表达α₁－抗胰蛋白酶抗体（图1-6B）；无/低纤维蛋白原血症的小球分布无区域性，D-PAS染色呈阴性或弱阳性（图1-6C），磷钨酸苏木素（PTAH）染色呈蓝色（图1-6D），免疫组化染色表达纤维蛋白原抗体。

此外，一些疾病肝细胞质内可见包涵体，如糖原贮积症4型、拉福拉病（Lafora disease）。

（3）色素颗粒沉积：在HE染色的组织切片上可见显著肝细胞内色素颗粒沉着的疾病是杜宾－约翰逊综合征（Dubin-Johnson syndrome），HE染色即可诊断。杜宾－约翰逊综合征临床表现为高直接胆红素血症，而组织学无胆汁淤积改变，HE染色切片即可见在中央静脉周围肝细胞内大量粗大的棕褐色颗粒沉积（图1-7A），严重者波及2带及1带，Fontana染色呈黑色，这些色素兼有脂褐素和黑色素的理化性质，称为lipomelanin，肝组织MDR2免疫组化染色毛细胆管呈阴性，提示MDR2蛋白缺失。新生儿杜宾－约翰逊综合征的确诊依赖于MDR2免疫组化染色及ABCC2基因分析。

铁、铜代谢障碍性疾病，亦可见肝组织内色素沉积，但需特殊染色进行确认。遗传

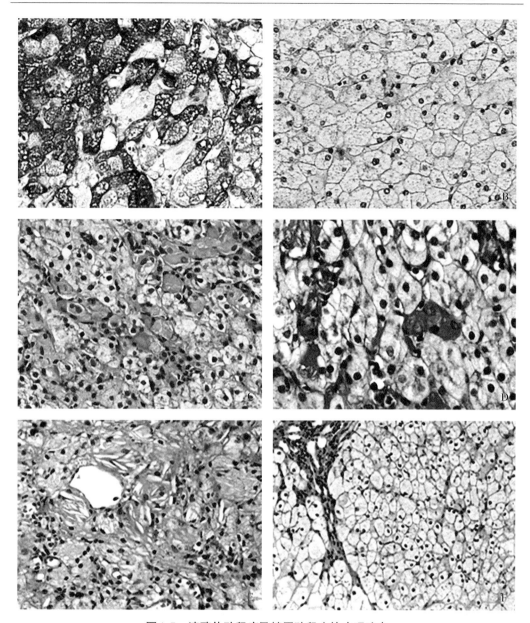

图1-5　溶酶体贮积病及糖原贮积症的病理改变

A、B.尼曼－皮克病:肝细胞之间见淡染的泡沫样细胞,PAS不着色,D-PAS染色阴性(A,PAS染色,×400;B,D-PAS染色,×400);C、D.戈谢病:肝细胞之间见库普弗细胞肥大增生,似含条纹(C,HE染色,×200),这些细胞D-PAS染色阳性(D,D-PAS染色,×400);E.胆固醇酯贮积症:肝细胞内含小脂泡及胆固醇结晶(HE染色,×200);F.糖原贮积症:肝细胞肿胀淡染,胞膜清晰,似植物细胞(D-PAS染色,×200)

性血色病(hereditary haemochromatosis)致含铁血黄素沉积于肝脏,共有4个亚型,除4A型主要沉积于库普弗细胞外,其他均首先沉积于1带肝细胞内,晚期遗传性血色病可见胆管上皮细胞、库普弗细胞、血管内皮及肝窦内皮细胞内铁沉积,这也是与继发性铁过载的鉴别点。遗传性血色病铁沉积的经典模式是含铁血黄素分布于毛细胆管侧,从1带至3带呈递减的梯度(图1-7B)。铁染色常用的方法有Perls/普鲁士蓝染色,蓝色颗粒

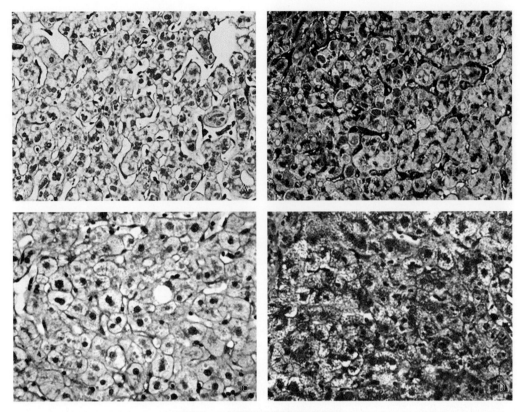

图1-6　内质网贮积症病理改变

A、B.α_1-抗胰蛋白酶缺乏症：肝细胞胞质内含大小不一的球形小体，D-PAS染色呈紫红色（A，×200），α_1-抗胰蛋白酶免疫组化染色呈阳性（B，×200）；C、D.低纤维蛋白原血症：肝细胞胞质内含大小不一的球形小体，D-PAS染色呈浅粉色（C，×400），PTAH染色呈阳性（D，×400）

即为阳性，依据观察到蓝色颗粒所需的显微镜放大倍数对遗传性血色病进行半定量分级（表1-1）。此外，尚有一些遗传性疾病亦可见含铁血黄素沉积，如铁转运蛋白病、遗传性高铁蛋白血症、无/低转铁蛋白血症、无铜蓝蛋白血症。

　　铜代谢障碍性疾病最常见的为肝豆状核变性。如前所述，肝豆状核变性的组织学表现多种多样，组织学的唯一诊断标准是肝细胞中罗丹宁染色见棕红色颗粒，主要的鉴别诊断是慢性淤胆性肝病，慢性淤胆亦可见较明显的铜离子沉积于汇管区周围，组织学上常见进行性胆管病表现。

　　（4）结晶沉积：当镜下观察到肝细胞、库普弗细胞、毛细胆管及汇管区周边增生的细胆管内致密/深褐色胆栓样沉积物时，应考虑到原卟啉病，这些胆栓样物质在偏振光下呈红色双折光性，中心有特征性的暗黑色马耳他十字结构（图1-7C、D）。原卟啉病包括红细胞生成性原卟啉病和X连锁显性遗传性原卟啉病，需行基因检测以明确。

　　5.以肝炎为表现的遗传代谢性肝病　遗传代谢性肝病中表现为肝脏炎症坏死的常见疾病是α_1-抗胰蛋白酶缺乏症和肝豆状核变性。其中，肝豆状核变性可表现为肝组织大块或亚大块坏死，需要与其他原因所致的肝衰竭进行鉴别，如药物性肝坏死、急性重症

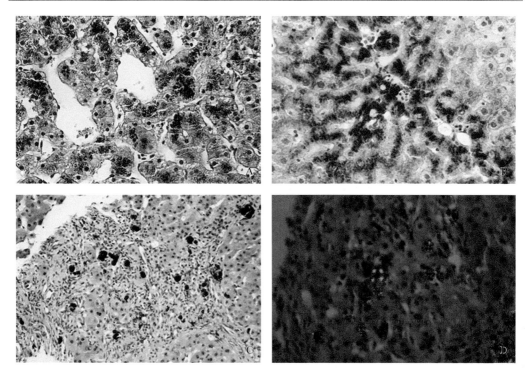

图1-7 色素沉积和结晶沉积

A. 杜宾-约翰逊综合征：小叶中心肝细胞内大量粗大的棕褐色颗粒沉积（HE，×400）；B. 遗传性血色病：肝细胞内蓝色的含铁血黄素分布于毛细胆管侧，从1带至3带呈递减的梯度（普鲁士蓝染色，×400）；C、D. 原卟啉病：肝细胞、库普弗细胞、毛细胆管及汇管区周边增生的细胆管内致密/深褐色胆栓样沉积物（HE染色，×200），偏振光下呈红色双折光性，中心有特征性的暗黑色马耳他十字结构（×200）

自身免疫性肝炎等。

　　大部分遗传代谢性肝病患者具有一定的组织学特点，但多无特异性表现，肝活检可为明确诊断提供重要信息。病理分析应结合临床表现、实验室检查、影像学检查，在特殊染色及免疫组化染色等技术帮助下做出较为适合的诊断。

表1-1 遗传性血色病组织学半定量分级标准

级别	放大倍数（目镜×物镜）
0	无颗粒或400倍镜下勉强可辨
1+	250倍镜下勉强可辨，400倍镜下易见
2+	100倍镜下可分辨不连续的颗粒
3+	25倍镜下可分辨不连续的颗粒
4+	10倍镜下或裸眼即可见大量颗粒

（刘　晖）

第三节　遗传代谢性肝病的影像表现

部分遗传代谢性肝病有特征性的影像学改变，这能够为缺乏临床特异性表现的疑难病例提供正确的诊断思路，缩短诊疗时间，甚至能够快速做出明确诊断。如果患者出现不明原因的多脏器影像学异常表现，尤其存在器官发育缺陷时，应高度怀疑遗传代谢性肝病。遗传代谢性肝病可表现为肝实质受损、肝内外胆管和血管异常等，也可伴有其他组织器官受累。因此，根据肝脏受累部位不同，不同的遗传代谢性疾病会有不同的影像学表现。下文对有相对特异性影像学表现的遗传代谢性肝病进行了描述整理。

肝细胞损伤型遗传代谢性肝病，主要是一些引起金属类物质代谢异常的疾病，如铁、铜的代谢异常。血色病是大量铁在肝细胞内沉积而导致的，在计算机断层扫描（CT）上呈现肝实质密度的弥漫性增高（图1-8），文献报道肝实质CT值＞72HU可以作为诊断本病的标准；磁共振成像（MRI）可以作为肝脏铁沉积过多的定性指标，由于铁的顺磁性效应使肝脏组织的T_1、T_2弛豫时间缩短，T_1加权像（T_1WI）、T_2加权像（T_2WI）序列上肝脏信号弥漫性降低，形成低信号的黑色肝脏，简称"黑肝"（图1-9）。肝豆状核变性是由于铜代谢障碍引起的疾病，累及肝脏，大部分患者肝脏呈弥漫性损害，病程超过3年会出现肝硬化，少部分可呈局灶性病变，呈结节状良性病变，但可能会恶变或不典型增生，建议随访，选择敏感性及特异性均较高的MRI复查。肝脏MRI典型影像表现，T_2WI可见多发低信号结节被高信号间隔包围，形成一种独特的"蜂窝状模式"（图1-10）。

血管发育异常的遗传代谢性肝病，主

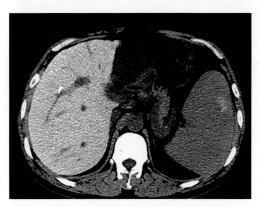

图1-8　血色病肝脏CT表现
CT平扫表现为肝实质密度弥漫性增高

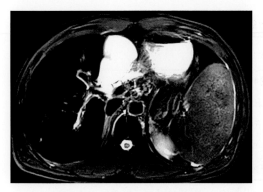

图1-9　血色病肝脏MRI表现
MRI肝脏信号弥漫性降低，形成低信号的黑色肝脏

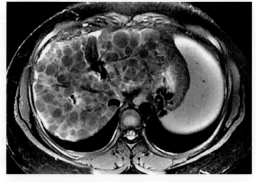

图1-10　肝豆状核变性肝脏MRI表现
MRI T_2WI肝脏多发低信号结节被高信号间隔包围，
形成"蜂窝状模式"

要是指遗传性出血性毛细血管扩张症（hereditary hemorrhagic telangiectasia，HHT），又称郎-奥-韦（Osler-Rendu-Weber）综合征，是一种常染色体显性遗传性血管发育异常引起的疾病。遗传性出血性毛细血管扩张症可累及多个脏器，引起脏器内血管发育异常，主要表现为脏器内动静脉分流的形成。由于肝脏双重供血，因此遗传性出血性毛细血管扩张症累及肝脏引起分流的形式是多样的，包括动脉-静脉分流、动脉-门静脉分流、门静脉-静脉分流及混合型。最常见的是动脉-静脉分流，动脉期可见肝动脉迂曲扩张，同时肝静脉提前显影、扩张（图1-11）；其次是动脉-门静脉分流，动脉期肝动脉与门静脉同时显影（图1-12）；最少见的是门静脉-静脉分流，门静脉期可见门静脉与肝静脉同时显影，有时可见二者通过迂曲的血管团相交通。除了这些分流的形成，肝实质内还会见多发异常强化结节，有文献报道这种结节是局灶性结节增生（focal nodular hyperplasia，FNH）。肝内胆管由于分流导致血供减少，胆管壁破坏，肝内形成大小不等的类圆形或不规则状胆汁瘤（图1-13）。

　　胆管发育异常的遗传代谢性肝病非常多，包括肝功能异常型（胆汁淤积）和肝功

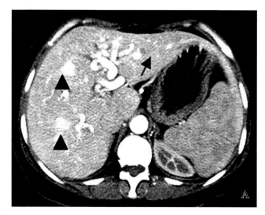 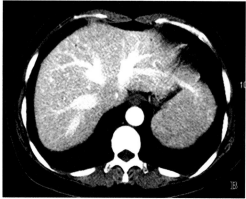

图1-11　遗传性出血性毛细血管扩张症动静脉分流和肝静脉提前显影

A.动脉-静脉分流，动脉期肝动脉迂曲扩张（箭头、三角示局灶性结节增生可能）；B.肝静脉提前显影、扩张

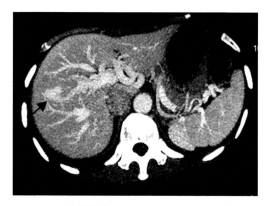 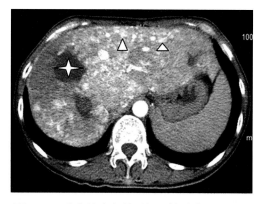

图1-12　遗传性出血性毛细血管扩张症动静脉分流

动脉期肝动脉与门静脉同时显影（箭头示门静脉）

图1-13　遗传性出血性毛细血管扩张症胆汁瘤

肝内大小不等类圆形或不规则状胆汁瘤（星号示胆汁瘤，三角示局灶性结节增生可能）

能正常型。引起胆汁淤积的遗传代谢性肝病非常多，能够出现典型影像学改变的非常少，阿拉杰里综合征就是其中一种，由于肝内胆管缺乏，长期慢性胆管炎，外围肝实质萎缩，中心区域肝实质代偿性增生，二者密度或信号不一致，形成"假瘤征"（图1-14A），组织病理学表现为巨大再生结节。当然"假瘤征"不是本病特异性表现，如果看到这个征象，一定要结合脊柱的影像学改变，一旦出现"蝴蝶椎"（图1-14B），则高度支持阿拉杰里综合征的诊断。

还有一部分胆管发育异常型遗传代谢性肝病，表现为肝功能正常，这些疾病诊断更加困难，影像学能够为诊断提供正确信息。比如，先天性肝纤维化，主要累及肝胆及肾脏，但肝功能正常或轻度异常，主要影像学表现为门静脉高压（脾大，侧支循环形成）。如果同时伴有双肾多发囊肿，一定要考虑先天性肝纤维化的可能，最终确诊需要借助组织病理学。先天性肝内胆管扩张症也常表现为肝功能正常，根据有无门静脉高压和肝内纤维化分为两型。Ⅰ型为少见的单纯型，影像表现为肝脏形态失常，肝内胆管扩张伴胆管结石，局部肝段萎缩（图1-15A），临床表现为发热、右上腹反复发作性疼痛，黄疸罕见；Ⅱ型较复杂，为汇管区纤维化型，门静脉周围纤维组织增生伴小胆管的增生。临床上较早出现门静脉高压及上消化道出血。影像上除显著的门静脉高压外，典型的表现是肝内多发囊性低密度灶，静脉期囊性灶内可见"中央点征"（与胆管伴行的门静脉）（图1-15B），磁共振胰胆管成像（MRCP）显示肝内囊性灶与胆管相通（图1-15C）。同时肾脏也可以受累，表现为双肾多发囊性低密度影伴沙粒状钙化（髓质海绵肾）（图1-15D），这些影像表现对于诊断先天性肝内胆管扩张症Ⅱ型具有特异性。当先天性肝内胆管扩张症出现不典型表现，如局灶性肝内胆管扩张，难以和肝内囊肿鉴别时，肝脏MRI特异性造影剂的应用可以帮助鉴别诊断，肝胆期扩张的胆管内可见造影剂排泄（图1-15E），而囊肿内不会出现造影剂。多囊肝病萌芽于胆管上皮，逐步与胆道系统脱离，形成特征性的进行性发展的大小不等的多发囊肿（图1-15F）。多囊肝病常伴有多囊肾病，影像学表现为肝脏及肾脏多发大小不等的囊状低密度灶，MRCP显示肝脏囊性灶与肝内胆管不相通。

虽然大部分遗传代谢性肝病会引起肝细胞损害、血管或胆管发育异常，但少数肝外器官发育异常也会引起肝功能异常。笔者小组确诊1例"28岁男性，丙氨酸转氨酶和

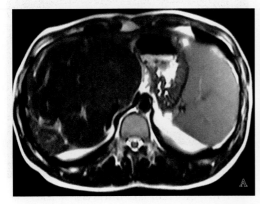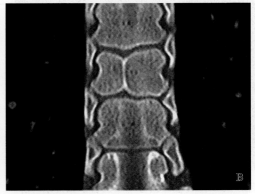

图1-14 阿拉杰里综合征肝脏和脊柱影像学表现

A. 假瘤征；B. 蝴蝶椎

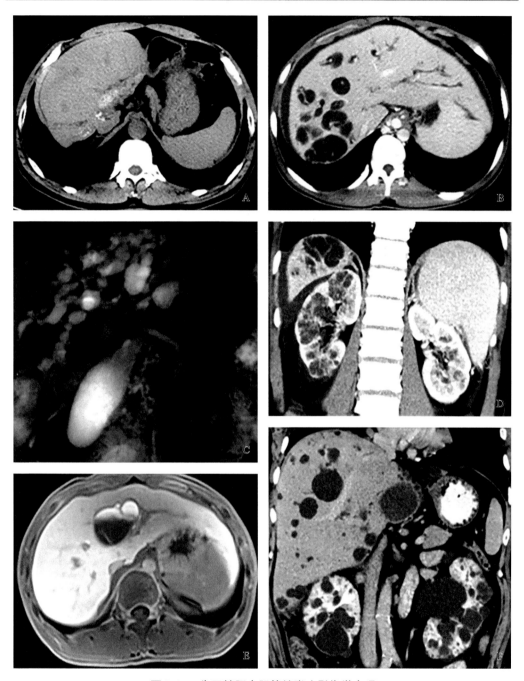

图 1-15 先天性肝内胆管扩张症影像学表现

A. Ⅰ型：肝脏形态失常，肝内胆管扩张伴胆管结石，局部肝段萎缩；B. Ⅱ型：肝内多发囊性低密度灶，静脉期囊
性灶内可见"中央点征"（与胆管伴行的门静脉）；C. Ⅱ型：MRCP 肝内囊性灶与胆管相通；D. Ⅱ型：双肾多发
囊性低密度影伴沙粒状钙化（髓质海绵肾）；E. 肝胆期扩张的胆管内可见造影剂排泄；F. 特征性的进行性发展的
大小不等的多发囊肿

γ–谷氨酰转肽酶反复异常10余年、血糖升高2年"的肾囊肿–糖尿病综合病例，诊断线索就是影像学检查发现患者胰腺发育异常，表现为胰体、胰尾缺失，双肾多发囊肿，从而怀疑本病，应用多重连接探针扩增检测到HNF1B基因1～9号外显子杂合缺失而确诊。

总之，依据典型的影像学特征对于遗传代谢性肝病能够快速做出明确诊断；不典型的影像表现能够为临床提供正确的诊疗思路，缩短诊疗时间。

（宋文艳）

第四节　遗传代谢性肝病的基因检测

肝病在我国是一个严重的公共卫生问题。随着人们生活水平的提高，病毒性肝炎预防接种的普遍开展及新的抗病毒药物的临床应用，病毒性肝炎的疾病负担逐渐下降，而非病毒性肝炎肝病的占比迅速上升。非病毒性肝炎肝病多表现为脂质代谢紊乱、糖代谢和乙醇代谢负荷增加等多重异常，其在致病因素、发病情况、诊断指标、防治措施等多个维度与病毒性肝炎明显不同，因其致病因素主要是代谢因素，临床提出了"代谢性肝病"的概念，将其分为遗传代谢性肝病和获得性代谢性肝病，而肝病学领域的遗传学检测近几年也慢慢开始应用于临床。

遗传代谢性肝病的遗传学特征多属于常染色体隐性遗传，少数为常染色体显性遗传、X连锁遗传或线粒体基因遗传等，其本质是由于基因缺陷导致的代谢异常性疾病。其临床表现缺乏特异性，同时可与其他获得性肝损伤重叠，如病毒性肝炎、酒精性肝损伤等，使得临床表现更加复杂且诊断较为困难，容易造成漏诊和误诊。据文献报道，30%以上的遗传代谢性肝病需要经过5～10位医生的诊治，48.3%的患者被误诊为其他疾病，误诊时间可长达5年或更长，因此，如何快速、精准识别和分型成为遗传代谢性肝病的重要研究内容。随着现代分子生物学对遗传代谢性肝病发病及遗传机制的深入认识，基因诊断成为可能，尤其对于疾病早期生化改变不典型的患者，基因检测具有明显优势。

导致遗传代谢性肝病的基因变异类型主要包括核酸单碱基变异、小片段插入缺失和基因片段拷贝数变异。这些变异适合使用分子生物学技术进行检测。传统的细胞遗传学检测方法，如染色体核型分析和荧光原位杂交（FISH），更适用于检测染色体大片段的结构变异，在遗传代谢性肝病方面的应用并无优势。然而，细胞遗传学方法作为检测染色体缺失、重复、重排等变异的金标准，在某些场景中仍具有不可替代的作用。

分子诊断学以分子生物学理论为基础，利用分子生物学的技术和方法，研究人体内生物大分子体系的存在、结构或表达调控的变化，为疾病的预防、诊断和治疗提供信息和依据。分子生物学检测技术以其高灵敏度、高特异度和快速性等特点，在遗传代谢性肝病的诊断中得到广泛应用。

近年来，现代分子生物学技术取得了长足的发展。目前广泛使用的分子生物学技术主要包括：①基于聚合酶链反应（PCR）原理的荧光定量PCR和数字PCR；②基于基因碱基测序原理的一代测序、二代测序和三代测序；③基于分子杂交原理的基因芯片技术；④基于质荷比检测的核酸质谱平台等。下文将对这些技术分别进行介绍。

一、PCR技术

1985年，Mullis博士在 *Science* 杂志上发表了第一篇关于PCR的学术论文，标志着PCR技术的诞生，他也因此于1993年获得了诺贝尔化学奖。PCR技术的发明，极大地推动了分子生物学、生物化学、遗传学、临床医学、法医学等多个学科的发展进程。

PCR技术是一种用于放大扩增特定DNA片段的分子生物学技术。PCR技术模拟体内DNA的天然复制过程，通过对待扩增的DNA片段两侧使用互补的寡核苷酸引物，在经历变性、退火和延伸等多个循环后，实现了指数级的DNA扩增。

最初的PCR技术主要用于对靶基因的扩增，并通过琼脂糖凝胶电泳进行定性检测。然而，该方法采用的核酸染料对实验人员和环境造成较大伤害，并且需要开盖检测，容易污染和产生假阳性结果，而且操作复杂且耗时较长。

第二代PCR技术是荧光定量PCR（qPCR）技术。该技术通过在PCR反应体系中加入荧光染料或荧光标记的特异性探针对产物进行标记和跟踪，结合相应的软件进行荧光信号分析，对基因检测进行定性和定量分析，从而实现了实时监控反应进程。qPCR巧妙地将核酸扩增、杂交、光谱分析和实时检测技术结合在一起，提高了仪器的灵敏度，并且有利于数据收集。相比之下，qPCR无须开盖检测，降低了污染风险，操作流程简便且经济高效。然而，对于低拷贝的DNA往往难以检测，而且PCR抑制剂的存在可能会影响检测结果。

第三代PCR技术是数字PCR（digital PCR，dPCR），它是一种全新的PCR检测方式。数字PCR通过直接计数目标分子来确定待测分子的绝对拷贝数，而不依赖任何校准物或外标。该技术通常用于在大量正常细胞群中检测含有少数变异的细胞，并且在变异分析、液体活检、等位基因缺失和混杂DNA的基因检测等技术中有广泛应用。数字PCR具有高灵敏度、准确的定量能力和强大的抗干扰能力等优点。

二、基因测序技术

在20世纪70年代末，美国生物化学家Frederick Sanger提出了"双脱氧末端终止法"，后来称为Sanger测序技术。这项技术彻底改变了快速确定DNA序列的方法，对分子生物学、遗传学、临床医学、法医学等领域产生了重大影响。Frederick Sanger凭借这一发明获得了诺贝尔化学奖。

Sanger测序的原理是在DNA扩增体系中同时加入脱氧核苷三磷酸（dNTP）和双脱氧核苷三磷酸（ddNTP）。ddNTP缺乏3'-OH基团，使延长的寡聚核苷酸选择性地终止。通过DNA聚合酶在特定序列模板上延伸结合的引物，直到加入链终止核苷酸为止。反应得到一组相差一个碱基的寡聚核苷酸片段，它们具有相同的其他序列，但在不同的碱基上终止。通过高分辨率凝胶电泳分离这些片段，可以获得DNA的序列信息。Sanger测序的优势在于流程细致，质控环节多，污染少，结果直观可视，假阳性结果极低，是目前基因测序的金标准。

2005年，罗氏推出了第一款二代测序仪罗氏454，生命科学进入了高通量测序时代。随后，Illumina Solexa测序、ABI SOLiD测序、Thermo Fisher Ion Torrent测序、华大纳米球测序等技术相继开发出来。二代测序解决了一代测序只能测一条序列的限制，降低了测序成本，推动了高通量测序在生命科学研究中的广泛应用。

二代测序的基本思路是引入可逆终止末端，边合成边测序。首先通过物理或化学方法将DNA随机打断成许多小片段（250～300bp），然后构建文库富集这些DNA片段。将构建好的文库放入测序仪中进行测序，测序仪中有区域让DNA片段附着，每个片段都有独立的DNA克隆簇，这样测序仪可以同时检测所有附着的DNA序列信息。最后，通过生物信息学分析将小片段比对到参考基因组上，从而得到个体的变异信息。

在二代测序中，根据文库构建方式主要有以下两种策略：①全基因组测序（WGS），对提取的基因组进行无选择的文库构建和测序。临床上，全基因组测序主要用于未知病因疾病的基因搜索。②目标区域捕获测序（target region sequencing），对感兴趣的基因区域进行富集和有针对性的测序，这样可以降低测序成本，增加目标区域的测序深度。目标区域富集方式分为扩增子和杂交捕获，选择方法时一般考虑目标区域的大小，小于5Mb的目标适合选择扩增子测序，否则适合选择杂交捕获测序。由于外显子区域仅占全基因组1%左右，却包含了85%的致病变异，捕获区域为全外显子的全外显子组测序（whole exome sequencing，WES）是应用频率最高的基因组测序方法。相比全基因组测序，全外显子组测序更加经济、高效。全外显子组测序主要用于识别和研究与疾病、种群进化相关的编码区及非编码区的变异。结合大量公共数据库提供的外显子数据，有利于更好地解释所得变异与疾病的关系。

二代测序具有通量高、成本低、耗时短、精确度高和信息量丰富等优势，可以在短时间内对感兴趣的基因进行精确定位。

三代测序是指单分子测序技术，在测序过程中不需要进行PCR扩增，可以实现每个DNA分子的单独测序，避免了PCR扩增可能带来的错误和偏好性。目前，三代测序技术分为单分子荧光测序和纳米孔测序。相较于二代测序，三代测序具有更长的读长，平均可达到几千个碱基；测序速度更快，1秒可测10个碱基；还可以直接测RNA序列，避免了逆转录过程中可能引入的系统误差等。在临床基因检测领域，三代测序可以发挥其优势，有效弥补目前基于结构变异、短串联重复/微卫星、单体型分析等变异的基因相关疾病检测方法的不足。

三、基因芯片技术

基因芯片，也称为DNA微阵列，其最初是由核酸的分子杂交衍生而来，即应用已知序列的核酸探针对未知序列的核酸序列进行杂交检测。DNA芯片技术实际上是一种大规模集成的固相杂交。在固相支持物上，可以原位合成寡核苷酸或者直接将大量预先制备的DNA探针以显微打印的方式有序地固化于支持物表面，然后与标记的样本进行杂交。通过计算机对杂交信号的检测和分析，可以得出样本的遗传信息。

四、核酸质谱技术

核酸质谱技术是一种能够检测核酸的质谱技术，是基于基质辅助激光解吸电离飞行时间质谱（MALDI-TOF MS）发展起来的一种多重PCR分析检测系统。

DNA分子是由4种碱基构成的，每种碱基的分子质量不同。核酸质谱技术类似于一台高精度的天平，可以区分单个碱基的质量差异。当核酸发生变异时，无论是碱基的替换还是修饰，都会改变DNA的分子质量。核酸质谱通过对这种质量变化的精确分析，可以对其进行准确的识别。核酸质谱不仅可以检测基因的多态性和基因变异，还可以检测核酸的化学修饰，并能够对拷贝数变异和修饰水平等进行定量分析。相比传统的qPCR等分子诊断方法，核酸质谱具有多重、准确、高通量的优势。核酸质谱直接根据分子质量的差异进行检测，只要待测靶标扩增后的分子质量不同，就可以互相区分开，不会受到荧光通道数的限制。由于采用了两步扩增反应，并且直接检测分子质量，因此核酸质谱具有极高的准确性和特异性，以及很强的抗干扰能力，适用于复杂背景下低丰度靶标的分析。最后，核酸质谱检测速度非常快，每个样本在质谱检测环节仅需数秒的时间，适合大规模样本分析。

MassARRAY核酸质谱系统可以实现对40个或更多靶标的单次反应分析，广泛应用于遗传缺陷、肿瘤、药物基因组、病原体多联检等复杂或多靶标疾病的分子诊断。

综上所述，现代分子生物学技术在近年来取得了长足的发展和进步，并逐渐应用于临床实践中，这为在基因层面找到肝病病因提供了条件。每种技术都有其独特的优势和最适用的场景，由于遗传代谢性肝病涉及的基因数量多、复杂性高，并且具有遗传异质性，需要对各种分子生物学技术有更深入的理解，充分发挥各技术的优势，扬长避短，以获得最理想的检测结果。只有综合运用各种技术，针对具体情况选择合适的方法，才能更准确地确定肝病的遗传病因，为临床诊断和治疗提供有效的指导。随着科学技术的不断进步，我们可以期待分子生物学在肝病研究和临床实践中的更广泛应用，为肝病的早期诊断、个体化治疗和预防提供更多的可能性。

（付令元　闻少楠　崔彩彬）

第五节　遗传代谢性肝病的实验室及其他辅助检查

肝脏独特的组织形态结构使肝细胞既能从肝动脉获得充分的氧，又可从门静脉获得由肠道吸收的各类营养物质，为肝细胞代谢提供原料；既可经肝静脉将肝细胞产生的代谢物经体循环被其他组织利用或排出体外，也可将胆道系统合成的胆汁酸排入肠道发挥生理功能。肝脏是人体最大的腺体。肝细胞中具有丰富的细胞器（内质网、线粒体、溶酶体和过氧化物酶体等）、复杂的代谢酶体系，还具备特殊的代谢功能，如仅在肝细胞中完成的尿素及酮体代谢。以上特性保证肝细胞能够完成糖类、脂类、蛋白质、维生素、激素、凝血因子等物质的合成、分解、降解、分泌、排泄等功能。

遗传代谢性肝病和其他遗传代谢疾病一样，可以在产前、新生儿期、儿童期、成人期的任何年龄起病，且间歇期及代偿期症状不明显，缺乏特异性肝病临床特征，因此容易被漏诊和误诊，但在应激状态（发热、摄入特殊食物、药物、手术、剧烈运动）下会突发急性肝衰竭（acute liver failure，ALF）及中毒性肝性脑病。

遗传代谢性肝病的病理变化是肝细胞损伤、肝功能不全及衰竭，主要为肝细胞线粒体及其他细胞器的结构和功能受损。代谢路径中酶的活性异常导致了糖异生、糖酵解、糖原分解障碍，如呼吸链酶活力异常、脂肪酸氧化障碍、线粒体耗竭，溶酶体酶、过氧化物酶、糖基化异常。结局是因肝细胞能量产生不足、中间产物或异常代谢产物堆积的毒性作用而出现相应的临床症状和体征。

遗传代谢性肝病的辅助检查可以分析代表肝细胞和肝功能受损的特异性生物标志物变化、代谢酶活性及代谢产物水平、组织学变化及功能基因变异，帮助临床明确诊断，为针对性治疗提供依据。因此，适宜的实验室检查技术在遗传代谢性肝病诊治过程中的作用十分显著：一是可以从非特异性临床表现中判断有无肝病的发生；二是能够鉴别和区分原发性与继发性代谢性肝病；三是可以帮助判断代谢性肝病的类型、治疗干预的效果、病情进展程度。

英国的一项调查研究发现，5岁以下儿童ALF将近50%病因不明，遗传代谢异常是常见病因之一，173例ALF中37例为遗传代谢病所致。一项针对疑似遗传代谢异常导致儿童ALF的队列研究表明，在329例ALF病例中，179例（54.4%）没有进行常规的代谢异常相关检查，55.9%～87.5%没有做血液氨基酸及酰基肉碱谱分析，33.8%～56.9%没有进行有机酸分析，在年龄小于3个月的ALF病例中只有57%的病例进行过酪氨酸血症的筛查检验，仅有52%的病例做过半乳糖血症分析。

遗传代谢性肝病的临床表现特异性不强，且由于肝细胞强大的代偿功能，当肝细胞功能受损超过70%时才显现相应的临床异常，会导致遗传代谢性肝病可能无症状或者症状隐匿，增加了确诊难度，因此及时进行必要的实验室检查对准确分析肝功能和肝细胞受损的程度、类型尤为重要。

一、需要进行实验室检查的临床适应证

在患者呈现下列表现时需要进行相关的实验室检查：

1. 反复呕吐及慢性腹泻　可能涉及蛋白不耐受及果糖不耐受相关遗传代谢性肝病，如半乳糖血症、有机酸血症、尿素循环障碍、遗传性果糖不耐受症。

2. 明显的生长迟缓　表现为身高增长缓慢、矮身材［通常小于平均身高2个标准差（$-2s$）以上］。

3. 面容畸形　特殊表现，如溶酶体贮积病（大头、短鼻、鼻翼肥大、长人中、腭裂、高腭弓、耳位低）、过氧化物酶体病（前额突出、大耳、唇薄）、糖基化异常（脂肪垫）。

4. 多系统受累　常同时合并精神异常、智力发育迟缓或倒退、肌张力低下、眼病（如白内障）、惊厥、肾小管病等。

5. 特殊的体液气味　枫糖尿病患者体液呈焦糖味，异戊酸血症患者急性期呈汗脚味等。

6. 特殊的饮食偏好　如希特林缺陷病患者喜食高蛋白质和脂类食物。

7. 家族史异常　患者双亲为近亲婚配，母亲合并有妊娠期急性脂肪肝、溶血肝功能异常血小板减少综合征（HELLP综合征）、反复流产史，以及有胚胎停育史、新生儿死亡史、婴儿猝死史。

二、遗传代谢性肝病实验室及其他辅助检查项目

遗传代谢性异常导致的肝病种类多、病因复杂，依靠单一的实验室检查无法明确原

因。针对代谢性肝病病因分析，实验室检查项目大致分为三类（表1-2）。

1.肝细胞受损生物标志物检测 涉及转氨酶、胆汁酸合成及转运，以及肝细胞摄取、结合、分泌及合成功能相关标志物、凝血因子和凝血功能。

2.代谢谱分析 包括血液氨基酸谱、酰基肉碱谱、尿有机酸谱分析。

3.特异性检测 包括肝脏特异性代谢酶活性、关键代谢产物水平、致病基因分析和活检组织学分析（详见相关章节）。

表1-2 遗传代谢性肝病的常规、生化、代谢谱及专项检测项目

分类	检测项目
生化	血细胞计数、凝血因子、尿常规及尿生化、血脂（血清）、血氨（全血）、血糖（血浆）、乳酸（血浆、脑脊液）、总胆红素/直接胆红素（血清）、铁（血清）、铁蛋白（血清）、丙氨酸转氨酶（血浆）、天冬氨酸转氨酶（血浆）、γ-谷氨酰转肽酶（血浆）、碱性磷酸酶（血浆）、肌酸激酶（血浆）
代谢谱	氨基酸（血浆、尿液）、有机酸（尿液）、酰基肉碱（干血片、血浆）、卟啉类化合物（尿液、血浆、红细胞）、极长链脂肪酸（血浆）、乳铁蛋白（血清）、嘌呤类（尿液）、寡糖（尿液）、胆汁酸（血清、尿液）、类固醇（血浆）、总同型半胱氨酸
专项检测	铜（血清、尿液），铜蓝蛋白（血清），乳糖酶（干血片），甲胎蛋白（血清），S-腺苷同型半胱氨酸和S-腺苷甲硫氨酸（血浆），硫酸脑苷脂（尿），维生素A、维生素D、维生素E、维生素K（血清），半乳糖-1-磷酸（红细胞），锰（全血）

从遗传代谢性疾病诊断策略及检测分析可及性上，将代谢性肝病的实验室检查项目分为一线检测、二线检测。

1.一线常规检测项目

（1）血常规、肝功能［天冬氨酸转氨酶（AST）、丙氨酸转氨酶（ALT）、γ-谷氨酸转肽酶（GGT）、碱性磷酸酶（ALP）、白蛋白、胆红素、胆汁酸］、电解质、甲胎蛋白、尿常规等：这些项目有助于鉴别及评价有无肝细胞损伤、肝功能异常及损伤程度。遗传代谢性障碍导致的急性肝功能受损通常伴高胆红素血症、低血糖及高氨血症，或者转氨酶、胆红素正常或轻度升高，伴低蛋白血症和凝血功能异常也高度提示这种肝功能不全可能是先天性遗传代谢病所致。

（2）空腹血糖、血氨、血气（pH、乳酸、阴离子间隙）、尿酮体、尿糖、尿多元醇：这些项目有助于发现肝细胞中代谢异常。持续的低血糖、反复出现的高氨血症、伴随乳酸酸中毒、尿糖及尿酮体异常提示肝细胞的糖酵解、糖异生、脂肪酸代谢、有机酸代谢及尿素循环代谢途径障碍。

（3）病毒抗原抗体检测：肝炎病毒（甲、乙、丙、丁、戊型）、巨细胞病毒（CMV）、EB病毒（EBV）、人类免疫缺陷病毒（HIV）、单纯疱疹病毒（HSV）、腺病毒、细小病毒：有助于鉴别和排除由病原微生物导致的肝病。

2.二线特异性检测项目 经过前期的实验室检测，能初步确定是遗传代谢障碍导致了肝病的发生。在此基础上，进行血、尿的代谢谱分析及代谢性肝病特异性检测（表1-3），可进一步明确病因。

（1）血、尿的代谢谱分析

表1-3   遗传代谢性肝病确诊检测项目

疾病	确诊检测项目
半乳糖血症	1. GALT酶活性测定 2. *GALT*、*GALK1*、*GALE*、*SLC5A1*基因变异分析
遗传性果糖不耐受症	1. 肝组织中果糖醛缩酶B活性测定 2. *ALDOB*基因变异分析
酪氨酸血症Ⅰ型	1. 血、尿琥珀酰丙酮测定，血液氨基酸分析 2. *FAH*基因变异分析
尿素循环障碍（UCD）	1. 血浆氨基酸谱测定、精氨酰琥珀酸测定 2. 尿乳清酸测定 3. *UCD*基因变异分析
脂肪酸氧化障碍（FAOD）	1. 血浆肉碱、酰基肉碱谱测定 2. 尿有机酸测定 3. 组织酶活性测定 4. *FAOD*基因变异分析
线粒体病/呼吸链异常	1. 组织线粒体呼吸链酶复合体活性测定 2. 线粒体基因分析
有机酸血症（OAD）	1. 尿有机酸测定 2. 淋巴细胞或培养的成纤维细胞中酶活性测定 3. *OAD*基因变异测定
糖原贮积症 　　Ⅰ型 　　Ⅲ型 　　Ⅳ型	1. 组织（肝等）酶活性测定 2. 基因变异分析（Ⅰ/Ⅲ型 *G6PC/SLC37A4*基因、*AGL*基因）
溶酶体贮积病 戈谢病 尼曼-皮克病A/B型 尼曼-皮克病C型	1. 有核细胞酶活性测定（除尼曼-皮克病C型） 2. 基因变异分析（*GBA1*、*SMPD1*、*NPC1/2*基因）
进行性家族性肝内胆汁淤积（PFIC） 　　Ⅰ型 　　Ⅱ型 　　Ⅲ型	 *ATP8B1*基因 *ABCB11*基因 *ABCB4*基因
胆汁酸合成障碍	1. 尿质谱法（FAB-MS、ESI-MS）分析 2. *CSAS*基因变异分析
希特林缺陷病	*SLC25A13*基因变异分析
先天性糖基化障碍（CDG）	1. 转铁蛋白等电聚焦电泳（IEF）分析 2. *CDG*基因变异分析

注：FAB-MS，快速原子轰击质谱；ESI-MS，电喷雾电离质谱。

1）血液检查：血氨基酸谱、血琥珀酸丙酮及酰基肉碱谱、血铜蓝蛋白、血清铁蛋白和总铁结合力。

2）尿液检查：尿有机酸谱、尿还原糖、24小时尿铜、尿胆汁酸。

根据尿中乳清酸和血中氨基酸水平，可以鉴别尿素循环障碍（UCD）类型。持续及反复发生乳酸酸中毒，提示有机酸血症、脂肪酸氧化障碍、线粒体呼吸链异常、糖异生异常；丙酮酸水平、乳酸/丙酮酸、乳酸/3-羟基丁酸乙酰乙酸（3-hydroxybutyrate-acetoacetate）值变化可以鉴别线粒体病和糖异生异常；血及尿中琥珀酸丙酮水平明显升高伴甲胎蛋白水平显著升高，是酪氨酸血症Ⅰ型的特异性表现。

（2）酶学测定：如半乳糖-1-磷酸尿苷酰转移酶（GALT）、糖原支链酶、壳三糖酶、α_1-抗胰蛋白酶等。

低血糖及非糖还原物质（NGRS）阳性，GALT酶活性减低或缺失，诊断为半乳糖血症；GALT酶活性正常，则诊断为GALT异构酶缺乏；果糖醛缩酶活性下降或消失，诊断为遗传性果糖不耐受症。

（3）细胞组织学分析：包括骨髓细胞学检查、肝活检。

（4）超声、神经影像学分析：能判定肝脏、脑等重要器官受累的范围及程度。

（5）核基因及线粒体基因测序分析：能明确致病基因变异类型及遗传方式。

三、遗传代谢性肝病临床特征与实验室检查的关联

肝大、肝性脑病、肝硬化、肝衰竭、胆汁淤积是所有肝病的特征性临床表现，对应血液、胆汁、尿液样本特异性实验室检查结果，可以确定和鉴别肝病的发生是否为遗传代谢障碍所致。

文献报道儿童急性肝衰竭10%～60%为遗传代谢异常所致，常见于半乳糖血症、线粒体呼吸链功能障碍、鸟氨酸氨甲酰转移酶缺乏症（OTCD）、酪氨酸血症Ⅰ型、尼曼-皮克病C型、先天性糖基化障碍。在新生儿及婴儿期就呈现肝衰竭、凝血功能异常和低蛋白血症，提示病因为代谢性肝病。

酪氨酸血症Ⅰ型最为显著的表现是身高增长缓慢但转氨酶正常型肝衰竭。

遗传性果糖不耐受症、戈谢病及糖原贮积症Ⅳ型通常表现为肝衰竭、肝纤维化和门静脉高压同时发生。

胆汁酸合成障碍可以伴随肝纤维化同时出现慢性胆汁淤积、GGT降低、脂溶性维生素缺乏，无皮肤瘙痒；进行性家族性胆汁淤积则表现为皮肤瘙痒、胆汁酸升高、高胆红素血症和低GGT。肝豆状核变性多表现为肝大伴随着铜蓝蛋白水平降低，ALP/总胆红素（TBIL）值降低；AST/ALT值升高。

希特林缺陷病则表现为高胆红素血症、低蛋白血症、凝血功能异常、溶血性贫血、肝功能轻度异常、酮症低血糖、多种氨基酸（瓜氨酸、精氨酸、色氨酸、甲硫氨酸）异常、甲胎蛋白水平升高。

线粒体呼吸链复合酶Ⅱ正常，而呼吸链复合酶Ⅰ、Ⅲ、Ⅳ活性降低，提示为线粒体DNA耗竭综合征。

四、实验室检查的样本采集与送检

在疑似遗传代谢性疾病患者需要进行实验室检查时，正确的采样和送检方式对保证

结果的准确性非常重要。对遗传代谢性肝病患者进行实验室检查的采样及送检时，医务人员需注意下列事项：

（1）采样管的标签应详细注明采样时的饮食、用药、输血情况。

（2）检测血氨的血样应注入预冷的试管中，在低温条件下送至实验室，实验室接收样本后快速检验。

（3）检测空腹血糖的血样应在禁食4～6小时后采样。

（4）进行血气分析、乳酸及尿酮体测定时，应在患者低血糖未纠正时采样。

（5）临床疑诊半乳糖血症，需要进行GALT检测分析时，需要询问患者的输血史。在近3个月内有输血史者，不建议进行该项目检测，因为输血会影响结果的准确性。

（6）围死期样本留存：不明原因遗传代谢性肝病患者去世时，由于患者生命体征消失后机体开始出现细胞自溶，细胞内的酶会迅速降解，务必要及时留取样本，以便能开展进一步的研究及明确诊断。通常需要留取血样至少10ml，尿样或体液20ml，以及至少4个血斑的滤纸片，取样后要立即低温保存，长期保存样本要置于－80℃冰箱。用于酶学分析的肝或者肌肉组织，留取的样本应置于组织保存液或者生理盐水中，并于1小时内储存于液氮罐。需进行组织学分析的样本，可以置于甲醛液中。用于成纤维细胞培养的皮肤组织需在48小时内留取。

（和秀梅　何玺玉）

第六节　遗传代谢性肝病的遗传咨询

遗传咨询是遗传咨询医生或者临床遗传学家通过与咨询者的沟通交流，帮助咨询者了解疾病发生发展中的遗传因素，进而使其理解疾病对医疗、心理及家庭的影响。具体而言，遗传咨询就是帮助咨询者了解本人或者家庭成员所患疾病的遗传病因、诊断、治疗、预防及预后的相关知识与信息。通过确定疾病的遗传方式、评估再发风险及提出风险干预选项，使咨询者逐步认知与接受相关风险，在充分知情同意前提下自主决定与选择风险管理措施。与此同时，遗传咨询还应重视为咨询者介绍所患疾病的相关医疗救助渠道、科学研究现状与疾病自助团体的信息，并为舒缓与适应疾病带来的情感问题、家庭及社会等压力提供持续的心理支持。

一、遗传咨询的对象与指征

在临床工作中，很多科室的临床医生都可能接诊遗传性疾病患者，有些专科可能会针对某些专科的疾病，如神经系统疾病、肌肉病变、生化代谢紊乱等进行遗传咨询，有些科室只是针对疾病的某一阶段，常见的有妊娠期或者产前、新生儿期、儿童期或者成人期发病的疾病，咨询对象包括先证者、家属及健康的变异基因携带者等。

（一）新生儿和儿童期常见的遗传咨询

许多遗传病和出生缺陷是在出生前发病的，结构畸形和死胎是咨询的内容。有些遗传病患者在新生儿期或者儿童期死亡，遗传咨询要帮助患儿父母了解病因、理解病情，减少由于胎儿或者新生儿死亡、出生缺陷等造成的心理阴影和负罪感，并给予精神上的支持，指导再次妊娠。常见的遗传咨询有如下情况：

（1）新生儿遗传代谢病筛查阳性，或者其他已知的或者可疑的遗传病，或者已经确诊的疾病。

（2）新生儿发现孤立或者多发的先天性畸形或出生缺陷。

（3）精神发育迟缓、体格发育落后或者原因不明的孤独症。

（4）不明原因的肌张力减退、神经系统的退行性改变。

（5）在新生儿期突发的不可解释的昏迷、呕吐、嗜睡、抽搐、代谢性酸中毒、高氨血症、酮症、低血糖、低血钙、低血镁等症状和检查结果，其他不明原因的代谢病症状。

（6）不可解释的肝脾大、原因不明的心肌病、某些皮肤病变、严重的听力损害和视力损害。

（7）泌尿生殖系统发育畸形、性发育异常。

（8）可疑的与遗传有关的肿瘤等。

（二）孕前和产前常见的遗传咨询

（1）35岁以上的高龄孕妇或高龄夫妇生育，对于遗传病有担心的家庭成员进行生育风险的咨询。

（2）具有不明原因的不育史、不孕史、复发性流产史、早产史、死胎史等病史的夫妇或者家庭，父母或者直系亲属有染色体重排的家族史，近亲婚配家庭。

（3）孕妇患有可能引起胎儿发育异常的某些疾病，或者唐氏综合征血清学筛查高风险，胎儿游离DNA无创产前筛查（non-invasive prenatal testing，NIPT）高风险，早中孕期超声筛查提示胎儿遗传病软指标异常或者结构畸形等。

（4）产前诊断检出胎儿染色体或者单基因遗传病的可疑致病性变异，需要进一步明确胎儿患病风险。

（5）曾生育过出生缺陷、染色体异常的患儿或者家族中有染色体异常患者，或以前生育过尚未确诊的，但有严重出生缺陷的患者。

（6）妊娠期接触已知的或者可疑增加胎儿出生缺陷风险的物理化学因素等。

二、遗传咨询的基本步骤

遗传咨询作为一项信息提供的临床服务，一般有几个重要的步骤和环节。

（一）做出诊断，确定遗传方式

遗传病的诊断是开展遗传咨询的基础。一般疾病的诊断原则也适用于遗传病，如收集病史，观察症状和体征，进行实验室检查和其他辅助检查，将获得的临床资料进行综合分析，经鉴别诊断后，确立临床诊断。由于遗传病的种类繁多，许多遗传病的症状体征缺乏特异性，发病率低，大部分属于罕见疾病，临床医生往往缺乏临床诊断经验，导致诊断时常感到非常困难，确诊周期较长。因此，遗传病的诊断除了遵循一般疾病的诊断原则外，实验室辅助检查尤其是遗传学检查手段在遗传病诊断方面也具有重要的作用，如染色体核型分析、染色体微阵列分析（chromosomal microarray analysis，CMA）、全外显子组测序等，另外特异性酶和蛋白质及其中间产物的生物化学分析、质谱法代谢分析等也是遗传病诊断中关键的实验室辅助诊断方法。遗传病诊断明确后，应根据其疾病的特征确定相应的遗传方式。

判断是否为遗传病及其遗传方式时应注意：

（1）建立准确可靠的系谱，否则可能导致错误的结论，故家系调查时应尽可能做到详尽、全面和可靠。

（2）由于外显不全可使系谱呈现隔代遗传，有可能将显性遗传病误判为隐性遗传病。

（3）与后天因素引起的先天性疾病即表现型模拟相区别，应排除在妊娠期接触过有毒有害物质（包括药物）、放射线及感染史。

（4）应注意有些遗传病是迟发的，一些患者在系谱分析时尚未发病，不应仓促判断为非遗传病。

（5）无家族史不能排除遗传病，因为一些隐性遗传病往往追溯不到家族史，另外一些显性遗传病可能是新发变异。

（6）由于存在遗传异质性，可能将不同的遗传病误认为同一遗传病进行分析。

（二）再发风险计算

再发风险是指一对夫妇曾生育过一个或者几个遗传病患儿，再次生育本病患儿的概率。一般用百分率（%）或者分数（1/2、1/4）表示。

单基因遗传病患者的基因诊断明确，可以根据孟德尔定律推算再发风险。常染色体显性遗传病患者父母一般也是患者，再次生育再发风险为1/2，而如果父母正常，患者为新发变异时再发风险较低，但是不能排除生殖腺嵌合的可能性，所以再次妊娠后进行产前诊断也是有必要的。常染色体隐性遗传病患者，父母一般为杂合变异携带者，再次生育的风险为1/4，表型正常的同胞有2/3的概率为携带者，同胞生育时建议夫妻双方进行相应基因突变的携带者筛查。X连锁隐性遗传病，若母亲是携带者，生育男孩中患病的概率为1/2，女孩有1/2概率为携带者；男性患者的后代中，女孩全部为携带者，男孩全部正常。X连锁显性遗传病中，女性患者生育的男孩和女孩均有1/2的风险患病，但是男性患者症状相对于女性更严重；男性患者生育的男孩都是正常的，女孩有1/2的概率患病。

对于基因诊断不明确的患者或者可疑携带者，可以通过分析家系成员的资料或者表型数据，用贝叶斯（Bayes）定理估算可能的再发风险。

多基因遗传病再发风险的估计，既要考虑遗传因素，也要考虑环境因素对再发风险的影响。多基因遗传病的传递符合数量遗传性状规律，它不像单基因遗传病那样相对较容易认识和较方便地推算子代的发病风险，所以对于多基因遗传病亲属发病风险的估计必须根据本病在群体中的发病率和遗传度、亲缘系数，本病在家族成员中的患者数、严重程度及患者的性别差异等多基因遗传病的特点，以及有关资料和数据进行具体分析。

（三）提供可能的治疗、预防和干预措施

由于目前绝大多数遗传病尚缺乏有效的根治手段，一般考虑针对疾病的表现，采用

相应的对症治疗方法，某些遗传病可提早采取预防措施，以避免疾病发作或者降低疾病的严重程度，缓解疾病的进程等。在咨询过程中，应该给咨询者提供目前最新的干预和治疗手段，并与咨询者商讨相应措施的优缺点，辅助患者做出相关的生育或者再生育决策，包括婚配方式、生育方式、产前诊断，植入前遗传学检测（preimplantation genetic testing，PGT）及选择性流产等方案，但是在咨询过程中应遵守非指令性原则，并非为了推卸责任，而是由于每项选择都是基于患者及家庭成员对疾病严重程度的认识、价值观及宗教信仰等，咨询医生无法代替咨询者做出某种决定，咨询师也不应该诱导患者做出决定，应该无偏见地给咨询者提供相关的知识。

（四）随访和扩大的家庭遗传咨询

为了确认咨询者所提供信息的可靠性，观察遗传咨询的效果和总结经验教训，需要对咨询者进行随访，以便改进工作。从社区医疗和贯彻优生优育、母婴保健相关措施出发，咨询医生应追溯家族中其他成员的患病情况，特别是查出携带者，以达到更大范围内防治某种遗传病的效果。同时加强有关遗传优生的科普宣传教育，做好群体筛查，这被称为"扩大的家庭遗传咨询"。

三、遗传咨询应遵循的原则

根据遗传咨询的特点与医学伦理学的要求，遗传咨询应遵循一些基本原则：

1.知情同意与非指令性原则 对咨询者及其家系成员实施各种检查及风险干预措施前都应贯彻知情同意（informed consent）的原则，让受检者充分了解检查的目的与必要性，以及检查与干预措施可能带来的各种风险。咨询者的最终决定并不完全取决于医学因素，其对疾病的容忍程度、经济、家庭及社会因素等均在发挥作用。因此，咨询中需要做的是让咨询者了解疾病的原因、后果、预后、再发风险及风险管理措施选项，即非指令性咨询。咨询医生给患者或者家庭成员提供的信息不应该有偏向性，如实提供现状和干预措施的优缺点。对于咨询者做出的选择应给予充分的尊重和理解，并表示支持，而且不可以给予对错的评价。

2.信任与保护隐私原则 与咨询者建立相互信任是遗传咨询顺利进行的前提之一。信任源于尊重，首先必须尊重与理解咨询者对疾病的自我认识与顾虑，这样才能获得咨询者的信任，并保证家系资料的准确性与完整性。对隐私的保护有两个基本方面：一是对于家庭成员内部，遗传咨询医生应将检测结果告知咨询者本人，由咨询者决定是否告知其他家庭成员，包括X连锁遗传病的风险及检测结果中发现的亲缘关系问题等，涉及家庭成员隐私的咨询应单独进行；二是咨询过程中获得的咨询者相关资料必须向社会各方保密，包括咨询者单位、雇主及保险公司等，以免损害咨询者的利益，是否公开由咨询者决定。

3.平等与信息公开原则 咨询者有知识水平的差异、贫富的差异、城乡的差异等，在咨询中必须一视同仁，不能因为咨询者一时无法理解所提供的信息，需要重复讲解而减少教育的内容，也不能因为咨询者可能无法承担相关检查与干预措施的费用而忽略其选择权。所有疾病相关的信息都应向咨询者公开，以供其做出选择或决定。

4.咨询者教育与持续支持原则 一是根据咨询者的受教育背景，利用生活实例等通俗易懂的方式，平等与循序渐进地进行相关临床、遗传学基础知识及研究进展的讲解。二是需要纠正咨询者通过其他途径如网络、同事及邻居交流等获得的错误知识，比较典型的如血型不合及传男不传女等。同时，如前所述，不同阶段咨询者教育内容各有侧重，在短时间内灌输过多信息可能使咨询者难以理解，并加重其心理负担。另外，咨询者在寻求专业帮助时，应通过各种方式向其传达一种信息，即咨询者及其家属可以获得长期持续的专业支持，以平复其紧张的情绪，坚定战胜疾病的信心。

四、遗传病咨询时应注意的问题

（1）准确的疾病诊断是遗传咨询的基础，确定遗传方式时应注意遗传异质性的问题。相同或者相似的遗传症状表型，在不同家系中是由不同基因型引起的，这种症状相同而基因型不同的现象称为遗传异质性，可分为等位基因异质性及基因座异质性。等位基因异质性指同一遗传病由同一致病基因上不同的基因变异引起。基因座异质性指同一遗传病由不同致病基因上的变异引起。由于遗传基础不同，故具有遗传异质性的遗传病，在遗传方式、发病年龄、病情进展、严重程度、预后及发病或复发风险等方面都可能不同，进行遗传咨询时需要明确致病基因及变异位点，才能较准确地估计患病的风险或者再发风险，并做出正确的治疗干预建议和婚育优生指导。

（2）如何准确推算遗传病概率。以常染色体显性遗传患者为例，若夫妇双方之一为患者，该夫妇任何一次生育时其子女的患病危险率均为50%。父母是相同常染色体隐性致病基因携带者，再生育相同遗传病患儿的概率是25%，临床上不能认为该家庭因已出生一胎患儿，而下一次生育时子女的患病风险就会降低。正确推算概率除需要准确掌握各种遗传病的遗传规律，熟练运用孟德尔定律，熟悉各种遗传方式在不同组合下亲代与子代的关系外，还应具有分析推理能力，善于思考各种情况下的因果关系。

（3）说明染色体发病风险时，不能忽视高龄孕妇问题。随着年龄增长，染色体不分离发生率明显增加，如35岁以上高龄孕妇分娩唐氏综合征患儿的概率明显高于处于最佳生育年龄的孕妇。

（4）咨询医生应告知咨询者及其家属，务必详细准确地提供患者和家族的发病史。咨询者必须提供至少三代以内的直系和旁系亲属的成员构成及发病情况，准确地绘制家系图谱并进行分析，凡不愿或提供虚假情况的，都可能导致错误的诊断。

（5）从事遗传优生指导的医生应有扎实的专业知识，熟悉医学遗传学，了解遗传病的群体资料，熟练掌握遗传学的基础理论和最新进展，掌握常见遗传病的发病规律及遗传病诊断和防治的新技术。但一个人的知识和精力均有限，不可能掌握数千种遗传病，所以必须学会查阅遗传病的工具书、利用有关文献及网络资源和数据库，不断提高专业水平，注重知识更新。另外，还要与一些遗传病研究中心保持联系，当遇到不能解决的问题时，及时请求会诊、转诊或取得其他帮助。

（6）在遗传咨询过程中，要遵循医学伦理，尊重自主，切勿伤害，要遵循医疗的公平正义、知情选择、信息保密、尊重生命价值等原则。具体体现在以下方面：

1）医生对咨询者必须采取关怀的态度。大部分患者及其家属对医学遗传学缺乏了解，对自己体内所存在的致病基因将会传给后代的事实，往往感到痛苦和内疚。因此，应该向患者及其家属讲清楚，在群体中本来就存在一定数量的致病基因，每个人都有同等的机会携带这种致病基因，其后代可能由此而致病，这是偶然的不幸，并不是个人的过失，以消除他们的顾虑或家庭成员之间的误会。

2）遗传咨询的效果是由咨询者与医生合作决定的。遗传咨询门诊的工作人员应严肃、认真、诚恳、科学地进行查询，并做到必要的保密，以取得咨询者的信任。谈话时，医生也应考虑患者及其家属的心情，注意不要在他们面前随意应用非医学术语，也不要用不良、刺激的语言来形容患者的特征。

3）医生应该采取科学的态度，对于就诊者提出的难以肯定的问题，决不可武断做出结论，根据遗传类型的遗传方式推算的再发风险率是指遗传病在后代中发病的概率，下一个孩子究竟发不发病，医生不能也不应该做出保证，更不能采取强迫命令的做法。由于医生的医学知识与患者的不同，医生要充分尊重咨询者的自主性和自我决定权，对咨询者的处境和决定不做价值判断，不劝说咨询者听从自己的建议。对于遗传咨询中的关键性问题，如婚姻、生育问题，医生所提建议更应慎重，是否采取绝育、终止妊娠或产前诊断等措施，最终应由患者本人及其家属做出选择。若他们犹豫不决，可以建议他们经充分商讨后再做决定。

五、遗传咨询实例

肝豆状核变性（hepatolenticular degeneration，HLD），又称威尔逊病（Wilson disease，WD），是最常见的遗传代谢性肝病，下面将以肝豆状核变性为例，阐述如何进行遗传咨询。

（一）做出诊断，确定遗传方式

肝豆状核变性最常见的临床表现为进行性加剧的肢体震颤、肌强直、构音困难、精神症状、肝硬化或者角膜色素环（K-F环）等。临床上肝豆状核变性的患者发病年龄在5～35岁，表型多变，主要涉及神经系统、肝脏异常和眼部特征等三个方面，但是首次起病的临床表现是大不相同的，有一些儿童期患者是体检时偶尔发现转氨酶异常、肝大就诊，部分患者以神经系统症状为首发表现，表现为突发的并呈进展性的肢体震颤、吐字不清等。因此，临床上如果发现相关的临床表现，应系统分析患者的临床表现，包括完善神经系统检查、肝功能检查、头颅影像学检查等，眼科K-F环是比较典型的肝豆状核变性表型。结合患者临床特征，进一步检测铜代谢相关指标（血清铜、铜蓝蛋白、24小时尿铜等）和致病基因确定诊断。

肝豆状核变性是由*ATP7B*基因致病性变异导致的，属于常染色隐性遗传病。对于临床诊断为肝豆状核变性的患者，其致病基因*ATP7B*的分子遗传学检测也是确诊的一个重要手段和进行产前诊断的必备技术。患者检测到*ATP7B*基因纯合或者复合杂合致病性变异可以确诊肝豆状核变性。

（二）评估再发风险

肝豆状核变性属于常染色体隐性遗传病，致病基因*ATP7B*位于常染色体，疾病的发生与性别无关，男女发病机会均等。

肝豆状核变性一般为散发，如表型正常的父母生育一个肝豆状核变性患儿，父母均为杂合变异携带者，再次生育后代有1/4概率受累；1/2概率为杂合变异携带者，但不会出现表型；1/4概率不携带ATP7B基因变异。

如夫妻双方之一为ATP7B基因纯合或者复合杂合变异导致的肝豆状核变性患者，另一方为正常野生型，其子女均为ATP7B基因杂合变异携带者；如另一方为ATP7B基因变异携带者，那么其子女有50%的概率受累患病，50%概率为携带者。若夫妻双方均为ATP7B基因变异的肝豆状核变性患者，那么后代患病概率为100%。

患者表型正常的同胞中有2/3的概率为杂合变异携带者，其生育需要明确配偶是否为ATP7B基因变异携带者，如果配偶为携带者，那么后代有1/4概率受累，若配偶不携带ATP7B基因致病变异，后代患病的风险很低。

（三）提供可能的治疗、预防和干预措施

肝豆状核变性患者需要早期诊断，终身治疗，定期监测。目前治疗包括饮食治疗、药物治疗和肝移植。建议肝豆状核变性患者应避免食用富铜食物（如贝类、坚果、巧克力、动物内脏等），不用铜制的餐具及用具。药物治疗是以铜络合剂D－青霉胺或者曲恩汀进行驱铜治疗为主，还包括锌剂治疗辅助驱铜。肝移植是肝豆状核变性急性肝衰竭、失代偿期肝硬化药物治疗无效或不能耐受患者最有效的治疗手段。但是对于肝豆状核变性肝移植还存在很多不同的看法，因为需要重复评估患者的病情，才能确定是否适合肝移植。而且随着对肝豆状核变性患者或者症状前肝豆状核变性患者诊断水平的不断提高，早期接受正规治疗的患者越来越多，因此需要肝移植的肝豆状核变性患者也会逐渐减少。

在先证者明确基因诊断的情况下，可以对先证者父母再次生育进行产前诊断，采样方法包括在孕11～14周进行绒毛活检术，孕18～24周进行羊膜腔穿刺术，以及孕20周以后进行脐带穿刺术。羊膜腔穿刺术由于胎儿丢失率最低、并发症最少，是最常用的产前诊断取样方法。如果产前诊断胎儿受累，应告知夫妻双方胎儿出生后的风险较高，由夫妻双方共同商议后决定是否继续妊娠。随着胚胎植入前遗传学诊断（PGD）技术的逐步成熟，肝豆状核变性患者的父母再生育可以考虑进行PGD助孕，在胚胎期进行遗传学筛选，可以避免孕中期产前诊断胎儿受累所面临的引产风险及涉及的伦理学问题。

（四）随访和扩大的家庭遗传咨询

建议对肝豆状核变性患者进行随访观察，评估临床治疗效果，进一步确认诊断的准确性，并且对于肝豆状核变性患者未来生育情况给予跟踪和持续的遗传咨询支持，包括配偶的选择和生育方式的指导等。对肝豆状核变性患者的家系成员可以进行扩大的遗传咨询，由于肝豆状核变性属于常染色体隐性遗传方式，父母双方均为携带者，家系成员包括同胞、堂兄妹或者表兄妹均有致病基因的携带风险。这种情况下应建议有生育计划的家系成员进行基因变异检测，携带ATP7B基因变异的家系成员的配偶进行变异筛查，并给予生育指导。

（闫有圣）

第七节　遗传代谢性肝病的内科治疗

遗传代谢性肝病的传统治疗方法主要是针对疾病所造成的代谢异常进行调整，补其所缺、排其所余、禁其所忌。根据不同的病种选择相应的方法，如通过饮食控制、药物、酶替代等进行对症治疗，因此需要长期甚至终身治疗。目前很少一部分代谢病可进行基因治疗，这是针对致病变异进行的根源性治疗。原则是尽早发现、尽快治疗；最好是典型症状出现前能够发现并确诊，尽早给予治疗，最大限度地延缓疾病的进展。

一、饮食治疗

遗传代谢性肝病是由于基因变异引起的机体物质代谢通路中某一中间代谢产物贮积或缺乏致病，饮食治疗的目的为限制相关前驱物质的摄入，减少毒性代谢物蓄积或补充缺乏的代谢底物。通过特殊饮食治疗，不仅要防止体内异常代谢物的蓄积，同时要保证患者糖类、蛋白质、脂肪、维生素、矿物质等各种营养素的供给，如对肝豆状核变性患者限制饮食中铜的摄入量；对酪氨酸血症 I 型患者限制蛋白质摄入，减少酪氨酸的摄入；对苯丙酮尿症（PKU）患者通过控制苯丙氨酸的摄入，降低血苯丙氨酸浓度等。由于酶缺陷的程度不同，即使是相同疾病的患者，临床表现也可不一，对于各种食物的耐受能力及营养素的需求也不同，因此，个体化饮食指导至关重要。例如，苯丙酮尿症，治疗中既要限制天然蛋白质，使苯丙氨酸控制在生理需要量，同时需添加低或无苯丙氨酸奶粉，以保证患儿的正常生长发育。

随着新生儿筛查的普及，更多的代谢性肝病能得到早期诊断；一些特殊食品被用于多种代谢病的治疗；治疗经验也在不断积累；因此患者生活质量已明显提高。但长期的饮食限制操作难度较大，一部分患者依从性不佳，也可能造成其他营养素的不足。当然饮食限制仅是部分遗传代谢性肝病最基本的干预手段（表1-4），只能减缓疾病进程，并不能完全达到治疗疾病的目的，通常需要与药物配合使用。

表1-4　部分遗传代谢病的饮食治疗

疾病	饮食
苯丙酮尿症	低苯丙氨酸饮食
枫糖尿病	低亮氨酸饮食
希特林缺陷病	免乳糖、补充中链脂肪酸饮食
尿素循环障碍	低蛋白、高热量饮食
有机酸血症	低蛋白、高热量饮食
脂肪酸代谢病	低脂肪、高碳水化合物饮食
糖原贮积症	生玉米淀粉
半乳糖血症	免乳糖、免半乳糖饮食
家族性高胆固醇血症	低胆固醇饮食
肝豆状核变性	低铜饮食

二、药物治疗

药物治疗遗传代谢性肝病是通过药物减少毒性代谢产物，包括减少胃肠道对毒性底物的吸收、抑制缺陷酶上游代谢通路及减少中间代谢产物的蓄积等。部分遗传代谢性肝病可通过补充缺乏的生理活性物质和维生素、辅酶等进行治疗，促进有害蓄积物的排泄（表1-5）。药物尼替西农［2-（2-硝基-4-三氟甲基苯甲酰基）-1,3-环己二酮］是延胡索酸乙酰水解酶的上游通路抑制剂，通过抑制上游代谢通路活性减少延胡索酸的蓄积，用于酪氨酸血症Ⅰ型和苯丙酮尿症的治疗。近年来，随着基因测序技术的发展，越来越多的遗传代谢性肝病被发现，相关的药物也逐渐被研发用于临床治疗，如洛美他派和米泊美生钠于2018年被美国食品药品监督管理局（FDA）分别批准用于18岁和2岁以上混合家族性高胆固醇血症（HoFH）患者的辅助治疗。

表1-5　部分遗传代谢病的药物治疗

疾病	药物
酪氨酸血症Ⅰ型	尼替西农
异型苯丙酮尿症	四氢生物蝶呤、5-羟色氨酸、左旋多巴、卡比多巴
同型半胱氨酸血症	甜菜碱
同型半胱氨酸血症（维生素B_6反应型）	维生素B_6
高乳酸血症	维生素B_1、辅酶Q_{10}
甲基丙二酸血症（维生素B_{12}反应型）	维生素B_{12}
戊二酸血症Ⅱ型	维生素B_2
尿黑酸尿症	维生素C
生物素酶缺乏症	生物素、左旋肉碱
多种羧化酶缺乏症	生物素、左旋肉碱
氧合脯氨酸血症	维生素E
异戊酸血症	甘氨酸
肉碱缺乏症	左旋肉碱
尿素循环障碍	苯甲酸钠、苯乙酸钠、苯丁酸钠
鸟氨酸氨甲酰转移酶缺乏症	瓜氨酸
瓜氨酸血症	精氨酸
肝豆状核变性	D-青霉胺、锌剂
门克斯病	组氨酸铜、硫酸铜

1.去除有害物质　针对高氨血症，苯甲酸钠可与内源性甘氨酸结合成马尿酸；苯乙酸钠可与谷氨酰胺结合成苯乙酰谷氨酰胺；苯丁酸钠可在肝脏中被氧化为苯乙酸，促进氨的排泄，降低血氨浓度。针对酪氨酸血症Ⅰ型，近年应用尼替西农取得了良好的治疗效果。左旋肉碱是脂肪酸β氧化循环的关键物质，并且可与线粒体内异常蓄积的各种脂酰辅酶A衍生物结合，使之转化为水溶性的脂酰肉碱从尿中排出，是治疗有机酸、脂

肪酸代谢性疾病的重要药物，不仅有助于急性酸中毒发作的控制，也可有效改善远期预后。D-青霉胺可与铜结合，促进脏器内铜的排泄，对多数肝豆状核变性患者有效。硫酸锌、醋酸锌等锌剂可阻止肠道铜的吸收，减少铜的蓄积，可减少D-青霉胺剂量，联合用药可提高肝豆状核变性治疗效果。糖原贮积症Ⅰ、Ⅲ型由于糖原不能降解成葡萄糖，以致糖原在肝细胞中贮积，并出现低血糖，口服生玉米淀粉可持续维持正常血糖浓度，纠正代谢紊乱。

2.补充缺乏的生理活性物质 由于吸收障碍、生成不足、消耗增多，一些代谢病患者体内常缺乏一些生理活性物质。例如，四氢生物蝶呤缺乏症患者血液苯丙氨酸浓度不同程度升高，脑内左旋多巴、5-羟色胺缺乏，低苯丙氨酸饮食无效，需要长期补充四氢生物蝶呤、5-羟色胺、左旋多巴等神经递质。门克斯（Menkes）病患者经肠道铜吸收障碍，体内铜缺乏，需要注射组氨酸铜或硫酸铜。在尿素循环障碍的鸟氨酸氨甲酰转移酶缺乏症和氨甲酰磷酸合成酶缺乏症患者体内瓜氨酸缺乏，需要长期补充瓜氨酸，而瓜氨酸血症患者则需要补充精氨酸治疗。

3.维生素疗法 一些由酶活性降低所致的遗传代谢性肝病，这些酶的活性正好需要维生素和辅助因子的介导作用，当给予大剂量的维生素和辅助因子时，酶的残留功能增强，有可能恢复体内的生化平衡。例如，生物素对生物素酶缺乏症和多种羧化酶缺乏症、维生素 B_{12} 对维生素 B_{12} 反应型甲基丙二酸尿症、维生素 B_6 对维生素 B_6 反应型同型胱氨酸血症1型有显著疗效，维生素 B_2 对部分戊二酸血症Ⅱ型疗效良好。但若患者无残留酶活性，则对此类维生素治疗无反应。

三、酶替代疗法

遗传代谢性肝病多数因酶缺陷所致，将体内功能缺失的代谢酶在体外重组表达纯化后经血管注入患者体内纠正代谢紊乱，称为酶替代疗法。该疗法最先在戈谢病的治疗中得到应用，目前该疗法已被成功应用于多种遗传代谢性肝病的治疗，如戈谢病Ⅰ型、法布里病（补充 α-半乳糖苷酶）、黏多糖贮积症（Ⅰ、Ⅱ、Ⅵ型等）和糖原贮积症Ⅱ型等，效果和安全性已经过临床验证。虽然在部分遗传代谢性肝病的治疗方面已取得一定成效，但对另外一部分遗传代谢性肝病，酶替代疗法并不适用，如苯丙氨酸羟化酶非常不稳定，直接应用苯丙氨酸羟化酶的酶替代疗法进行苯丙酮尿症的治疗是无法实现的。既往由于体内递送技术的局限性，酶替代疗法无法实现对全身各脏器的有效治疗。随着体内递送技术的发展，靶标酶递送系统可以有效穿越血脑屏障到达神经系统，解决了因重组酶不能穿越血脑屏障而无法对遗传代谢性肝病引起的中枢神经系统损伤进行治疗的问题，但对眼睛和软骨等组织的疗效还是不理想。酶替代疗法需要终身持续用药，费用高昂，重复给药还有可能导致机体产生抗药性，从而降低疗效或引起强烈的免疫反应，因此特别期待能有更有效的体内靶位点递送和降低免疫反应等的新策略，从而提高酶替代疗法的效果和安全性。

四、器官移植

造血干细胞和骨髓移植可使供体细胞在酶缺陷的受体骨髓中定植，通过交叉校正的原理为受体提供恒定的替代酶，从而改变代谢病自然病史并且缓解多系统症状，目前已用于黏多糖贮积症（Ⅰ、Ⅱ、Ⅵ、Ⅶ型等）、脑白质营养不良、α-甘露聚糖病、岩藻糖苷贮积症、戈谢病、天冬氨酰葡糖胺尿症、法布里病、GM1 神经节苷脂贮积症（Ⅰ和Ⅱ型）、尼曼-皮克病 C 型、多种硫酸酯酶缺乏症和线粒体神经胃肠脑肌病等的治疗，并取得了一定的疗效。造血干细胞和骨髓移植的缺点是难以透过血脑屏障，对神经系统症状的疗效不充分，神经系统和骨骼等脏器已经造成的损伤是不可逆的；另外还有移植物抗宿主反应和免疫抑制现象等。

　　肝移植或肝肾联合移植是遗传代谢性肝病的治疗方法之一，尤其是近年来应用多米诺或携带者移植技术使更多的患者得到了治疗。代谢通路中许多酶促反应主要在肝脏进行，肝移植可以替代缺失的酶，因此可以治愈一些基于肝脏的遗传代谢病，包括尿素循环障碍中的鸟氨酸氨甲酰转移酶缺乏症、氨甲酰磷酸合成酶Ⅰ缺乏症、瓜氨酸血症 1型、精氨酰琥珀酸裂解酶缺乏症和精氨酸血症、糖原贮积症（Ⅰa、Ⅰb、Ⅲ、Ⅳ型）、原发性高草酸尿症、家族性高胆固醇血症、肝豆状核变性、酪氨酸血症。一些代谢病除存在转氨酶外，还存在与疾病表型相关的肝外酶的表达，如丙酸尿症、单纯型甲基丙二酸尿症、家族性高胆固醇血症和红细胞生成性卟啉病等。肝移植后一些疾病可恢复正常代谢（如枫糖尿病），但仍有一些不能满足全部的代谢需求（如丙酸血症），故仍需结合其他治疗。因此，对遗传代谢性肝病患者进行肝移植前需要评估疾病的可治愈性，反复性疾病并不适合进行肝移植。

　　对于遗传代谢性肝病引起的肝衰竭或晚期肝硬化，以及药物治疗失败的患者，肝移植或肝脏干细胞移植依然是最终的治疗方案。虽然近年来肝移植手术成功率和术后 10年存活率得到了显著提高，但是受到供体短缺的限制，并且移植后可能需要终身服用免疫抑制剂，肝移植后随着时间推移可能会出现疾病复发等情况，使得患者不易接受肝移植。

五、基因治疗

　　遗传代谢性肝病传统的治疗方法主要是对症治疗，但不能解决根本问题，患者通常需要重复用药、终身用药，给患者及家庭带来巨大的经济与心理压力。理论上基因治疗能修正缺陷基因，达到根治目的，成为遗传代谢性肝病"一劳永逸"的治疗策略。1990 年 9 月世界上首例腺苷脱氨酶（ADA）缺乏所致的重症联合免疫缺陷病患者接受基因治疗并获成功，标志着基因治疗已进入临床。迄今 30 余种遗传病（如囊性纤维化、戈谢病、家族性高胆固醇血症和血友病 B 等）的临床基因治疗方案已被批准临床应用。

　　遗传代谢性肝病的基因治疗方式主要包括直接的基因治疗和基因改造的细胞治疗。近年来基于规律性重复短回文序列簇（CRISPR/Cas9）基因编辑技术，又开发了一种新型、高效、精确并能够实现单碱基替换的基因编辑工具——碱基编辑系统，这种技术具有更小的细胞毒性和更高的精确性。虽然该技术的临床应用依然面临诸多挑战，包括碱基编辑系统自身存在的一些缺陷、编辑工具体内递送技术的不完善、插入基因组引起的致癌风险及机体的免疫反应等，但基因治疗的发展尤其是新型碱基编辑系统的开发与应用，在遗传代谢性肝病的研究与治疗中展现出非常大的潜力，有望从致病根源上解决问题。

六、急性期治疗

大部分遗传代谢性肝病呈慢性起病，少数如尿素循环障碍、有机酸和脂肪酸代谢障碍患者可以急性起病，合并酮症、代谢性酸中毒、低血糖、高氨血症等严重代谢紊乱及多脏器损害，严重时猝死。对于这些急性起病的患者应根据不同的病种给予相应的静脉补液、药物与饮食治疗，必要时可进行血液透析。一些患者可由发热、腹泻、呕吐、饥饿、疲劳、暴饮暴食诱发急性发作，如既往没有类似病史，极易引起误诊或漏诊。如果患者诊断不明突然死亡，又没有考虑到遗传病，这个家族有可能再次出现类似的情况。因此这些诊断不明的患者若能留取尿液、血液或组织样本，则有助于进一步查找病因，明确诊断以避免类似悲剧的发生。

总之，遗传代谢性肝病患者应用上述治疗方法，一部分患者临床症状可得到改善，甚至治愈。但受到各种治疗方法本身的限制，仍然存在药物不能透过血脑屏障、代谢纠正不完全、神经系统及骨骼等症状不可逆，以及免疫反应和伦理等不同的挑战。期待今后在细胞或器官移植与基因治疗领域取得更大的突破，为更多的遗传代谢性肝病患者带来治愈的希望。

（朱世殊）

第八节　遗传代谢性肝病的肝移植治疗

近些年，随着遗传代谢性疾病诊断水平的提高和肝移植技术的不断进步，对于遗传代谢性肝病患者的肝移植，期望达到的目的应该有治愈和缓解疾病进展两个方面。对于一些代谢缺陷主要在肝脏、急性发病会致命的严重疾病，肝移植治疗的价值已获得公认。

一、部分可采用肝移植治疗的遗传代谢性肝病

1.尿素循环障碍　是由于肝脏尿素循环过程中所需酶的活性降低或缺乏，导致氨的降解受阻，引起危及生命的高氨血症、急慢性脑病、肝病。临床表现包括智力障碍、运动障碍、脑水肿、抽搐、功能损害甚至昏迷，严重时可导致患者死亡。已知尿素循环障碍涉及以下6种酶和2种载体蛋白缺陷：N-乙酰谷氨酸合成酶（NAGS）、氨甲酰磷酸合成酶Ⅰ（CPS1）、鸟氨酸氨甲酰转移酶（OTC）、精氨酸琥珀酸合成酶（ASS）、精氨酰琥珀酸裂解酶（ASL）、精氨酸酶1（ARG1）、天冬氨酸/谷氨酸载体蛋白希特林及鸟氨酸转移蛋白1（ORNT1）。其中鸟氨酸氨甲酰转移酶缺乏症（OTCD）最多见，为X连锁遗传病，其他类型均为常染色体隐性遗传病。

目前内科治疗方法主要是饮食控制及降氨治疗，即限制天然蛋白质的摄入，根据疾病类型及时给予药物干预。由于尿素循环的代谢场所仅限于肝细胞的线粒体和胞质中，因此肝移植是可以治愈尿素循环障碍的手段。对于饮食控制不佳、反复发作高氨血症的患儿，应尽早进行肝移植，避免造成无法挽回的神经系统损害甚至死亡。尤其是对于严重的鸟氨酸氨甲酰转移酶缺乏症的男性新生儿，肝移植是唯一可以使患儿长期生存且免于发生不可逆的脑损害的治疗手段。患儿肝移植术后生活质量会得到明显改善，恢复正

常的饮食和生活，并获得满意的长期生存。Kasahara等报道了124例肝移植治疗尿素循环障碍的患儿，随访1～4年肝移植术后总体存活率和移植物存活率均为91%。我国最早于2001年接受肝移植手术的鸟氨酸氨甲酰转移酶缺乏症患儿，至今仍健康生存。

2.枫糖尿病　是一种常染色体隐性遗传的支链氨基酸代谢病，由于编码支链酮酸脱氢酶（BCKDH）的基因缺陷导致体内的支链氨基酸（缬氨酸、亮氨酸和异亮氨酸）代谢障碍。枫糖尿病最主要的内科治疗方法是饮食干预，即限制高蛋白食物，以控制支链氨基酸的摄入，补充特殊配方奶粉。然而，即使进行严格的饮食治疗，患者仍会在感染等疾病或疲劳、紧张等应激状态下发生代谢危象，引发代谢性脑病，造成神经系统损害，甚至死亡。

由于存在经常出现代谢危象和脑水肿的风险，对于严重的枫糖尿病患儿，应尽量在出现显著认知功能障碍和身体残疾之前及早进行肝移植治疗，从而使患儿获得较好的生活质量。Díaz等报道了8例肝移植治疗的枫糖尿病患儿，平均随访12.2年，患儿和移植物的生存率为87.5%和75%，术后患儿的神经系统发育得到显著改善。另外，枫糖尿病患者切除的肝脏可以作为多米诺供肝，移植给其他需要进行肝移植的患者。既往报道的枫糖尿病患者的多米诺供肝均被用于另一个无代谢性疾病的肝移植受者。2014年，笔者率先在国际上提出了"代谢性疾病交叉辅助式肝移植"的创新理念，即两种不同代谢性疾病的肝脏放在一起可以互相弥补对方的代谢缺陷从而获得正常的肝脏代谢功能。2016年，笔者为一位枫糖尿病患儿进行了肝移植，同时把切下来的肝脏劈为两部分，分别移植给了两位鸟氨酸氨甲酰转移酶缺乏症患儿。

3.家族性高胆固醇血症　是一种由低密度脂蛋白胆固醇（LDL-C）受体基因变异引起的常染色体显性遗传病。临床表现为血液LDL-C水平升高、黄色瘤、角膜弓和早发性冠心病。纯合子患者的临床表现比杂合子严重得多。

对于常规治疗效果不佳的家族性高胆固醇血症患儿，肝移植作为一种新兴的治疗选择逐渐被重视。既往文献报道，家族性高胆固醇血症患儿肝移植术后的长期（＞10年）存活率大于90%，尤其在发生冠心病前接受肝移植获益最大，可有效降低血脂水平、阻止动脉粥样硬化的进展、预防心血管事件发生发展，改善预后及生活质量。笔者对5例接受肝移植的家族性高胆固醇血症患儿进行随访后发现，其中4例患儿血胆固醇水平在术后1周内即恢复至正常水平，另有1例患儿在术后3个月降至正常水平；术前全身皮肤存在的黄色瘤在术后也逐渐消退；颈部血管存在的粥样硬化较术前也有不同程度的减轻。

4.肝豆状核变性　是一种常染色体隐性遗传的铜代谢障碍性疾病，受累基因*ATP7B*编码铜转运ATP酶，与铜代谢有关。由于铜排泄障碍，过多的铜在肝、脑等组织沉积而发病。主要病理特征是铜在肝脏、脑、眼和肾脏蓄积，以肝损害、锥体外系症状与K-F环等为主要表现，伴有血浆铜蓝蛋白减少。

肝移植植入的正常肝脏可以为肝豆状核变性患者提供正常的ATP7B蛋白，从而纠正肝豆状核变性患者肝铜代谢缺陷并逐渐逆转肝外铜沉积，使肝豆状核变性患者肝脏功能恢复正常。肝豆状核变性患者出现肝衰竭时应尽早进行肝移植。对于药物治疗效果不佳或不耐受，或确诊时即有终末期失代偿性肝硬化的患者，也应进行肝移植治疗。既往文献报道儿童和成人肝豆状核变性患者肝移植术后近期和远期生存率及移植物存活率都是令人满意的。目前，关于肝移植对术前存在严重神经系统症状（伴或不伴有肝硬化）的肝豆状核变性患者的治疗价值或效果仍存在争议。既往认为肝豆状核变性患者的神经系统损害即使在肝移植术后仍是不可逆的，但近年的文献表明肝移植术后患者的神经系统并发症可以得到一定程度的好转。Lankarani等对107例接受肝移植治疗的肝豆状核变性患者进行随访，结果显示术后1个月、1年、5年的生存率分别为88%、86%、82%，在术前已出现神经系统症状的60例患者中，术后40例（66.7%）患者神经系统并发症得到改善。

5.糖原贮积症 为常染色体隐性遗传病，是由于糖原代谢障碍导致糖原大量沉积于肝脏、心脏及肌肉等组织中而致病。由于酶缺陷的种类不同，糖原贮积症有很多类型，主要分为肝糖原贮积症和肌糖原贮积症两大类。临床表现多样，根据临床表现和生化特征可分为13型，其中以Ⅰ型最为多见。

糖原贮积症Ⅰ、Ⅲ、Ⅳ、Ⅵ、Ⅸ型可导致严重肝病，Ⅰ型和Ⅲ型患者可发展为肝硬化、肝细胞腺瘤及肝细胞癌，应该积极地选择肝移植治疗。目前，北美已有超过100例糖原贮积症Ⅰa型患者接受了肝移植治疗。Maheshwari等报道的长期随访结果显示患者术后1年、5年、10年的生存率分别是88%、76%和64%。Boers等对1982～2012年行肝移植的糖原贮积症Ⅰ型患者进行了研究，所有80名糖原贮积症Ⅰ型患者在肝移植术后代谢状态及禁食耐受能力均明显改善。

6.甲基丙二酸血症 也称甲基丙二酸尿症，是一种罕见的常染色体隐性遗传病，由于甲基丙二酰辅酶A变位酶缺陷或其辅酶钴胺素（维生素B_{12}）代谢缺陷导致体内甲基丙二酸及其代谢产物蓄积，引起代谢紊乱甚至代谢危象，造成多脏器损害。不合并高同型半胱氨酸血症的为单纯型甲基丙二酸血症，多数患者由*MMU*基因变异导致，往往症状严重。

部分单纯型甲基丙二酸血症患儿维生素B_{12}治疗有效，部分患儿维生素B_{12}治疗无效，即使严格的饮食治疗及药物干预也难以控制。严重患者多起病于新生儿期及婴幼儿期，表现为反复发作的代谢紊乱，往往起病急、病情危重，常合并代谢性酸中毒及高氨血症，死亡率及致残率很高。长期并发症包括发育迟缓、智力障碍、慢性肾衰竭、心肌病变等。肝移植及肝肾联合移植是治疗维生素B_{12}无效型单纯型甲基丙二酸血症的有效手段，可减少代谢旁路产物堆积。对于饮食和药物治疗仍不能缓解、频繁出现代谢失代偿的患者，应进行肝移植；如果患者已经出现明显的肾脏损害，则需要肝肾联合移植。值得注意的是，肝移植可以改善患者的代谢失代偿状态，但并不能治愈。笔者所在肝脏移植中心对7例接受肝移植治疗的单纯型甲基丙二酸血症患儿进行回顾性研究发现，肝移植是一种消除代谢危象的有效治疗方法，但甲基丙二酸血症患者在术后早期因手术应激倾向于出现酸中毒，围手术期应密切监测，及时纠酸并继续服用纠正代谢类药物。Niemi等对14例肝移植或肝肾联合移植后的甲基丙二酸血症患儿进行了随访，术后3天，血浆甲基丙二酸平均水平从术前的（1648±1492）mmol/L降至（210±154）mmol/L，术后患儿蛋白饮食有所放开，但仍需要保持低蛋白饮食，服用左卡尼汀，但剂量明显低于术前，生存质量显著提高。

7.丙酸血症 是由于丙酰辅酶A羧化酶缺乏导致支链氨基酸、奇数链脂肪酸、胸腺嘧啶、尿嘧啶和胆固醇代谢障碍所引起的一种罕见的常染色隐性遗传病。*PCCA*或

PCCB 的双等位基因致病性变异导致丙酰辅酶 A 羧化酶活性缺乏，引起丙酸和丙酰辅酶 A 相关有毒代谢产物的蓄积，进而对中枢神经系统、心脏、肾脏、骨骼肌等全身多器官组织造成损害。其临床表现多样，典型患者常常在出生后数小时至数天内出现喂养困难、频繁呕吐、肌张力低下、嗜睡甚至昏迷。如未及时进行正确的诊断和治疗，常常导致死亡。

目前临床上仍缺乏治疗丙酸血症的有效手段，主要的干预措施包括严格限制天然蛋白质的摄入，使用特殊配方奶粉或蛋白粉，同时补充左卡尼汀及口服卡谷氨酸等药物。尽管上述治疗措施极大地改善了丙酸血症患者的预后，但是绝大多数患者仍面临着频繁发作的代谢失代偿、生长发育迟缓、智力障碍、肌张力低下及心肌病、慢性肾脏病、胰腺炎等多器官并发症，生活质量和长期生存都受到严重损害。对于经饮食和药物联合治疗效果不佳、仍反复发生严重代谢失代偿或合并心肌病的患者，可以考虑进行肝移植。在一些移植中心，肝移植已经作为一种预防性治疗，提供给代谢稳定且没有严重神经或心脏并发症的丙酸血症患儿。Curnock 等对 14 例因频繁代谢失代偿接受肝移植的丙酸血症患者进行随访后发现，9 例患者术后未再出现代谢失代偿，所有存活的 11 名患者在术后均没有限制蛋白饮食，但仍需补充左卡尼汀。笔者所在肝脏移植中心对 7 例接受活体肝移植的丙酸血症患者进行回顾性研究发现，肝移植可以纠正丙酸血症患者大部分的代谢缺陷，提升代谢稳定性，消除代谢危象，显著减少或终止频繁代谢失代偿的发生；解除严格蛋白饮食限制，明显改善智力和生长发育情况，提高生活质量。值得注意的是，丙酸血症是一种全身系统性疾病，肝移植仅可以在一定程度上改善患者的代谢稳定性，并不能完全纠正其肝外组织的代谢缺陷。因此，肝移植术后需要对患者进行终身定期随访，包括心脏、肾脏、神经系统等多器官及系统功能的监测和评估，并要在出现丙酸血症相关并发症时及时进行干预与治疗。

8. 原发性高草酸尿症　是一组由于编码乙醛酸盐代谢酶的 3 种基因变异导致的常染色体隐性遗传病，其特征为过量生成难溶性的草酸盐，并以草酸钙的形式沉积于多个器官。由于草酸盐通常经尿液排出，因此草酸盐过度沉积主要发生在肾脏。临床表现为血液和尿液中草酸浓度进行性升高，进而引起肾结石、钙质沉积和肾功能不全甚至衰竭。因此此类患者的首诊常常发生在泌尿外科。原发性高草酸尿症分为 1 型、2 型和 3 型，分别由 *AGXT* 基因、*GRHPR* 基因和 *HOGA1* 基因变异引起，临床上以 1 型最为常见，约占 80%。器官移植（包括预先性肝移植、肝肾联合移植、肝肾序贯移植等）是目前唯一公认可治愈原发性高草酸尿症的方法，1 型、2 型和 3 型均有相关报道。对于内科保守治疗无效的患者，当肾功能正常时，推荐行预先性肝移植；当存在明显肾损伤时，推荐行肝肾联合移植；而对于已进入终末期肾病阶段的患者，则推荐行肝肾序贯移植。

9. 家族性淀粉样变性周围神经病　是一种罕见的因甲状腺素转运蛋白（TTR）基因变异导致错误折叠的淀粉样蛋白在细胞外不可逆转地沉积，从而导致神经系统、胃肠道和心脏症状的罕见的常染色体显性遗传病。常见的临床表现为严重的进行性感觉、运动周围神经病，伴自主神经功能障碍，肝脏常不受累，因此此类患者的首诊常常发生在神经内科或外科。由于 90% 以上的 TTR 是在肝脏中合成的，因此肝移植是进展期家族性淀粉样变性周围神经病患者的一线疗法。尽管国内相关报道较少，但在国际上肝移植也被公认为迄今为止家族性淀粉样变性周围神经病唯一的根治性方法。

总之，针对酶缺陷局限于肝脏的遗传代谢性肝病如尿素循环障碍，肝移植可以彻底纠正代谢紊乱，根治疾病；而针对酶缺陷不仅局限于肝脏，并且累及肾脏、肌肉、小肠或心脏等全身其他器官和组织的遗传代谢性肝病如有机酸血症，肝移植可以纠正全身大部分代谢缺陷，提升代谢稳定性，减少或终止代谢失代偿或代谢危象的发生，提高患者生活质量。理论上讲，对于酶缺陷全部或主要在肝脏的遗传代谢性肝病，无论其病变仅仅局限于肝脏，还是同时累及肝外器官和组织，如同型半胱氨酸血症Ⅰ型、高甲硫氨酸血症、苯丙酮尿症、先天性因子Ⅶ缺乏症和先天性因子Ⅹ缺乏症等罕见遗传代谢性肝病，在内科保守治疗无效或不耐受的情况下，肝移植均可作为一个可行的治疗选择。笔者认为，遗传代谢性肝病的治疗选择要基于治疗手段的可及性、经济性和长期治疗效果及患者的耐受性和治疗意愿等多方面因素进行综合考虑。

二、遗传代谢性肝病肝移植术式的选择和供体的类型

1.来源于器官捐献的尸体供肝肝移植　近些年，我国公民死亡后器官捐献的数量不断增加，也有一些因各种病因或意外死亡的儿童无私地捐献了器官，使得等待肝移植的患儿能够有机会接受儿童捐献的器官，这部分肝移植中绝大部分为全肝移植，若供肝体积偏大可能会实施减体积肝移植。也有少数儿童受者接受了成人捐献的部分供肝，往往是和另一个成人受者劈分一个供肝，即劈离式肝移植。

2.活体肝移植　儿童肝移植中活体肝移植所占的比例远远高于成人，在北京友谊医院肝脏移植中心的儿童患者中，70%以上接受活体肝移植，其供肝者95%以上为患儿的父母。由于儿童受者往往年龄小、体重低，因此大部分患儿接受父母的左外侧叶肝脏已经可以满足机体的需要，这对供者来讲只是切除了其肝脏的20%左右，是非常安全的。年龄偏大的患儿可能需要供者的左半肝脏，供者一般术后5天左右即可出院。活体肝移植由于术前评估体系完整，供肝冷保存时间短，而热缺血时间几乎为0，因此肝脏质量好，术后患儿血管等并发症发生率低于尸体供肝。值得注意的是，由于大多数遗传代谢性肝病是常染色体隐性遗传病，根据孟德尔遗传定律，作为活体供者的父母往往都是致病基因的杂合子携带者。目前关于使用杂合子活体供者捐献的部分肝脏的活体肝移植是否可以充分纠正受者的代谢缺陷仍存在一定争议。Morioka等发现，使用杂合子亲属供肝的活体肝移植治疗瓜氨酸血症2型、鸟氨酸氨甲酰转移酶缺乏症、丙酸血症和克里格勒-纳贾尔综合征Ⅰ型对供者和受者都没有负面影响。但也有个别报道表明，使用杂合子供肝后，受者在术后早期即出现疾病相关的症状。Rahayatri等报道了2例接受杂合子供肝的鸟氨酸氨甲酰转移酶缺乏症活体肝移植受者在术后早期即出现高氨血症。因此，在经过全面系统评估的情况下，无症状杂合子供者可以作为活体供肝者，但如果有其他候选供肝者，应尽量选择非杂合子携带者作为供者，因为使用杂合子供肝的亲属活体肝移植术后供者或受者均存在出现疾病相关症状的潜在风险。对于考虑作为活体供者的杂合子携带者，在术前应仔细评估疾病相关代谢指标情况，并且在术后尤其围手术期也应密切监测。

3.多米诺交叉辅助式肝移植　2013年，笔者在首都医科大学附属北京友谊医院完成了世界首例双多米诺交叉辅助式肝移植。受者为家族性淀粉样变性周围神经病患者，多米诺供肝分别来自肝豆状核变性患儿和鸟氨酸氨甲酰转移酶缺乏症患儿，术后已经随访

9年多，患者肝功能良好。通过此例手术的成功，证明在同一受者体内两个不同的非硬化性肝脏遗传代谢缺陷性疾病多米诺供肝可以互相代偿对方的代谢功能障碍。因此，笔者在国际上率先提出了多米诺交叉辅助式肝移植可以用于治疗两种不同的代谢缺陷肝脏疾病，两部分肝脏互相代偿其代谢功能障碍，使受者获得理想的肝脏功能和生活质量。2018年12月，笔者在高甲硫氨酸血症和鸟氨酸氨甲酰转移酶缺乏症的两名患者之间通过交换部分肝脏完成了世界首例两人互换部分肝脏的多米诺交叉辅助式肝移植，实现了"不需要捐献"的肝移植。当然，除了要求移植医生具有高超的手术技巧外，如何确定可以进行交叉辅助式肝移植的疾病组合、匹配不同代谢缺陷肝脏的体积比例及严密监测术后两部分肝脏的血流情况都是至关重要的，还有许多需要进一步探讨的科学问题。

（周光鹏　朱志军）

参 考 文 献

白洁，任艳，梁晨，等，2021. 1996～2020年北京佑安医院遗传代谢性肝病住院患者流行病学特征分析. 实用肝脏病杂志，24（2）：164-167.

陈竺，2015. 医学遗传学. 3版. 北京：人民卫生出版社.

成峰，王学浩，张峰，等，2009. 亲属活体部分肝移植治疗肝豆状核变性手术适应证的探讨. 中华外科杂志，47（6）：437-440.

顾学范，2015. 临床遗传代谢病. 北京：人民卫生出版社.

姜涛，李双杰，欧阳文献，等，2021. 330例遗传代谢性肝病患儿病因学分析. 临床儿科杂志，39（1）：6-8.

库尔班江·阿布都西库尔，王建设，2019. 遗传性肝病之"百变面孔". 临床肝胆病杂志，35（8）：1657-1662.

李璞，2004. 医学遗传学. 北京：中国协和医科大学出版社.

李巍，何蕴韶，2004. 遗传咨询. 郑州：郑州大学出版社.

梁晨，段钟平，郑素军，2020. 基因测序技术的选用与检测报告解读. 实用肝脏病杂志，23（3）：307-311.

罗小平，王天有，2015. 从戈谢病的诊疗现状看我国罕见病的未来之路. 中华儿科杂志，53（4）：254-255.

宋文艳，赵大伟，李宏军，等，2014. 遗传性出血性毛细血管扩张症的影像表现. 中华放射学杂志，48（2）：161-163.

孙丽莹，朱志军，魏林，等，2017. 肝移植治疗儿童遗传代谢性疾病42例. 中华器官移植杂志，38（6）：337-342.

王明臣，2008. 肝的生物化学//查锡良. 生物化学. 北京：人民卫生出版社.

王帅，张威，张帆，等，2022. 遗传代谢性肝病患者临床和基因突变特征分析. 实用肝脏病杂志，25（1）：70-73.

邬玲仟，张学，2016. 医学遗传学. 北京：人民卫生出版社.

许蕴，李赟，张晓丽，等，2019. 飞行时间质谱核酸检测技术在临床检测中的应用. 中华检验医学杂志，42（8）：694-699.

张晓慧，高延霞，2020. 原发性高草酸尿症3型一例. 中华肾脏病杂志，36（6）：473-475.

张艳玲，马昕，邓莉，2012. 常见遗传代谢性肝病的基因诊断进展. 中国临床医生，40（5）：30-33.

中国核酸质谱应用专家共识协作组，2018. 中国核酸质谱应用专家共识. 中华医学杂志，98（12）：

895-900.

中华儿科杂志编辑委员会，2019. 儿童遗传病遗传检测临床应用专家共识. 中华儿科杂志，57（3）：172-176.

中华医学会肝病学分会遗传代谢性肝病协作组，2022. 肝豆状核变性诊疗指南（2022年版）. 中华肝脏病杂志，30（1）：9-20.

中华医学会神经病学分会神经遗传学组，2021. 中国肝豆状核变性诊治指南2021. 中华神经科杂志，54（4）：310-319.

周光鹏，朱志军，孙丽莹，等，2021. 亲属活体肝移植治疗儿童丙酸血症并扩张型心肌病1例. 中华实用儿科临床杂志，36（23）：1828-1831.

周康荣，2011. 腹部CT诊断学. 上海：复旦大学出版社.

朱世殊，董漪，徐志强，等，2011. 2001～2010年儿童非病毒性肝病谱分析. 传染病信息，24（5）：279-281，285.

朱志军，孙丽莹，魏林，等，2015. 肝移植治疗尿素循环障碍导致的高氨血症四例. 中华儿科杂志，53（2）：136-139.

Alam S，Sood V，2016. Metabolic liver disease：when to suspect and how to diagnose? Indian J Pediatr，83（11）：1321-1333.

Beaudet AL，Sly WS，Valle D，et al，2000. The metabolic and molecular bases of inherited disease. 8th ed. New York：McGraw-Hill.

Bigot A，Tchan MC，Thoreau B，et al，2017. Liver involvement in urea cycle disorders：a review of the literature. J Inherit Metab Dis，40（6）：757-769.

Bove KE，2018. Histologic patterns of metabolic liver diseases//Saxena R. Practical hepatic pathology：a diagnostic approach. 2nd ed. Philadelphia：Elsevier.

Brett A，Pinto C，Carvalho L，et al，2013. Acute liver failure in under two year-olds—are there markers of metabolic disease on admission? Ann Hepatol，12（5）：791-796.

Brittenham GM，Badman DG，2003. Noninvasive measurement of iron：report of an NIDDK workshop. Blood，101（1）：15-19.

Chaisson MJP，Sanders AD，Zhao X，et al，2019. Multi-platform discovery of haplotype-resolved structural variation in human genomes. Nat Commun，10（1）：1784.

Chen IY，Whitney-Miller CL，Liao X，2021. Congenital hepatic fibrosis and its mimics：a clinicopathologic study of 19 cases at a single institution. Diagn Pathol，16（1）：81.

Clayton PT，2011. Disorders of bile acid synthesis. J Inherit Metab Dis，34（3）：593-604.

Cui B，Wei L，Sun LY，et al，2022. The effect of liver transplantation for argininemia—the largest experiences in a single center. Transl Pediatr，11（4）：495-504.

Członkowska A，Litwin T，Dusek P，et al，2018. Wilson disease. Nat Rev Dis Primers，4（1）：21.

Deugnier Y，Turlin B，2011. Pathology of hepatic iron overload. Semin Liver Dis，31（3）：260-271.

Díaz VM，Camarena C，de la Vega Á，et al，2014. Liver transplantation for classical maple syrup urine disease：long-term follow-up. J Pediatr Gastroenterol Nutr，59（5）：636-639.

Dillon JF，Miller MH，Robinson EM，et al，2019. Intelligent liver function testing（iLFT）：a trial of automated diagnosis and staging of liver disease in primary care. J Hepatol，71（4）：699-706.

Dohan A，Vargas O，Dautry R，et al，2016. MR imaging features of focal liver lesions in Wilson disease. Abdom Radiol（NY），41（9）：1811-1824.

Evason K，Bove KE，Finegold MJ，et al，2011. Morphologic findings in progressive familial intrahepatic cholestasis 2（PFIC2）：correlation with genetic and immunohistochemical studies. Am J Surg Pathol，35（5）：687-696.

Fagiuoli S，Daina E，D'Antiga L，et al，2013．Monogenic diseases that can be cured by liver transplantation．J Hepatol，59（3）：595-612．

Fauvert R，Benhamou J，1974．Congenital hepatic fibrosis//Schaffner F，Leevy CM．The liver and its diseases．New York：Intercontinental Medical Book．

Ferreira CR，Cassiman D，Blau N，2019．Clinical and biochemical footprints of inherited metabolic diseases．Ⅱ．Metabolic liver diseases．Mol Genet Metab，127（2）：117-121．

Gambello MJ，Li H，2018．Current strategies for the treatment of inborn errors of metabolism．J Genet Genomics，45（2）：61-70．

Gomez-Ospina N，Potter CJ，Xiao R，et al，2016．Mutations in the nuclear bile acid receptor FXR cause progressive familial intrahepatic cholestasis．Nat Commun，7：10713．

Guillaud O，Dumortier J，Sobesky R，et al，2014．Long term results of liver transplantation for Wilson's disease：experience in France．J Hepatol，60（3）：579-589．

Hacein-Bey-Abina S，von Kalle C，Schmidt M，et al，2003．A serious adverse event after successful gene therapy for X-linked severe combined immunodeficiency．N Engl J Med，348（3）：255-256．

Hargreaves P，Rahman S，Guthrie P，et al，2002．Diagnostic value of succinate ubiquinone reductase activity in the identification of patients with mitochondrial DNA depletion．J Inherit Metab Dis，25（1）：7-16．

Humphries SE，Cooper JA，Seed M，et al，2018．Coronary heart disease mortality in treated familial hypercholesterolaemia：update of the UK Simon Broome FH register．Atherosclerosis，274：41-46．

Ishak KG，2002．Inherited metabolic diseases of the liver．Clin Liver Dis，6（2）：455-479．

Jiang YZ，Sun LY，Zhu ZJ，et al，2019．Perioperative characteristics and management of liver transplantation for isolated methylmalonic acidemia-the largest experience in China．Hepatobiliary Surg Nutr，8（5）：470-479．

Jorde LB，Carey JC，Bamshad MJ，2019．Medical genetics．6th ed．New York：Mosby Elsevier．

Joshi D，Gupta N，Samyn M，et al，2017．The management of childhood liver diseases in adulthood．J Hepatol，66（3）：631-644．

Kielian T，2019．Lysosomal storage disorders：pathology within the lysosome and beyond．J Neurochem，148（5）：568-572．

Komor AC，Kim YB，Packer MS，et al，2016．Programmable editing of a target base in genomic DNA without double-stranded DNA cleavage．Nature，533（7603）：420-424．

Korman JD，Volenberg I，Balko J，et al，2008．Screening for Wilson disease in acute liver failure：a comparison of currently available diagnostic tests．Hepatology，48（4）：1167-1174．

La Cognata V，Cavallaro S，2021．A comprehensive，targeted NGS approach to assessing molecular diagnosis of lysosomal storage diseases．Genes（Basel），12（11）：1750．

La Cognata V，Guarnaccia M，Polizzi A，et al，2020．Highlights on genomics applications for lysosomal storage diseases．Cells，9（8）：1902．

Lankarani KB，Malek-Hosseini SA，Nikeghbalian S，et al，2016．Fourteen years of experience of liver transplantation for Wilson's disease：a report on 107 cases from Shiraz，Iran．PLoS One，11（12）：e0167890．

Maheshwari A，Rankin R，Segev DL，et al，2012．Outcomes of liver transplantation for glycogen storage disease：a matched-control study and a review of literature．Clin Transplant，26（3）：432-436．

Mc Kiernan PJ，2017．Recent advances in liver transplantation for metabolic disease．J Inherit Metab Dis，40（4）：491-495．

Mizawa M，Makino T，Nakano H，et al，2019．Erythropoietic protoporphyria in a japanese population．

Acta Derm Venereol, 99（7）: 634-639.

Morioka D, Takada Y, Kasahara M, et al, 2005. Living donor liver transplantation for noncirrhotic inheritable metabolic liver diseases: impact of the use of heterozygous donors. Transplantation, 80（5）: 623-628.

Narkewicz MR, Dell Olio D, Karpen SJ, et al, 2009. Pattern of diagnostic evaluation for the causes of pediatric acute liver failure: an opportunity for quality improvement. J Pediatr, 155（6）: 801-806.

National Society of Genetic Counselors, Genetic Alliance, 2008. Making sense of your genes: a guide to genetic counselling. Washington（DC）: Genetic Alliance.

Niemi AK, Kim IK, Krueger CE, et al, 2015. Treatment of methylmalonic acidemia by liver or combined liver-kidney transplantation. J Pediatr, 166（6）: 1455-1461.

Ozen H, 2007. Glycogen storage diseases: new perspectives. World J Gastroenterol, 13（18）: 2541-2553.

Qiu YL, Gong JY, Feng JY, et al, 2017. Defects in myosin ⅤB are associated with a spectrum of previously undiagnosed low γ-glutamyltransferase cholestasis. Hepatology, 65（5）: 1655-1669.

Qu W, Wei L, Zhu ZJ, et al, 2019. Considerations for use of domino cross-auxiliary liver transplantation in metabolic liver diseases: a review of case studies. Transplantation, 103（9）: 1916-1920.

Rahayatri TH, Uchida H, Sasaki K, et al, 2017. Hyperammonemia in ornithine transcarbamylase deficient recipients following living donor liver transplantation from heterozygous carrier donors. Pediatr Transplant, 21（1）.

Rapp JB, Bellah RD, Maya C, et al, 2017. Giant hepatic regenerative nodules in Alagille syndrome. Pediatr Radiol, 47（2）: 197-204.

Roy A, Finegold MJ, 2010. Biopsy diagnosis of inherited liver disease. Surg Pathol Clin, 3（3）: 743-768.

Safary A, Akbarzadeh Khiavi M, Omidi Y, et al, 2019. Targeted enzyme delivery systems in lysosomal disorders: an innovative form of therapy for mucopolysaccharidosis. Cell Mol Life Sci, 76（17）: 3363-3381.

Saheki T, Kobayashi K, Iijima M, et al, 2004. Adult-onset type Ⅱ citrullinemia and idiopathic neonatal hepatitis caused by citrin deficiency: involvement of the aspartate glutamate carrier for urea synthesis and maintenance of the urea cycle. Mol Genet Metab, 81 Suppl 1: S20-S26.

Sakiani S, Kleiner DE, Heller T, et al, 2019. Hepatic manifestations of cystic fibrosis. Clin Liver Dis, 23（2）: 263-277.

Sambrotta M, Strautnieks S, Papouli E, et al, 2014. Mutations in TJP2 cause progressive cholestatic liver disease. Nat Genet, 46（4）: 326-328.

Saunus JM, Quinn MC, Patch AM, et al, 2015. Integrated genomic and transcriptomic analysis of human brain metastases identifies alterations of potential clinical significance. J Pathol, 237（3）: 363-378.

Saxena R, Quaglia A, 2018. Fibrocystic liver diseases//Saxena R. Practical hepatic pathology: a diagnostic approach. 2nd ed. Philadelphia: Elsevier.

Schroeder SM, Matsukuma KE, Medici V, 2021. Wilson disease and the differential diagnosis of its hepatic manifestations: a narrative review of clinical, laboratory, and liver histological features. Ann Transl Med, 9（17）: 1394.

Shellmer DA, DeVito Dabbs A, Dew MA, et al, 2011. Cognitive and adaptive functioning after liver transplantation for maple syrup urine disease: a case series. Pediatr Transplant, 15（1）: 58-64.

Shovlin CL, Guttmacher AE, Buscarini E, et al, 2000. Diagnostic criteria for hereditary hemorrhagic telangiectasia（Rendu-Osler-Weber syndrome）. Am J Med Genet，91（1）：66-67.

Song P，Gao J，Inagaki Y，et al，2012. Intractable and rare diseases research in Asia. Biosci Trends，6（2）：48-51.

Spada M，Calvo PL，Brunati A，et al，2015. Early liver transplantation for neonatal-onset methylmalonic acidemia. Pediatrics，136（1）：e252-e256.

Stättermayer AF，Halilbasic E，Wrba F，et al，2020. Variants in ABCB4（MDR3）across the spectrum of cholestatic liver diseases in adults. J Hepatol，73（3）：651-663.

Stephens CJ，Lauron EJ，Kashentseva E，et al，2019. Long-term correction of hemophilia B using adenoviral delivery of CRISPR/Cas9. J Control Release，298：128-141.

Togawa T，Mizuochi T，Sugiura T，et al，2018. Clinical，pathologic，and genetic features of neonatal Dubin-Johnson syndrome：a multicenter study in Japan. J Pediatr，196：161-167.

Turlin B，Deugnier Y，1998. Evaluation and interpretation of iron in the liver. Semin Diagn Pathol，15（4）：237-245.

van Mil SW，van der Woerd WL，van der Brugge G，et al，2004. Benign recurrent intrahepatic cholestasis type 2 is caused by mutations in ABCB11. Gastroenterology，127（2）：379-384.

van Ooteghem NA，Klomp LW，van Berge-Henegouwen GP，et al，2002. Benign recurrent intrahepatic cholestasis progressing to progressive familial intrahepatic cholestasis：low GGT cholestasis is a clinical continuum. J Hepatol，36（3）：439-443.

Wagner KH，Shiels RG，Lang CA，et al，2018. Diagnostic criteria and contributors to Gilbert's syndrome. Crit Rev Clin Lab Sci，55（2）：129-139.

Weiss KH，1999. Wilson Disease//Adam MP，Everman DB，Mirzaa GM，et al. GeneReviews®. Seattle（WA）：University of Washington.

Whatley SD，Ducamp S，Gouya L，et al，2008. C-terminal deletions in the ALAS2 gene lead to gain of function and cause X-linked dominant protoporphyria without anemia or iron overload. Am J Hum Genet，83（3）：408-414.

Xiang J，Chen Z，Xu F，et al，2020. Outcomes of liver-kidney transplantation in patients with primary hyperoxaluria：an analysis of the scientific registry of transplant recipients database. BMC Gastroenterol，20（1）：208.

Yamamoto H，Sambommatsu Y，Ishii M，et al，2022. Surgical outcomes of domino liver transplantation using grafts from living donors with familial amyloid polyneuropathy. Liver Transpl，28（4）：603-614.

Zeng ZG，Zhou GP，Wei L，et al，2022. Therapeutic potential of living donor liver transplantation from heterozygous carrier donors in children with propionic acidemia. Orphanet J Rare Dis，17（1）：62.

Zhu ZJ，Wei L，Qu W，et al，2017. First case of cross-auxiliary double domino donor liver transplantation. World J Gastroenterol，23（44）：7939-7944.

第二章

含氮化合物代谢紊乱的遗传代谢性肝病

第一节 氨解毒障碍

一、N-乙酰谷氨酸合成酶缺乏症

N-乙酰谷氨酸合成酶（N-acetylglutamate synthetase，NAGS）缺乏症（OMIM 237310）是一种罕见的常染色体隐性遗传病，是尿素循环障碍中一种少见的严重类型，死亡率很高。

（一）发病机制

编码N-乙酰谷氨酸合成酶的 $NAGS$ 基因变异，导致肝脏N-乙酰谷氨酸合成酶缺乏，尿素循环中氨甲酰磷酸合成酶 I 的催化剂N-乙酰谷氨酸生成不足，无法启动尿素循环，氨的代谢受阻，血氨升高，引起高氨血症脑病及肝病。

（二）临床表现

早发型患者常于新生儿早期起病，出生数日出现高氨血症的表现，如喂养困难、呕吐、烦躁、昏迷、惊厥，严重者死亡，存活者多有脑病后遗症。婴幼儿发病的患者有智力运动障碍、癫痫、共济失调、易激惹、行为异常、营养不良、意识障碍等。一些患者可能出现颅内压增高、呼吸急促等，严重者出现呼吸暂停或呼吸衰竭，一些患者肝大。极少数患者成年期发病。

（三）检查

1.一般检查 血氨显著升高，血液丙氨酸及谷氨酰胺升高，尿乳清酸、尿嘧啶正常。一些患者合并肝损害。

2.头颅影像学检查 急性期可见颅内压升高、脑水肿。

3.组织病理学检查 肝组织N-乙酰谷氨酸合成酶活性低下。

4.基因分析 $NAGS$基因检出纯合或复合杂合致病变异是确诊N-乙酰谷氨酸合成酶缺乏症的关键。

（四）诊断

根据临床表现、生化检查、基因检测等可确诊。

（1）患者出现呕吐、厌食、癫痫发作、智力运动障碍、精神行为异常等高血氨表现。

（2）血氨测定是早期诊断的关键，血谷氨酰胺、丙氨酸升高及肝损害也是常见的异常。

（3）NAGS等位基因检出纯合或复合杂合致病变异，可以确诊。

（五）治疗

1.治疗原则 促进排氨，纠正高氨血症，保证营养需求，对症治疗。

2.饮食控制 限制高蛋白食物，将天然蛋白质控制在生理需要量，以碳水化合物及脂肪作为主要热量来源，避免代偿失调。严重高氨血症时，应暂时禁止蛋白质摄取。但是，完全无蛋白饮食不能超过48小时，以免造成必需氨基酸缺乏，机体自身蛋白分解。

3.降低血氨

（1）静脉注射精氨酸、苯甲酸钠、苯乙酸钠等，促进氨的排泄。

（2）血氨高于360μmol/L时，需考虑血液净化。

（3）静脉注射葡萄糖液、脂肪乳，维持高热量饮食，保证维生素等营养素。

（4）口服卡谷氨酸、苯丁酸钠或苯丁酸甘油酯，改善尿素循环。

4.肝移植 是根治N-乙酰谷氨酸合成酶缺乏症的有效方法。

（六）典型病例

1.病例介绍 患儿，女，3日龄，因"呕吐、抽搐2天，昏迷半天"急诊入院。

病史：患儿为第一胎，足月剖宫产出生。出生后反应差，不哭，面色青紫，经清理口腔、吸痰、吸氧后好转。出生后5小时第一次喂奶后呕吐，每次喂奶后呕吐，大便正常。2天时患儿开始抽搐，易激惹。患儿精神萎靡，哭声弱，半天前昏迷。当地医院疑诊"新生儿缺血缺氧性脑病"，转入笔者所在医院。

查体：头围33cm，体重3.2kg，身长49cm，昏迷状态，呼吸急促，针刺无反应，面色发灰，前囟张力较高。四肢及躯干肌张力低下，膝腱反射对称引出，巴宾斯基征阳性，脑膜刺激征阴性。

一般检验：血常规检查显示轻度贫血，NH_3显著升高（395μmol/L），ALT 260U/L，AST 312U/L，血糖（GLU）2.9mmol/L，血气分析提示呼吸性碱中毒合并代谢性酸中毒。

头颅CT：弥漫性脑水肿。

尿有机酸分析：未见明显异常，酮体升高。

血氨基酸及酰基肉碱谱分析：游离肉碱轻度降低，精氨酸、瓜氨酸稍低，丙氨酸升高，其余氨基酸及酰基肉碱谱正常。

基因检测：NAGS基因存在复合杂合变异，分别来自父母，均为已知致病变异。

诊断：N-乙酰谷氨酸合成酶缺乏症，高氨血症，脑病，肝病，继发性癫痫。

治疗及随访：患儿入院后暂时停止母乳及含蛋白的配方奶粉喂养，静脉滴注葡萄糖电解质溶液、脂肪乳、精氨酸、左卡尼汀，对症治疗，血氨不稳，一度升高达416μmol/L。加用苯丁酸钠（1.5g，每日分3～4次口服），血氨逐渐下降，精神好转，癫痫发作控制，1月龄后肝功能转为正常。患儿喂养困难明显，偶有吐奶，鼻饲给予母乳及低蛋白配方奶粉混合喂养，智力运动进步显著，4月龄时可抬头，但是体格生长迟缓，营养不良。5月龄时体重仅5kg，接受了父源肝移植。移植后患儿食欲显著好转，改母乳及普通配方奶粉喂养，血氨维持在正常水平，智力运动及体格发育良好，1岁后停用抗癫痫药物，口服抗排异药物维持治疗。3岁时患儿入托，正常饮食，发育良好。

2.讨论 N－乙酰谷氨酸合成酶缺乏症可导致严重的高氨血症，引起脑损害及肝损害，早发型患儿死亡率很高。患者临床表现缺乏特异性，血氨检测是诊断的重要线索。本例患儿出生时有窒息表现，喂养困难，吐奶，惊厥，昏迷，曾被疑诊新生儿缺氧缺血性脑病，检查发现血氨显著升高，肝功能损害，经生化代谢及基因分析确诊。经低蛋白饮食、苯丁酸钠、精氨酸等治疗后患儿血氨下降，肝功能转为正常，但是厌食症状显著，生长迟缓，营养不良。

与其他尿素循环障碍疾病相比，N－乙酰谷氨酸合成酶缺乏症诊断困难，血液、尿液缺乏特异性诊断指标，尚不能进行新生儿筛查，需依靠基因分析才能确诊。补充乙酰谷氨酸（卡谷氨酸）是有效的治疗方法，但是由于药物可及性等困难，患者难以及时获得乙酰谷氨酸。除氨剂苯丁酸钠有一定的降氨效果，本例患儿服用苯丁酸钠后血氨得以控制。肝移植是治疗N－乙酰谷氨酸合成酶缺乏症的有效方法，患儿5月龄时接受了父源肝移植，获得了根治。

N－乙酰谷氨酸合成酶缺乏症治疗困难，预后不良，致死致残率很高，产前诊断是预防再发的关键措施。在先证者基因诊断明确的基础上，可通过胎盘绒毛或羊水细胞的基因分析进行胎儿诊断。

二、鸟氨酸氨甲酰转移酶缺乏症

鸟氨酸氨甲酰转移酶（ornithine transcarbamylase，OTC）缺乏症（OMIM 311250）又称高氨血症2型，是尿素循环障碍中最常见的类型。虽然本病为X连锁遗传病，但是一些死亡的早发型男婴未能获得诊断，导致临床诊断的患者中男女发病率大致相同的表象。2018年我国782万新生儿筛查结果提示OTC缺乏症的发病率为1/651 639，全国发病情况尚不详，芬兰约为1/62 000，澳大利亚约为1/77 000，可能漏掉了早发型男婴。

（一）发病机制

由于肝细胞鸟氨酸氨甲酰转移酶缺乏，线粒体中的鸟氨酸和氨甲酰磷酸无法顺利转化成瓜氨酸，阻碍鸟氨酸循环，引起高氨血症及脑病、肝病。

（二）临床表现

OTC缺乏症患者的个体差异显著，可从新生儿期至成人期起病，即使是相同基因变异的同胞患者，由于饮食及生活状态的不同，疾病也表现出严重程度不一，转归不同。

1.早发型 即新生儿型，较为严重，多为男性半合子，女性少见。患者在出生时无症状，一般在出生后1周内出现喂养困难、呕吐、肌张力低下、抽搐、意识障碍甚至昏迷，严重者死亡。早发型患者多数预后不良，存活者常常有严重的神经系统后遗症。

2.迟发型 患者的临床表现轻重不等，常常为间歇性或者进行性，可于婴幼儿期、儿童期、青少年期甚至成人期起病。婴幼儿期发病的患者常常表现为厌食、周期性呕吐、嗜睡、易激惹、发育迟缓、营养不良等。儿童期患者常常表现为偏食、厌食高蛋白食物、行为异常、发育迟缓等。青少年期和成人期患者大多有诱因，常在感染、高蛋白饮食、药物、疲劳、分娩后出现精神行为异常、惊厥、谵妄、昏迷等。

（三）辅助检查

1.一般检查 血氨检测是诊断的关键。尽管OTC缺乏症患者临床症状的严重程度不一，但是发病时一般血氨高于100μmol/L。急性发作期血氨升高显著，部分患者合并肝损害，血清转氨酶升高。疾病稳定期血氨可以正常或者轻中度升高。新生儿期起病的早发型患者血氨多高于500μmol/L，部分合并有呼吸性碱中毒。

2.血液氨基酸及酰基肉碱谱分析 甘氨酸、谷氨酸浓度升高，精氨酸、瓜氨酸浓度降低。

3.尿液有机酸分析 尿乳清酸、尿嘧啶升高。部分患者在疾病的急性期升高，稳定期可正常。

4.影像学检查 MRI是评估患者脑发育及脑损伤的常用方法。急性期常见弥漫性脑水肿、基底节损害，严重者可有脑疝及脑梗死。慢性高氨血症患者常有脱髓鞘病变及脑萎缩。

5.酶学分析 肝组织中OTC酶活性下降。然而，由于X染色体选择性失活的可能，部分女性杂合子患者肝组织中的OTC酶活性可能正常。

6.基因分析 *OTC*基因致病变异。

（四）诊断

1.新生儿筛查或高危筛查 血液瓜氨酸水平降低，血氨升高。但是，一些患者血液瓜氨酸正常，漏诊率很高。

2.尿液有机酸分析 尿乳清酸、尿嘧啶浓度升高。

3.基因分析 *OTC*基因致病变异。

（五）治疗

1.饮食治疗 限制天然蛋白质摄入，给予高碳水化合物、高脂肪、高纤维素饮食，保证热量、维生素等营养支持，减少氨的产生。急性期可暂停含蛋白质的食物，但是禁食蛋白质的时间不应超过48小时，一般24小时后开始给予少量必需氨基酸或蛋白质0.3～0.5g/（kg·d），以免造成自身蛋白的分解代谢亢进。

2.药物治疗 急性期静脉滴注苯甲酸钠或苯乙酸钠100～500mg/（kg·d），口服苯丁酸钠或苯丁酸甘油酯100～500mg/（kg·d），促进氨的排泄；瓜氨酸、精氨酸剂量为100～500mg/（kg·d）。

3.血液净化 当饮食或者药物治疗无法有效控制血氨浓度，血氨持续＞360μmol/L，并且伴有急性高氨血症症状，出现意识障碍或者生命体征不稳定时，应尽快进行透析治疗。

4.肝移植 是治疗OTC缺乏症的有效方法。但是，对于药物控制良好、不需要严格控制饮食的患者不建议肝移植。此外，肝移植不能逆转已经发生的神经系统损害。

（六）典型病例

1.病例介绍 患儿，女，5岁10个月，主因"间断呕吐8个月、发现肝功能损害2个月余"就诊。

病史：患儿为第3胎第1产，围产期无异常。平时厌食肉类、蛋、奶等高蛋白食物，爱吃素食。智力运动及体格发育正常。近8个月间断呕吐，食用油炸食物后明显。患儿2个月前因"发热2天"入住当地医院，热峰最高为39.2℃，伴口腔溃疡、疼痛及厌食，血清ALT 41U/L，心肌酶升高，诊断"溃疡性口炎、肝功能损害、心肌损害、急性牙髓炎"，予抗感染、营养心肌及保肝治疗，热退后出院。出院1个月后复查，血清ALT 47U/L，NH₃ 108μmol/L，尿有机酸分析发现尿嘧啶及乳清酸水平升高。近2周呕吐次数频繁，每晚睡前呕吐，伴腹部不适，呕吐后可入睡。患儿平素脾气较暴躁，大便干结。

家族史：患儿父亲健康。母亲脾气暴躁、焦虑，自幼厌食高蛋白食物，共有7次妊娠史，其中5次不良孕产，2胎胎死宫内，3胎于孕早期停育，2胎存活。患儿为第3胎，第7胎为一活产男婴。患儿母亲的弟弟于7日龄时不明原因死亡。患儿母亲的妹妹于19岁出现精神异常后死亡，病因不明，疑诊"脑炎"。

查体：身高115cm（－2s～－1s），体重18.5kg，头围49cm。精神好，无皮肤黄染，心肺查体未见异常，肝脾不大，神经系统查体未见异常。

一般检验：血液、尿液常规检查未见异常。血清ALT 41～127U/L，AST 39～91U/L，总胆汁酸（TBA）4.1～43.5μmol/L；肌酸激酶同工酶MB（CK-MB）17～45U/L；NH₃ 85～120μmol/L；25－羟维生素D水平降低。

腹部超声：肝胆胰超声未见异常。

血液氨基酸及酰基肉碱谱分析：瓜氨酸10.05μmol/L（正常值5.0～40.0μmol/L），精氨酸5.68μmol/L（正常值5.0～50.0μmol/L），游离肉碱17.56μmol/L（正常值20.0～60.0μmol/L）。

尿有机酸分析：乳清酸3.3mmol/mol Cr（正常值0～2mmol/mol Cr），尿嘧啶31.7mmol/mol Cr（正常值0～8mmol/mol Cr）。

基因检测：全外显子分析未见异常。全基因组分析发现患儿*OTC*内含子变异c.1005＋3172T＞C，来自母亲。

诊断：

（1）OTC缺乏症。

（2）代谢性肝病。

（3）继发性肉碱缺乏症。

（4）维生素D缺乏。

治疗：限制天然蛋白质，补充特殊医疗用低蛋白配方粉，饮食结构以碳水化合物、脂肪、蔬菜、水果为主；口服苯丁酸钠（4g/d，分次服用）、精氨酸、瓜氨酸（2g/d，分次服用）、左卡尼汀（1g/d），并补充维生素A、维生素D，服用膳食纤维、乳果糖帮助通便。随访1年，患儿在低蛋白饮食的情况下，血氨基本可维持在正常高限的范围，转氨酶正常，智力运动发育良好。

2.讨论 OTC缺乏症是尿素循环障碍中最常见的类型，从新生儿期到成人期均可发病，发病时间越早，病情越严重。然而，迟发型患者常常起病隐匿、症状不典型，识别困难，造成诊断延迟。本例患儿为女童，起病诱因为感染、发热导致肝功能损害，后经常规保肝治疗效果欠佳，肝损害加重，检测血氨、血液氨基酸、酰基肉碱谱及尿液有机酸后发现本病，经过基因检测检出*OTC*基因变异，获得确诊。

OTC缺乏导致肝细胞内鸟氨酸无法顺利转化为瓜氨酸，尿素循环受阻，使血氨蓄积。由于血氨对神经系统及肝脏的毒性，患者往往会出现不同程度的脑病及肝病，引起抽搐、谵妄、昏迷、肝功能损害，预后与高血氨和脑损害程度相关，昏迷时间越长，致残、致死率越高。

OTC缺乏症是可防可治的遗传病，血氨检测是诊断的关键。对于急性或慢性肝病、脑病及神经精神异常的患者，应及早检测血氨、血液氨基酸、尿有机酸及基因，个性化治疗，争取改善预后。在先证者基因诊断明确的基础上，母亲再孕时可进行产前诊断。按照X连锁遗传病的特点，若胎儿为男性，则为OTC缺乏症患者；若胎儿为女性，由于X染色体随机失活的可能，50%为携带者，50%为患者。

OTC缺乏症可采用低蛋白饮食、除氮剂等药物治疗，肝移植为最有效的根治方法。本病例女童病情较轻，经饮食控制及药物治疗后血氨可控制在安全的范围内，暂不需要接受肝移植治疗。

（陈哲晖　杨艳玲）

三、瓜氨酸血症1型

瓜氨酸血症1型（citrullinemia type 1，OMIM 603471），即精氨酰琥珀酸合成酶（argininosuccinate synthetase，ASS）缺乏症，是一种少见的尿素循环障碍，属常染色体隐性遗传病，2018年被列入我国首批罕见病目录。

瓜氨酸血症1型是一种严重的遗传代谢病，如果不能有效控制高氨血症，预后不良，危及生命，存活者常存在智力运动障碍等后遗症。通过新生儿筛查可以早期诊断本病，及时干预，减少残障及死亡。

（一）发病机制

精氨酰琥珀酸合成酶是尿素循环中的一种限速酶，催化尿素循环中的第三步，即瓜氨酸转化为精氨酰琥珀酸。由于*ASS1*基因变异，精氨酰琥珀酸合成酶活性完全或部分缺陷，导致瓜氨酸血症、尿素循环障碍、高氨血症。

（二）临床表现

由于精氨酰琥珀酸合成酶缺陷程度的不同，患者个体差异显著。根据临床表现可分为两类：

1.经典型 全身性精氨酰琥珀酸合成酶缺乏，多于新生儿期起病，成人偶见，血、尿瓜氨酸显著升高，精氨酸水平低下，临床表现为哺乳困难、呕吐、惊厥、四肢强直、意识障碍，急性期死亡率高，存活者多见脑萎缩、智力运动损害。

2.晚发型 肝精氨酰琥珀酸合成酶缺乏，可于青春期至成年期发病，血、尿瓜氨酸中等度升高，精氨酸升高或正常，临床常见精神行为异常、智力运动倒退、肝损害，半数患者有嗜豆倾向，急性发作时可出现意识障碍、昏迷、猝死。

（三）辅助检查

1.**一般检查** 血氨检测是发现高氨血症的关键，一些瓜氨酸血症1型患者合并肝损害，急性期可能发生肝衰竭。

2.**血液氨基酸分析** 瓜氨酸显著升高是本病的特点，一些患者精氨酸、游离肉碱降低。

3.**尿有机酸分析** 乳清酸、尿嘧啶升高，急性期显著。

4.**影像学检查** 一些患者急性期肝大，严重患者脑CT或MRI可见脑白质病变、脑水肿、脑疝。

5.**基因检测** *ASS1*基因双杂合致病变异。

（四）诊断

1.**生化代谢分析** 血液瓜氨酸显著升高，尿液乳清酸、尿嘧啶升高。

2.**酶学分析** 经典型患者全身各组织精氨酰琥珀酸合成酶活性缺乏，成人型患者肝精氨酰琥珀酸合成酶活性降低。

3.**基因诊断** *ASS1*基因复合杂合致病变异或纯合致病变异。

（五）治疗

限制天然蛋白质，通过降氨药物、营养干预及血液透析控制高氨血症。缓解期须控制血氨在100μmol/L以下，使血浆谷氨酰胺水平接近正常。

（1）饮食治疗：急性期暂时停止天然蛋白质摄入，补充脂肪乳、碳水化合物，保证热量。中止蛋白质的时间不宜超过48小时，24小时后少量给予蛋白质，以免自身蛋白分解亢进。

（2）精氨酸200～500mg/（kg·d）分次静脉滴注或口服。

（3）苯丁酸钠或苯丁酸甘油酯200～500mg/（kg·d），最大量不超过12g/d，分次口服。

（4）左卡尼汀等支持治疗。

（5）血液净化：对于血氨高于400μmol/L的患者，应进行血液净化，促进排氨。

（6）肝移植：对于饮食及药物控制不良的患者，应及早考虑肝移植治疗。

（六）典型病例

1.**病例介绍** 患者，女，29岁，主因"烦躁3天，昏迷半天，抽搐1次"急诊入院。

病史：孕1产1，4天前足月自然分娩一女婴，产后精神萎靡，厌食、呕吐，间断头痛，烦躁不安。当地医院检查发现肝功能损害、贫血，给予保肝治疗，静脉滴注血浆，输血。来院前半天患者昏迷、抽搐，急诊转院。

既往史、家族史：患者自幼厌食高蛋白食物，智力运动正常，情绪不稳，初中二年级以后辍学。丈夫健康。孕期厌食明显，常有呕吐、贫血，间断服用铁剂，血清转氨酶轻度升高，当地医院考虑为妊娠脂肪肝，未予特殊治疗。其女出生体重3100g，一般情况正常，配方奶喂养。患者父母健康，非近亲婚配，曾有一个哥哥7岁内正常，7岁时发热2天，呕吐、昏迷，当地疑诊病毒性脑炎，抗生素、退热剂等治疗无效，死亡，病因不明。

查体：昏迷状态，贫血貌，双侧瞳孔不等大，肝脏肋下3cm，四肢肌张力略高，右侧巴宾斯基征、查多克征阳性。

一般化验：血NH_3显著升高（470μmol/L，正常值＜60μmol/L），ALT、AST、TBIL显著升高，提示肝衰竭。

血液氨基酸、酰基肉碱谱分析：瓜氨酸显著升高，精氨酸等氨基酸正常，提示瓜氨酸血症1型。游离肉碱降低，酰基肉碱谱正常，提示继发性肉碱缺乏症。

尿有机酸分析：尿嘧啶和乳清酸升高。

诊断：瓜氨酸血症1型，高氨血症脑病，代谢性肝病，意识障碍。

治疗与转归：静脉滴注精氨酸10g/d，左卡尼汀2g/d，限制天然蛋白质量，血液透析，对症治疗。治疗3天无好转，死亡。

基因分析：患者*ASS1*基因存在c.847G＞A和c.1009T＞C复合杂合变异，支持瓜氨酸血症1型诊断。

2.讨论 瓜氨酸血症1型是尿素循环障碍中一种少见的类型，由于*ASS1*基因致病变异，精氨酰琥珀酸合成酶缺乏，瓜氨酸无法转化成精氨酰琥珀酸，瓜氨酸在体内异常累积，使血氨升高。早发型患者多于新生儿期急性起病，病死率很高。迟发型患者个体差异显著，一些患者偏食，厌食高蛋白食物，一些患者有发育落后、癫痫及精神行为问题，由于缺乏特异性，难以引起重视，长期被延误诊断。

本例患者自幼厌食高蛋白食物、烦躁，初中时因学习困难辍学，未能重视病因。孕期呕吐明显，检查发现贫血、肝功能损害，依然未能注意分析病因。分娩是强应激，导致疲劳、代谢亢进，引发高氨血症危象、肝衰竭，确诊时已经合并脑疝。

妊娠相关型瓜氨酸血症1型患者在妊娠期或产后出现严重的高氨血症，甚至死亡。需要注意的是，由于患者主要表现为精神异常，常被误诊为围产期精神心理疾病。一项多中心研究发现，在15例瓜氨酸血症1型患者中，4例患者为妊娠期或产褥期发作，表现为精神症状。

瓜氨酸血症1型患者的管理主要是避免诱发高危因素，控制颅内压，降低血氨。长期慢性管理包括饮食管理、蛋白质限制、营养支持和降氨治疗，补充精氨酸，对于血氨高于400μmol/L的患者，应进行血液透析或血浆置换。

对于围产期严重贫血、营养不良的患者，常采用静脉补液，血液制品及氨基酸制剂会加重患者代谢负担，加剧高氨血症及病情进展。因此，对于高危孕产妇，血氨、血氨基酸及酰基肉碱谱分析，尿有机酸分析，基因分析应作为急诊检查，以争取快速病因诊断，挽救生命。

遗传咨询、产前诊断及新生儿筛查是尿素循环障碍等遗传代谢病三级防控的关键措施，对于孕期出现肝损害、贫血等异常的孕妇，应分析病因，早期干预。

四、精氨酰琥珀酸尿症

精氨酰琥珀酸尿症（argininosuccinic aciduria，OMIM 207900）是一种罕见的尿素循环障碍性疾病，由于肝脏精氨酰琥珀酸裂解酶（argininosuccinate lyase，ASL）缺乏引起精氨酰琥珀酸降解障碍，属常染色体隐性遗传病。据报道美国精氨酰琥珀酸尿症的发病率约为1/150 000，我国发病情况不明。

（一）发病机制

精氨酰琥珀酸裂解酶是尿素循环代谢途径中重要的代谢酶之一。正常情况下，精氨酰琥珀酸在精氨酰琥珀酸裂解酶的作用下裂解为精氨酸和延胡索酸。ASL基因变异导致肝脏精氨酰琥珀酸裂解酶功能缺陷，患者体内精氨酰琥珀酸不能裂解为精氨酸和延胡索酸而大量蓄积，引起高氨血症脑病、肝病及多脏器损害。

编码精氨酰琥珀酸裂解酶的*ASL*基因（OMIM 608310）位于7号染色体，包含17个外显子，目前已报道多种致病变异，分散在整个基因，尚未发现患者基因型和表型的相关性。精氨酰琥珀酸能特异性转化为胍基琥珀酸，对细胞和神经元有特异性毒性，这可能是造成患者神经认知障碍的原因之一。

（二）临床表现

Allan等于1957年首次报道了1例精氨酰琥珀酸尿症病例，患儿于出生1周发病，精神运动发育迟滞、肝大、昏迷，婴儿期死亡。之后国内外陆续报道了一些病例，并进行了诊断、治疗与遗传学研究。

根据发病早晚，精氨酰琥珀酸尿症分为早发型和晚发型。早发型较多见，患儿在新生儿期和婴幼儿期发病，表现为呕吐、拒奶、嗜睡、低体温、黄疸、惊厥、肝大、肌张力低下、高氨血症等，由于患儿临床表现缺乏特异性，症状类似败血症和颅内出血，诊断困难，一些患儿要通过尸检获得诊断。晚发型可于儿童期到成人期发病，常表现为发育迟缓、智力落后、惊厥、肝损害。部分患者伴心脏发育异常。

（三）辅助检查

1.**一般检查**　血氨检测是发现高氨血症的关键，一些精氨酰琥珀酸尿症患者合并肝损害，急性期可能发生肝衰竭。

2.**血液氨基酸分析**　瓜氨酸、精氨酰琥珀酸显著升高是本病的特点，一些患者精氨酸、游离肉碱降低。

3.**尿有机酸分析**　精氨酰琥珀酸升高，一些患者乳清酸、尿嘧啶升高，急性期显著。

4.**影像学检查**　一些患者急性期肝大，严重患者脑CT或MRI可见脑白质病变、脑水肿、脑疝。

5.**基因检测**　*ASL*基因双杂合致病变异。

（四）诊断

1.生化代谢分析　血氨不同程度升高，血液瓜氨酸升高，血液及尿液精氨酰琥珀酸明显升高。

2.肝脏、肾脏或皮肤精氨酰琥珀酸裂解酶活性测定　患者临床病情的轻重与精氨酰琥珀酸裂解酶缺陷的程度有关，由于组织活检是有创检查，技术成本很高，不适于常规临床诊断。

3.基因分析　*ASL*基因复合杂合致病变异或纯合致病变异。

（五）治疗

治疗目的是尽快降低血氨，促进尿素循环，避免急性期及远期并发症。

（1）饮食治疗：急性期暂时停止天然蛋白质摄入，补充脂肪乳、碳水化合物，保证热量。中止蛋白质的时间不宜超过48小时，24小时后少量给予蛋白质，以免自身蛋白分解亢进。

（2）精氨酸200 ～ 500mg/（kg·d）分次静脉滴注或口服，有助于增加肾脏对精氨酰琥珀酸的清除能力，降低血氨。

（3）苯丁酸钠200 ～ 500mg/（kg·d），最大量不超过12g/d，分次口服；左卡尼汀等支持治疗。低剂量精氨酸联合苯丁酸钠可能是缓解精氨酰琥珀酸尿症患者肝损害的较好治疗方法。

（4）血液净化：对于血氨高于400μmol/L的患者，应进行血液净化，促进排氨。

（5）肝移植：对于饮食及药物控制不良的患者，应及早考虑肝移植治疗。

本病预后不良，由于进行性脑损害及肝损害，可导致死亡或残障。一些早期治疗的精氨酰琥珀酸裂解酶部分缺陷患儿可获得正常的智力运动发育。早期肝移植可能挽救部分患儿，国内外取得了成功的经验。

明确先证者*ASL*基因变异，有助于指导患儿家系的遗传咨询及下一胎同胞的产前诊断。

（六）典型病例

1.病例介绍　患儿，男，1月龄，主因"喂养困难、呕吐20天，惊厥发作1次"入院。

病史：患儿近20天来喂养困难，经常吐奶，近2天拒奶，精神萎靡、嗜睡，清醒时哭闹，3小时前抽搐，急诊入院。患儿3天时当地足跟血新生儿筛查报告提示瓜氨酸血症，血液瓜氨酸显著升高（560μmol/L，正常值5 ～ 50μmol/L）。

出生史：患儿为第3胎第3产，足月顺产出生，出生体重3000g，Apgar评分10分，母乳喂养。

家族史：患儿父母健康，非近亲婚配，双方无类似疾病家族史。第1胎同胞为女婴，出生时轻度窒息，喂养困难，2天后拒奶，第3天起呕吐，病情进行性加重。一般化验发现低钾血症、低钙血症、代谢性酸中毒、肝功能损害、心肌损害，血氨显著升高（280μmol/L），瓜氨酸显著升高（1005μmol/L），23天时死于多脏器衰竭。患儿死亡前留取静脉血，提取DNA进行高通量测序，*ASL*基因存在c.544C＞T和c.706C＞T复合杂合变异，确诊精氨酰琥珀酸尿症。母亲第2胎妊娠中期羊水细胞*ASL*基因亦存在c.544C＞T和c.706C＞T复合杂合变异，引产。本胎孕期未进行产前诊断。

查体：昏迷状态，面色苍白，贫血貌，面部皮肤轻度黄染，前囟平，张力不高，肌张力降低。双肺呼吸音粗，肝脾大。

腹部超声检查：肝脾大。

一般化验：贫血，血NH$_3$ 481μmol/L，低蛋白血症，低钾血症，低钙血症，代谢性酸中毒，ALT、AST、乳酸脱氢酶（LDH）、肌酸激酶（CK）升高，提示肝损害、心肌损害。

血液氨基酸、酰基肉碱谱分析：瓜氨酸显著升高（930μmol/L，正常值5～50μmol/L），精氨酰琥珀酸升高，精氨酸降低。

尿有机酸分析：乳清酸、尿嘧啶、精氨酰琥珀酸显著升高，提示精氨酰琥珀酸尿症。

诊断：精氨酰琥珀酸尿症，高氨血症脑病，代谢性肝病，电解质紊乱。

治疗与转归：经血液净化治疗后患儿病情逐渐稳定，呕吐好转，血氨及转氨酶降低，同时给予苯丁酸钠（1.2g/d，分次口服）、精氨酸（1g/d，分次静脉滴注）、脂肪乳及其他支持治疗，2天后开始低蛋白饮食，母乳及特殊医学用途无蛋白配方奶粉混合喂养，血氨在50～90μmol/L，精神显著好转，智力运动逐渐进步，血液瓜氨酸、精氨酰琥珀酸水平有所下降，但仍显著高于正常值。患儿6个月时接受父源肝移植治疗，移植后血氨、瓜氨酸、精氨酰琥珀酸均降至正常水平。

遗传指导与下一胎产前诊断：母亲第4胎孕18周时来院抽取羊水，羊水细胞*ASL*基因未检出c.544C＞T和c.706C＞T变异，提示胎儿未患精氨酰琥珀酸尿症，足月顺产出生，正常喂养，新生儿筛查结果显示血液瓜氨酸等氨基酸正常，现在1岁，智力运动发育良好。

2.讨论 精氨酰琥珀酸尿症是尿素循环障碍中罕见的类型，患者临床表现与其他类型的尿素循环障碍类似，早发型患儿病情凶险，死亡率很高。由于缺乏特异性症状，容易被误诊为败血症、缺血缺氧性脑病、脑炎、肝炎，临床诊断困难，需要依靠血液氨基酸、尿有机酸分析进行筛查。典型患儿血液瓜氨酸显著升高，精氨酸降低，尿液乳清酸、尿嘧啶升高，与瓜氨酸血症1型类似，需通过血液及尿液精氨酰琥珀酸测定进行鉴别，通过精氨酰琥珀酸裂解酶活性测定或基因分析确诊。

本例患儿于新生儿早期起病，喂养困难、呕吐、嗜睡、惊厥，生化检查显示肝功能异常、高血氨、代谢性酸中毒、血瓜氨酸、精氨酰琥珀酸显著升高，尿乳清酸和尿嘧啶升高，符合精氨酰琥珀酸尿症。*ASL*基因分析结果有助于指导患儿家系的遗传咨询及下一胎同胞的产前诊断，患儿的第1胎、第2胎同胞均患精氨酰琥珀酸尿症，分别经尸检及羊水细胞基因分析确诊，母亲本胎妊娠时未进行产前诊断。

氨对大脑、肝有较强的毒性作用，血氨高于100μmol/L时，出现嗜睡、神志模糊和呕吐等症状，血氨持续高于200μmol/L时，可导致脑水肿、肝衰竭、多脏器损害。对于新生儿期高氨血症，应警惕尿素循环障碍、有机酸尿症、脂肪酸代谢病的可能，尽早进行血液氨基酸、酰基肉碱谱及尿有机酸分析，争取早期诊断、早期治疗。

对于急性期精氨酰琥珀酸尿症患者，如果血氨高于800μmol/L，应进行血液透析或血浆置换，促进排氨。精氨酸、苯丁酸钠等除氮药物有助于改善尿素循环，缓解病情。长期管理包括低蛋白饮食、营养支持、降氨及对症治疗。新生儿期发病的尿素循环障碍患儿预后不良，治疗困难。早期肝移植可能挽救部分患儿，本例患儿6个月时肝移植后得以康复。

遗传咨询、产前诊断及新生儿筛查是尿素循环障碍等遗传代谢病三级防控的关键措施，对于先证者基因诊断明确的家系，母亲再孕时应争取产前诊断，明确胎儿情况。

（董　慧　杨艳玲）

五、精氨酸血症

精氨酸血症（argininemia，OMIM 207800）又称为精氨酸酶缺乏症，是常染色体隐性遗传病，为尿素循环障碍中的一个少见类型。我国782万新生儿筛查研究结果显示精氨酸血症检出率为1/558 547，全国发病率不详。精氨酸血症患者临床表现复杂多样，可表现为智力运动倒退、癫痫发作、痉挛性瘫痪及肝损害等，痉挛性瘫痪可能是主要或唯一的临床表现。对于临床怀疑精氨酸血症的患儿，可通过血液氨基酸、尿液有机酸及基因分析诊断。精氨酸血症的治疗对策主要包括低蛋白饮食、除氮药物及肝移植。

（一）发病机制

精氨酸酶是尿素循环中的最后一个酶，由于 *ARG1* 基因致病变异导致精氨酸酶1功能缺陷，精氨酸不能顺利转化成瓜氨酸，使得血液和尿液中的精氨酸升高。此外，由于尿素无法顺利生成，导致过量的氮以氨的形式在血液中蓄积，引起高氨血症。过量的氨和精氨酸对神经系统产生毒性损害，引起一系列神经系统疾病。

（二）临床表现

患者的临床表现个体差异很大，其严重程度常常和酶的缺乏程度相关。严重者在新生儿早期发病，死亡率高；婴幼儿期或者学龄期发病的患者临床表现较复杂。

1.生长障碍和喂养困难　在婴幼儿期常见生长迟缓，小头畸形。部分患者喂养困难，偏食或者厌食高蛋白质类食物，造成营养障碍。

2.神经系统损害　智力运动发育迟滞或倒退是主要表现，常见痉挛性瘫痪、共济失调及癫痫。严重的下肢痉挛性瘫痪会导致关节挛缩或者脊柱前弯。因此，也常被误诊为脑性瘫痪、神经变性病或者小脑性共济失调。

3.意识障碍　精氨酸血症会引发不同程度的血氨升高，继而出现轻重不同的意识障碍。

4.肝损害　部分患者血清转氨酶升高，伴轻度肝大或者胆汁淤积。肝硬化及肝衰竭少见。

（三）辅助检查

1.一般检查　血氨检测是一个重要的手段，但是少数精氨酸血症患者血氨水平可能正常。部分患者血清转氨酶升高或者凝血时间延长。

2.血液氨基酸及酰基肉碱谱检测　精氨酸可轻中度升高。

3.尿液有机酸分析　发作期乳清酸升高，但是病情稳定期或者低蛋白饮食状态时可能正常。

4.影像学检查　腹部超声可见轻度肝大或者胆汁淤积。颅脑MRI可见脑萎缩、脑白质的多囊性损害或者脑皮质萎缩。

5.精氨酸酶测定　肝脏或红细胞、白细胞、皮肤成纤维细胞中精氨酸酶活性下降。

6.基因检测　*ARG1*双等位基因致病变异。

（四）诊断

1.新生儿筛查或者高危筛查　血液精氨酸升高。

2.血液氨基酸及酰基肉碱谱检测　精氨酸升高。精氨酸与鸟氨酸比值升高可作为诊断精氨酸血症的依据，大于0.8提示精氨酸血症。

3.尿有机酸分析　发作期乳清酸水平升高。

4.酶学分析　肝脏或红细胞、白细胞、皮肤成纤维细胞中精氨酸酶活性下降是诊断本病的重要依据。

5.基因检测　*ARG1*基因复合杂合致病变异或者纯合致病变异。

（五）治疗

1.急性期治疗

（1）暂时停止蛋白质摄入，但应在24～48小时后开始补充必需氨基酸。

（2）输注高浓度葡萄糖，适当补充电解质。

（3）输注脂肪乳0.5～2.0g/（kg·d）。

2.饮食治疗　限制天然蛋白质，低精氨酸饮食。目标是使血液中精氨酸水平尽可能接近正常范围。

3.药物治疗　瓜氨酸100～200mg/（kg·d）、鸟氨酸100～200mg/（kg·d）有助于促进尿素生成，减少氨的产生；苯丁酸钠0.25～0.5g/（kg·d）可促进氨的排泄。

4.酶替代治疗　静脉滴注红细胞悬液可以改善重症患者的代谢状况，缓解症状。

5.肝移植　少数合并有严重肝衰竭或者肝硬化的患者需进行肝移植。

6.对症治疗　针对患者的情况进行个体化治疗。

7.需要规避的药物　丙戊酸、红霉素、阿司匹林、某些中草药等有潜在肝损害作用的药物。

（六）典型病例

1.病例介绍　患儿，女，4岁9月龄，主因"步态异常9个月"就诊。

病史：患儿为第1胎第1产，足月顺产出生。发病前智力运动发育正常。9个月前出现走路不稳并进行性加重。康复训练无效。平素偏食，厌食高蛋白食物，食肉后恶心呕吐。无抽搐发作。6个月前开始低蛋白饮食。

查体：身高103cm（0～1*s*），体重16.5kg，头围49.5cm。精神、反应良好。皮肤无黄染，眼球无震颤。双手灵活。剪刀步态，双下肢痉挛性瘫痪，双膝腱反射亢进，双侧踝阵挛阳性，双侧巴宾斯基征阳性。

一般检查：血 NH$_3$ 45μmol/L，ALT 138.7U/L，AST 110.1U/L，肌酶正常。

血液氨基酸及酰基肉碱谱检测：游离肉碱 11.59μmol/L（参考范围 20.0 ～ 60.0μmol/L），精氨酸 342.7μmol/L（参考范围 5.0 ～ 25.0μmol/L），精氨酸（Arg）/鸟氨酸（Orn）10.81（参考范围 0.05 ～ 1.00）。

尿有机酸分析：尿嘧啶 62.43mmol/mol Cr（参考范围 0.00 ～ 7.00mmol/mol Cr）。

颅脑 MRI：脑沟、脑裂略增宽。

基因分析：*ARG1* 复合杂合变异，分别来自父亲和母亲。

诊断：精氨酸血症，下肢痉挛性瘫痪，肝损害，继发性肉碱缺乏症。

治疗：低蛋白饮食；停止体能康复训练；左卡尼汀 1g/d；巴氯芬每次 5mg，每日 2 次，补充维生素 A、维生素 D；建议肝移植。患儿在 5 岁发病时进行肝移植，术后肝功能恢复正常，正常饮食，能吃肉类等高蛋白食物。术后 3 个月复诊，血液精氨酸降至 46.95μmol/L，运动功能逐渐好转，可扶走，但仍为剪刀步态。

2.讨论　精氨酸血症是尿素循环障碍中的一种少见疾病，可防可治，2018 年被列入我国首批罕见病目录。

精氨酸降解是尿素循环中的最后一环，由于精氨酸酶的缺乏导致精氨酸无法顺利转化为瓜氨酸，尿素生成受阻。精氨酸血症的主要临床表现为进行性神经系统损害，部分患者血氨可正常。本例患儿于幼儿期起病，以运动障碍、痉挛性步态为主要表现，发病前生长发育正常，但偏食明显，厌食肉蛋类等高蛋白食物。实验室检查未发现血氨升高，但肝酶升高，血精氨酸升高。尽管已经进行低蛋白饮食，但是患儿血精氨酸仍进行性升高，建议肝移植。患儿肝移植术后血清转氨酶降至正常，术后 3 个月精氨酸水平正常。此外，患儿术后恢复正常饮食，不再厌食肉类。

本案例经验提示，对于有下肢痉挛性瘫痪、厌食、偏食的患者，即使血氨正常，也需警惕精氨酸血症可能，应进行血液氨基酸检测。本病是可治疗的，若能通过新生儿筛查早期发现，在出现症状前进行干预，可以减轻神经系统损害。

（陈哲晖　杨艳玲）

六、高鸟氨酸血症-高氨血症-同型瓜氨酸尿症综合征

高鸟氨酸血症-高氨血症-同型瓜氨酸尿症（hyperornithinemia-hyperammonemia-homocitrullinuria，HHH）综合征（OMIM 238970）是一种罕见病，在已报道的尿素循环障碍中仅占 1.0% ～ 3.8%，因编码线粒体鸟氨酸转运蛋白的 *SLC25A15* 基因（OMIM 603861）致病变异所致，为常染色体隐性遗传病。欧美 HHH 综合征发病率约为 1/350 000，迄今全球报道病例仅有 100 多例，男女比例约 2 : 1。我国仅有少数散发病例报道。

（一）发病机制

人类 *SLC25A15* 基因位于染色体 13q14，在肝脏中表达水平最高，其次为胰腺和肾脏，在其他组织中表达较少。在鸟氨酸转运蛋白的作用下，鸟氨酸经过鸟氨酸氨甲酰转

移酶和鸟氨酸氨基转移酶的催化生成瓜氨酸、谷氨酸及脯氨酸，是尿素循环的关键步骤。鸟氨酸转运蛋白功能缺陷导致鸟氨酸不能进入线粒体进行尿素循环代谢，滞留于胞质中，尿素生成障碍，血氨升高。在线粒体内部鸟氨酸缺乏，不能与氨甲酰磷酸充分反应，导致氨甲酰磷酸累积，胞质中的嘧啶生物合成产生过量乳清酸，亦可与赖氨酸结合形成同型瓜氨酸，引起同型瓜氨酸增多。

氨可自由通过血脑屏障，并在谷氨酰胺酶作用下迅速生成谷氨酰胺，导致细胞内渗透压升高，引起脑水肿。此外，高氨血症还可抑制脑内三羧酸循环，使脑细胞ATP生成减少。鸟氨酸及同型瓜氨酸水平升高亦破坏了脑细胞能量转换及传递过程，引起一系列神经系统损害。

本病对肝脏的损害主要与蓄积代谢物的直接损害、三羧酸循环障碍、下游代谢缺陷、氧化应激及线粒体功能障碍相关，推测线粒体功能异常会加剧肝脏细胞损伤，并阻碍凝血因子合成，导致炎症和凝血障碍。

（二）临床表现

HHH综合征具有高度临床异质性，轻型病例仅表现为学习困难和轻微神经系统受累的症状，重型病例发生嗜睡、昏迷、肝损害和癫痫发作。大多数HHH综合征患者出现进行性锥体束损害的表现，从肌腱反射亢进、痉挛步态到痉挛性瘫痪。目前尚未发现基因型与表型的相关性，除新生儿期发病的患者具有严重的临床表现外，无明显年龄相关性。发病年龄、类型及严重程度各不相同。约12%的患者在新生儿期发病，40%在3岁前发病，29%在儿童期发病，19%在成人期发病。

1.急性期　诱因多为感染、疲劳、高蛋白饮食、饥饿、药物等应激刺激。新生儿期及婴儿期发病的患者常见呕吐、抽搐、呼吸急促、嗜睡、烦躁、昏迷等症状。一些儿童及成人患者呈急性脑病或肝性脑病样表现，呕吐、惊厥、昏迷，严重者死亡。神经精神异常包括惊厥、言语障碍、步态不稳、跌倒发作和行为异常。此外，患者常伴肝损害、凝血功能异常，伴或不伴肝炎样表现。

2.慢性进展期　患者病情进展缓慢，常表现为厌食高蛋白质食物、智力运动落后或倒退、精神行为异常、共济失调或惊厥等神经系统疾病。患者神经系统损害进行性加重，可见痉挛步态、痉挛性截瘫、锥体束征及小脑症状和肌阵挛发作。部分患者出现肝大、肝功能异常。

（三）辅助检查

1.一般生化检查　典型患者血氨升高，肝损害，部分患者血浆谷氨酰胺升高，凝血功能异常，凝血因子Ⅶ、Ⅹ、Ⅺ及抗凝血酶Ⅲ活性下降。但血氨水平易受药物及饮食干扰，个别患者诊断时血氨正常。

2.血液氨基酸及酰基肉碱谱　鸟氨酸及其代谢产物同型瓜氨酸升高，但部分患者可能因为饮食影响出现假阴性结果。

3.尿有机酸及氨基酸分析　偶有尿嘧啶升高，琥珀酸盐、柠檬酸盐、反丁烯二酸、酮戊二酸和乳清酸升高，鸟氨酸及瓜氨酸升高。尿高同型瓜氨酸是本病特征性生化改变。

4.影像学及电生理检查　弥漫性脑萎缩较为常见，部分轻症患者可以正常，也可出现小脑、脑干、脑白质病变，亦有卒中样表现的报道。部分患者肝大。神经肌电图提示传导速度异常。躯体感觉诱发电位和周围神经传导速度偶有异常。

5.基因检测　*SLC25A15*基因双等位基因致病变异。

6.酶学检查　培养的皮肤成纤维细胞内线粒体标记的^{14}C－鸟氨酸转运能力降低。

（四）诊断

HHH综合征诊断较为困难，患者临床及生化异常缺乏特异性，代谢标志物水平易变，鸟氨酸转运蛋白功能检测困难，基因分析是诊断的关键。对于任何年龄不明原因的厌食、呕吐、智力运动障碍、精神行为异常患者，若无代谢性酸中毒，血糖水平正常，均需注意尿素循环障碍，阵发性或餐后高氨血症、持续性高鸟氨酸血症和同型瓜氨酸尿症对HHH综合征具有指向性意义。*SLC25A15*基因复合杂合或纯合致病变异及皮肤成纤维细胞内线粒体标记的^{14}C－鸟氨酸转运能力降低具有确诊意义。

（五）治疗

HHH综合征是一种可治疗的疾病，急性期和慢性期需要采用不同的治疗策略。

1.急性期治疗　同其他尿素循环障碍疾病治疗原则相同，目标为降低血氨水平，保护呼吸循环功能，防止远期并发症。

（1）营养支持：暂停外源性蛋白摄入，一般不超过48小时，以避免机体自身蛋白分解。补充必需氨基酸0.5g/（kg·d），可根据血氨变化每天增加0.5g/kg至生理需要量。补充热量，静脉补充10%～12.5%的葡萄糖溶液及脂肪乳，若血糖过高可给予胰岛素，脂肪乳剂量0.5～2.0g/（kg·d），保证总热量60～100kcal/（kg·d）。

（2）降氨药物治疗：氮清除剂是主要的降氨药物，包括苯丁酸、苯甲酸盐、苯乙酸盐250～500mg/（kg·d）。苯丁酸可代谢成苯乙酸盐，苯甲酸盐与甘氨酸结合形成马尿酸盐，促进排氨。可静脉滴注或口服精氨酸。

（3）血液净化，促进排氨：血液净化是有效的快速降血氨方法。昏迷超过3天，颅内压明显增高和（或）血氨浓度＞400μmol/L常提示预后不良。

2.长期维持治疗

（1）饮食管理：低蛋白饮食，新生儿期可给予母乳或不含蛋白的特殊医学用途配方奶粉，断奶阶段逐步添加低蛋白食物。儿童患者应在保障生长发育的基础上最大限度减少蛋白质摄入。根据不同年龄蛋白质和能量需求，参考血氨水平，定期调整饮食管理方案。及时补充维生素D、维生素B$_{12}$、不饱和脂肪酸、铁、钙等营养素。

（2）药物治疗：口服苯丁酸钠100～250mg/（kg·d）等排氨药物，可将血氨和谷氨酰胺水平控制至理想范围，并减少高血氨危象的发生。应补充精氨酸，并监测血精氨酸水平。

3.肝移植　是根治本病的方法。如果饮食及排氨药物治疗未达到预期目标，生活质量差，对于尚无严重神经损伤的患者，应争取在代谢状态稳定下进行肝移植。移植后患者可正常饮食，不需要服用降氨药物，需长期抗排异治疗。早期肝移植有助于预防远期神经系统并发症，但无法改善不可逆的神经损伤。

4.生活管理 高蛋白食品、感染、发热、长时间饥饿、呕吐、疲劳、某些药物等诱因会引起蛋白分解代谢增强，使血氨升高，应注意避免这些因素。

（六）预防及预后

HHH综合征预后较差，随着疾病进展，患者出现进行性脑萎缩、痉挛性瘫痪、智力运动倒退，在神经损伤前进行肝移植可有效改善预后及存活率。对先证者同胞需进行筛查以发现无症状患者及携带者，早期干预。在先证者基因诊断明确的情况下，母亲再孕时可通过胎盘绒毛细胞和羊水细胞基因分析进行产前诊断。

（七）典型病例

1.病例介绍 患儿，男，1岁8个月，主因"智力运动发育迟滞1年余"就诊。

病史：患儿运动发育显著落后，3个月时不能竖头，6个月时不能独坐，8个月时开始康复治疗，效果差，1岁6个月不会爬行，1岁8个月时可扶走，抬步沉重，步态笨拙，会叫爸妈。院外检查发现肝损害，曾食用无乳糖配方奶粉、低蛋白食品、葡醛内酯、精氨酸和维生素B_1，病情无好转。患儿精神、睡眠正常，偏食明显，喜欢吃米、面类食物，厌食肉、蛋、鱼虾等高蛋白食品，无呕吐，大小便正常。

患儿系第1胎第1产，出生体重3200g，足月顺产，新生儿期无病理性黄疸表现。父母体健，否认近亲婚配，否认家族遗传代谢病史及肝胆病史。

查体：头围47cm，体重12kg，身高88cm，神志清楚，口齿不清，双眼球无震颤，瞳孔等大等圆，对光反射灵敏，心肺无明显异常，肝右肋下可及，四肢肌力、肌张力稍低，膝腱、跟腱反射活跃，双侧巴宾斯基征阳性。

实验室检查：血清ALT 64～139U/L，AST 53～139U/L，NH_3波动性升高，达49～96μmol/L，甲胎蛋白（AFP）、乳酸、铜蓝蛋白、游离肉碱及酰基肉碱谱正常。血精氨酸降低，鸟氨酸、瓜氨酸正常。尿液尿嘧啶、乳清酸升高，提示尿素循环障碍。

头颅MRI显示左侧基底节区小片压水像高信号，余序列未见异常信号。

遗传学检查：*SLC25A15*基因检出纯合错义变异c.416A＞G，其父携带c.416A＞G杂合变异，其母未见c.416A＞G变异。进一步分析发现患儿13号染色体q12.11—q34存在90Mb单亲二倍体。染色体核型分析、线粒体基因未见异常。

诊断：HHH综合征，退行性脑病，代谢性肝病，智力运动发育迟滞。

治疗及随访：患儿1岁8个月至6岁4个月之间低蛋白饮食，口服精氨酸及保肝药物，效果不佳，智力进步缓慢，体力差，易疲劳，厌食。5岁7个月时发育商为31，中度落后，相当于2岁6个月正常儿童水平。6岁时头颅MRI显示轻度小脑萎缩。6岁4个月时接受肝移植手术，术后次日患儿开始主动进食，食欲显著好转，不再厌食蛋、奶、肉等高蛋白食物，尿液乳清酸、尿嘧啶消失，1周后肝功能恢复正常。智力、运动发育逐渐进步，精神体力良好。8岁时到普通小学就读。现在患儿11周岁，5年级，学习困难，能够随班就读，与同学友好相处，体格发育良好。复查头颅MRI，双侧额顶叶皮质下及半卵圆中心多发斑点状、斑片状异常信号，小脑发育正常。

患儿母亲第2次妊娠，于孕18周时进行羊膜腔穿刺，羊水细胞*SLC25A15*基因检出杂合变异c.416A＞G，提示胎儿为携带者。胎儿足月顺产，为健康女婴，现在3岁，智力运动发育良好。

2.讨论　HHH综合征诊断困难，一些患者以神经退行性疾病形式发病，缺乏特异性，智力运动发育落后或倒退、营养不良、偏食、肝损害是重要线索，需要详细询问病史，通过血氨、尿有机酸、血液氨基酸及酰基肉碱谱、基因分析才能确诊。本病漏诊、延误诊断率较高，检索全球报道的HHH综合征病例，比较确诊年龄和发病年龄，诊断延误6.3年±10.1年，最长延误37年。患者生化改变也缺乏特异性，虽然尿同型瓜氨酸升高是本病的特点，但由于同型瓜氨酸稳定性差，不易检测。已报道的患者尿同型瓜氨酸也常表现为正常或仅轻度升高。患者血氨升高不明显或波动性升高，在低蛋白饮食、使用排氨药物后更容易出现假阴性结果。

本例患儿诊断困难，在婴儿期起病，于3岁半时确诊，突出的表现为智力运动发育迟滞，厌食高蛋白食物，伴有肝损害及高氨血症，经检查除外感染性及中毒性肝损害、有机酸血症、线粒体肝病、肝脏肿瘤等，尿液尿嘧啶及乳清酸升高是患儿获诊的生化诊断线索，经过家系全外显子组分析确诊为HHH综合征。

基因诊断是确诊HHH综合征的关键技术。本例患儿既往曾进行染色体、代谢病相关基因分析及线粒体基因分析，未能确诊，全外显子组分析发现单亲二倍体才获得确诊。

HHH综合征是可治疗的遗传代谢病，低蛋白饮食及精氨酸、苯丁酸钠等降氨药物治疗有一定的疗效。早期治疗者代谢稳定，可避免肝脏病变，不易反复出现高氨血症，但对预防或缓解痉挛性瘫痪无明显作用，肝移植是根治方法。比利时根特大学医院首次对1例严重代谢紊乱的HHH综合征患者进行了肝移植手术，患者得以康复。本例患者为我国首例、世界第二例肝移植手术治疗的HHH综合征。术前患儿偏食明显，厌食高蛋白食物，智力运动发育落后，肌张力异常，肝损害，血氨升高，虽经积极的饮食及降氨治疗，但效果不佳，肝移植术后恢复良好，肝功能、血氨正常，营养状况、智力运动发育显著改善，仅需抗排异治疗。

HHH综合征是可预防的单基因遗传病，可对先证者同胞进行早期筛查，以便尽早发现无症状患者、杂合子携带者，及早干预。对先证者基因诊断明确的家庭进行再生育指导及产前诊断。本例患儿母亲再孕时经产前诊断证实胎儿为携带者，出生后发育良好。

与其他类型的尿素循环障碍有所不同，HHH综合征患者血氨升高及肝损害不明显，主要表现为神经精神损害，临床诊断可能停留在发育迟滞、痉挛性瘫痪、退行性脑病层面，盲目进行康复训练等治疗，贻误时机。随着认识及技术的提高，确诊的HHH综合征例数将会增加，有助于治疗关口前移，改善患者生活质量。

（张会婷　杨艳玲）

七、希特林缺陷病

希特林缺陷病（Citrin deficiency，CD）是由SLC25A13基因变异导致位于肝细胞线粒体内膜的载体蛋白希特林（Citrin）功能不足而形成的一种遗传代谢病。希特林缺陷病在亚洲、北美和欧洲均有报道，但患者主要分布在东亚地区。我国SLC25A13基因纯合子或者复合杂合子变异频率呈现明显的地区差异，长江以南地区约为1/9200，显著高于长江以北的1/3 500 000。希特林缺陷病目前有3种年龄依赖性临床表型，即希特林缺陷所致新生儿肝内胆汁淤积症（neonatal intrahepatic cholestasis caused by Citrin deficiency，NICCD）、希特林缺陷导致的生长发育落后和血脂异常（failure to thrive and dyslipidemia caused by Citrin deficiency，FTTDCD）及成人发病瓜氨酸血症2型（adult-onset type Ⅱ citrullinemia，CTLN2）。

（一）发病机制

本病为常染色体隐性遗传病，致病基因 *SLC25A13* 位于染色体7q21.3，编码的希特林蛋白是一种主要表达于肝细胞线粒体内膜的钙调节蛋白，其功能是作为天冬氨酸/谷氨酸载体亚型2（aspartate/glutamate carrier isoform 2，AGC2），将线粒体内合成的天冬氨酸与胞质中的谷氨酸和质子进行交换，向胞质提供天冬氨酸参与尿素循环。同时，作为苹果酸/天冬氨酸穿梭的一员，将胞质中还原型烟酰胺腺嘌呤二核苷酸（reduced nicotinamide adenine dinucleotide，NADH）转运至线粒体产生ATP。

希特林缺陷病患者由于苹果酸穿梭存在障碍，肝细胞胞质内NADH/NAD$^+$值上升，其严重后果是影响肝细胞的能量产生，导致线粒体内部碳水化合物来源的ATP产量减少。胆汁淤积症是由于胆汁分泌和流动受损，胆汁成分在肠腔内不足，而在肝脏和体循环内大量堆积。希特林蛋白功能不足导致的肝细胞能量缺乏，也会影响胆小管及肝细胞基侧膜上各种ATP依赖性载体蛋白的功能，致使胆汁酸、卵磷脂、胆固醇和胆红素等胆汁成分的跨膜转运不畅，最终形成肝大、黄疸和肝功能异常等胆汁淤积症表现。

由于希特林蛋白功能不足，希特林缺陷病患者线粒体内产生的天冬氨酸不能转移至胞质参与尿素循环，于是在天冬氨酸转氨酶的催化下，胞质中的草酰乙酸接受谷氨酸的氨基而生成天冬氨酸，以维持尿素循环的正常进行。此旁路途径的草酰乙酸是从苹果酸脱氢而来，这一过程伴随着NADH的产生。随着尿素循环的不断进行，肝细胞胞质内堆积的NADH越来越多，从而抑制苹果酸产生草酰乙酸反应的顺利进行，并最终限制天冬氨酸产生，使尿素循环受阻。

（二）临床表现

NICCD多在出生后至数月内发病，以黄疸、肝大和肝功能异常等肝内胆汁淤积的临床表现为主；此外，还可表现为低出生体重、生长发育迟缓、虚胖脸、腹泻、低蛋白血症、低血糖、凝血功能障碍、贫血等。大部分患儿预后良好，其临床症状和体征经及时治疗后多在1岁以内缓解，个别患儿病情严重不得不接受肝移植。

FTTDCD在1岁以后发病，大部分由NICCD进展而来，同时具有生长发育落后和血脂异常。许多患者有明显的偏食倾向，喜欢摄入鱼、肉、鸡蛋、牛奶、豆制品等高蛋白质和脂类食物，而不喜欢米饭和面食等碳水化合物类食物。此外，患者可合并有食欲缺乏、胃肠不适、视力障碍、全身倦怠感、肝功能异常、癫痫样发作、胰腺炎、肝癌等表现。经十年至数十年后，部分NICCD或者FTTDCD患者可进展为CTLN2。

CTLN2在成人期或者青春期发病，通常以饮酒、摄入甜食、服用某些药物或手术应激后突然出现高氨血症导致的神经精神症状为突出临床表现，包括意识障碍、行为失常和昏迷等，预后往往不良，肝移植是有效的治疗方法。患者多消瘦，大部分患者有喜欢摄入低碳水化合物及富含蛋白质和脂类食物的饮食偏好。

（三）辅助检查

1.**常规实验室检查** 血清总胆红素（TBIL）、直接胆红素（DBIL）、转氨酶、血氨、胆固醇、甘油三酯水平升高，总胆汁酸（TBA）、甲胎蛋白水平显著升高，血清总蛋白（TB）、白蛋白（ALB）、血糖、高密度脂蛋白水平偏低，凝血功能异常等。

2.**血串联质谱筛查** 瓜氨酸、精氨酸、酪氨酸、甲硫氨酸等多种氨基酸水平升高，支链氨基酸与芳香族氨基酸摩尔数之比（Fischer ratio，F 值）低下等。

3.**尿液气相色谱-质谱法分析** 半乳糖、半乳糖醇、半乳糖酸、4-羟基苯乳酸和4-羟基苯丙酮酸等升高。

4.**酶学检查** CTLN2患者血液胰腺分泌型胰蛋白酶抑制物（pancreatic secretory trypsin inhibitor，PSTI）水平上升，肝脏特异性精氨酸琥珀酸合成酶（argininosuccinate synthetase，ASS）活性低下。

5.**影像学检查** 肝脏B超、MRI显示患者有脂肪肝，部分患者存在肝纤维化、肝硬化。

6.**基因检测** 检测到两个 *SLC25A13* 等位基因均有致病性变异即可确诊本病。目前人类基因变异数据库（Human Gene Mutation Database，HGMD；http://www.hgmd.cf.ac.uk）已经收录110余种致病性 *SLC25A13* 变异。我国已知的高频变异主要为c.852_855del、c.1638_1660dup、c.615＋5G＞A和c.1751-5_1751-4ins（2684）。此外，还有其他变异类型，其具体分子流行病学特征有待进一步明确。

7.**转录产物和（或）蛋白表达水平分析** 以外周血细胞、肝细胞或皮肤成纤维细胞等为标本来源，提取RNA进行分析，显示 *SLC25A13* 基因转录产物有异常；提取蛋白进行免疫印迹分析，显示希特林蛋白表达水平下降或无表达。

（四）诊断

NICCD临床表现和实验室异常多种多样，而且具有一过性，目前尚缺乏成熟的临床或者生化诊断标准，现阶段 *SLC25A13* 基因分析是确诊NICCD的可靠依据。应当指出的是，本病所涉及的临床表现和实验室异常，往往在4～6月龄后渐渐恢复正常，所以强烈建议相关的检查应尽可能在患儿4月龄前进行。

FTTDCD为经基因检测确诊的希特林缺陷病患儿，在1岁以后同时具有生长发育落后和血脂异常者，并排除家族性高脂血症和饮食影响。其中，将小于同性别年龄别体重的2s、同性别年龄别身长/身高的2s，或同性别年龄别体重指数的2s，其中任何一项定义为生长发育落后（failure to thrive，FTT）。血清总甘油三酯≥1.70mmol/L，总胆固醇≥5.18mmol/L，高密度脂蛋白胆固醇（HDL-C）≤1.04mmol/L，低密度脂蛋白胆固醇（LDL-C）≥3.37mmol/L，其中任何一项超过上述范围者定义为血脂异常。

CTLN2有成熟的临床和生化诊断标准：较大儿童或者成人（10～80岁）发病，以反复发作的高氨血症和相关神经精神症状为主要临床表现，实验室检查有瓜氨酸升高、精氨酸上升倾向、苏氨酸/丝氨酸值上升、F 值低下等特征性血浆氨基酸变化，血液PSTI水平上升，以及肝脏特异性ASS活性低下。

（五）治疗

希特林缺陷病患者的管理以饮食治疗为基础，原则是高蛋白、高脂肪和低碳水化合物饮食。

NICCD患者通过停母乳，改换无乳糖并强化中链甘油三酯（medium-chain triglyceride，MCT）的配方奶，并补充缺乏的脂溶性维生素（包括维生素A、维生素D、维生素E、维生素K）和微量元素，症状和体征可在1岁以内缓解。NICCD患儿的辅食添加推荐蛋羹、鱼泥和嫩豆腐等高蛋白、高脂肪、低碳水化合物的食物。虽然有个别NICCD患者没有经过特殊治疗，临床表现也逐渐缓解，但也有NICCD患者病情严重不得不接受肝移植，甚至早亡。

FTTDCD患者有明显的偏食倾向，喜欢摄入低碳水化合物及富含蛋白质和脂类食物，这种偏食倾向被认为是患者机体的一种适应性反应，不宜强行纠正。有报道证实MCT和丙酮酸钠可以改善FTTDCD患者病情。

CTLN2脑病发作时，常规治疗肝性脑病的方法包括低蛋白饮食和输注高碳水化合物溶液（如输注甘油果糖降颅压），均可能导致CTLN2患者病情恶化。CTLN2最有效的治疗方法是肝移植，但精氨酸、丙酮酸钠和MCT治疗可延缓肝移植时间。

（六）典型病例

1.病例介绍 患儿，男，2.8月龄，因"巩膜、皮肤黄染2个月余"入院。患儿出生后1周开始出现皮肤黄染，逐渐加重，0.5月龄时到当地医院就诊，生化检查示TBIL 244.3μmol/L，DBIL 230.0μmol/L，葡萄糖－6－磷酸脱氢酶（G6PD）正常，诊断"新生儿高胆红素血症"，给予蓝光照射退黄治疗2天后出院。出院后患儿再次出现皮肤黄染，黄疸持续不退，为进一步诊治收入院。

患儿为第1胎第1产，胎龄39^{+6}周，顺产，出生体重3.0kg（－0.8s），身长52cm（＋1.1s），出生无窒息复苏史，生后母乳喂养。父母双方均体健，否认遗传病家族史。

查体：神志清楚，精神反应可。皮肤、巩膜轻度黄染。呼吸平顺，双肺呼吸音清，未闻及干湿啰音，心音有力，心律齐。腹平软，肝右肋下2cm、质软，脾肋下未触及。四肢肌张力正常，手足末梢暖。

实验室检查：生化ALT 50U/L，AST 100U/L，GGT 298U/L，TP 40.1g/L，ALB 28.4g/L，TBIL 78.4μmol/L，DBIL 60.6μmol/L，TBA 195.3μmol/L。血氨基酸谱分析：丝氨酸207.3μmol/L（参考范围73.00～169.00μmol/L），苏氨酸532.1μmol/L（参考范围40.00～211.00μmol/L），瓜氨酸344.3μmol/L（参考范围7.00～35.00μmol/L），精氨酸182.5μmol/L（参考范围11.00～69.00μmol/L），酪氨酸147.1μmol/L（参考范围34.00～122.00μmol/L），甲硫氨酸153.6μmol/L（参考范围5.00～34.00μmol/L），鸟氨酸209.9μmol/L（参考范围22.00～83.00μmol/L），赖氨酸638.8μmol/L（参考范围52.00～183.00μmol/L）。尿有机酸谱分析：有大量4－羟基苯乳酸和4－羟基苯丙酮酸，中量4－羟基苯乙酸，少量3－苯乳酸，微量N－乙酰酪氨酸。

基因检测：$SLC25A13$基因分析提示患儿为常见高频变异c.852_855del和新剪接变异c.69＋5G＞A复合杂合子。剪接变异功能分析：Minigene剪接分析显示c.69＋

5G＞A可以导致异常剪接，*SLC25A13*基因2号外显子发生跳跃。

确定诊断：NICCD。

治疗与转归：停母乳，改无乳糖并强化MCT的配方奶喂养，补充脂溶性维生素和元素锌。经过饮食治疗后，患儿黄疸快速消退，生化指标异常逐渐改善，在6月龄时生化指标恢复正常。目前随访至3岁，无生化指标异常及生长发育迟缓表现。

2.讨论　新生儿黄疸临床常见，若黄疸反复发作或持久不退，伴有肝大及肝功能异常等胆汁淤积表现，血瓜氨酸等多种氨基酸升高，尿有机酸谱分析显示大量4－羟基苯乳酸和4－羟基苯丙酮酸，需警惕NICCD，基因检测显示两个*SLC25A13*等位基因均有致病性变异即可确诊本病。治疗上应尽早停止母乳喂养，改用无乳糖并强化MCT的配方奶喂养，补充缺乏的脂溶性维生素及微量元素，大部分患儿病情可得到快速改善。

继发性半乳糖血症在母乳或普通配方奶喂养的NICCD患者中普遍存在，造成患儿体内半乳糖－1－磷酸和半乳糖醇等毒性产物堆积，从而损伤肝细胞。限制饮食中乳糖摄入，有利于减少NICCD患儿体内半乳糖代谢毒性产物危害。MCT在肠腔被脂肪酶消化，以中链脂肪酸形式被小肠上皮细胞吸收，对胆汁依赖性不强，吸收后的MCT不参与乳糜微粒合成而经过门静脉直接入肝，因此可更快经β氧化产生ATP。此外，MCT还可以通过促进肝细胞脂肪合成而消耗NADH，下调NADH/NAD$^+$值，有利于改善肝细胞能量缺乏状态。因此，及早诊断本病和及时进行饮食治疗，有助于改善患儿预后。

（宋元宗）

第二节　氨基酸转运障碍

赖氨酸尿性蛋白不耐受

赖氨酸尿性蛋白不耐受（lysinuric protein intolerance，LPI；OMIM 222700）是一种罕见的严重遗传代谢病，是常染色体隐性遗传病，为*SLC7A7*基因致病变异引起氨基酸转运体障碍所致疾病。我国目前无确切发病率统计，活产婴儿的发病率芬兰为1/60 000，法国为1.7/100 000，日本为1/57 000。

（一）发病机制

人类*SLC7A7*基因位于染色体14q11.2，主要在小肠黏膜、肾小管和肝脏等表达，编码L氨基酸转运蛋白1（ y$^+$LAT-1）。y$^+$LAT-1是双碱基氨基酸（赖氨酸、精氨酸和鸟氨酸）转运蛋白上的一个轻链亚基，*SLC7A7*致病变异导致双碱基氨基酸转运体障碍，影响上述3种氨基酸在肠上皮及肾脏的吸收，使体内赖氨酸、精氨酸和鸟氨酸水平降低，肾脏吸收减少，导致尿液中排出增多。肝细胞中精氨酸和鸟氨酸供应不足导致继发性尿素循环功能障碍，引起高氨血症。转运蛋白缺陷同时可影响淋巴细胞、巨噬细胞等的转运功能，使细胞内阳性氨基酸蓄积及一氧化氮合酶2产生过多，引起免疫功能紊乱。

（二）临床表现

赖氨酸尿性蛋白不耐受是一种高度异质性疾病，可累及全身各系统多器官。由于氨基酸吸收障碍引起营养不良、腹泻、生长缓慢，由于继发性尿素循环障碍引起呕吐、精神行为异常等神经系统表现，免疫功能紊乱导致远期多系统并发症。虽然患儿生后即发病，但早期表现不典型，不易诊断。

1.生长发育迟缓　患儿出生时多正常，婴儿期常有呕吐、厌食、营养不良、体重增长缓慢，尤其是断奶后，多因生长缓慢、身材矮小就诊，多伴有生长激素不足。

2.神经精神异常　由于血氨间歇性升高，患者可能出现嗜睡、肌张力低下、发育迟缓，可能出现共济失调和异常行为。如果摄入高蛋白食物，可能会发生昏迷、高氨血症、癫痫发作、行为改变、意识丧失及智力减退，部分患者表现为反复发作性脑病。严重高氨血症可能导致神经系统后遗症。

3.消化系统症状　患者进食高蛋白食物后出现厌食、腹痛、呕吐，反复腹泻。大部分患者有自发性素食行为，厌恶高蛋白食物。70%的患者婴儿期出现肝脾大，但肝功能无明显异常表现，转氨酶轻度升高，较少出现黄疸及胆汁淤积。

4.泌尿系统并发症　肾脏疾病是赖氨酸尿性蛋白不耐受常见的和进行性并发症。在许多成人患者中观察到轻度蛋白尿和微量血尿。肾小球肾炎也较为常见，且常常进展为慢性肾小球肾炎，部分患者进展为慢性肾衰竭。

5.呼吸系统并发症　呼吸系统疾病是影响预后的严重并发症。肺部并发症包括间质性肺炎、肺泡蛋白沉积症及肺出血。虽然在儿童期呼吸道表现很少见，早期没有症状，但可以在胸部X线片上看到间质病变，也可以通过胸部高分辨率CT观察到。随着病程的迁延，胸部X线或CT出现弥漫性网状结节间质阴影，这是本病的典型表现，呼吸道症状也逐渐显现。

6.骨骼并发症　骨质疏松及骨龄落后较为常见。部分患者儿童期至成人期存在骨关节畸形、关节过伸、多发性骨折及复发性骨折的情况。

7.血液系统及自身免疫性疾病　由于营养不良，患者多存在贫血。在合并病毒感染时，患者更易出现严重的炎症反应，包括出现白细胞、血红蛋白、血小板降低，凝血功能异常，血清转氨酶、乳酸脱氢酶及炎症因子水平明显升高，部分患者出现巨噬细胞激活综合征及噬血细胞性淋巴组织细胞增生症。在自身免疫性疾病合并症中，部分患者中观察到血管炎、系统性红斑狼疮、自身免疫性肝炎及类风湿关节炎发病的情况。

（三）辅助检查

1.一般检查　大约1/3的患者存在血液学异常，如白细胞减少、血小板减少和贫血。常见血清乳酸脱氢酶升高，大多数病例有高氨血症，但部分患者仅存在餐后一过性的血氨升高。血清总胆固醇、甘油三酯水平升高，高密度脂蛋白水平降低。胰岛素样生长因子-1（insulin like growth factor 1，IGF-1）水平降低，生长激素缺乏。

2.血液及尿液氨基酸、酰基肉碱谱分析　血液赖氨酸、精氨酸和鸟氨酸水平降低，谷氨酰胺、丙氨酸、甘氨酸、丝氨酸和脯氨酸水平升高。部分患者存在继发性肉碱缺乏，血液游离肉碱水平降低。尿液中二碱基氨基酸水平升高，以赖氨酸升高最明显，精氨酸和鸟氨酸的升高幅度适中，半胱氨酸轻度升高。

3.尿有机酸分析　乳清酸及尿嘧啶升高。

4.影像学检查　肺部X线或CT检查可见间质性肺炎表现。骨骼X线检查可见骨质疏松、骨龄延迟、骨骼畸形等。肝胆胰脾超声可见肝脏及脾脏增大。

5.基因检测 *SLC7A7* 双等位基因致病变异。

（四）诊断

赖氨酸尿性蛋白不耐受临床表现复杂，缺乏特异性，在高氨血症未被注意到的情况下较难诊断。生长发育迟缓可能会被认为是特发性生长发育问题，而相关免疫疾病亦可能被认为是先天性免疫异常或炎症性疾病。厌食、呕吐、腹痛及高氨血症可引导临床医生进行进一步的检测。目前主要依靠尿氨基酸及基因检测确诊。

（五）治疗

1.针对高氨血症及继发性尿素循环障碍 治疗原则与其他尿素循环障碍相同，尽可能减少高氨血症对神经系统的损害，同时保证生长发育所需的营养，可使用氮清除剂，如苯丁酸钠等药物，必要时进行血液净化。此外，充足的热量摄入和适当的蛋白质限制是必需的，应注意补充维生素及铁剂。

2.瓜氨酸 口服小剂量L－瓜氨酸＜100mg/（kg·d），补充尿素循环底物，以降低血氨水平，增加蛋白耐受量。

3.左卡尼汀 因饮食限制、使用氮清除剂及慢性肾脏疾病，患者易发生继发性游离肉碱缺乏，需注意补充左卡尼汀。

4.生长激素 对于骨骼发育延迟、生长激素缺乏及身材矮小的患者，可补充生长激素，促进蛋白质合成代谢。

5.骨骼保护 对于合并骨病的患者，应补充相应的微量元素及维生素D，阿仑膦酸对反复骨折及骨质疏松有效。

6.其他 对于肺泡蛋白沉积症，可进行肺泡灌洗术治疗。对于肾脏及其他免疫性疾病，应适当使用免疫抑制剂。患者继发免疫系统疾病病理机制尚不明确，亦无有效的针对性治疗方法。

（六）典型病例

1.病例介绍 患儿，男，2岁2个月，以"间断异常哭闹伴生长迟缓1年"为主诉入院。

患儿自断母乳后出现间断异常哭闹，哭闹时乱咬人、急躁、肢体抖动、双眼上翻、精神萎靡，每次持续约1天自行缓解，每1～2个月发作1次，伴生长迟缓，1岁时身长76cm，体重7.7kg，现2岁2个月，身长80cm，体重8.5kg。患儿为第1胎，足月顺产。母乳喂养到1岁2个月，1岁断奶后改普通配方奶，此后厌食，拒食高蛋白食物，喜食蔬果、干果类食物。3月龄抬头，6月龄会独坐，9月龄会爬，11月龄会独站，1岁3个月会走，运动智力发育落后，不会双足跳，不会说短句。父母均体健，非近亲婚配，家族中无类似病史。

入院查体：体温36.4℃，心率110次/分，呼吸25次/分，血压85/56mmHg，身高80cm（＜第3百分位数），体重8.5kg（＜第3百分位数），头围43cm，烦躁不安，发育落后，无特殊面容，毛发干枯，颈软无抵抗，心肺腹无异常，四肢肌力肌张力略低。

辅助检查：血 NH_3 152.9μmol/L；尿有机酸分析显示乳清酸升高，尿嘧啶升高；血氨基酸及酰基肉碱谱分析未见异常。血液胰岛素样生长因子≤15ng/ml。骨龄1岁左右；头颅MRI显示双侧额叶及右顶叶局部萎缩，少许胶质增生。发育商偏低，大运动72，精细动作71，适应能力72，语言66，社会行为62。全外显子检测提示患儿 *SLC7A7* 基因复合杂合变异，分别来自父母，均判断为致病变异。

诊断：赖氨酸尿性蛋白不耐受；全面发育迟缓；营养不良；高氨血症。

治疗：低蛋白饮食，口服乳果糖口服液5ml/d，精氨酸250mg/（kg·d），左卡尼汀500mg/d，次日血 NH_3 降至22.1μmol/L。随后继续低蛋白饮食，随访，根据血氨水平适当调整蛋白摄入量及药物剂量，未再有频繁异常哭闹，智力运动进步缓慢。2岁8个月时复诊，身高81.4cm（＜第3百分位数），体重8.7kg（＜第3百分位数），可耐受蛋白摄入量仅为5～6g/d，增加苯丁酸钠（2g/d，分次口服），瓜氨酸0.5g/d，患儿食欲增加，可耐受蛋白量增加到10g/d，血氨控制良好。

2.讨论 患儿为2岁2个月幼儿，1岁内无明显表现。自断乳后反复出现异常哭闹，伴随生长发育迟缓及智力运动落后，详细询问病史并对患儿进行膳食调查，平时有厌恶高蛋白食物的表现，检查发现高氨血症。高氨血症可能会加重神经系统损害，因此早期明确高氨血症病因十分关键。尿有机酸分析发现乳清酸及尿嘧啶升高，提示尿素循环障碍，但尿素循环障碍患者血氨水平可能更高，肝损害更明显。全外显子组检测检出 *SLC7A7* 基因复合杂合变异，确诊为赖氨酸尿性蛋白不耐受。

赖氨酸尿性蛋白不耐受是一种严重的遗传代谢病，主要特征为喂养困难，厌食高蛋白食物，常伴生长迟缓及多脏器损害，预后不良，需要早期诊断、早期干预。主要治疗原则是尽可能减轻高氨血症对神经系统的损害，保证患者生长发育所需的营养。尽管对血氨和营养进行充分的控制，但仍有一些难以预防的并发症，如免疫功能紊乱、肾脏和肺部受累。

随着基因检测技术的发展及氨清除剂的应用，赖氨酸尿性蛋白不耐受的早期诊断和干预治疗取得了进展，患者能存活到成年，较少出现神经损害。关于患者肾脏、肺和免疫疾病的后期并发症的病理机制及治疗方法，尚需更多的研究支持。

（张会婷 杨艳玲）

第三节 酪氨酸代谢紊乱

酪氨酸血症I型

酪氨酸血症I型（tyrosinemia type 1，OMIM 276700）又名肝肾型酪氨酸血症，为常染色体隐性遗传病。由于编码延胡索酰乙酰乙酸水解酶（fumarylacetoacetate hydrolase，FAH）的 *FAH* 基因（OMIM 613871）缺陷导致酪氨酸及其代谢产物蓄积。我国782万新生儿筛查结果显示，酪氨酸血症检出率为1/558 547。临床发病率不详，酪氨酸血症I型是遗传性酪氨酸血症中的主要类型，早期诊断、早期治疗可以显著改善预后。

（一）发病机制

延胡索酰乙酰乙酸水解酶缺乏导致酪氨酸降解障碍，马来酰乙酰乙酸、延胡索酰乙酰乙酸及其旁路代谢产物琥珀酰乙酰乙酸和琥珀酰丙酮蓄积，造成肝、肾、骨骼等多部位功能损伤。

（二）临床表现

患者个体差异显著，可自新生儿期至成人期发病，病情可急可缓，受累脏器及轻重不同。急性型患儿病情发展迅速，发病越早者病情越重。新生儿期发病的患者多病情急骤，早期症状类似新生儿肝炎，如呕吐、腹泻、腹胀、嗜睡、生长迟缓、肝脾大、水肿、黄疸、贫血、血小板减少和出血症状等，常在婴幼儿期死于肝衰竭或多脏器衰竭。慢性型患者在1岁以后发病，以生长发育迟缓、进行性肝硬化和肾小管功能损害为主，常合并低磷血症性佝偻病、糖尿、蛋白尿及氨基酸尿（范科尼综合征）等，一些患儿并发肝脏肿瘤，常在儿童期死亡。

（三）辅助检查

1.一般检查　常见贫血、血小板减少、白细胞减少、肝损害，血清转氨酶正常或轻度异常，血清胆红素升高，血浆白蛋白降低，凝血因子Ⅱ、Ⅶ、Ⅸ、Ⅺ和Ⅻ降低。一些患者血清AFP升高。肾小管损害的患者尿糖、蛋白、钙、磷升高。

2.特殊生化分析　血液酪氨酸、琥珀酰丙酮升高，常伴有高甲硫氨酸血症。部分患儿血液苯丙氨酸、脯氨酸、苏氨酸、鸟氨酸、精氨酸、赖氨酸和丙氨酸等亦升高。

3.尿液氨基酸及有机酸分析　尿酪氨酸、苯丙氨酸、甘氨酸和组氨酸排出量增加，一些肾小管损害严重的患者出现泛氨基酸尿。尿液有机酸分析可见琥珀酰丙酮、4-羟基苯丙酮酸、4-羟基苯乳酸和4-羟基苯乙酸的排出量增加。少数患儿δ-氨基-γ-酮戊酸的排出量明显增加，并伴有腹痛发作和神经系统症状，酷似急性间歇性卟啉病。

4.影像学检查　骨骼X线检查可见佝偻病样改变，严重骨病患者四肢骨骼变形，甚至骨折。腹部超声可见肝脏和肾脏增大、脂肪肝、肝硬化、肝癌样病变，随着病程进展逐渐加重。

5.酶学检查　患者肝组织、红细胞或淋巴细胞中延胡索酰乙酰乙酸水解酶活性降低。

6.基因检测　*FAH*基因双等位基因致病变异。

（四）诊断

1.新生儿筛查或高危筛查　血液酪氨酸、琥珀酰丙酮升高，一些患者血液甲硫氨酸、苯丙氨酸升高。

2.尿有机酸分析　尿琥珀酰丙酮、酪氨酸、苯丙氨酸、4-羟基苯丙酮酸、4-羟基苯乳酸和4-羟基苯乙酸增加。

3.酶学分析　肝组织、红细胞或淋巴细胞中延胡索酰乙酰乙酸水解酶活性降低。

4.基因检测　*FAH*基因复合杂合或纯合致病变异。

（五）治疗

1.低酪氨酸、低苯丙氨酸饮食 限制天然蛋白质，两种氨基酸的每天摄入量均应控制在25mg/kg以下，以降低血液酪氨酸及其代谢产物的浓度，改善肾小管功能，纠正低磷血症、糖尿、氨基酸尿和蛋白尿，但对肝功能的改善无明显效果。

2.药物治疗 尼替西农0.6mg/（kg·d），可使症状明显改善，无明显副作用，目前被认为是最有效的药物。

3.肝移植 对于饮食及药物疗效不良的患者及并发肝肿瘤的患者，应考虑肝移植，国内外获得了成功的经验。

4.对症治疗 根据患者病情，个体化营养及支持治疗。

（六）典型病例

1.病例介绍 患儿，女，9个月，主因"发育落后、生长迟缓6个月"就诊。

病史：患儿新生儿期发育正常。3个月时喘憋、呛咳，进行性加重，在当地医院就诊，诊断为"重症肺炎、贫血、凝血功能异常、心肌损害、低钠血症、代谢性酸中毒合并呼吸性碱中毒，遗传代谢病？"，给予抗感染、营养心肌治疗，补充凝血因子，对症治疗，患儿病情好转出院。出院后生长迟缓、智力运动发育落后，5个月时能竖头，不会坐，母乳喂养，喂养困难，经常呕吐，大便干结，睡眠不稳、易惊，5个月以后体重未增。

查体：营养不良貌，哭闹不安，体重6.5kg，身长63cm，头围42cm，四肢肌肉少，皮肤弹性差、鸡胸、串珠肋，腹部膨隆，皮下脂肪菲薄，肝右肋下4cm、质韧，脾左肋下3cm。

一般检查：轻度贫血，血红蛋白（HGB）96g/L。凝血功能差，凝血酶原时间（PT）、凝血酶原活动度（PTA）、活化部分凝血活酶时间（APTT）、凝血酶时间（TT）均明显延长，D－二聚体显著增高。PTA及纤维蛋白原（FIB）降低。血钙正常，血磷显著降低，ALP升高。ALT、AST、TBIL、CK轻度升高，AFP升高，NH_3、GLU、血脂正常。尿糖3＋，蛋白1＋，尿微量白蛋白、β_2微球蛋白升高。

腹部超声检查：肝脏增大（右肋下4cm），可见结节。脾脏和肾脏增大。

骨骼X线检查：左侧手腕、髋关节、脊柱重度骨质疏松，呈活动性佝偻病样改变。

血液氨基酸及酰基肉碱谱分析：酪氨酸显著升高960μmol/L（参考范围30～300μmol/L），甲硫氨酸升高458μmol/L（参考范围10～60μmol/L）。鸟氨酸、精氨酸、苯丙氨酸、瓜氨酸、脯氨酸升高。琥珀酰丙酮升高。

尿有机酸分析：琥珀酰丙酮升高，苯乳酸、苯丙酮酸、4－羟基苯丙酮酸升高。

尿氨基酸分析：酪氨酸、苯丙氨酸等多种氨基酸升高，符合泛氨基酸尿。

基因分析：基因*FAH*复合杂合变异，为已知致病变异，父母各携带一个杂合变异。

诊断：酪氨酸血症Ⅰ型（延胡索酸乙酰乙酸水解酶缺乏症），代谢性肝病，肾小管损害，肾性佝偻病，营养不良，发育迟滞。

治疗：低蛋白饮食，母乳减量，补充无蛋白配方奶粉。口服尼替西农2.5mg/次，2次/天；维生素C 100mg/次，2次/天；甲钴胺片500μg/次，1次/天；维生素A、B族维生素及维生素D等支持治疗。患儿一般状况显著好转，食欲增加，智力运动进步显著，血酪氨酸、甲硫氨酸、琥珀酰丙酮下降，尿糖、蛋白、氨基酸下降。2岁时复查AFP仍高，肝内结节增多，接受母源肝移植治疗，肝脏病理组织证实为肝细胞癌。术后1周患者血氨基酸、琥珀酰丙酮恢复正常，普通饮食，体格发育显著改善，术后半年复诊，智力运动与同龄儿童接近。

2.讨论 酪氨酸血症Ⅰ型是一种严重的氨基酸代谢病，2018年被列入我国首批罕见病目录，是可治可防的遗传代谢病。

酪氨酸血症Ⅰ型病因为肝脏延胡索酰乙酰乙酸水解酶缺乏，体内酪氨酸及其代谢产物蓄积，导致肝、肾、骨骼、脑等多部位损害。本例患儿于婴儿期起病，主要表现为喂养困难、营养不良、生长迟缓、运动发育落后，当地医院检查发现贫血、肝损害，9个月就诊时确诊酪氨酸血症Ⅰ型，已经出现严重的肝病、肾小管损害、代谢性骨病。经尼替西农、低酪氨酸饮食及维生素等治疗后病情缓解，但是患儿肝内结节增多，血AFP水平持续升高，提示肝细胞癌。2岁时肝移植治疗，术后康复。

本案例经验提示：对于发育落后、生长迟缓、营养不良的患者，应高度重视病因分析，争取治疗时机，减少残障及死亡。

随着对酪氨酸血症Ⅰ型致病机制、诊断及治疗方法的研究进步，患者生存质量显著改善。通过新生儿筛查或高危筛查，可以实现发病前或症状早期诊断，经过低酪氨酸低苯丙氨酸饮食及尼替西农、维生素C等药物或肝移植治疗，患者病情可以获得良好的控制，绝大多数酪氨酸血症患者可以正常发育，与同龄人一样就学就业、结婚生育。对于基因诊断明确的家系，可在母亲下一次妊娠时通过胎盘绒毛或羊水细胞的*FAH*基因变异分析进行胎儿诊断。

（张　尧　杨艳玲）

第四节　含硫氨基酸和硫化物代谢紊乱

高甲硫氨酸血症

高甲硫氨酸血症（hypermethioninemia）又称高蛋氨酸血症，是一种罕见的先天性氨基酸代谢障碍性疾病，主要原因为甲硫氨酸腺苷转移酶（methionine adenosyl transferase，MAT）缺陷（OMIM 250850）导致甲硫氨酸代谢异常，甲硫氨酸在体内蓄积，出现高甲硫氨酸血症。高甲硫氨酸血症呈常染色体隐性或显性遗传方式，发病率很低，目前尚缺乏全球流行病学报道。我国发病率台湾约1/106 349、石家庄市约1/11 469、山西省约1/43 279，日本发病率约1/107 850，西班牙发病率约1/23 469。2018年，我国782万名新生儿筛查结果显示高甲硫氨酸血症发病率为1/104 262。

（一）发病机制

高甲硫氨酸血症病因复杂，多种遗传和非遗传因素可引起血甲硫氨酸升高。MAT活性缺陷是主要病因之一。MAT分三种类型，*MAT1A*基因编码MAT Ⅰ和MAT Ⅲ，二者主要存在于肝脏组织；*MAT2A*基因编码MAT Ⅱ，其主要存在于肝外组织中。MAT Ⅰ和（或）MAT Ⅲ催化甲硫氨酸生成 S - 腺苷甲硫氨酸，然后经甘氨酸 - N - 甲基转移酶（glycine N-methyltransferase，GNMT）、S - 腺苷同型半胱氨酸水解酶（S-adenosylhomocysteine hydrolase，AHCY）两步反应生成同型半胱氨酸，上述代谢途径中任何一种酶相关基因变异均会导致酶活性降低，使血中甲硫氨酸水平增高。*MAT1A* 基因变异导致MAT缺乏是引起单纯性高甲硫氨酸血症的主要原因，少数因 *GNMT*、*AHCY* 基因变异所致。此外，胱硫醚β合成酶（cystathionine β-synthetase，CBS）、希特林缺陷病和延胡索酰乙酰乙酸水解酶缺乏也会引起血甲硫氨酸升高，腺苷激酶缺乏引起的高甲硫氨酸血症常伴有 S - 腺苷甲硫氨酸和 S - 腺苷同型半胱氨酸升高，同型半胱氨酸水平通常正常。

导致高甲硫氨酸血症的非遗传因素包括急性或慢性肝脏疾病、高甲硫氨酸饮食或者早产儿/低出生体重儿、酪氨酸血症等其他代谢病引起的继发性改变，患者血甲硫氨酸不同程度升高。

（二）临床表现

高甲硫氨酸血症患者临床表现差异显著，一些患者无明显异常，一些患者有神经系统和肝损害的表现，由腺苷激酶缺陷引起的高甲硫氨酸血症患者症状复杂多样。常见临床表现为新生儿黄疸、低血糖、生长发育迟缓、食欲不佳、消化功能紊乱、肝脂质堆积、胆汁淤积症、肝炎、肝硬化、肝衰竭、红细胞形态改变伴脾含铁血红素沉着、与牙齿和毛发异常相关的面部畸形、肌张力降低或肌病、甘蓝样气味、迟发性神经脱髓鞘，重症患者可出现神经功能障碍，如智力障碍、认知障碍、脑水肿及神经元死亡等。

（三）辅助检查

1.一般检查　一些患者急性期可见低血糖、酮症，一些患者红细胞形态异常、血清转氨酶升高，血液总同型半胱氨酸正常或升高。

2.血液氨基酸及酰基肉碱谱分析　血浆甲硫氨酸升高，可有 S - 腺苷甲硫氨酸和 S - 腺苷同型半胱氨酸升高。

3.尿有机酸分析　一般没有明显异常。

4.影像学检查　严重患者出现肝硬化、脑水肿等。

5.酶学检查　肝组织中MAT活性降低。

6.基因检测　*MAT1A* 基因致病变异。

（四）诊断

1.新生儿筛查或高危筛查　血液甲硫氨酸升高。

2.酶学分析　肝组织中MAT活性降低。

3.基因诊断　*MAT1A* 基因纯合、复合杂合或杂合致病变异。

（五）治疗

甲硫氨酸是人体必需氨基酸，无症状的患者一般不需要低甲硫氨酸饮食，过度限制蛋白质或甲硫氨酸摄入可能会引起甲硫氨酸缺乏及蛋白质缺乏性营养不良，对甲硫氨酸代谢途径产生不良影响。对于严重患者，建议低甲硫氨酸饮食，以维持血液中甲硫氨酸在适合的浓度。一般患者血甲硫氨酸超过300～350μmol/L时应开始限制甲硫氨酸饮食，并补充特殊医学用途配方奶粉，对症治疗。当甲硫氨酸＞800μmol/L时，需严格限制甲硫氨酸摄入，将甲硫氨酸维持在500～600μmol/L，常规随访，监测血甲硫氨酸水平。对于饮食控制效果不良、有脑损害隐患的患者，需考虑肝移植。

（六）典型病例

1. 病例介绍　患儿，男，6月龄，主因"发现高甲硫氨酸血症6个月"就诊。

病史：患儿系第1胎第1产，足月顺产，出生体重3350g。新生儿筛查发现血甲硫氨酸升高；智力运动及体格发育正常，无抽搐等异常。母乳喂养，吃奶可，睡眠可，大小便正常。

查体：身长67cm，体重7.5kg，头围43cm；营养中等，精神可，巩膜无黄染，耳郭无畸形，皮肤温湿度正常，皮肤、黏膜无出血点，浅表淋巴结无肿大，心肺听诊未闻及异常，肝脾不大，四肢肌力肌张力正常，神经系统检查无异常。

一般检验：血、尿常规正常，肝肾功能正常，血浆总同型半胱氨酸正常。

血液氨基酸及酰基肉碱谱分析：甲硫氨酸619.52～778.37μmol/L，游离肉碱及酰基肉碱谱正常。

尿有机酸分析：未见明显异常。

头颅MRI：未见明显异常。

基因分析：*MAT1A*基因复合杂合变异，均为已知致病变异，分别来自父母。

诊断：高甲硫氨酸血症。

治疗：低甲硫氨酸饮食（母乳及低甲硫氨酸配方奶粉混合喂养）。腺苷蛋氨酸500mg/d，维生素B₆ 30mg/d；甜菜碱1g/d；亚叶酸钙5mg/d。患儿现在3岁7个月，血液甲硫氨酸300μmol/L左右，智力运动及体格发育正常，肝肾功能正常。

2. 讨论　高甲硫氨酸血症是一种罕见的氨基酸代谢病，于1974年首次被报道，病因较复杂，已知多种遗传因素和非遗传因素。*MAT1A*基因变异导致MAT Ⅰ和MAT Ⅲ缺陷是最主要的病因，临床表现为单纯性高甲硫氨酸血症。目前报道的多数单纯性高甲硫氨酸血症无明显临床症状，少数患者出现生长发育迟缓或其他神经系统症状。通过串联质谱法检测血液氨基酸及酰基肉碱谱进行新生儿筛查，可以早期发现、早期干预，通过饮食、药物或肝移植治疗避免或者减轻伤害。

本例患儿通过新生儿筛查发现血甲硫氨酸升高，经基因分析确诊为*MAT1A*缺陷，经低甲硫氨酸饮食治疗后发育良好，尚需长期随访，监测血甲硫氨酸水平、营养发育、神经精神情况。

遗传性高甲硫氨酸血症为罕见病，临床表现缺乏特异性，血氨基酸检测是生化诊断的关键，进一步通过临床调查、血总同型半胱氨酸测定及基因分析明确病因，精准治疗，改善预后。

（马　雪　杨艳玲）

第五节 支链氨基酸代谢紊乱

一、3-羟基-3-甲基戊二酸尿症

3-羟基-3-甲基戊二酸尿症（3-hydroxy-3-methylglutaric aciduria，3-HMG；OMIM 246450）是一种罕见的有机酸尿症，又称3-羟基-3-甲基戊二酰辅酶A裂解酶（3-hydroxy-3-methylglutaryl-coenzyme A lyase，HMGCL）缺乏症，为常染色体隐性遗传病，因*HMGCL*基因（OMIM 613898）变异所致。患者多于新生儿期和婴幼儿期起病，一些患者于成人期起病。国内外报道均为散发病例，欧美报道活产婴儿中本病发病率约为1/100 000，我国浙江2017年统计数据为1/1 861 300，广西2012～2014年通过筛查16 075例高危儿童检出3例。

（一）发病机制

人类*HMGCL*基因位于染色体1p36.11，包含9个外显子和8个内含子。*HMGCL*基因变异导致HMGCL活性丧失或缺乏，引起疾病。

HMGCL位于肝细胞线粒体中，是亮氨酸分解代谢和合成酮体乙酰乙酸酯及3-羟基正丁酸酯必需的酶，可以将亮氨酸和脂肪酸代谢最后一步生成的3-羟基-3-甲基戊二酰辅酶A（3-hydroxy-3-methylglutaryl coenzyme A，HMG-CoA）分解为乙酰乙酸和乙酰辅酶A。HMGCL缺乏导致3-羟基-3-甲基戊二酸等有机酸大量蓄积，酮体合成受阻，能量产生障碍。在能量供应不足时，酮体是大脑等肝外器官的重要能量来源。因此，3-羟基-3-甲基戊二酸尿症可导致脑、心、肝脏等多脏器损害。

（二）临床表现

由于HMGCL残留活性、营养状态及生活状态的不同，患者表型差异巨大，严重者神经、心脏、消化等多器官或系统受累，甚至死亡。患者多在禁食、疲劳、感染、药物等应激状态下发病，急性期发生低血糖、酸中毒等代谢紊乱。

本病多于新生儿、婴幼儿期发病，其中60%～70%于新生儿早期发病，80%于1岁内发病，多有严重的致死性代谢危象，表现为低血糖、低体温、呕吐、腹泻、贫血、感染、脱水、肌张力低下、肝功能异常、呼吸困难、代谢性酸中毒和高氨血症，严重者伴随低酮症性低血糖，甚至出现昏迷、脓毒血症等，部分患者合并心肌致密化不全。一些年长儿出现小头畸形、精神运动发育迟缓或倒退，可能合并癫痫、多动、学习障碍、肌张力低下等异常，但大部分患者智力运动发育正常。

（三）辅助检查

1.一般检查 易发生空腹低血糖，尿酮体正常或稍高，急性发作期常有代谢性酸中毒、高氨血症和血转氨酶升高，严重时肝衰竭。

2.血液氨基酸及酰基肉碱谱分析 3-羟基异戊酰肉碱升高，游离肉碱正常或降低。

3.尿有机酸分析 3-羟基-3-甲基戊二酸、3-羟基异戊酸、3-甲基戊烯二酸升高，严重患者尿中戊二酸、己二酸和3-甲基巴豆酰甘氨酸升高。

4.影像学检查　一些患者合并心肌肥厚、心肌致密化不全，急性期患者肝大。严重患者可见脑白质异常，MRI多显示伴脑室扩张的脑萎缩及基底节、皮质脊髓束、丘脑、尾状核的多发性异常信号灶或弥漫性信号变化。

5.基因检测　*HMGCL*双等位基因致病变异。

（四）诊断

3-羟基-3-甲基-戊二酸尿症患者临床表现异质性复杂，涉及多个系统和器官，临床诊断困难。对于原因不明的呕吐、低酮症性低血糖、代谢性酸中毒、高氨血症及肝功能异常的患者，要注意本病，早期干预可取得良好效果及预后。诊断要基于生化代谢和基因分析。

1.尿有机酸分析　3-羟基-3-甲基戊二酸、3-甲基戊烯二酸、3-羟基异戊酸和3-甲基戊二酸升高为本病特征。严重时伴有3-甲基巴豆酰甘氨酸升高。

2.血液酰基肉碱谱分析　3-羟基戊酰肉碱和乙酰肉碱升高，游离肉碱降低。

3.基因分析　已知*HMGCL*多种致病变异，尚未发现基因型与表型的相关性。

4.酶活性分析　可进行淋巴细胞、白细胞、培养的成纤维细胞或肝脏组织酶活性分析。纯合子患者肝细胞的HMGCL活性仅为健康人的1%～12%，杂合子个体为37%～69%。

（五）治疗

急性期治疗原则为纠正低血糖和代谢性酸中毒，可静脉滴注或口服10%～15%葡萄糖，静脉滴注碳酸氢钠，并给予左卡尼汀（100～200mg/kg）促进有机酸的排泄，对症治疗。病情稳定后，以口服左卡尼汀20～50mg/（kg·d）为主，将血液游离肉碱维持在50～100μmol/L，可正常饮食，鼓励高碳水化合物饮食，避免长时间空腹，保证营养。日常生活中应注意避免饥饿、感染、疲劳、饮酒、红霉素等诱因。成年患者妊娠期应注意补充热量及蛋白质、左卡尼汀，以支持母亲和胎儿的营养代谢需求。

（六）典型病例

1.病例介绍　患儿，男，13个月，因"腹泻、呕吐、呕血、发热2天，昏迷3小时"入院。

病史：患儿就诊前2天腹泻、厌食、发热，体温37.5～38.5℃，呕吐7次，呕吐物中有新鲜血块，精神萎靡，3小时前昏迷，急诊诊断"感染中毒性休克，脓毒血症？"。

患儿为第1胎，足月顺产，发病前健康，智力运动发育正常。父母健康，无亲缘关系，家族中无类似疾病史。

查体：体温36.8℃，心率153次/分，呼吸27次/分，血压74/44mmHg，昏迷，伴呻吟，双侧瞳孔等大等圆，对光反射迟钝，颈软，前囟凹陷，双肺呼吸音粗，可闻及中粗湿啰音，心音低钝，心率快，心脏各瓣膜听诊区未闻及杂音。腹软，腹部凹陷，肝肋下4cm、质中等，脾肋下未及，四肢发凉，肌张力低，肌腱反射正常，病理征未引出。

实验室检查：动脉血气pH 7.26，动脉血二氧化碳分压（$PaCO_2$）16.7mmHg，动脉血氧分压（PaO_2）167.8mmHg，碱剩余（BE）-17.3mmol/L。血白细胞计数

（WBC）14.08×10⁹/L，中性粒细胞百分比（N%）72.7%，HGB 101g/L，血小板（PLT）319×10⁹/L，ALT 314U/L，AST 179U/L，ALB 33g/L，K⁺ 2.6mmol/L，Na⁺ 127.5mmol/L，Cl⁻ 96.3mmol/l，Ca²⁺ 1.86mmol/L，血尿素氮（BUN）7.98mmol/L，肌酐（Cr）29μmol/L，尿酸（UA）662.2μmol/L，HCO₃⁻ 7.4mmol/L，GLU 2.7mmol/L，NH₃ 89μmol/L，乳酸（LAC）1.64mmol/L，丙酮酸32μmol/L，C反应蛋白（CRP）72.8mg/L。心肌肌钙蛋白（cTn）0.01ng/ml，PT 22.5秒，PTA 39%，FIB 2.93g/L，APTT 0.62秒，D－二聚体0.62μg/ml，纤维蛋白降解产物（FDP）3.8μg/ml。尿蛋白（＋），酮体（－）。脑脊液常规、生化检查未见异常。痰涂片检出革兰氏阳性球菌，未找到真菌。

心电图检查：窦性心动过速。

脑电图检查：背景活动慢波。

影像学检查：胸部X线片显示左下肺纹理稍强。腹部超声显示双肾集合系统分离。头颅MRI发现双侧侧脑室后角旁及双侧额颞顶皮质下异常信号。

入院初步诊断：①严重脓毒血症，脓毒性休克，多脏器损害；②腹泻伴重度脱水，电解质紊乱；③消化道出血，凝血功能障碍；④急性支气管肺炎；⑤脑病；⑥间质性肾炎；⑦遗传代谢病？

治疗经过：积极扩容，静脉补液，纠正酸中毒，抗感染，护心、护肝、护脑、止血等治疗，静脉滴注血浆100ml、白蛋白10g。入院次日休克、脱水等纠正，腹泻及消化道出血好转，体温逐渐稳定，针刺时哭闹，炎性指标及电解质紊乱逐渐好转，但意识模糊。患儿入院第8天抽搐，四肢肌张力增高，给予咪达唑仑注射，鼻饲奥卡西平，惊厥好转。

尿有机酸分析：检出大量有机酸，3－羟基－3－甲基戊二酸、3－羟基－3－甲基戊烯二酸、3－甲基巴豆酰甘氨酸、3－羟基异戊酸、戊二酸、3－甲基戊二酸、己二酸显著升高，提示3－羟基－3－甲基戊二酸尿症。

血液氨基酸及酰基肉碱谱：3－羟基异戊酰肉碱升高，游离肉碱降低。

基因分析：患儿*HMGCL*基因双杂合变异，c.509G＞T来自母亲，c.348＋1G＞C为自发变异，确诊为3－羟基－3－甲基戊二酸尿症。

代谢治疗与随访：静脉滴注左卡尼汀100～200mg/（kg·d），精氨酸100～200mg/（kg·d），患儿意识逐渐恢复，3天后改为口服左卡尼汀500mg/d，补充复合维生素B及中链脂肪酸，免乳糖奶粉喂养，限制瘦肉、豆、蛋、鱼、虾等高蛋白质摄入，鼓励进食米、面、水果、蔬菜等食物，患儿肝肾功能、电解质、凝血功能等逐渐恢复正常。患儿1岁6个月时复诊，智力运动发育稍落后，无抽搐发作，全身情况良好，各项生化指标恢复正常，尿3－羟基－3－甲基戊二酸明显降低。

2.讨论 3－羟基－3－甲基戊二酸尿症是一种罕见的严重有机酸代谢障碍，可导致低血糖、代谢性酸中毒、高氨血症等代谢紊乱，急性期病情危重，常引起肝、脑、心、肾等多脏器损害，国外报道本病患者死亡率达到20%以上，阿拉伯国家比较多见，近年国内有病例报道。

HMGCL参与酮体、脂肪酸、氨基酸、甾体合成等代谢过程。正常情况下人体的主要能量来自葡萄糖及脂肪酸氧化代谢，在饥饿状态下，脑、心、肝等重要脏器通过糖酵解途径获得能量，而酮体成为主要的能量来源。酮体代谢过程中需要通过HMGCL的作用，裂解为乙酰乙酸、β-羟丁酸、丙酮等，乙酰乙酸进一步转化为酮体，β-羟丁酸、丙酮直接进入三羧酸循环产生能量。HMGCL缺乏导致3-羟基-3-甲基戊二酸等有机酸蓄积及能量代谢衰竭、多脏器损害。

　　3-羟基-3-甲基戊二酸尿症患者个体差异显著，可在新生儿期至成人期发病，如果饮食及生活管理得当，可能无症状。大多数患者在发热、腹泻、长时间饥饿、超负荷运动等应激状态下发作，一些患者由饮酒、药物（如红霉素、阿司匹林、丙戊酸、大剂量糖皮质激素）诱发，急性期主要表现为厌食、呕吐、脱水、昏迷、无力、抽搐，严重者猝死。

　　本例患儿发病前健康，因感染诱发代谢危象，疑诊感染中毒性休克入院，检查发现非酮症性低血糖、代谢性酸中毒、肝损害及轻度高氨血症，尿液3-羟基-3-甲基戊二酸等有机酸显著升高，血液游离肉碱降低，3-羟基异戊酰肉碱升高，经基因分析确诊，治疗后得以逐渐康复。

　　3-羟基-3-甲基戊二酸尿症是可防可治的遗传病，主要治疗方法为低蛋白、低脂肪饮食，保证热量，左卡尼汀有助于促进毒性有机酸的排泄。日常生活管理中应避免长时间饥饿、感染、腹泻等诱因，预防代谢紊乱发作。新生儿筛查是早期发现3-羟基-3-甲基戊二酸尿症的关键措施，一些患者血3-羟基异戊酰肉碱升高，游离肉碱降低。在先证者明确的基因诊断基础上，母亲再孕时可通过胎盘绒毛或羊水细胞基因分析进行产前诊断，通过母胎医学管理保护胎儿。

（张会婷　杨艳玲）

二、丙二酸血症

　　丙二酸血症又称丙二酸尿症，病因为丙二酰辅酶A脱羧酶（malonyl coenzyme A decarboxylase，MLYCD）缺乏（OMIM 248360），为常染色体隐性遗传病。由于 *MLYCD* 基因（OMIM 606761）变异导致丙二酰辅酶A脱羧酶功能缺陷，引起脂肪酸氧化和合成异常。本病为罕见病，发病率不详。

（一）发病机制

　　正常情况下，丙二酰辅酶A脱羧酶将丙二酰辅酶A分解为乙酰辅酶A和二氧化碳，使得脂肪酸氧化可以顺利进行。在脂肪酸的合成过程中，丙二酰辅酶A脱羧酶促使丙二酰辅酶A的转化，使甲基丙二酰辅酶A可以作为唯一的底物参与脂肪酸氧化过程。若丙二酰辅酶A蓄积，长链脂肪酸不能进入线粒体基质中进一步氧化，则能量生成障碍。

（二）临床表现

　　本病临床表现多样，多于儿童早期起病。常见症状包括发育迟缓、癫痫、肌张力低下、腹泻、反复呕吐、代谢性酸中毒、低血糖、酮症、高乳酸血症及肥厚型心肌病等。

（三）辅助检查

　　1.一般检查　易发生空腹低血糖、酮症，常伴高乳酸血症，急性发作期常有代谢性酸中毒及电解质紊乱等异常，一些患者血清转氨酶、肌酸激酶升高。

2.血液氨基酸及酰基肉碱谱分析 丙二酰肉碱升高，游离肉碱正常或降低。

3.尿液有机酸分析 丙二酸、甲基丙二酸升高，一些患者乙基丙二酸增高。

4.影像学检查 一些患者合并心肌肥厚、心肌致密化不全，急性期肝大。

5.酶学检查 皮肤成纤维细胞丙二酰辅酶A脱羧酶活性降低。

6.基因检测 *MLYCD*基因双等位基因致病变异。

（四）诊断

1.新生儿筛查或高危筛查 血液丙二酰肉碱升高，游离肉碱正常或降低。

2.尿液有机酸分析 丙二酸、甲基丙二酸升高。

3.酶学分析 皮肤成纤维细胞丙二酰辅酶A脱羧酶活性降低。

4.基因诊断 *MLYCD*基因双等位基因致病变异。

（五）治疗

（1）低脂、高碳水化合物饮食，保证热量、维生素及营养需求。

（2）药物治疗：静脉滴注或口服左卡尼汀，急性期50～200mg/（kg·d），稳定期30～100mg/（kg·d），将血游离肉碱维持在50～100μmol/L。

（3）对症治疗：根据并发症情况个体化治疗。

（六）典型病例

1.病例介绍 患儿，男，1岁，主因"反复抽搐、发育落后10个月"就诊。

病史：患儿为足月顺产，新生儿期无异常。2月龄时于睡眠中抽搐1次，3月龄时反复抽搐9次，均为睡眠中发作。至当地医院就诊，口服苯巴比妥后癫痫发作控制。4月龄时再次出现癫痫发作，增加苯巴比妥剂量后发作控制。现食欲缺乏，反复呕吐，易呛咳，智力运动落后，不会坐，不会抓物，大便正常。

查体：身长75cm，体重11kg，头围45cm，心肺听诊未见异常。腹部查体未见异常，四肢肌张力正常，腱反射活跃，病理征阴性。

一般检查：血常规正常；LAC 6.8mmol/L，ALT、AST、CK、CK-MB轻度升高。

超声检查：室间隔肥厚，心肌轻度致密化不全。肝脏轻度弥漫性增大。

头颅MRI＋磁共振波谱（MRS）（3月龄）：双侧额顶枕叶及岛叶白质呈对称条片状弥散加权成像（DWI）高信号，考虑细胞毒性脑水肿，白质髓鞘发育落后，提示代谢性脑病。

血液氨基酸及酰基肉碱谱分析：丙二酰肉碱升高（3.81μmol/L，参考范围0～0.6μmol/L），游离肉碱降低（11.0μmol/L，参考范围20～60μmol/L）。乙酰肉碱、丁酰肉碱、羟丁酰肉碱、癸酰肉碱、羟肉豆蔻酰肉碱升高。

尿液有机酸分析：丙二酸、甲基丙二酸、乙基丙二酸升高。

基因分析：*MLYCD*复合杂合变异，父亲携带一个已知致病变异，母亲携带的变异致病性未明。

诊断：丙二酸血症，癫痫，发育迟滞，代谢性心肌病，肝损害。

治疗：低脂、高碳水化合物饮食；左卡尼汀0.5g/d；维生素AD合剂每天1粒；辅酶

Q_{10} 30mg/d；口服左乙拉西坦抗癫痫治疗。治疗后患儿病情显著好转，智力运动进步，1个月后复查肝功能正常，心脏及肝脏超声检查正常。

2.讨论　丙二酸血症是一种罕见的遗传代谢病，发病情况不详，迄今国内外报道仅几十例，均为散发病例研究。由于 MLYCD 基因变异导致丙二酰辅酶A脱羧酶活性下降或缺失，丙二酰辅酶A大量聚集，抑制线粒体外膜上的肉碱棕榈酰基转移酶，导致长链脂肪酸无法进入线粒体基质内进一步β氧化供能。丙二酸血症多在儿童早期发病，主要临床症状为发育迟缓，部分伴有癫痫、心肌肥厚及肝损害，临床表现缺乏特异性，需要通过尿有机酸、血液酰基肉碱谱及基因分析明确病因。

本例患儿以癫痫和发育落后为主要表现，伴有高乳酸血症、心肌损害及肝损害，血液丙二酰肉碱升高，游离肉碱降低，尿液丙二酸、甲基丙二酸及乙基丙二酸升高，符合丙二酸血症的生化特征，经过基因分析确诊。丙二酸血症为可治疗的遗传病，饮食治疗原则为低脂、高碳水化合物，辅以适量的左卡尼汀纠正继发性肉碱缺乏，对症治疗，本例患儿疗效良好，逐渐康复。通过新生儿筛查检测血液肉碱谱可以检出丙二酸血症，在无症状期开始治疗，可避免脏器损害。

（张会婷　杨艳玲）

三、甲基丙二酸血症

甲基丙二酸血症（methylmalonic acidemia，MMA）又称甲基丙二酸尿症，是我国有机酸代谢病中最常见的病种，1967年由Oberholzer等发现，我国于2000年首次报道。不同国家和地区MMA的发病率及类型有较大差异，根据新生儿筛查数据，日本约为1/50 000，德国约为1/169 000，意大利约为1/115 000，我国782万新生儿筛查检出率为1/15 213，浙江省为1/64 708，北京和上海约为1/26 000，徐州约为1/16 883，山东、山西、河南等省高达1/4000，MMA合并同型半胱氨酸血症是我国MMA患者的主要类型。

（一）发病机制

MMA病因复杂，多种遗传和非遗传性疾病可以引起MMA。遗传性MMA绝大多数为常染色体隐性遗传病。根据酶缺陷类型分为两大类，即甲基丙二酰辅酶A变位酶（mut）缺陷和辅酶钴胺素（维生素B_{12}）代谢缺陷。不同基因缺陷导致的MMA生化表型、病情轻重有所不同，临床表现复杂多样。根据患者血总同型半胱氨酸是否升高，分为单纯型MMA及MMA合并同型半胱氨酸血症（简称合并型MMA）两种生化表型（表2-1）。合并型MMA占我国MMA患者的70%左右。

MMUT基因致病变异导致甲基丙二酰辅酶A变位酶缺乏，即mut型，生化表现为单纯型MMA。完全性酶缺乏的患者起病早，病情进展迅速，多在生后数小时至1周内发病，新生儿早期死亡率很高。

已知钴胺素代谢障碍与9种基因变异相关，导致cblA ～ cblG、cblJ、cblX型。cblA、cblB及部分cblD主要病因为腺苷钴胺素合成缺陷，生化表型为单纯型MMA，cblC、部分cblD、cblF、cblJ、cblX型患者的生化表型为合并型MMA（表2-1）。此外，cblE、cblG和部分cblD为甲硫氨酸合成酶功能缺陷，导致高胱氨酸尿症和高同型半胱氨酸血症，尿中甲基丙二酸水平正常。

表2-1　MMA的病因、基因型与生化表型

蛋白缺陷类型	基因	遗传方式	生化表型
甲基丙二酰辅酶A变位酶	MMUT	常染色体隐性遗传	单纯型MMA
甲基丙二酰辅酶A异构酶	MCEE	常染色体隐性遗传	单纯型MMA
线粒体内钴胺素代谢障碍			
cblA	MMAA	常染色体隐性遗传	单纯型MMA
cblB	MMAB	常染色体隐性遗传	单纯型MMA
cblD－变异型2（cblH型）	MMADHC	常染色体隐性遗传	单纯型MMA
胞质和溶酶体钴胺素代谢异常			
cblC	MMACHC	常染色体隐性遗传	合并型MMA
	PRDX1	常染色体隐性遗传	合并型MMA
	THAP11	常染色体隐性遗传	合并型MMA
	ZNF143	常染色体隐性遗传	合并型MMA
cblD	MMADHC	常染色体隐性遗传	合并型MMA
cblF	LMBRD1	常染色体隐性遗传	合并型MMA
cblJ	ABCD4	常染色体隐性遗传	合并型MMA
cblX	HCFC1	X连锁遗传	合并型MMA
线粒体DNA耗竭综合征			
琥珀酰辅酶A连接酶	SUCLG1	常染色体隐性遗传	单纯型MMA
	SUCLA2	常染色体隐性遗传	单纯型MMA

　　甲基丙二酸、同型半胱氨酸及其代谢产物的毒性损害，氧化应激和线粒体功能障碍可造成多脏器损伤，引起多种多样、轻重不同的疾病表型。高同型半胱氨酸血症损害血管内皮细胞，导致脑、脊髓、周围神经、心血管、肾脏等多系统或器官疾病。一些患者脑萎缩，深部皮质、小脑颗粒层和胶质细胞发育不良，弥漫性神经胶质细胞增生、星形细胞变性、丘脑和内囊细胞水肿。尸检发现肾脏、肺部血栓性毛细血管病及心肌损害、肝脏弥漫性脂肪变性、骨髓巨幼红细胞增生、严重胃黏膜发育不良伴胃炎。

（二）临床表现

　　MMA患者的临床表现复杂多样，患者个体差异显著，可在新生儿期至成人期发病，病情可急可缓，可导致多脏器损害，以脑损害为主，一些患者表现为心血管、肾、肺、眼、骨髓及皮肤损害，个体差异显著。刘怡等对我国26省市1003例MMA临床研究证实，早发型患者更容易出现多系统衰竭，晚发型症状相对较轻，多表现为进行性加重的神经精神异常。

1.神经系统损害 脑损害是MMA致残致死的主要原因。早发型患儿神经损伤严重，常见癫痫、智力运动发育落后、瘫痪、视力障碍。晚发型常见神经精神异常、运动倒退和认知障碍。少数患者合并周围神经损伤及脊髓亚急性联合变性。

单纯型MMA常见基底节损害。康路路等对301例单纯型MMA患者进行了临床研究，63%合并神经系统损害。合并型MMA患者早期常见脑白质脱髓鞘改变、大脑发育不良、脑萎缩，少数患者发生脑积水，可能为颅内微血管病变所致。

2.血液系统异常 大细胞性贫血、全血细胞或中性粒细胞减少是MMA较常见的血液系统异常，与有机酸导致的抑制骨髓、细胞内核苷酸合成受阻有关。

3.肾损害 甲基丙二酸可导致线粒体功能损害，引起慢性进行性肾小球功能损害、痛风性肾脏慢性间质性炎症。血栓性微血管病相关的非典型溶血性尿毒综合征是cblC型最常见的肾脏疾病，导致微血管溶血性贫血、高血压、蛋白尿、肾功能不全、血小板减少等。

4.视觉功能障碍 合并型MMA早发型患者多见视觉功能障碍，病因为眼底黄斑病变、进行性色素沉积性视网膜病变、视神经萎缩，临床表现为眼球震颤、斜视、弱视，严重者失明。

5.心血管疾病 重症MMA患者可能发生代谢性心肌病，是导致死亡的原因之一。合并型MMA患者心血管疾病较多，如心肌病、肺动脉高压、血栓性疾病等。

6.皮肤损害 合并型MMA常见的皮肤黏膜损害，如皮肤网状花斑、皮炎、色素沉着，与甲硫氨酸缺乏、过度限制蛋白导致必需氨基酸缺乏、高同型半胱氨酸血症的血管损害有关。

7.其他 一些患者发生颜面畸形，晚发型患者常见骨质疏松，个别患者合并骨骼畸形。少数患者合并脂肪肝、代谢综合征、糖尿病等。

（三）辅助检查

1.一般检查 常见贫血、血小板减少、白细胞减少，少数患者合并肾损害及肝损害。合并型MMA患者血液及尿液总同型半胱氨酸升高。

2.血液氨基酸、游离肉碱及酰基肉碱谱分析 典型MMA患者血液丙酰肉碱升高（＞5μmol/L），游离肉碱降低，丙酰肉碱/游离肉碱、丙酰肉碱/乙酰肉碱值升高。合并型MMA患者常伴低甲硫氨酸血症。

3.尿有机酸分析 尿甲基丙二酸及其代谢产物3-羟基丙酸、甲基枸橼酸排出增多。

4.影像学检查 常见骨质疏松。合并心肌病的患者超声检查可见心脏扩大、心肌肥厚等异常。

5.基因检测 MMA相关基因致病变异。

（四）诊断

1.新生儿筛查或高危筛查 典型MMA患者血液丙酰肉碱升高（＞5μmol/L），游离肉碱降低，丙酰肉碱/游离肉碱值、丙酰肉碱/乙酰肉碱值升高。合并型MMA患者甲硫氨酸常明显下降。

2.尿有机酸分析 MMA患者尿甲基丙二酸、3-羟基丙酸、甲基枸橼酸升高，单纯型MMA较合并型MMA患者升高更为显著。

3.血清或血浆、尿总同型半胱氨酸测定 单纯型MMA患者血液总同型半胱氨酸正常，合并型MMA患者血液及尿液总同型半胱氨酸常显著升高（＞15μmol/L）。

4.钴胺素（维生素B₁₂）负荷试验 是判断单纯型MMA患者病型、指导治疗的重要方法，每天肌内注射或静脉注射钴胺素（羟钴胺、甲钴胺或腺苷钴胺）1 ～ 10mg，连续3 ～ 7天，如果临床症状好转、生化指标改善则为钴胺素有效型。合并型MMA中除cblX外均为钴胺素有效型。

5.基因诊断 可采用Sanger测序或高通量测序，明确基因型及致病变异，并为家族成员的遗传咨询和再生育提供帮助。

（五）治疗

根据患者疾病类型及合并症给予针对性饮食和药物治疗。对于疑似MMA的患者，建议在采集血、尿样后，在确诊前开始大剂量钴胺素等试验性治疗，以争取治疗时机。

1.急性期 以挽救生命、保护重要脏器为原则，尽快纠正代谢危象，以钴胺素（羟钴胺、甲钴胺、腺苷钴胺或氰钴胺）、左卡尼汀及静脉补液为主，纠正酸中毒、能量支持、对症治疗，必要时进行血液净化。推荐以10% ～ 12.5%的葡萄糖配成等渗溶液静脉补液，给予左卡尼汀100 ～ 500mg/（kg·d）、钴胺素（羟钴胺、腺苷钴胺、甲钴胺或氰钴胺1 ～ 10mg/d，肌内注射或静脉注射）、碳酸氢钠等，保证热量。对于合并高氨血症（NH₃＞100μmol/L）的患者，需静脉滴注或口服精氨酸或精氨酸谷氨酸100 ～ 500mg/（kg·d）。

对于单纯型MMA，需限制天然蛋白质，卡谷氨酸100 ～ 250mg/（kg·d）有助于纠正高氨血症及代谢性酸中毒。如为合并型MMA，可正常饮食，口服甜菜碱。

2.长期治疗 针对不同类型、不同年龄、不同时期患者个体化治疗，降低体内甲基丙二酸和总同型半胱氨酸浓度，保证热量、蛋白质、维生素、矿物质等营养支持，对症治疗。

（1）单纯型MMA：对钴胺素有效型患者，需长期维持，每周一次或数次肌内注射钴胺素（1 ～ 10mg/次），口服左卡尼汀30 ～ 100mg/（kg·d），使血液游离肉碱、酰基肉碱谱、尿甲基丙二酸浓度维持在理想范围。对于钴胺素无效型单纯型MMA，以饮食治疗为主，限制天然蛋白质，补充去除异亮氨酸、缬氨酸、甲硫氨酸、苏氨酸的特殊配方奶粉。对于钴胺素无效型单纯型MMA，如果饮食及药物控制不良，可考虑肝移植，如果肾损害严重，需考虑肾移植或肝肾联合移植。

（2）合并型MMA：患者可正常饮食，无须限制蛋白质，保证甲硫氨酸等营养支持，以钴胺素、左卡尼汀、甜菜碱支持治疗为主，根据病情对症治疗。羟钴胺、甲钴胺和腺苷钴胺疗效较好，氰钴胺必须经过脱氢才能转化为活性形式，口服钴胺素吸收差，需肌内注射或静脉注射1 ～ 10mg/次，病情稳定后可适当减少给药次数。左卡尼汀可促进有机酸代谢产物排泄，常用剂量为30 ～ 60mg/（kg·d），将血液游离肉碱浓度维持在50 ～ 100μmol/L。急性期可增至100 ～ 500mg/（kg·d），及早控制酸中毒。甜菜碱是高效的甲基供体，剂量为2 ～ 9g/d，分次口服，可以促进同型半胱氨酸转化为甲硫氨酸，降低血液同型半胱氨酸浓度。

（3）MMA合并症的治疗：对于合并癫痫的患者需给予抗癫痫治疗，不宜使用丙戊酸，以免加重肝脏代谢负担。对于合并肺动脉高压、高血压、心肌病的患者，应给予降压药物及心肌保护治疗。

对合并先天性心脏畸形和脑积水的患者按常规进行治疗。MMA患者使用麻醉剂应特别注意，一氧化二氮（N_2O）可能会抑制甲硫氨酸合成酶活性，消耗体内肝素，导致麻醉意外。

（六）典型病例

1.病例介绍　患儿，女，13岁，主因"精神异常及运动障碍1个月余，间断抽搐10余天"就诊。

病史：患儿既往体健，12岁初潮，就诊前1个月余升入初中。参加军训后出现无力、精神萎靡。此后患儿出现精神异常、间歇性意识障碍、运动障碍、抽搐发作等，间断低热20天，智力运动倒退，有时胡言乱语、烦躁，偶可说短句或单字，无主动交流，不能独走、独坐。外院疑诊"免疫性脑炎"，给予甲泼尼龙、阿昔洛韦、抗生素等治疗无效。

查体：生命体征平稳，意识模糊，躁动不安，自言自语，间断幻视，不能独走、独坐，可竖头、翻身、抓握，四肢肌力4级，肌张力偏高，肱二头肌腱反射对称引出，双膝腱反射未引出，双侧巴宾斯基征阴性，脑膜刺激征阴性。体格及第二性征发育正常，乳房发育Tanner Ⅳ期。

一般检查：静脉血HGB 98g/L，尿液蛋白（＋），尿微量白蛋白118.00mg/L。血ALT 133U/L，NH_3正常，LAC 2.77～3.00mmol/L，血清25－羟维生素D降低（49.36nmol/L，参考范围75～250nmol/L）。甲状腺功能、自身抗体谱、肿瘤相关标志物检查未见异常，髓鞘少突胶质细胞糖蛋白抗体阴性，血清免疫球蛋白、C3、C4大致正常。脑脊液常规、生化、涂片、细菌培养未见异常。血液、脑脊液自身免疫性脑炎相关抗体、肿瘤标志物、寡克隆区带均阴性。脑脊液5－甲基四氢叶酸浓度正常。

心血管功能检查：心电图提示窦性心动过速、左心房肥大、ST段轻度改变、QT间期轻度延长。超声心动图提示心肌肥厚。超声检查显示左侧股总静脉、髂静脉、大隐静脉近段血栓，股总静脉壁增厚，提示静脉炎。

脑电图检查：清醒期脑电图广泛性棘慢波、慢波发放，后头部显著；睡眠期脑电左侧额、中央、颞区棘波、棘慢波发放。

肌电图检查：四肢肌电图提示神经源性损害。

颅脑MRI：双侧额岛叶、右侧基底节区、右侧脑桥异常信号。

血液氨基酸、游离肉碱及酰基肉碱谱分析：血清总同型半胱氨酸显著增高213.8μmol/L（参考值＜15μmol/L）。丙酰肉碱为2.92μmol/L（参考范围1.0～4.0μmol/L），游离肉碱降低（7.55μmol/L，参考范围20.0～60.0μmol/L），C3/C0增高（0.39，参考范围0.03～0.25），甲硫氨酸降低（8.85μmol/L，参考范围10.0～50.0μmol/L）。

尿有机酸分析：检出少量甲基丙二酸（0.71mmol/mol Cr，参考范围0.2～3.6mmol/mol Cr）。

基因分析：*MMACHC*复合杂合变异，为已知致病变异，父母各携带一个杂合变异。

诊断：甲基丙二酸血症合并同型半胱氨酸血症，代谢性脑病，周围神经病，精神障碍，代谢性心肌病，左下肢静脉血栓，青春期，维生素D缺乏。

治疗：钴胺素（羟钴胺）10mg/d，肌内注射；口服左卡尼汀2g/d、甜菜碱3g/d、维生素AD滴剂1粒/日、骨化三醇0.25mg/d；并给予肝素钠、华法林等对症治疗；正常饮食。患儿病情逐渐好转，钴胺素（羟钴胺）减为每周2次，每次肌内注射10mg，继续口服左卡尼汀、甜菜碱及维生素D。治疗后患儿血液总同型半胱氨酸水平下降，丙酰肉碱、游离肉碱及甲硫氨酸水平维持在正常范围内。1个月后复查脑MRI，部分颅内多发异常信号消失，右侧基底节区异常信号较前明显减轻，轻度脑萎缩。双侧额部硬膜下积液基本消失。心电图、超声心动图正常。监测左下肢血管超声，血栓在逐步缩小。治疗3个月后情绪稳定，智力运动能力较前好转，可下床行走。1年后患儿复学，可随班就读。

2.讨论　遗传性甲基丙二酸血症是一组可治可防的罕见病，是我国最常见的有机酸尿症。患者基因型复杂，可在胎儿期至成人期发病，致死及致残率很高。如果不能及时治疗，多数患者发生神经精神疾病及多脏器损害，导致癫痫、智力运动落后、贫血、脑积水、心肌病、肺动脉高压、肾功能不全、视力损害等多种疾病。患者显著的表型及预后取决于疾病类型及治疗，新生儿筛查、产前诊断及早期规范治疗是改善预后的关键。为降低甲基丙二酸血症引起的死亡及残障发生率，新生儿、重症医学、遗传、代谢、神经、心血管、肾脏、外科、产科、医学检验、药学、营养、康复等多学科合作至关重要。

青春期是体格及性发育快速成熟的关键时期，容易发生心理、生理疾病，尤其是内分泌代谢性疾病。一些晚发型遗传代谢病患者可能在青春期发病，疲劳、感染、药物、外伤等应激因素是常见的诱因。本例患儿于青春期发病，12岁之前健康，军训后出现乏力、精神异常、智力运动倒退、意识障碍，病初疑诊"免疫性脑炎"，糖皮质激素、免疫球蛋白等治疗无效。来笔者所在医院后检查发现甲基丙二酸血症合并同型半胱氨酸血症，经钴胺素、左卡尼汀、甜菜碱等代谢干预治疗后逐渐好转。

遗传性甲基丙二酸血症为罕见病，临床表现缺乏特异性，需要高度警惕，及早进行生化代谢、基因、影像、病理分析等辅助检查，明确病因，精准治疗可以显著改善患者的预后。

（陈哲晖　杨艳玲）

第六节　其　　他

4-羟基丁酸尿症

4-羟基丁酸尿症（4-hydroxy butyrate aciduria）又称为琥珀酸半醛脱氢酶（succinic semialdehyde dehydrogenase，SSADH）缺乏症，是一种罕见的严重有机酸脑病，为常染色体隐性遗传病。由于乙醛脱氢酶5家族成员A1基因（*ALDH5A1*）致病变异导致SSADH活性下降，引起谷氨酸-谷氨酰胺循环异常，脑内主要的抑制性神经递质γ-氨基丁酸（γ-aminobutyric acid，GABA）降解障碍，体内4-羟基丁酸积聚，导致代谢性脑病，临床表现以神经系统损害为主。自1981年Jobaks等首次报道以来，迄今文献报道数百名患者，确切的患病率尚不清楚。

（一）发病机制

琥珀酸半醛脱氢酶是一种NAD^+依赖性线粒体同源异构体酶，参与GABA代谢过程，正常生理状态下，GABA在GABA转氨酶作用下，形成琥珀酸半醛，然后在琥珀酸半醛脱氢酶作用下形成琥珀酸，参与三羧酸循环。*ALDH5A1*基因变异而导致琥珀酸半醛脱氢酶功能缺陷，GABA的代谢中断，琥珀酸半醛异常积累，而琥珀酸半醛又被醛酮还原酶转化为4-羟基丁酸，也称为γ-羟基丁酸。4-羟基丁酸具有神经毒性，可快速穿越血脑屏障，引起代谢性脑病。

（二）临床表现

4-羟基丁酸尿症患者临床表现异质性显著，缺乏特异性，症状与体征随着时间的推移而演变，智力运动落后或倒退，随着年龄增长，睡眠障碍、癫痫和精神疾病的发生率有增加趋势。

大部分患者在婴儿晚期和儿童早期发病，少数患者可能在成人期被诊断。典型表现包括精神发育迟滞、精神障碍、孤独症样表型、言语障碍及睡眠障碍。新生儿期以呼吸困难、嗜睡及喂养困难常见。几乎所有年长儿童及老年患者均存在认知障碍，其中语言表达障碍非常突出，严重程度从轻微异常到持续性神经退行性功能障碍。约80%的患者存在共济失调和肌张力低下，共济失调多为非进展性，随着时间的推移趋于改善。从儿童晚期开始，约60%的患者合并癫痫，强直阵挛发作最常见，亦可出现失神发作、肌阵挛发作等多种发作形式，脑电图可有背景活动减慢及痫样放电。一些患者出现锥体外系损害，引起肌张力障碍、肌阵挛、舞蹈症、手足徐动症。一些轻症患者表现为精神心理问题，注意力不集中，青春期及以后会出现强迫症、孤独症样表现，常伴睡眠障碍，白天嗜睡，夜间入睡困难、睡眠短。

（三）辅助检查

1.**一般检查**　喂养困难的患者易发生贫血、维生素缺乏、营养不良，常有酮症、低蛋白血症，急性期易发生高氨血症、高乳酸及丙酮酸血症，多数患者肝肾功能正常。

2.**血液氨基酸及酰基肉碱谱分析**　常有继发性肉碱缺乏，游离肉碱水平降低。血清4-羟基丁酸及GABA升高。

3.**尿有机酸分析**　4-羟基丁酸升高是本病特异性的诊断指标，一些患者尿中其他有机酸升高。

4.**脑脊液生化代谢分析**　4-羟基丁酸及GABA升高，一些患者5-甲基四氢叶酸及叶酸降低。

5.**脑影像学检查**　部分患者脑MRI可见双侧苍白球T_2像对称性高信号改变，可能与线粒体能量代谢障碍相关，其他异常包括皮质下白质、脑干、小脑齿状核的高信号改变，一些患者小脑和大脑萎缩，髓鞘化延迟。患者疾病早期影像学表现可能不典型。

6.**脑电图检查**　约2/3的患者可有背景活动减慢及痫样放电。

7.**基因检测**　*ALDH5A1*双等位基因致病变异。

（四）诊断

本病临床诊断困难，需采用生化代谢及基因分析才能确诊。对于存在智力运动落后、难治性癫痫、精神行为问题的患者应及早检查。主要依据：

1.**尿有机酸分析**　4-羟基丁酸显著升高。

2.**血液氨基酸及酰基肉碱谱分析**　游离肉碱降低或正常。

3.**基因诊断**　*ALDH5A1*双等位基因致病变异。尚未发现基因型和表型之间的相关性。

4.**酶学分析**　皮肤成纤维细胞或淋巴细胞琥珀酸半醛脱氢酶活性降低。

（五）治疗

1.**抗癫痫治疗**　建议采用广谱抗癫痫药物，由于丙戊酸盐可抑制残存的琥珀酸半醛脱氢酶活性，加重病情，因此丙戊酸盐是4-羟基丁酸尿症的禁忌药物。生酮饮食对部分患者有效。

2.**精神障碍治疗**　苯二氮䓬类、利培酮、氟西汀和哌酸甲酯等药物有助于改善患者的抑郁、焦虑及精神行为症状。

3.**线粒体能量代谢干预**　可以采用鸡尾酒疗法，口服左卡尼汀、辅酶Q_{10}、牛磺酸、维生素B_2、维生素B_1、维生素C及维生素E。

4.**其他治疗**　目前还没有根治疗法。GABA转氨酶的不可逆抑制剂氨己烯酸可以改善部分患者的症状，但治疗效果不一，仅1/3的患者癫痫症状得到了改善，个别患者病情恶化，大部分患者因为副作用停服。未来，以肝脏为靶器官的基因治疗可能是值得期待的治疗方法。

5.**营养支持及功能训练**　左卡尼汀、维生素及脂肪酸等营养支持有助于缓解病情。可进行适当的行为、语言训练及肢体功能训练，避免感染及疲劳，以免诱发代谢危象。

（六）预防与预后

本病目前尚无有效的针对性治疗方法，预后差，多发展为难治性癫痫，智力运动倒退，易并发癫痫猝死。

在相关先证者致病基因诊断明确的基础上，患者母亲再次生育时，可采用羊水有机酸分析、胎盘绒毛或羊水细胞基因分析进行产前诊断。

（七）典型病例

1.**病例介绍**　患儿，男，4月龄，主因"智力运动发育落后，间断抽搐7天"就诊。

病史：患儿发育落后，不能逗笑，对声音有反应，不会竖头，双眼不追物，不能翻身。来院前7天患儿出现抽搐，发作时双眼上翻，头后仰，四肢僵直，约1分钟后自行缓解，每天发作3～4次，无发热、呕吐及腹泻，院外曾注射鼠神经生长因子无效。

出生史、发育史及家族史：患儿为第2胎第2产，足月顺产，出生体重3000g，Apgar评分不详，无窒息抢救史。父母健康，非近亲婚配，双方无类似疾病家族史。

查体：身长63cm，体重6.5kg，头围43cm，不能竖头，躯干肌张力低下，四肢不自主运动，肌张力增高。腹壁反射、提睾反射未引出，膝反射对称引出，巴宾斯基征阳性，脑膜刺激征阴性。

一般检验：轻度贫血，肝肾功能、血糖、血气、血氨无异常。

脑电图检查：药物睡眠状态下视频脑电图未见明显异常。

头颅MRI：双侧尾状核、豆状核、大脑脚对称性异常信号。双侧大脑半球白质偏少，胼胝体稍薄。双额颞脑外间隙稍增宽。

尿有机酸分析：4-羟基丁酸水平显著升高。

血氨基酸及酰基肉碱谱分析：游离肉碱水平降低，酰基肉碱谱正常。

基因检测：*ALDH5A1*基因存在复合杂合变异，c.427de1A来自父亲，c.1313T＞C来自母亲，均为致病性变异。

诊断：4-羟基丁酸尿症，代谢性脑病，发育落后，癫痫。

治疗：左卡尼汀、维生素B族、辅酶Q$_{10}$、牛磺酸等支持治疗。加用氨己烯酸，癫痫发作减少。此后患儿出现躯体扭转、肌张力不全，加用苯海索、巴氯芬后好转。患儿发育缓慢，6月龄时可抬头，仍有间断抽搐发作，表现为强直痉挛发作。患儿10月龄发热，此后精神运动倒退，频繁抽搐发作，加用苯巴比妥、氯硝西泮。末次随访时2岁1个月，仍有反复抽搐，不追视，不会抬头，不认人，喂养困难，依赖鼻饲。

2.讨论　4-羟基丁酸尿症是一种严重致残、致死的有机酸脑病，多在婴儿晚期至儿童早期发病，主要表现为急性或慢性进行性脑病，发病后逐渐进展，常见认知障碍、语言障碍、运动倒退、肌张力减低、癫痫、共济失调、精神障碍等，约50%的患儿合并癫痫。

本例患儿智力运动发育落后，4月龄就诊时有癫痫发作，肌张力异常，肢体扭转痉挛，血糖、电解质、肝肾功能检查未见异常，头颅MRI示双侧对称性基底节损害，临床诊断疑似Leigh样综合征。尿有机酸分析发现4-羟基丁酸升高，确诊为4-羟基丁酸尿症。

4-羟基丁酸尿症预后不良，目前尚无有效的治疗方法，以对症治疗及营养支持为主，如控制癫痫发作或精神行为障碍。早期诊断、早期治疗可以避免或预防脑损害，改善预后。产前诊断是预防家族中4-羟基丁酸尿症再发的关键措施，在先证者致病基因变异明确的基础上，母亲再次妊娠时可在孕早期进行胎盘绒毛膜穿刺，检测*ALDH5A1*基因。在母亲孕中期可进行羊膜腔穿刺，采用气相色谱质谱分析法检测羊水中有无4-羟基丁酸，并检测羊水细胞*ALDH5A1*基因，进行胎儿诊断。本例患儿母亲第3胎孕18周时进行产前诊断，羊水中未检出4-羟基丁酸，羊水细胞未检出家族中已知的*ALDH5A1*基因变异，明确胎儿未患4-羟基丁酸尿症。

（张会婷　杨艳玲）

参 考 文 献

艾力克木·阿不都玩克，古力米热·布然江，李溪远，等，2016. 3－羟基－3－甲基戊二酸尿症患儿的临床诊治及3－羟基－3－甲基戊二酰裂解酶基因新突变分析. 中华妇幼临床医学杂志（电子版），12（1）：71-75.

艾力克木·阿不都玩克，马艳艳，2018. 3－羟基－3－甲基戊二酸尿症//杨艳玲. 从病例开始学习遗传代谢病. 北京：人民卫生出版社.

北京医学会罕见病分会，中国妇幼保健协会儿童疾病和保健分会遗传代谢学组，中国医师协会青春期医学专业委员会临床遗传学组及生化学组，等，2021. 尿素循环障碍的三级防控专家共识. 中国实用儿科杂志，36（10）：725-730.

陈佳，袁慧珍，谢康，等，2020. 一例 N－乙酰谷氨酸合成酶缺乏症家系的基因分析与产前诊断. 中华医学遗传学杂志，37（12）：1360-1363.

陈哲晖，金颖，李梦秋，等，2022. 晚发型高氨血症及其OTC基因内含子变异1例. 中国临床案例成果数据库，4（1）：E02584.

陈哲晖，李梦秋，金颖，等，2021. 青春期发病的甲基丙二酸血症合并同型半胱氨酸血症一例（附视频）. 中国临床案例成果数据库，3（1）：E214.

初旭珺，杨艳玲，袁云，2021. 迟发型尿素循环障碍的神经精神损害. 中国实用儿科杂志，36（10）：756-758.

丁圆，马艳艳，吴桐菲，等，2014. 精氨酰琥珀酸尿症导致新生儿死亡1例报告. 临床儿科杂志，32（12）：1112-1115.

董慧，张尧，2021. 精氨酸血症所致瘫痪的识别与对策. 中国实用儿科杂志，36（10）：741-744.

顾学范，韩连书，余永国，2022. 中国新生儿遗传代谢病筛查现状及展望. 罕见病研究，1（1）：13-19.

关函洲，杨艳玲，2018. 高鸟氨酸血症－高氨血症－同型瓜氨酸尿症综合征//杨艳玲. 从病例开始学习遗传代谢病. 北京：人民卫生出版社.

关函洲，张改秀，刘克战，等，2021. 高鸟氨酸血症－高氨血症－同型瓜氨酸尿症综合征的诊断与治疗. 中国实用儿科杂志，36（10）：752-755.

郭芳，张静，李佳，2021. 新生儿精氨酰琥珀酸尿症一例. 中华新生儿科杂志，36（2）：60-61.

郝虎，2021. 鸟氨酸氨甲酰转移酶缺乏症诊断与治疗. 中国实用儿科杂志，36（10）：744-748.

郝会民，杨海花，沈凌花，等，2021. 赖氨酸尿性蛋白耐受不良临床与 $SLC7A7$ 基因变异分析一例. 中国临床案例成果数据库，3（1）：E167.

金圣娟，杜彩琪，罗小平，2022. 遗传性酪氨酸血症 I 型的发病机制及诊疗新进展. 中华儿科杂志，60（6）：604-607.

李东晓，张尧，张宏武，等，2022. 高同型半胱氨酸血症的诊断、治疗与预防专家共识. 罕少疾病杂志，29（6）：1-4.

李溪远，杨艳玲，2018. 4－羟基丁酸尿症//杨艳玲. 从病例开始学习遗传代谢病. 北京：人民卫生出版社.

李晓瑜，杜敏联，庄思齐，等，2006. 遗传性酪氨酸血症 I 型10例的临床诊断分析. 中华儿科杂志，44（6）：470-471.

刘怡，刘玉鹏，张尧，等，2018. 中国1003例甲基丙二酸血症的复杂临床表型、基因型及防治情况分析. 中华儿科杂志，56（6）：414-420.

陆妹，2021. 尿素循环障碍导致的危重症识别及对策. 中国实用儿科杂志，36（10）：735-738.

马艳艳，李东晓，李溪远，等，2018．甲硫氨酸腺苷转移酶活性缺陷致高甲硫氨酸血症3例报告．临床儿科杂志，36（1）：57-60.

马艳艳，宋金青，吴桐菲，等，2011．迟发型3－羟基－3－甲基戊二酸尿症导致脑白质病．中国当代儿科杂志，13（5）：392-395.

宋元宗，2018. Citrin缺陷导致的新生儿肝内胆汁淤积症发病机制和治疗策略：聚焦胆小管膜载体蛋白．中华实用儿科临床杂志，33（19）：1447-1450.

宋元宗，刘睿，2021．从肝细胞基侧膜载体蛋白角度谈希特林缺陷导致的新生儿肝内胆汁淤积症．中国实用儿科杂志，36（10）：738-741.

孙丽莹，朱志军，2021．尿素循环障碍的肝移植治疗．中国实用儿科杂志，36（10）：768-771.

王秋明，徐亚辉，武海英，2021．瓜氨酸血症Ⅰ型产妇产褥期发病后死亡一例．中华围产医学杂志，24（2）：131-134.

吴慧荣，谢蓉蓉，陈秀丽，等，2022．丙二酰辅酶A脱羧酶缺乏症1例．重庆医科大学学报，47（3）：325-327.

杨江涛，曾伟宏，田国力，等，2022．气相色谱－质谱联用技术尿液多种有机酸检测专家共识．罕少疾病杂志，29（8）：1-5.

杨楠，韩连书，叶军，等，2011．尼替西农治疗2例酪氨酸血症Ⅰ型的效果分析并文献复习．临床儿科杂志，29（12）：1178-1181.

杨威，陈琼，沈凌花，等，2019．甲硫氨酸腺苷转移酶Ⅰ/Ⅲ缺陷导致高甲硫氨酸血症1例．中华实用儿科临床杂志，34（4）：311-313.

杨艳玲，韩连书，2018．单纯型甲基丙二酸尿症饮食治疗与营养管理专家共识．中国实用儿科杂志，33（7）：481-486.

张偲，梁雁，罗小平，2021．遗传代谢病的实验室检查思路．中华儿科杂志，59（6）：534-536.

张尧，杨艳玲，2022．重视高氨血症的早期诊断与精准干预．重庆医科大学学报，47（3）：285-289.

中国妇幼保健协会出生缺陷防治与分子遗传分会，中国优生科学协会早产与早产儿管理分会，中华预防医学会残疾预防与控制专业委员会，等，2022．甲基丙二酸血症合并同型半胱氨酸血症cblC型所致脑积水诊疗与预防专家共识．中华新生儿科杂志（中英文），37（6）：481-487.

中国妇幼保健协会儿童疾病和保健分会遗传代谢学组，2020．鸟氨酸氨甲酰转移酶缺乏症诊治专家共识．浙江大学学报（医学版），49（5）：539-547.

中国医师协会医学遗传医师分会临床生化专业委员会，中华医学会儿科学分会内分泌遗传代谢学组，中国妇幼保健协会儿童疾病和保健分会遗传代谢学组，等，2022．中国尿素循环障碍诊断治疗和管理指南．中华儿科杂志，60（11）：1118-1126.

AlTassan R，Bubshait D，Imtiaz F，et al，2018. A retrospective biochemical, molecular, and neuro-cognitive review of Saudi patients with argininosuccinic aciduria. Eur J Med Genet，61（6）：307-311.

Baertling F，Mayatepek E，Thimm E，et al，2014. Malonic aciduria: long-term follow-up of new patients detected by newborn screening. Eur J Pediatr，173（12）：1719-1722.

Balasubramaniam S，Rudduck C，Bennetts B，et al，2010. Contiguous gene deletion syndrome in a female with ornithine transcarbamylase deficiency. Mol Genet Metab，99（1）：34-41.

Becker PH，Demir Z，Mozer Glassberg Y，et al，2021. Adenosine kinase deficiency: three new cases and diagnostic value of hypermethioninemia. Mol Genet Metab，132（1）：38-43.

Bin Sawad A，Jackimiec J，Bechter M，et al，2022. Epidemiology, methods of diagnosis, and clinical management of patients with arginase 1 deficiency（ARG1-D）: a systematic review. Mol Genet Metab，137（1-2）：153-163.

Chapel-Crespo C，Gavrilov D，Sowa M，et al，2019. Clinical, biochemical and molecular characteristics of malonyl-CoA decarboxylase deficiency and long-term follow-up of nine patients. Mol Genet Metab，128（1-2）：113-121.

Chien YH，Abdenur JE，Baronio F，et al，2015. Mudd's disease（MAT Ⅰ/Ⅲ deficiency）：a survey of data for MAT1A homozygotes and compound heterozygotes. Orphanet J Rare Dis，10：99.

Didiášová M，Banning A，Brennenstuhl H，et al，2020. Succinic Semialdehyde Dehydrogenase Deficiency：An Update. Cells，9（2）：477.

FitzPatrick DR，Hill A，Tolmie JL，et al，1999. The molecular basis of malonyl-CoA decarboxylase deficiency. Am J Hum Genet，65（2）：318-326.

Häberle J，Burlina A，Chakrapani A，et al，2019. Suggested guidelines for the diagnosis and management of urea cycle disorders：first revision. J Inherit Metab Dis，42（6）：1192-1230.

Hayasaka K，2021. Metabolic basis and treatment of citrin deficiency. J Inherit Metab Dis，44（1）：110-117.

Kang L，Liu Y，Shen M，et al，2020. A study on a cohort of 301 Chinese patients with isolated methylmalonic acidemia. J Inherit Metab Dis，43（3）：409-423.

KeikoKobayashi，MiharuUshtkai，Yuan-ZongSong，et al，2008. Overview of Citrin deficiency：SLC25A13 mutations and the frequency. J Appl Clin Pediatr，23（20）：1553-1557.

Keskinen P，Siitonen A，Salo M，2008. Hereditary urea cycle diseases in Finland. Acta Paediatr，97（10）：1412-1419.

Kim Y，Choi JY，Lee SH，et al，2016. Malfunction in mitochondrial β-oxidation contributes to lipid accumulation in hepatocyte-like cells derived from citrin deficiency-induced pluripotent stem cells. Stem Cells Dev，25（8）：636-647.

Kobayashi K，Sinasac DS，Iijima M，et al，1999. The gene mutated in adult-onset type Ⅱ citrullinaemia encodes a putative mitochondrial carrier protein. Nat Genet，22（2）：159-163.

Kobayashi K，Ushikai M，Song YZ，et al，2008. Overview of citirn deficiency：SLC25A13 mutations and the frequency. J Appl Clin Pediatrics，23（20）：1553-1557.

Komatsu M，Kimura T，Yazaki M，et al，2015. Steatogenesis in adult-onset type Ⅱ citrullinemia is associated with down-regulation of PPARα. Biochim Biophys Acta，1852（3）：473-481.

Kurko J，Tringham M，Tanner L，et al，2016. Imbalance of plasma amino acids，metabolites and lipids in patients with lysinuric protein intolerance（LPI）. Metabolism，65（9）：1361-1375.

Li X，Ding Y，Liu Y，et al，2015. Succinic semialdehyde dehydrogenase deficiency of four Chinese patients and prenatal diagnosis for three fetuses. Gene，574（1）：41-47.

Lin WX，Deng LJ，Liu R，et al，2021. Neonatal intrahepatic cholestasis caused by citrin deficiency：in vivo and in vitro studies of the aberrant transcription arising from two novel splice-site variants in SLC25A13. Eur J Med Genet，64（3）：104145.

Lin WX，Zeng HS，Zhang ZH，et al，2016. Molecular diagnosis of pediatric patients with citrin deficiency in China：SLC25A13 mutation spectrum and the geographic distribution. Sci Rep，6：29732.

Matsumoto S，Häberle J，Kido J，et al，2019. Urea cycle disorders-update. J Hum Genet，64（9）：833-847.

Mauhin W，Habarou F，Gobin S，et al，2017. Update on lysinuric protein intolerance，a multi-faceted disease retrospective cohort analysis from birth to adulthood. Orphanet J Rare Dis，12（1）：3.

Muroi J，Yorifuji T，Uematsu A，et al，2000. Molecular and clinical analysis of Japanese patients with 3-hydroxy-3-methylglutaryl CoA lyase（HL）deficiency. Hum Genet，107（4）：320-326.

Noguchi A，Nakamura K，Murayama K，et al，2016. Clinical and genetic features of lysinuric protein intolerance in Japan. Pediatr Int，58（10）：979-983.

Noguchi A，Takahashi T，2019. Overview of symptoms and treatment for lysinuric protein intolerance. J

Hum Genet, 64（9）：849-858.

Okano Y, Ohura T, Sakamoto O, et al, 2019. Current treatment for citrin deficiency during NICCD and adaptation/compensation stages：strategy to prevent CTLN2. Mol Genet Metab, 127（3）：175-183.

Pearl PL, DiBacco ML, Papadelis C, et al, 2021. Succinic semialdehyde dehydrogenase deficiency：review of the natural history study. J Child Neurol, 36（13-14）：1153-1161.

Pinto A, Ashmore C, Batzios S, et al, 2020. Dietary management, clinical status and outcome of patients with Citrin deficiency in the UK. Nutrients, 12（11）：3313.

Polinati PP, Valanne L, Tyni T, 2015. Malonyl-CoA decarboxylase deficiency：long-term follow-up of a patient new clinical features and novel mutations. Brain Dev, 37（1）：107-113.

Pospísilová E, Mrázová L, Hrdá J, et al, 2003. Biochemical and molecular analyses in three patients with 3-hydroxy-3-methylglutaric aciduria. J Inherit Metab Dis, 26（5）：433-441.

Prada CE, Jefferies JL, Grenier MA, et al, 2012. Malonyl coenzyme A decarboxylase deficiency：early dietary restriction and time course of cardiomyopathy. Pediatrics, 130（2）：e456-e460.

Saheki T, Inoue K, Ono H, et al, 2017. Oral aversion to dietary sugar, ethanol and glycerol correlates with alterations in specific hepatic metabolites in a mouse model of human citrin deficiency. Mol Genet Metab, 120（4）：306-316.

Saheki T, Inoue K, Tushima A, et al, 2010. Citrin deficiency and current treatment concepts. Mol Genet Metab, 100 Suppl 1：S59-S64.

Saheki T, Song YZ, 2017. Citrin deficiency. GeneReviews［Internet］. Seattle（WA）：University of Washington.

Sancho-Vaello E, Marco-Marín C, Gougeard N, et al, 2016. Understanding N-acetyl-L-glutamate synthase deficiency：mutational spectrum, impact of clinical mutations on enzyme functionality, and structural considerations. Hum Mutat, 37（7）：679-694.

Schreiber JM, Wiggs E, Cuento R, et al, 2021. A randomized controlled trial of SGS-742, a γ-aminobutyric acid B（GABA-B）receptor antagonist, for succinic semialdehyde dehydrogenase deficiency. J Child Neurol, 36（13-14）：1189-1199.

Schweinberger BM, Wyse AT, 2016. Mechanistic basis of hypermethioninemia. Amino Acids, 48（11）：2479-2489.

Song YZ, Zhang ZH, Lin WX, et al, 2013. SLC25A13 gene analysis in citrin deficiency：sixteen novel mutations in East Asian patients, and the mutation distribution in a large pediatric cohort in China. PLoS One, 8（9）：e74544.

Sun A, Crombez EA, Wong D, 2004. Arginase Deficiency. GeneReviews®［Internet］. Seattle（WA）：University of Washington.

van Vliet K, van Ginkel WG, Jahja R, et al, 2022. Neurocognitive outcome and mental health in children with tyrosinemia type 1 and phenylketonuria：a comparison between two genetic disorders affecting the same metabolic pathway. J Inherit Metab Dis, 45（5）：952-962.

第三章 金属代谢紊乱的遗传代谢性肝病

第一节 铜代谢紊乱

一、肝豆状核变性

肝豆状核变性（hepatolenticular degeneration，HLD）又称威尔逊病（Wilson disease，WD），是由编码ATP7B蛋白的*ATP7B*基因变异引起的铜代谢障碍性疾病。肝豆状核变性全球患病率为1/40 000 ～ 1/29 000，主要表现为进行性加剧的肢体震颤、肌强直、构音困难、精神症状、肝硬化和K-F环。

（一）发病机制

本病为常染色体隐性遗传病。致病基因*ATP7B*（OMIM 606882）位于染色体13q14.3，编码铜转运P型ATP酶或铜易位蛋白ATP7B。生理情况下，一方面，ATP7B蛋白将铜转运至铜蓝蛋白前体并与之结合，形成功能性铜蓝蛋白入血；另一方面，ATP7B蛋白将过量的铜转运至胆汁排泄。正常情况下，血浆中的大部分铜包含在铜蓝蛋白中，而血浆中的"游离"或非铜蓝蛋白结合铜含量低。肝细胞中的*ATP7B*基因变异可导致ATP7B蛋白功能受损，导致铜蓝蛋白合成减少和铜的胆道排泄障碍，致使铜在肝脏和肝外组织中累积。同时，血浆铜蓝蛋白通常低于正常水平，游离铜含量升高。目前，*ATP7B*基因已经鉴定出700多个变异，患者可以为一种致病变异的纯合子或携带两种不同致病变异的复合杂合子。特定人群中主要变异不同，8号外显子中的R778L变异在东南亚常见。肝豆状核变性患者临床症状的变异性和基因型-表型关系的分子机制尚未完全阐明。

目前认为氧化应激是与铜积累相关的肝损害的主要原因。细胞内的铜增加可诱导氧化应激反应，导致羟基自由基的产生、超氧化物歧化酶和谷胱甘肽的减少，从而造成细胞脂质、蛋白质和核酸的损伤。铜毒性的其他可能机制包括激活酸性鞘磷脂酶，触发凋亡二级信使神经酰胺的释放，以及通过与蛋白质硫醇基团的非特异性结合直接抑制酶活性。在亚细胞水平，线粒体是铜诱导毒性最敏感的靶点，线粒体损伤可导致肝细胞能量代谢受损，以及胆固醇生物合成相关基因下调，均可导致肝脏脂肪变性。

（二）临床表现

肝豆状核变性最常出现在5 ～ 35岁。临床表现十分复杂，主要取决于受影响的器官（主要为肝脏和神经系统）。

1.肝脏表现 肝病可以是最初的临床表现。因为肝豆状核变性患者铜的沉积主要出现在儿童时期，几乎涉及所有的肝豆状核变性病例。肝脏受累可以表现为无症状肝豆状核变性、急性肝炎、慢性肝炎、肝硬化及肝衰竭等多种临床形式。可有恶心、食欲减退、腹部不适、黄疸、肝脾大、胸腔积液/腹水或水肿、消化道出血、肝性脑病导致的精神状态改变等，与其他原因所致肝脏受损的症状难以区分。对于年轻患者，出现不明原因的转氨酶和胆红素轻度升高、黄疸发作、急性肝炎、肝衰竭及肝脾大时，均应筛查肝豆状核变性。

（1）无症状：肝豆状核变性是指常规体检发现转氨酶轻度增高、肝脾大或脂肪肝，或意外发现角膜K-F环阳性，但无症状，经进一步检查后确诊。3%～40%的患者为无症状肝豆状核变性，以青少年为主。多于体检或ATP7B基因家系筛查中偶然发现肝大、转氨酶升高。

（2）急性肝炎：肝豆状核变性导致的急性肝炎与其他病因所致的急性肝炎类似，可表现为黄疸、厌食、恶心、发热、腹部不适等。部分轻症患者的症状可自行消退，一些重症患者的病情可能迅速恶化并发生肝衰竭。

（3）急性或慢加急性肝衰竭：主要见于儿童和青少年，年轻女性多见（男∶女为1∶4），也可出现在突然停止螯合剂驱铜治疗的肝豆状核变性患者。初期表现类似于急性肝炎，但病情进展迅速，几天至数周出现肝功能急性失代偿。患者常出现严重的凝血功能障碍、肝性脑病及快速进展的肾衰竭。实验室检查提示胆红素明显升高（＞300μmol/L或17.5mg/dl），转氨酶尤其是ALT升高相对不明显（100～500IU/L），血清碱性磷酸酶正常或降低，血尿酸降低。肝细胞坏死后铜离子释放至血液循环，过多的铜离子影响红细胞膜，常出现Coombs阴性溶血性贫血。部分肝豆状核变性患者在发生急性肝衰竭时，存在进展期肝纤维化或肝硬化基础，考虑为慢加急性肝衰竭。

（4）慢性肝炎和肝硬化：肝豆状核变性慢性肝炎多见于青少年或年轻人。在出现肝功能异常前，患者可有乏力、厌食、恶心和腹部不适等表现。随着病情进展，患者出现肝纤维化、代偿或失代偿性肝硬化的表现，如肝掌、黄疸、腹水（自发性细菌性腹膜炎）、脾功能亢进及食管胃底静脉曲张破裂出血等。

（5）其他：肝豆状核变性患者因慢性溶血可发生混合性胆结石，以胆固醇为主，可出现胆结石的症状或并发症。肝豆状核变性的肝细胞癌、胆管癌发生率较低。

2.神经系统表现　肝豆状核变性出现神经系统表现的平均年龄为20～30岁。神经系统表现多种多样，但大多是指锥体外系功能障碍，症状可轻微，常缓慢进展，可有阶段性缓慢缓解或加重，也可快速进展，数月内导致严重失能，尤其是年轻患者。肝硬化患者神经系统表现可能被误认为肝性脑病。神经系统的常见表现有肌张力障碍、震颤、肢体僵硬和运动迟缓、精神行为异常及其他少见的神经系统症状。多个神经精神症状常同时出现，各个症状的轻重可能不同。神经性肝豆状核变性患者的脑脊液铜浓度升高，是非肝豆状核变性者或肝豆状核变性但无神经系统症状体征患者的3～4倍。有中枢神经系统症状的患者大多有较明显的肝病表现。

（1）肌张力障碍：肌张力障碍（11%～69%）可仅为轻度，也可严重影响患者日常活动能力，通常随着疾病进展而恶化，晚期常并发肢体严重痉挛。依据累及范围可为局灶性、节段性、多灶性或全身性。局灶性可表现为眼睑痉挛、颈部肌张力障碍（斜颈）、书写痉挛，以及呈现出夸张笑容的肌张力障碍性面部表情（痉笑面容）。声带、发音肌肉或吞咽肌肉的局灶性肌张力障碍可出现发声困难、构音障碍或吞咽困难和流涎。构音障碍是最常见的神经系统症状（46% ～ 97%）。构音障碍的类型可能不同，包括共济失调型构音障碍（不规则的言语间隔和音量），或者出现手足徐动型言语、发声过弱或痉挛型言语。

（2）震颤：可在休息时或活动时发生，表现为特发性震颤、意向性（动作性）震颤或姿势性震颤。严重的姿势性震颤呈"扑翼样震颤"，与肝性脑病等其他神经系统异常难以区分。

（3）肢体僵硬和运动迟缓：部分患者可出现肢体僵硬、运动迟缓或减少、书写困难、写字过小、行走缓慢，易被误诊为帕金森病。临床上青年人出现强直-震颤综合征时应考虑有无肝豆状核变性。

（4）精神行为异常：比较常见，甚至可早于肝损害和神经系统症状，也可是肝豆状核变性的首发症状，容易被忽略，且导致诊断延迟，直到出现肝脏或神经系统症状才被注意。精神症状也是多种多样的，情感障碍是最常见的表现，其他常见的表现还包括人格改变、抑郁、认知变化和焦虑等。青少年患者精神行为异常可表现为学习能力下降、情绪波动等，容易与青春期生理性情绪变化和性格改变混淆。在年长患者中，可出现类偏执妄想、精神分裂症样表现、抑郁状态甚至自杀等精神行为异常。

（5）其他少见的神经系统症状：少数患者可出现舞蹈样动作、手足徐动、共济失调等神经系统症状。肝豆状核变性患者也可表现为相对较为少见的癫痫。

3.眼部表现

（1）K-F环（Kayser-Fleischer ring，凯-弗环）：是铜沉积于角膜后弹力层而形成的特征性色素环，常为褐色或金色环，需要经验丰富的观察者经裂隙灯检查才能正确识别。K-F环是肝豆状核变性的典型特征之一。驱铜治疗过程中可逐渐消散。

（2）葵花样白内障：并不常见，是铜沉积于晶状体的结果，较为少见。一般也需要裂隙灯检查才能发现。

4.其他表现　肝豆状核变性还可以出现肾脏、骨关节等其他器官结构损害表现。肾脏损害可出现高钙尿、肾结石、肾小管性酸中毒、氨基酸尿和低磷血症。少数患者可有骨关节炎、骨质疏松症等。心脏损伤如心肌炎、心律失常等，内分泌异常如女性闭经、流产、男性乳房发育、睾丸萎缩等，以及偶见指甲蓝色隆突和黑棘皮病等，其他特征包括胰腺功能不全、糖尿病、巨人症和甲状旁腺功能减退。

（三）辅助检查

（1）血清铜蓝蛋白：正常为200 ～ 400mg/L，患者一般＜200mg/L，＜100mg/L强烈支持肝豆状核变性的诊断，100 ～ 200mg/L见于肝豆状核变性患者和部分杂合变异携带。约1/3的肝豆状核变性患者铜蓝蛋白正常。铜蓝蛋白降低也见于肝硬化、吸收不良和肾脏疾病。脑病型肝豆状核变性患者的血清铜蓝蛋白水平通常低于肝病型肝豆状核变性。

（2）血清铜：肝豆状核变性患者的血清铜为铜蓝蛋白结合铜，以及非铜蓝蛋白结合铜或游离铜的总和。通常与铜蓝蛋白水平成比例降低。铜蓝蛋白水平下降，血清铜的水平正常或升高，表明血液中非铜蓝蛋白结合铜升高，提示肝豆状核变性。大多数初治患者游离铜（正常＜150μg/L）升高至200μg/L以上。慢性胆汁淤积症和铜中毒等疾病，也可以导致血清游离铜升高。其诊断价值较差，对药物治疗的监测更有价值。

（3）24小时尿铜：24小时尿铜排泄量可间接反映血清游离铜水平，有助于肝豆状核变性的诊断和治疗监测。尿铜排泄量受24小时肌酐清除率影响，患者合并肾衰竭时则不适用。未经治疗且有症状者，24小时尿铜＞100μg对诊断肝豆状核变性非常有价值。儿童24小时尿铜≥40μg应进一步排查肝豆状核变性。

（4）D-青霉胺激发试验：可为有症状的儿童提供进一步的肝豆状核变性诊断证据，如果基础尿铜排泄量＜100μg/24h，可进行D-青霉胺激发试验。该试验仅在儿童人群中标准化。在24小时尿液收集期间，在开始时和12小时后分别口服500mg D-青霉胺，尿铜排泄量增加5倍，对诊断肝豆状核变性有重要意义。

（5）基因检测：筛查ATP7B基因的功能缺失变异对诊断有指导意义，可以通过识别复合杂合子状态的两个致病变异或纯合子状态的单一致病变异确定诊断。截至2020年4月，人类基因变异数据库已免费公开877个ATP7B基因变异，其中794个具有明确致病作用。ATP7B基因变异以错义变异为主。欧洲肝豆状核变性患者人群中最常见的变异为p.H1069Q；亚洲人群的常见变异为p.R778L。我国肝豆状核变性患者主要有3个高频致病变异，即p.R778L、p.P992L和p.T935M。

（6）肝活检和肝功能测定：肝豆状核变性的组织学表现多样，无特异性。罗丹宁和Timm染色可用于显示肝内铜颗粒，但诊断价值有限。肝铜测定对组织学诊断肝豆状核变性有重要意义。正常肝铜含量＜50μg/g干重，肝豆状核变性患者＞250μg/g干重。

（7）脑MRI：肝豆状核变性脑部病变主要累及豆状核（壳核及苍白球）与尾状核，其次为丘脑、中脑（红核、黑质）、脑桥、小脑齿状核等。肝豆状核变性脑MRI典型表现为T_2加权像显示的对称性高信号变化，特别是壳核、尾状核、丘脑和苍白球。可在中脑观察到"大熊猫的脸"。严重的神经系统肝豆状核变性，中脑和大脑皮质可见弥漫性脑萎缩。

（四）诊断

肝豆状核变性的临床表现差异很大，需要结合临床特征、铜代谢相关的检测（血清铜、铜蓝蛋白、尿铜排泄、肝铜含量）和基因检测来确定诊断。Leipzig评分系统是基于所有可用测试的诊断评分，具有良好的诊断准确性，总分≥4分可确诊，3分为可能诊断，≤2分则排除诊断（表3-1）。

表3-1　Leipzig评分系统

临床症状与体征	评分	其他检查	评分
K-F环		肝组织铜定量（无胆汁淤积的情况下）	
阳性	2	正常＜50μg/g（0.8μmol/g）	−1
阴性	0	50～250μg/g（0.8～4μmol/g）	1
存在神经系统症状和（或）脑MRI异常		＞250μg/g（＞4μmol/g）	2
严重损伤	2	罗丹宁染色阳性颗粒[*]	1

续表

临床症状与体征	评分	其他检查	评分
轻微损伤	1	尿铜定量（无急性肝炎的情况下）	
无异常	0	正常	0
铜蓝蛋白		（1～2）×ULN	1
正常（＞0.2g/L）	0	＞2×ULN	2
0.1～0.2g/L	1	正常但青霉胺激发试验＞5×ULN	2
＜0.1g/L	2	基因检测	
Coombs阴性溶血性贫血		2条染色体均检测到变异	4
有	1	仅1条染色体检测到变异	1
无	0	未检测到突变	0

注：ULN，正常值上限。

＊如不能进行肝铜定量时采用。

（五）治疗

肝豆状核变性需要早期诊断，终身治疗，定期监测。根据患者病情制定合适的治疗方案。治疗期间应定期监测评估，包括铜状态、肝功能、神经和精神状态、疾病对其他器官的影响及药物不良反应。目前主要治疗方法包括药物治疗和肝移植。

1.饮食治疗 肝豆状核变性患者应避免食用富铜食物（如贝类、坚果、巧克力、动物内脏等），不用铜制的餐具及用具。

2.药物治疗

（1）D–青霉胺（D-penicillamine，DP）：是肝豆状核变性的标准治疗药物。DP通过二硫键与铜结合，促进铜从尿液排泄，每克可以促进尿中200mg铜的排泄。DP还能诱导肝脏金属硫蛋白并使其无毒。应用前需做青霉素皮试，阴性者方可用。儿童DP剂量为20mg/（kg·d），成人为750～1500mg/d，分2～3次口服；应先从小剂量开始应用，逐渐加量。餐前1小时或餐后2小时给药。儿童、孕妇和患有营养不良并发症者，还应补充维生素B$_6$ 20～40mg/d。DP的不良反应通常发生在2周内，可发生皮疹、发热、蛋白尿、中性粒细胞减少症或血小板减少症等，需要立即停药。症状轻者可采用脱敏治疗，过敏症状消失以后再从小剂量开始。长期应用可发生以血尿、蛋白尿为特征的狼疮样综合征，关节痛，骨髓毒性伴严重血小板减少或发育不全，以及DP抗胶原作用相关的皮肤变化，如皮肤松弛、天疱疮、扁平苔藓和口腔炎。

（2）二巯丙磺酸钠（sodium dimercaptosulphonate，DMPS）、二巯基丁二酸（dimercaptosuccinic acid，DMSA）：为含有两个巯基的金属螯合剂，推荐用于有神经和精神症状、轻中度肝损害及不能耐受DP的肝豆状核变性患者。DMPS 5mg/kg静脉注射，3次/日或者DMPS 1.0～1.5g加入5%葡萄糖溶液500mL中静脉滴注，1次/日，5日为1个疗程，暂停2日后可进行第2个疗程，总疗程至少6～10周。DMSA为口服胶囊制剂，成人750～1000mg/d，儿童10～20mg/（kg·d），均分2次口服，可长期维持治疗。两药不良反应相对较少。

（3）曲恩汀（盐酸三乙烯四聚胺）：作用机制与DP类似。儿童推荐剂量为20mg/（kg·d），成人剂量为750～1500mg/d，分2～3次口服，需餐前1小时或餐后2～3小时给药。曲恩汀也可螯合铁，如有必要应补充铁。必须冷藏，不良反应相对较少。

（4）锌剂：锌通过诱导肠黏膜细胞合成金属硫蛋白，优先结合被吸收的铜，将其滞留于肠黏膜细胞中，阻止其进入门静脉循环；也可诱导肝细胞表达金属硫蛋白，结合多余的铜。其可作为症状前患者或有症状的神经系统肝豆状核变性患者的一线用药。常用的锌剂包括硫酸锌、醋酸锌和葡萄糖酸锌。首选醋酸盐，因其胃肠道不良反应发生率较低。推荐剂量为5岁以下儿童25mg元素锌，每日2次；5岁及以上儿童，体重<50kg，75mg/d；儿童体重>50kg及成人，150mg/d。锌剂不宜与食物同服。

3.肝移植　可为肝豆状核变性患者提供正常ATP7B蛋白，纠正肝脏铜代谢缺陷并逐渐逆转肝外铜代谢异常，使肝豆状核变性患者肝脏功能恢复正常，并消除门静脉高压。肝移植是肝豆状核变性急性肝衰竭、失代偿期肝硬化药物治疗无效或不能耐受患者最有效的治疗手段。肝豆状核变性成人患者肝移植后根据个体化情况，坚持低铜饮食及小剂量锌剂治疗，肝豆状核变性儿童患者肝移植后不再需要药物维持治疗。

（六）典型病例

1.病例介绍　患者，男，37岁，主因"发现肝功能异常10余年"入院。患者10余年前体检发现肝功能异常（具体不详），腹部B超提示轻度脂肪肝，无不适，未系统诊治。5年前再次体检仍有肝功能异常：ALT 89U/L，AST 65U/L，GGT 112U/L，ALP 126U/L，TBIL 21μmol/L，ALB 38g/L，腹部B超示轻至中度脂肪肝，脾脏大小正常。此后每年规律体检，GGT进行性升高，转氨酶及ALP大致同前，血常规示白细胞、血小板计数进行性下降，腹部影像学提示肝脏形态异常，多发结节样强回声，门静脉逐渐增宽至14mm，脾脏逐渐增大。10天前于外院复查血常规：WBC $2.65×10^9$/L，PLT $51×10^9$/L。肝功能：ALT 56U/L，AST 67U/L，GGT 397U/L，ALP 187U/L，TBIL 44.9μmol/L，DBIL 10.3μmol/L，ALB 35.9g/L。腹部增强CT：①肝硬化、脾大、门静脉高压、食管胃底静脉曲张；②肝脏多发再生结节；③胆囊壁水肿，胆囊炎。患者为进一步诊治入笔者所在医院。患者起病以来，神志清楚，精神可，睡眠饮食可，大小便正常，体重无明显波动。

入院后查体：体温36.5℃，心率65次/分，呼吸16次/分，血压91/52mmHg。神志清楚，精神可，面色可，可见肝掌，蜘蛛痣阴性。心肺查体未见异常。腹部平软，全腹无压痛、反跳痛，肝脾未触及。肝浊音界大致正常，肝区无叩痛。移动性浊音阴性。双下肢无水肿。神经系统未见异常。

入院初步诊断：肝硬化代偿期，门静脉高压，脾大伴脾功能亢进，食管胃底静脉曲张。

入院后完善检查：血常规WBC $2.65×10^9$/L，HGB 134g/L，PLT $51×10^9$/L，网织红细胞（Ret）4.3%；尿、便常规未见异常；肝功能ALT 40U/L，AST 49.3U/L，ALP 182U/L，GGT 360U/L，TBIL 38.39μmol/L，DBIL 10.83μmol/L，ALB 30.1g/L，胆碱酯酶（CHE）4890U/L；凝血功能：PTA 61.90%，国际标准化比值（INR）1.45；病毒学方面：乙肝五项、丙肝抗体、EBV DNA、CMV DNA均阴性；自身免疫方面：IgG、IgM正常，自身免疫抗体、抗中性粒细胞胞质抗体（ANCA）未见异常；Coombs试验阴性，

甲状腺功能正常。遗传代谢方面：铜蓝蛋白（CER）0.17g/L，24小时尿铜511.7μg（参考范围15～60μg），铁蛋白166.70ng/ml，转铁蛋白饱和度79.78%。上腹部增强MRI（图3-1）：①肝硬化，弥漫硬化结节；肝S8包膜下高强化结节，考虑再生结节；②脾大、门静脉高压、食管胃底静脉曲张；③肝门区肿大淋巴结。胃镜（图3-2）：食管静脉曲张（中度），胃底静脉曲张可能，门静脉高压性胃病。眼科检查：角膜可见K-F环。

基因检测（图3-3）：*ATP7B*基因检测提示检出多个杂合变异，c.2333G＞T（p.R778L）（8号外显子）、c.3715G＞T（p.V1239F）（18号外显子）、c.3419T＞C（p.V1140A）（16号外显子）。其中，16号外显子检出变异为SNP，其余2个变异位点均为可能致病变异。

根据2001年德国莱比锡（Leipzig）第八次肝豆状核变性国际会议制定的评分系统：患者K-F环阳性，＋2分；血清铜蓝蛋白降低0.17g/L（0.1～0.2g/L），＋1分；24小时尿铜大于2倍ULN，＋2分；基因检测发现多个致病变异，＋2分（因未做家系基因检测，

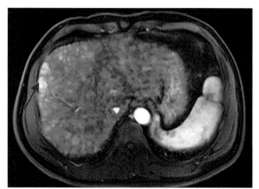
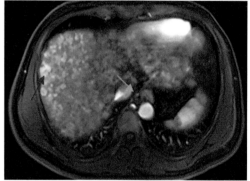

图3-1 腹部MRI表现

红色箭头所示为肝脏结节，蓝色箭头所示为食管静脉曲张

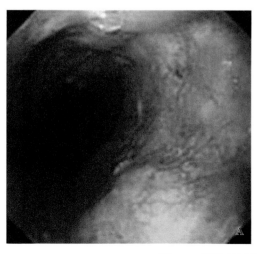
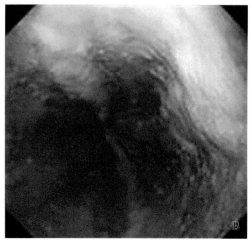

图3-2 胃镜所示食管中下段静脉曲张

A. 食管中段；B. 食管下段

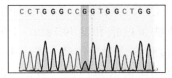
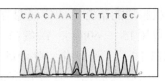

图3-3 基因检测结果

不能确定该患者所携带的2个杂合变异是否分别来自2条染色体，故评定2分）。总分7分。结合临床，可排除其他肝功能异常原因，肝豆状核变性诊断成立。

确定诊断：肝豆状核变性；肝硬化代偿期，门静脉高压，脾大伴脾功能亢进，食管静脉曲张（中度），胃底静脉曲张可能，门静脉高压性胃病。

治疗及转归：低铜饮食、营养指导；行青霉素皮试阴性，给予D-青霉胺驱铜治疗，剂量由250mg每日1次逐渐增加至250mg每日4次，同时补充维生素B_6，患者复查肝脏生化：ALT 33U/L，AST 40U/L，ALP 188U/L，GGT 216U/L，TBIL 25.62μmol/L，DBIL 7.60μmol/L，ALB 34.3g/L，CHE 4950U/L。患者因个人原因暂未复查24小时尿铜。未出现腹水、食管胃底静脉曲张破裂出血等并发症，未出现发热、皮疹、骨髓抑制、肾损害等不良反应，目前正在进一步随访中。

2.讨论 肝豆状核变性临床表现复杂多样，主要累及肝脏及神经系统，对于任何不明原因的肝功能异常、肝硬化，无论是否合并神经系统异常，都要考虑肝豆状核变性的可能，尤其是儿童及青少年患者，更应警惕。

肝脏是肝豆状核变性最常受累的器官之一，临床上可有无症状肝功能异常或脂肪肝、急慢性肝炎、急性肝衰竭、肝硬化等多种表现，需与其他肝病，如病毒性肝炎、自身免疫性肝病、药物性肝损伤等鉴别。血清铜蓝蛋白、24小时尿铜、血清铜、眼角膜K-F环检测等的开展，有利于对肝豆状核变性进行初步筛查。*ATP7B*基因检测对肝豆状核变性的诊断具有重要意义，也有少部分临床诊断较为明确的患者仅可检出单一杂合变异。肝豆状核变性患者的肝脏病理改变缺乏特异性，通常在临床症状和无创检查不能确诊或怀疑其他或叠加有其他肝脏病变时，才需要肝活检。铜染色阴性并不能排除肝豆状核变性诊断。此外，尚需与胆汁淤积性肝病所致继发性铜沉积鉴别。

需要强调的是，肝豆状核变性是可以药物治疗的遗传代谢性疾病，一旦确诊，需及时治疗、终身治疗，其长期预后取决于开始治疗的时机及患者的依从性。对于急性肝衰竭或终末期肝病患者，可考虑肝移植治疗。

（张 维 韩 莹 郑素军 段钟平）

二、MEDNIK综合征

MEDNIK综合征是一类罕见的铜代谢疾病，为常染色体隐性遗传病，神经系统和皮肤是主要受累器官。本病由*AP1S1*基因（OMIM 603531）变异引起，*AP1S1*基因编码衔接蛋白复合体-1（AP1）σ1A亚基，介导铜泵ATP7A和ATP7B的细胞内转运。AP1S1变异通过影响铜ATP酶转运影响全身铜代谢，造成低血铜、低铜蓝蛋白血症及肝铜积累，与肝豆状核变性相似。临床表现为精神发育迟缓、肠病、耳聋、周围神经病、鱼鳞病及皮肤角化。文献报道的MEDNIK综合征患者脑MRI的特征性表现为脑萎缩，部分报道的病例存在基底节对称的T_2高信号，主要累及尾状核和壳核。MEDNIK综合征患者的肝脏疾病可以通过锌治疗显著改善。醋酸锌治疗可显著改善肝脏铜和胆汁淤积，并可明显改善患者的临床症状和神经系统症状。

（赵　景　张　维　段钟平）

第二节　铁代谢紊乱

遗传性血色病

遗传性血色病（hereditary hemochromatosis，HH）是由于铁调节相关基因变异导致铁代谢异常，过多的铁沉积在肝脏、心脏、胰腺、性腺等器官，造成组织纤维化和结构改变，最终导致器官功能障碍和衰竭。临床表现为肝硬化、肝细胞癌、心力衰竭、糖尿病、性功能障碍等。遗传性血色病在全球皆有报道，但在北欧尤其是日耳曼人或者凯尔特人后裔中最为常见，流行率可达1/250～1/220。

（一）遗传性血色病的分类

遗传性血色病根据致病基因不同，分为*HFE*相关血色病（1型）和非*HFE*相关血色病（2～4型）。85%～95%的遗传性血色病是*HFE*相关血色病。非*HFE*相关血色病主要包括青少年型血色病（2型）、转铁蛋白受体2（transferrin receptor-2）编码基因*TFR2*变异所致血色病（3型）、膜铁转运蛋白（ferroportin，FPN）编码基因*SLC40A1*变异导致的血色病（4型）。青少年型血色病铁沉积进展迅速，由两种不同的基因变异导致，最常见的变异是位于染色体1q上的编码铁调素调节蛋白（hemojuvelin，HJV）的基因*HJV*变异，另一种是较为少见的编码铁调素（hepcidin）的基因*HAMP*变异，铁调素是肝脏产生的由25个氨基酸组成的肽，可下调铁的吸收。*TFR2*基因变异导致常染色体隐性遗传的血色病，临床表现与*HFE*相关血色病类似，铁主要沉积在肝实质细胞内。编码膜铁转运蛋白的*SLC40A1*基因变异所致血色病可分为膜铁转运蛋白病A型和B型，较为少见。非洲铁过载主要分布在撒哈拉以南非洲地区。遗传性血色病的具体分类见表3-2。

表3-2　遗传性血色病的分类

*HFE*相关（1型血色病）
　C282Y/C282Y纯合变异
　C282Y/H63D复合杂合变异
　其他*HFE*变异
非*HFE*相关
　铁调素调节蛋白基因*HJV*变异（2A型血色病）
　铁调素基因*HAMP*变异（2B型血色病）
　转铁蛋白受体2基因*TFR2*变异（3型血色病）
　膜铁转运蛋白基因*SLC40A1*变异（4型血色病）
　非洲铁过载

（二）机体正常铁调节

铁调素是调节人体铁代谢的重要物质，主要由肝细胞产生，是由25个氨基酸组成的小肽类物质。生理情况下人体内铁调节过程（图3-4）：血浆或肝细胞内铁增加，激活两条信号通路，胞外信号调节激酶（ERK）/丝裂原活化蛋白激酶（MAPK）通路与骨形成蛋白（BMP）/Sma和Mad相关蛋白（Smad）通路，进而使铁调素的表达增加。这两条通路之间可能也具有相互作用。铁调素作用于FPN，促进其内化降解，从而抑制十二指肠铁吸收，减少脾脏中来源于正常红细胞降解（红细胞吞噬）的铁释放。通过上述调节过程，血浆铁下降，使血清铁达到动态平衡。

（三）遗传性血色病发生铁过载的机制

按照是否存在铁调素缺乏，遗传性血色病可分为铁调素缺乏相关血色病和膜铁转运蛋白病。铁调素缺乏是遗传性血色病最常见的特点，铁调素缺乏导致膜铁转运蛋白不能内化、降解，其转运铁的活性增加，进而血浆铁、转铁蛋白饱和度增加，肝细胞内铁负荷过重，导致血色病发生。铁调素缺乏相关血色病包括：①*HFE*相关血色病，主要是C282Y纯合变异，少部分为C282Y复合杂合变异；②非*HFE*相关血色病，主要是编码影响铁调素合成蛋白的基因变异，如*HJV*或*HAMP*，或者*TFR2*变异导致铁调素表达下调和（或）活性下降。此外，铁调素抵抗的表现与铁调素缺乏相同，这种情况见于*SLC40A1*变异，改变了膜铁转运蛋白"铁调素受体"功能，这类疾病被称为膜铁转运蛋白病（ferroportin disease）B型。

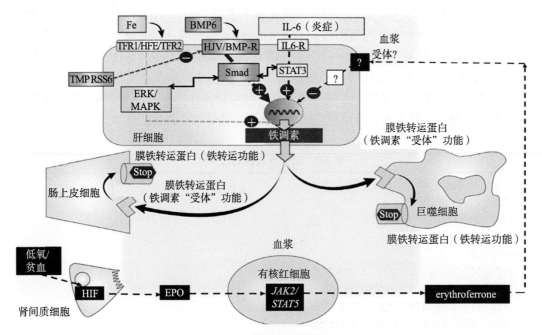

图3-4 生理情况下的铁调节

引自 Brissot P，Loréal O. 2016. Iron metabolism and related genetic diseases：a cleared land，keeping mysteries. J Hepatol，64（2）：505-515.

经典的膜铁转运蛋白病，即膜铁转运蛋白病A型，是因*SLC40A1*基因变异，改变了膜铁转运蛋白输出铁的特性，导致细胞内铁贮留。其典型特点：①血清铁蛋白升高，转铁蛋白饱和度正常或降低；②铁主要沉积在巨噬细胞系统，肝活检可见铁沉积于库普弗细胞，腹部MRI显示脾脏铁过载，而肝脏无铁过载（图3-5）。

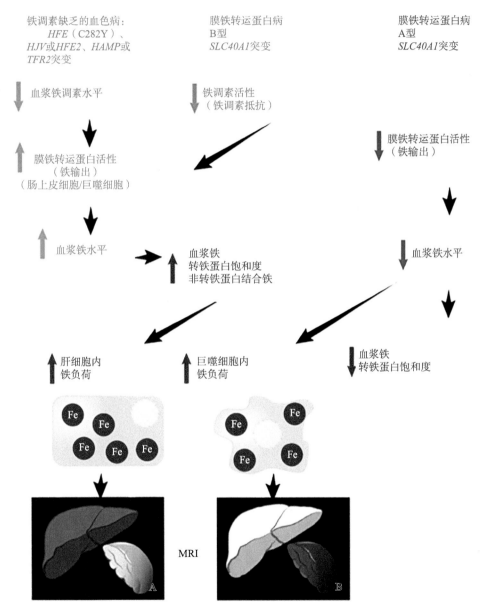

图3-5 遗传性血色病发生铁过载的机制

A. 铁调素缺乏或铁调素抵抗相关血色病：血浆铁增加导致非转铁蛋白结合铁增加，最终肝实质细胞内铁负荷增加；B. 膜铁转运蛋白病：巨噬细胞膜铁转运蛋白铁输出的功能受损，导致巨噬细胞内铁贮留，血浆铁水平降低（白色：无铁过载；浅灰色：中度铁过载；深灰色：重度铁过载）

引自 Brissot P，Loréal O. 2016. Iron metabolism and related genetic diseases：a cleared land，keeping mysteries. J Hepatol，64（2）：505-515.

（四）临床表现

遗传性血色病的发病与种族、性别等因素相关，发病年龄通常在40～60岁，20岁之前发病罕见，青少年型血色病可在20岁左右发病，男性发病率是女性的10倍。临床表现多缺乏特异性。症状多与受累器官组织包括肝脏、内分泌腺和心脏等相关，疾病严重程度与基因变异类型造成血清铁负荷的速度有关。临床症状如下：

1.皮肤表现 皮肤呈青灰色变化，因黑色素沉积在基底层，整个萎缩的表皮都有颜色改变。

2.肝脏表现 可表现为肝大和（或）脾大，进展至肝硬化时可导致门静脉高压、食管静脉曲张。血色病所致肝硬化患者中有15%～30%发生肝细胞癌。肝细胞癌在老年人中有可能是首发症状。

3.内分泌系统表现 铁沉积在胰腺可出现内分泌功能不全，表现为糖尿病。铁沉积在腺垂体，导致垂体功能受损，促性腺激素水平降低，患者可能出现性欲缺失，女性患者会出现停经，男性患者出现睾丸萎缩、皮肤萎缩、第二性征消失等；同时可出现甲状腺功能减退、肾上腺皮质功能不全等。

4.心脏表现 心肌细胞与肝细胞一样，对非转铁蛋白结合铁具有高度亲和力。心脏的铁沉积主要发生在心室肌细胞，引起心肌纤维改变，出现心室收缩功能不全；心律失常也经常发生，甚至出现恶性心律失常。少部分患者会发生心力衰竭，严重者出现心脏性猝死。

5.关节病变 部分患者以关节病变为首发表现。大约2/3的患者会出现特异性的关节病变，最常见于第二、三掌指关节。腕部、髋部、踝部都可能受累。X线片显示肥大性骨关节炎，软骨钙质沉着于半月板和关节软骨。45%的患者会有关节疼痛。

临床病因不明的肝硬化、古铜色皮肤、糖尿病、关节炎和心脏病患者都应做血色病筛查。

（五）临床分期

欧洲肝病研究学会血色病诊治指南将遗传性血色病的病程分为3期：

1期（遗传易感期）：携带遗传性血色病相关的基因变异，但无铁指标异常，具有"遗传易感性"。

2期（铁过载期）：携带遗传性血色病相关的基因变异，伴铁指标异常（铁蛋白、转铁蛋白饱和度增高）。

3期（器官损害期）：携带遗传性血色病相关的基因变异，伴铁指标异常（铁蛋白、转铁蛋白饱和度增高），铁沉积达到一定程度时出现组织、器官损伤。

（六）辅助检查

1.铁指标检测

（1）血清铁蛋白（SF）：是体内一种贮存铁的可溶性组织蛋白，正常人血清中含有少量铁蛋白，反映体内铁贮存的情况，是目前最常用的评价铁过载的生化学指标，可用于血色病的初筛及疗效观察。不同的检测方法有不同的参考值，一般参考范围男性

20 ～ 200μg/L，女性15 ～ 150μg/L。

（2）转铁蛋白饱和度（transferrin saturation，TS）：主要反映体内铁代谢情况，计算公式为血清铁/总铁结合力×100%。参考范围：20% ～ 50%。血色病时血清铁增加，故TS升高。美国肝病学会和欧洲肝病学会血色病诊治指南均推荐TS≥45%作为血色病筛查的标准。遗传性血色病患者的TS甚至可高达100%。在血色病时SF和TS联合应用可提高诊断的准确性。

2.腹部MRI　由于铁具有磁感应性，当组织含铁量增加时，MRI可见信号改变，表现为肝脏T$_2$相信号显著降低（可与脊柱旁肌肉信号比较）。MRI在遗传性血色病中的应用：可确定肝脏内铁分布的情况；鉴别铁过载是实质细胞型（脾脏信号正常，肝脏、胰腺、心脏信号降低）还是间质细胞型（脾脏信号降低）。应用特殊的MRI扫描序列及图像后处理软件，可完成肝铁含量的无创定量评估。

3.肝活检　肝脏中的铁沉积，用普鲁士蓝染色后表现为颗粒状；铁沉积在肝细胞膜结合的溶酶体中，HE染色表现为金褐色的折光颗粒。

肝脏铁沉积组织学模式：实质细胞型、间质细胞型、混合型（实质细胞+间质细胞）。肝组织铁沉积的模式是鉴别遗传性和继发性血色病的重要指标。遗传性血色病表现为实质细胞型，铁以肝细胞内沉积为主，铁沉积从1带至3带逐渐减少（图3-6）；继发性血色病表现为间质细胞型，铁以巨噬细胞内沉积为主（图3-7）。胆管内铁沉积是遗传性血色病的特点。混合型铁沉积具有实质细胞型和间质细胞型的特点（图3-8），常见于遗传性、继发性血色病并存或严重铁过载的情况。

4.基因检测　目前国内外已建立多种方法进行血色病相关基因的变异检测，包括聚合酶链反应（PCR）分析技术、变性高效液相色谱（DHPLC）分析技术、DNA测序技术、DNA微阵列及高分辨率溶解曲

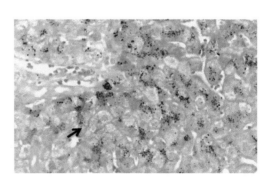

图3-6　实质细胞铁沉积为主型
箭头指示肝细胞内铁沉积（普鲁士蓝染色，×400）

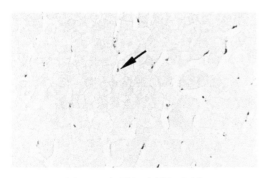

图3-7　间质细胞铁沉积型
箭头指示巨噬细胞内铁沉积（普鲁士蓝染色，×400）

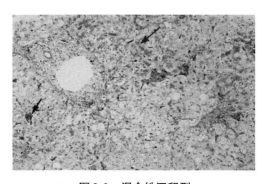

图3-8　混合铁沉积型
红箭头指示肝细胞内铁沉积，黑箭头指示巨噬细胞内铁沉积（普鲁士蓝染色，×100）

线分析（HRM）技术等，并已得到广泛应用。临床上不明原因的肝功能异常及肝硬化患者（若TS＞45%、血清铁蛋白水平升高）、诊断明确的血色病患者一级亲属，均推荐进行基因检测。

目前欧美遗传性血色病患者的主要致病变异、基因型与表型关系较明确，已发布相应的指南指导临床诊治；但我国遗传性血色病的基因谱不明，基因型与表型关系不清，还需进一步研究。

（七）遗传性血色病的诊断和鉴别诊断

临床上出现无法解释的肝功能异常、肝硬化、古铜色皮肤、糖尿病及其他内分泌功能障碍、关节炎症、心脏病，需考虑遗传性血色病的可能，结合患者转铁蛋白饱和度、铁蛋白升高，影像学检查、肝组织活检提示肝脏铁过载，应该进一步行遗传性血色病基因检测以明确诊断。当血清铁蛋白＞1000ng/ml时，应考虑行肝活检明确肝纤维化的阶段，除非临床已明确诊断肝硬化。对于明确诊断的血色病患者，应全面评估受累器官的功能损伤情况。

临床上如果转铁蛋白饱和度正常而铁蛋白升高，应排除引起铁蛋白升高的其他常见原因，如慢性肝病、代谢综合征、炎症、肿瘤等。如果能排除这些病因，或者在去除这些病因后铁蛋白仍升高，则行MRI检查或肝活检明确肝铁含量是否增加，如果增加，则需考虑非*HFE*相关铁过载。

（八）遗传性血色病的治疗

1.去除体内过多的铁 放血疗法是各种类型遗传性血色病的一线治疗方法，可以使过多的铁排出体外，使组织内铁贮存降至正常。如果在患者发展至肝硬化和糖尿病之前诊断并开始治疗，可提高生存率；改善生活质量；改善心功能；有助于糖尿病的控制，减轻腹痛，逆转肝纤维化（大约30%），减轻皮肤色素沉着，使肝功能恢复正常。但是，放血疗法不能逆转已发生的肝硬化，不能改善关节病（或轻度改善），亦不能使已萎缩的睾丸逆转。

放血疗法每周或每2周一次，每次400～500ml，治疗目标是血清铁蛋白水平50～100μg/L，达到目标后进行维持治疗。放血疗法的间隔时间或每次放血的量需要根据患者具体情况进行调整，以维持血红蛋白110～120g/L、血清铁蛋白水平50～100μg/L。

妊娠期妇女每日丢失1g铁，因此妊娠期妇女即使铁蛋白升高，也不进行放血疗法，直至妊娠结束；不常规补充铁剂，除非存在铁缺乏。需要监测血清铁蛋白水平。患者若存在血色病相关的心脏疾病，需权衡放血疗法的利弊，再决定是否进行放血疗法。

2.驱铁药物 驱铁药物治疗可用于放血疗法不耐受或禁忌的患者。

（1）去铁胺（deferoxamine）：皮下注射，与铁螯合后通过尿液排泄，在其他铁过载疾病中应用较多，但在遗传性血色病中应用少，对心肌中的铁去除不充分，价格高。副作用包括注射反应，听力、视力异常，骨骼发育异常，锌缺乏。

（2）地拉罗司（deferasirox）：口服制剂，与铁螯合后通过粪便排泄，目前在遗传性血色病中的应用较少，对血色病性心肌病的治疗作用不确定，价格高。副作用包括胃肠道症状、皮疹、听力及视力异常、转氨酶升高、血清肌酐升高，甚至严重肝肾功能损害或骨髓毒性。

3.红细胞单采术（erythrocytapheresis） 欧洲近年研究报道红细胞单采术用于遗传性血色病的治疗，但尚未广泛开展。这种方法的优点：能快速排出体内过多的铁，减少达到目标铁蛋白需要的治疗次数，对于严重铁过载患者可能更有效。缺点：临床应用的经验有限，需要特殊的仪器和设备、经专业培训的操作人员，费用高昂。

4.饮食管理 对遗传性血色病患者的饮食建议：①避免补充铁剂；②适当食用红肉；③适量饮酒（无肝损害的患者可少量饮酒，转氨酶升高或肝大的患者禁止饮酒或极少量饮酒，肝硬化患者应戒酒）；④限制补充维生素C。

5.肝移植 疾病进展至失代偿期肝硬化或发生肝细胞癌等严重并发症，放血疗法或驱铁治疗难以使肝功能恢复正常的患者有肝移植治疗的指征。

（九）筛查

遗传性血色病先证者的一级亲属应进行筛查，有助于对家族成员的早期诊断和治疗，预防并发症的发生。筛查内容包括血清铁指标（转铁蛋白饱和度和血清铁蛋白）和血色病基因检测。

（张 伟 欧晓娟）

（十）典型病例

1.1型遗传性血色病

（1）病例介绍：患者，男，28岁，主因"反复转氨酶升高8年，加重3个月"入院。患者8年前体检发现转氨酶轻度升高（具体不详），无伴随症状，未重视及诊治。3个月前，因乏力、腹痛、腹泻就诊当地市级医院；肝脏生化：ALT 423.7U/L，AST 211.6U/L；上腹部MRI平扫+增强提示，肝血色素沉着，肝左叶内侧段等T_1、等T_2信号影，考虑为正常肝组织，建议观察。诊断为"胃肠炎，急性肝损害"，予保肝、补液等治疗，腹痛、腹泻症状缓解，转氨酶下降但仍异常。20余天前患者于省会城市医院复查，血清ALT 106U/L，AST 41U/L；铁蛋白3033.2ng/ml；自身免疫抗体均阴性。血清铁38μmol/L，总铁结合力44μmol/L；考虑"血色病可能"，建议至更权威的医院肝病中心进一步诊治。患者自发病以来，精神、食欲、睡眠正常，大小便如常，体重未见明显波动。

入院后查体：体温36.3℃，心率75次/分，呼吸16次/分，血压115/60mmHg。神志清楚，精神可，无皮肤色素沉着，无肝掌、蜘蛛痣。无关节畸形。心肺查体未见异常。腹软，全腹无压痛、反跳痛，肝脾肋下未及，移动性浊音阴性。双下肢无水肿。神经系统未见异常。

入院初步诊断：肝功能异常；遗传性血色病可能性大。

辅助检查：血常规WBC $4.55×10^9$/L，HGB 142g/L，PLT $195×10^9$/L；肝脏生化：ALT 80U/L，AST 47U/L，GGT 23U/L，ALP 105U/L，TBIL 8.99μmol/L，ALB 42.1g/L，CHE 9.31kU/L；凝血功能PTA 93%；病毒学标志物甲肝病毒（HAV）、乙肝病毒（HBV）、丙肝病毒（HCV）、戊肝病毒（HEV）、EBV、CMV均阴性。自身免疫指标阴性。免疫球蛋白均正常。铁蛋白2153ng/ml（正常值＜300ng/ml）。血清铁38μmol/L（正

常值＜25μmol/L），转铁蛋白饱和度86.4%（正常值＜45%）。内分泌六项：正常范围。血糖、甲状腺功能：正常范围。超声心动图：未见异常。

影像学检查：腹部MRI示肝脏形态略显饱满，T$_1$WI显示肝脏、脾脏实质信号弥漫性降低，第二回波序列信号明显低，以上考虑符合原发性血色病。MRI铁定量：肝脏重度铁沉积。组织学检查：肝细胞中大量铁沉积，并伴有少量库普弗细胞铁沉积。

基因检测：HFE基因序列分析显示两个杂合变异p.C282Y和p.R71X（图3-9）。该家族的谱系分析显示，患者的父亲和母亲分别携带HFE基因杂合变异p.C282Y和p.R71X，提示该患者的HFE基因两个变异p.C282Y/p.R71X为复合杂合变异，分别来自其父亲和母亲。

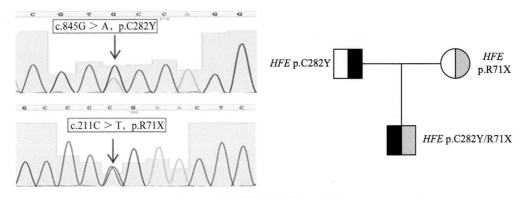

图3-9　基因检测结果及家系分析

诊断分析：该患者排除其他病因引起的肝功能异常，转铁蛋白饱和度、铁蛋白显著升高，影像学及组织学提示肝内大量铁沉积，基因检测存在HFE基因复合杂合变异，故诊断为遗传性血色病。目前，遗传性血色病根据不同的基因类型分为1型、2A型、2B型、3型、4型。其中1型是由HFE基因变异造成细胞转铁功能障碍，体内铁负荷加重并沉积在脏器引起疾病，本例患者基因检测为HFE基因p.C282Y和p.R71X复合杂合变异，故分型为1型。

确定诊断：1型遗传性血色病。

治疗及转归：此患者在14个月内进行了32次静脉放血治疗，平均每2周一次；总计放血11.8L，平均每次放血约400ml。复查AST和ALT恢复正常，铁蛋白水平降至28ng/ml，复查腹部MRI提示铁沉积较前明显减轻。

（2）讨论：遗传性血色病是由于铁调节相关基因变异，引起食物中的铁过度吸收，而沉积在肝脏、心脏、胰腺等脏器，导致多脏器功能受损，引起肝功能异常、肝硬化、肝癌、糖尿病、心功能不全等相应的临床症状。因此，在临床上对任何不明原因的肝功能异常、肝硬化都需要做遗传性血色病筛查。

遗传性血色病在欧美国家的高加索人群中发病率较高，达1/250～1/220，根据基因变异的类型可分为HFE基因型和非HFE基因型。HFE基因型被命名为HFE遗传性血色病，又名血色1型。在欧美国家的报道中HFE基因p.C282Y纯合变异是最主要的变异类型，占85%～90%，另外是p.C282Y伴p.H63D、p.S65C的杂合变异，但是，亚洲地区HFE基因p.C282Y变异罕见，HFE基因其他变异也仅见于个案报道；部分文献报道亚洲地区人群的血色病致病基因以非*HFE*基因为主。本例患者是我国报道的首例*HFE*遗传性血色病。首都医科大学附属北京友谊医院肝病中心遗传代谢性肝病课题组研究结果也提示我国遗传性血色病以非*HFE*基因变异为主，以2型血色病*HJV*基因信号肽区变异为特征，有多个BMP/Smad通路相关基因变异组成的复合杂合变异，以及4型血色病*SLC40A1*基因p.Y333H变异。总之，我国血色病遗传方式、致病基因与西方国家存在较大差异，目前现有的多个遗传性诊疗指南主要针对西方常见血色病，因此仍需探索我国患者的致病基因、临床特点及治疗方案。

在临床上，患者出现无法解释的肝功能异常、肝硬化、皮肤青灰色、糖尿病及其他内分泌功能障碍、关节炎、心脏疾病，需考虑相关血色病的筛查，如转铁蛋白饱和度、铁蛋白水平，当两项指标升高时，应该进行*HFE*基因检测。此外，影像学检查、肝组织活检也可以协助评估铁过载，但是肝组织活检为有创检查，并不是诊断所必需的检查。

对于明确诊断*HFE*遗传性血色病（血色病1型）的患者需行放血疗法。根据患者的耐受程度，每1～2周放血一次，每次400～500ml，放血的目标是将血清铁蛋白维持在50～100ng/ml。通过放血治疗可以减少组织中的铁沉积，延缓疾病进展，改善心功能，减轻皮肤色素沉着，控制血糖，恢复转氨酶，逆转肝纤维化，提高患者生活质量，但不能逆转肝硬化及睾丸萎缩。

（段维佳　欧晓娟）

2. 2型遗传性血色病

（1）病例介绍：患者，男，26岁，自由职业者，主因"间断乏力、喘憋半年，发现肝功能异常1个月"入院。

患者半年前无明显诱因出现间断乏力、喘憋，爬三层楼即感气短，未予重视。1个月前无明显诱因出现发热，体温最高38.5℃，伴乏力、食欲缺乏、恶心，自觉面色晦暗，小便色深，偶有心悸，于当地诊所诊断为"上呼吸道感染"，予抗生素静脉滴注后体温降至正常，但乏力症状未见好转。后患者就诊于当地县医院，查生化：ALT 55U/L，AST 64U/L，ALP 162U/L，ALB 47g/L，球蛋白（GLO）29.7g/L；乙肝五项均阴性、丙肝抗体阴性；腹部超声提示胆囊结石，脾内多发钙化灶，脾厚度5.8cm；腹部CT示肝脏密度增高，肝内多发钙化灶。半个月前因糖尿病酮症酸中毒于当地医院住院治疗，其间查肝功能：ALT 99U/L，AST 104U/L，ALP 103U/L；血清铁、铜蓝蛋白均在正常范围，予保肝治疗。自发病以来体重下降十余千克。为进一步诊治收入笔者所在医院科室。

既往史：间断心悸半年，1个月前因心悸再发于当地医院就诊，心电图示心房颤动，超声心动图示左室收缩功能稍低，给予去乙酰毛花苷转复心律，后长期口服酒石酸美托洛尔25mg、每日2次。口干、多饮、多尿、消瘦1个月，半个月前因喘憋加重于当地医院住院，完善检查后诊断为糖尿病酮症酸中毒，予胰岛素静脉泵入治疗，后改为胰岛素皮下注射，血糖控制不稳定，空腹血糖11～15mmol/L，餐后2小时血糖13～14mmol/L。

个人史：生长于原籍，从事电焊工作。吸烟史10余年，20支/日，既往曾饮酒，已戒酒4～5年。

家族史：父母体健，有2姐1哥1弟，其中一姐因"糖尿病、严重感染"于26岁去世。

入院后查体：体温36.4℃，心率68次/分，呼吸17次/分，血压90/60mmHg。神志清楚，精神尚可，查体合作。面色略晦暗，巩膜及全身皮肤黏膜未见黄染，无肝掌、蜘蛛痣。全身浅表淋巴结未触及。无颈静脉怒张，肝颈静脉回流征阴性。双肺呼吸音清，未闻及明显干湿啰音。心界向左扩大；心率80次/分，心律绝对不齐，第一心音强弱不等；各瓣膜听诊区未闻及杂音、额外心音及心包摩擦音。腹平坦，未见腹壁静脉曲张；腹软，全腹无压痛、反跳痛及肌紧张，肝右肋下4cm，质韧、无压痛，脾肋下未触及；肝区无叩痛，腹部移动性浊音阴性，肠鸣音4次/分，双下肢无水肿。

入院初步诊断：肝功能异常原因待查，病毒感染？糖尿病、心律失常、心房颤动、心功能Ⅱ～Ⅲ级（NYHA分级）。

入院后检查：

血常规：WBC $4.7×10^9$/L，HGB 129g/L，PLT $130×10^9$/L。

血生化检查：ALT 68U/L，AST 116U/L，ALP 113U/L，GGT 34U/L，TBIL 7.86μmol/L，DBIL 1.87μmol/L，ALB 37.6g/L，GLO 26.4g/L，Cr 60μmol/L，BUN 5.80mmol/L。

乙肝、丙肝、甲肝、戊肝病毒标志物均为阴性；常见非嗜肝病毒IgM抗体（CMV、EBV、柯萨奇B组病毒、单纯疱疹病毒Ⅰ型及Ⅱ型、腺病毒、风疹病毒）及CMV DNA、EBV DNA均为阴性；抗核抗体（ANA）、抗中性粒细胞胞质抗体（ANCA）、抗线粒体抗体（AMA）阴性。

铜蓝蛋白：正常范围；24小时尿铜：正常范围。

铁蛋白：7004ng/ml；血清铁：36.3μmol/L；总铁结合力：39.4μmol/L。

胰岛素：空腹4.98μIU/ml（2～23μIU/ml），0.5小时4.79μIU/ml（25.1～152μIU/ml），1小时3.00μIU/ml（32～120μIU/ml），2小时4.57μIU/ml（20～96μIU/ml），3小时5.76μIU/ml（2～43μIU/ml）。

C肽：空腹0.23ng/ml（0.8～4.2ng/ml），0.5小时0.28ng/ml（3.6～13.6ng/ml），1小时0.32ng/ml（2.6～12.4ng/ml），2小时0.33ng/ml（1.3～10.6ng/ml），3小时0.52ng/ml（1.9～2.8ng/ml）。

糖化血红蛋白：11.0%。

胰岛素抗体：阴性；胰腺细胞抗体：阴性；谷氨酸脱羧酶抗体：11.97ng/ml（0～32ng/ml）。

超声心动图：左室增大，左室射血分数降低（0.34），左室整体室壁运动减弱。

腹部MRI平扫＋增强（图3-10）：肝脏、胰腺信号明显减低，符合铁沉积表现。

肝穿刺活检病理：HE染色（图3-11）显示弥漫性肝细胞内色素颗粒沉着，颗粒粗大，主要集中于毛细胆管面，也可见于少量巨噬细胞内；汇管区轻度扩大，并可见纤维组织轻度增生，汇管区之间可见少数纤维间隔。颗粒普鲁士蓝染色阳性（图3-12），符合血色病表现。

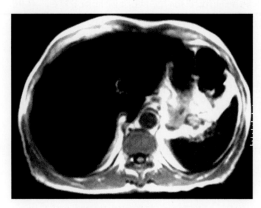

图3-10　肝脏MRI表现

T_2像：肝脏信号显著降低

　　血色病基因测序结果：患者携带*HJV*基因变异Q6H/I281T/C321X（图3-13～图3-15）。患者哥哥携带*HJV*基因变异Q6H/I281T/C321X。综合考虑患者为*HJV*基因复合杂合变异。

　　根据入院后相关检查，嗜肝病毒标志物及常见非嗜肝病毒CMV DNA、EBV DNA均为阴性，可排除病毒感染。铜蓝蛋白水平无降低，24小时尿铜未升高，可排除肝豆状核变性。患者有喘憋症状，心界扩大，持续心房颤动，超声心动图示左室增大，左室射血分数明显降低，心功能不全诊断明确，但患者肝静脉、下腔静脉不宽，肝功能异常不能用肝淤血解释。

　　该患者存在肝脏、心脏、胰腺多系统损害。腹部MRI示肝脏、胰腺铁过载；铁指标异常升高：铁蛋白7004ng/ml，转铁蛋白饱和度92.1%；肝脏MRI提示肝脏铁过载；肝脏组织学提示肝细胞内大量铁沉积；血色病基因测序结果为*HJV*基因Q6H/I281T/C321X复合杂合变异，最终诊断为2型遗传性血色病（*HJV*基因变异），累及肝脏、心脏、胰腺，血色病性心肌病、心律失常、心房颤动、心功能Ⅳ级（NYHA分级）。患者

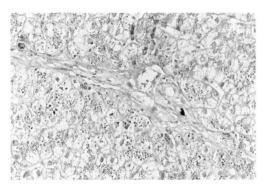

图3-11　肝脏病理表现1

肝细胞内色素颗粒沉积（HE染色，×200）

图3-12　肝脏病理表现2

肝细胞内可见蓝色颗粒沉积（普鲁士蓝染色，×100）

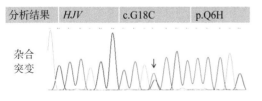

| 分析结果 | *HJV* | c.G18C | p.Q6H |

图3-13　*HJV*基因信号肽区变异Q6H

*HJV*蛋白第6位谷氨酰胺被组氨酸取代

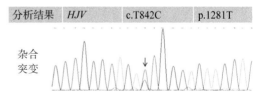

| 分析结果 | *HJV* | c.T842C | p.I281T |

图3-14　*HJV*基因变异I281T

*HJV*蛋白第281位异亮氨酸被苏氨酸取代

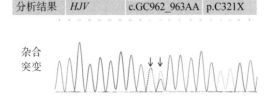

| 分析结果 | *HJV* | c.GC962_963AA | p.C321X |

图3-15　*HJV*基因变异C321X

*HJV*蛋白翻译在第321位被提前终止

在住院期间因严重心功能不全、心源性休克，抢救无效而死亡。

（2）讨论：2型遗传性血色病又称青少年型血色病，呈常染色体隐性遗传方式，按变异的基因不同，分为2A型（*HJV*相关）、2B型（*HAMP*相关），*HJV*基因变异导致其编码蛋白铁调素调节蛋白功能障碍，继而影响铁感受器，与*HFE*基因变异类似但是更加严重，而*HAMP*基因变异直接导致铁调素合成减少。*HJV*基因变异在2型遗传性血色病中占大多数，最常见变异为纯合G320V变异。

2型遗传性血色病在人群中的发病率目前尚无统计数据；性别分布，在高加索人群中无差异，但在东亚人群中男性发病率高于女性。文献报道平均发病年龄24～26岁，最小5～10岁。临床表现多样，大多数患者有乏力、厌食、闭经表现，可能因不同系统的症状就诊于不同的科室。腺垂体铁过载导致的性腺功能减退几乎可出现在所有2型遗传性血色病患者中，表现为青春期延迟、原发或继发性闭经、性欲减退、不孕不育，垂体功能不全导致肾上腺、甲状腺、甲状旁腺功能异常相对少见。胰腺铁过载引起胰腺纤维化、胰岛素分泌功能丧失，导致糖尿病。慢性肝病主要表现为肝功能异常、肝硬化、门静脉高压。最常见的死因是继发于心肌铁过载的心脏病，表现为心肌病、心律失常、充血性心力衰竭。

2型遗传性血色病的诊断需要综合临床特征、铁指标、不同器官的铁过载（MRI检查可见肝脏、心脏、胰腺铁过载，主要沉积于肝实质、胰腺、心肌，脾脏少见），血色病基因检测有助于明确基因分型及最终确诊。

治疗上，2型遗传性血色病患者只要无心力衰竭表现，均推荐行放血治疗。如患者存在心力衰竭，或伴有严重贫血，可考虑驱铁治疗。目前可用的驱铁剂均为铁螯合剂，皮下注射或静脉注射用去铁胺；口服用去铁酮、地拉罗司已批准用于遗传性血色病的治疗，在文献中均有报道应用于遗传性血色病。用药过程中需密切监测相关副作用（表3-3）。

表3-3　遗传性血色病可用的驱铁剂用法用量及相关副作用

	去铁胺	去铁酮	地拉罗司
用药途径	皮下注射或静脉注射	口服	口服
剂量（地中海贫血推荐剂量）	20～60mg/kg，每周用5～7天	75～100mg/kg，每天3次	14～28mg/kg体重（平片）、10～40mg/kg体重（分散片），每天1次
禁忌证	过敏	过敏	肾功能不全（肾小球滤过率＜50ml/min）
副作用	视力障碍、听力下降甚至丧失、耳鸣、腹部不适、皮疹、注射部位反应、生长迟缓、骨骼改变（干骺端发育不良），罕见肾功能受损、成人呼吸窘迫综合征	腹痛、关节痛、腹泻、恶心、中性粒细胞减少、缺锌	消化性溃疡、皮疹、过敏反应、视力受损、听力下降甚至丧失、蛋白尿、肝功能异常、白细胞减少

3.3型遗传性血色病

（1）病例介绍：患者，女，55岁，农民，主因"多饮、多尿、多食伴消瘦1个月"于内分泌科住院，诊断为2型糖尿病。住院期间查肝功能：ALT 48U/L，AST 66U/L，ALP 104U/L，GGT 65U/L，ALB 39g/L，GLO 32.7g/L，TBIL 18.7μmol/L，DBIL 3.30μmol/L，TBA 35.5μmol/L；查腹部MRI（图3-16）：肝脏信号普遍性减低，含铁血色素沉着症？肝周、右侧结肠旁沟少量积液，脾大。为进一步明确诊断到肝病内科就诊。

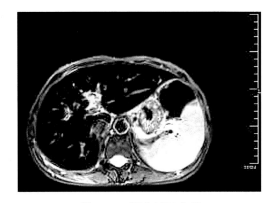

图3-16　肝脏MRI表现
T_2像提示肝脏信号明显降低

既往史：1个月前在内分泌科住院期间查动态心电图，频发房性期前收缩、短阵房性心动过速。否认高血压、心脏病等病史，否认结核、伤寒等传染病史，无手术、外伤史。

个人史：出生并生长于河南省，1995年迁入新疆。无烟酒嗜好。

家族史：父母已去世，死因不详；兄弟姐妹6人，家族中无类似疾病史，否认家族性疾病及遗传病史。

初步诊断：肝脏铁过载原因待查、肝功能异常、脾大、2型糖尿病、心律失常。入院后进一步查铁指标：铁蛋白＞2000ng/ml，血清铁37.3μmol/L，总铁结合力40.7μmol/L，转铁蛋白饱和度91.6%。乙肝、丙肝病毒性肝炎标志物均为阴性。自身免疫性肝病相关抗体阴性。

血样本送检血色病基因检测，对患者进行经典血色病基因*HFE*、*HJV*、*HAMP*、*TFR2*、*SLC40A1*测序，结果提示：患者携带3个*TFR2*基因变异，分别为c.1062_c.1066dupCCCAG、c.1073_c.1077dupCCATC、c.1328C＞T（p.S443F），均为杂合变异。对患者的女儿、大儿子、小儿子进一步进行相关基因位点测序，结果提示：患者的女儿、小儿子分别携带*TFR2*基因变异c.1328C＞T（p.S443F），患者的大儿子携带2个*TFR2*基因杂合变异c.1062_c.1066dupCCCAG、c.1073_c.1077dupCCATC，家系分析（表3-4）结果提示患者为*TFR2*基因复合杂合变异，支持遗传性血色病诊断。

表3-4　患者及其子女*TFR2*基因测序结果

*TFR2*基因变异	患者	患者女儿	患者大儿子	患者小儿子
c.1062_c.1066dupCCCAG杂合变异（致病）	检出	未检出	检出	未检出
c.1073_c.1077dupCCATC杂合变异（致病）	检出	未检出	检出	未检出
c.1328C＞T（p.S443F）杂合变异（可能致病）	检出	检出	未检出	检出

患者为中年女性，有肝功能异常、糖尿病、心律失常表现，铁蛋白及转铁蛋白饱和度明显升高，肝脏MRI提示肝脏铁过载，血色病基因测序结果提示患者携带 *TFR2* 基因复合杂合变异，故最终明确诊断为遗传性血色病（3型，*TFR2*）。

（2）讨论：3型遗传性血色病是由 *TFR2* 基因变异导致的常染色体隐性遗传性血色病。*TFR2* 基因编码转铁蛋白受体2（TFR2），TFR2通过铁–转铁蛋白感应发挥铁感应分子的作用，介导转铁蛋白结合铁的摄取，在铁代谢中发挥重要作用。*TFR2* 基因变异阻碍铁感应作用，导致铁调素合成减少，引起铁过载，继而导致血色病。

其临床表现与1型遗传性血色病（*HFE* 基因变异导致）类似，铁主要沉积在肝实质细胞内。发病年龄跨度较大，文献报道最小发病年龄3.5岁，最大发病年龄67岁。发病年龄、疾病严重程度不一，主要取决于 *TFR2* 基因变异对TFR2蛋白功能的影响程度。因此，对于怀疑遗传性血色病的成人、青少年，都应常规进行 *TFR2* 基因检测。其临床表现可包括皮肤色素沉着、肝损害、糖尿病、心肌病、性腺功能减退等。

3型遗传性血色病的治疗与1型遗传性血色病相同，放血疗法仍是一线治疗，可参考血色病国际组织制定的《*HFE* p.Cys282Tyr纯合基因型血色病的治疗推荐意见》进行管理。

（张　伟　欧晓娟）

4.4型遗传性血色病

（1）病例介绍

病例1：患者，女，66岁，主因"肝功能异常5年，确诊肝硬化2年，间断腹胀半年"入院。

患者5年前体检发现肝功能异常（ALT 100U/L），伴有乏力，于当地医院进行相关检查排除甲、乙、丙、戊型病毒性肝炎感染及自身免疫性肝病，给予"护肝药"治疗后转氨酶基本正常。2年前患者于当地医院查腹部超声提示"肝硬化"，未明确肝硬化病因，先后给予六味五灵片、熊去氧胆酸口服。6个月前患者无明显诱因出现腹胀、双下肢水肿，予补充白蛋白及利尿治疗，后症状好转，但腹胀、双下肢水肿仍间断发作。近1周患者因出现手足搐搦而停用利尿剂。患者为进一步诊治收入笔者所在医院。

既往史：2型糖尿病病史6个月，空腹血糖最高20mmol/L，目前胰岛素治疗，血糖控制好。30余年前因左乳肿物行左乳切除术，术后病理提示良性，术中有输血。

个人史：否认饮酒史。否认长期或特殊药物服用史。

月经婚育史：初潮年龄12岁，行经天数5～6天，月经周期30天，50岁绝经。26岁结婚，育有1子。

家族史：父亲、弟弟均患有肝硬化、糖尿病。

入院后查体：体温36.3℃，心率77次/分，呼吸18次/分，血压110/50mmHg。神志清楚，肝病面容。全身皮肤黏膜无黄染，未见肝掌，颈部可见蜘蛛痣，结膜无苍白，巩膜轻度黄染。左胸可见一长约15cm手术瘢痕，左乳缺如，双肺呼吸音清，未闻及干湿啰音，心律齐。腹平坦，下腹部散在皮下瘀斑，无腹壁静脉曲张，腹软，无压痛、反跳痛及肌紧张，肝脾肋下未及，墨菲征阴性，移动性浊音阴性，肠鸣音3～4次/分。双下肢中度可凹性水肿。

入院初步诊断：肝硬化失代偿期，门静脉高压，腹水，脾大伴脾功能亢进，2型糖尿病，左乳切除术后。

入院后检查：

血常规：WBC $2.81×10^9$/L，HGB 110g/L，血细胞比容（HCT）29.6%，PLT $43×10^9$/L。肝功能：ALT 20U/L，AST 38U/L，ALP 126U/L，GGT 21U/L，TBIL 35.3μmol/L，DBIL 8.6μmol/L，ALB 32.4g/L，CHE 2.88kU/L。凝血功能：PTA 47.6%。乙肝五项及丙肝抗体均阴性。AFP 3.48ng/ml，维生素K缺乏或拮抗剂诱导的蛋白质Ⅱ（PIVKA-Ⅱ）44.8mAU/ml。免疫相关指标：IgA 563.0mg/dl，IgM 94.1mg/dl，IgG 1360.0mg/dl，ANA、AMA-M2、抗SMA、抗肝肾微粒体1型抗体（抗LKM-1）、抗肝细胞溶质抗原1型抗体（抗LC-1）均阴性。铁指标：铁蛋白1446.20ng/ml，血清铁34.10μmol/L，总铁结合力36.80μmol/L，转铁蛋白饱和度92.7%。CER 0.26g/L。甲状腺功能正常。糖化血红蛋白7.20%。性激素（绝经期）：雌二醇（E_2）15.00pg/ml，孕酮（P）2.04ng/ml，卵泡刺激素（FSH）6.14mIU/ml，黄体生成素（LH）2.27mIU/ml，催乳素（PRL）11.70ng/ml，睾酮（Testo）58.09ng/dl。

超声心动图：左房增大，肺动脉压高限。

胃镜：食管静脉曲张（重度），糜烂性胃炎。

腹部MRI（图3-17）：肝硬化，脾大，腹水；门静脉高压，门-体侧支循环形成，食管胃底静脉及腹壁静脉曲张；脾脏多发异常信号，含铁血黄素沉积可能；肝脏及胰腺铁过载。

基因检测结果（图3-18）：*SLC40A1* 基因 p.Y333H杂合变异。

患者有肝硬化家族史，存在多系统受累表现，累及肝脏（肝硬化失代偿期）、胰腺（2型糖尿病）、心脏（左房增大、肺动脉压高限），铁蛋白及转铁蛋白饱和度升高，腹部MRI提示肝脏及胰腺铁过载，基因变异检测提示 *SLC40A1* 基因杂合变异，结合临床可排除其他肝功能异常原因，考虑4B型遗传性血色病诊断。

确定诊断：4B型遗传性血色病，肝硬化失代偿期，门静脉高压，腹水，右侧胸腔积液，脾大伴脾功能亢进，食管静脉曲张（重度），糜烂性胃炎，2型糖尿病，左乳切除术后。

治疗及转归：低铁饮食，予患者每1～2周放血1次，每次放血量为150～200ml，放血前后监测血常规，放血后HCT应下降10%或低于初始值20%，监测心率、血压。

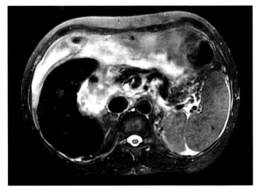

图3-17　肝脏MRI T_2 像肝脏信号显著降低

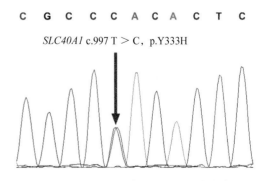

图3-18　*SLC40A1* 基因 p.Y333H杂合变异

定期复查肝肾功能、血糖、心电图、心脏彩超等。患者食管重度静脉曲张，但因血压偏低，未加用非选择性β受体阻滞剂。患者肝硬化病情稳定，未出现肝细胞肝癌等，目前在进一步随访中。

病例2：患者，男，38岁，为病例1中患者的儿子，主因"肝功能异常4年"入院。患者4年前体检时发现肝功能异常，转氨酶100U/L左右，无发热、腹痛、皮肤巩膜黄染等，尿色深，间断口服护肝片、五灵脂、熊去氧胆酸等药物，转氨酶可恢复正常。10个月前患者于当地医院检查肝功能：ALT 125U/L，AST 47U/L，TBIL 29.5μmol/L；腹部B超：肝胆胰脾未见占位。患者为进一步诊治收入笔者所在医院。既往史：否认糖尿病病史。否认输血史。否认饮酒史。否认长期或特殊药物服用史。个人史：34岁结婚，育有1子。家族史：舅舅、外祖父因不明原因肝硬化去世。母亲目前患有血色病、肝硬化。

入院后查体：体温36.8℃，心率72次/分，呼吸20次/分，血压110/70mmHg。皮肤巩膜无黄染，未见肝掌及蜘蛛痣。心肺查体未见异常。腹平软，腹壁未见静脉显露，无压痛、反跳痛及肌紧张，墨菲征阴性，肝脾肋下未及，移动性浊音阴性，肠鸣音正常，双下肢无水肿。

入院初步诊断：肝功能异常，血色病？

入院后完善检查，血常规：WBC $5.92×10^9$/L，HGB 173g/L，HCT 46.5%，PLT $160×10^9$/L。肝功能：ALT 86U/L，AST 34U/L，ALP 82U/L，GGT 21U/L，TBIL 30.5μmol/L，DBIL 3.6μmol/L，ALB 40.2g/L。乙肝五项及丙肝抗体均阴性。ANA、AMA-M2、抗SMA、抗LKM-1、抗LC-1均阴性。铁蛋白2332.00ng/ml，血清铁42.30μmol/L，总铁结合力46.00μmol/L，转铁蛋白饱和度91.9%。CER 0.21g/L。糖化血红蛋白4.8%。性激素：E_2 33.00pg/ml，P 0.34ng/ml，FSH 7.63mIU/ml，LH 2.99mIU/ml，PRL 4.49ng/ml，Testo 321.67ng/dl。

腹部MRI：肝内格利森鞘增厚，肝脏铁过载，脂肪肝。

基因检测结果：*SLC40A1*基因p.Y333H位点杂合变异。

患者有遗传性血色病家族史，肝功能异常，铁蛋白及转铁蛋白饱和度升高，腹部MRI提示肝脏铁过载，基因变异检测提示*SLC40A1*基因杂合变异，结合临床可排除其他肝功能异常原因，考虑4B型遗传性血色病诊断。

确定诊断：4B型遗传性血色病。

治疗及转归：低铁饮食，放血治疗。治疗10个月后患者复查血常规：HGB 135g/L，HCT 41.1%；肝功能：ALT 18U/L，AST 18U/L，ALP 92U/L，GGT 13U/L，TBIL 21.2μmol/L，间接胆红素（IBIL）18.2μmol/L；铁蛋白76.20ng/ml，转铁蛋白饱和度19.8%，血清铁11.70μmol/L，总铁结合力59.20μmol/L，未饱和铁结合力47.50μmol/L。

（2）讨论：4型遗传性血色病与其他类型遗传性血色病不同，是由*SLC40A1*基因变异导致的常染色体显性遗传性血色病，也被称作膜铁转运蛋白病（ferroportin disease，FD）。膜铁转运蛋白1（FPN1）是目前发现的哺乳动物体内唯一的铁外转运体，定位于肝脏、脾脏巨噬细胞及十二指肠上皮细胞基底膜上，在多种因素的调控下，铁调素作用于膜铁转运蛋白，可引起其内化降解，铁由细胞内向血浆中转运减少，从而维持人体铁稳态。

4型遗传性血色病可分为两个亚型：4A型（经典FD）、4B型（非经典FD）。4A型：

与*SLC40A1*基因功能缺失性变异相关，FPN1的铁外排能力受影响，导致铁沉积在组织巨噬细胞，临床表现：①铁蛋白升高，但血清铁、转铁蛋白饱和度正常或降低；②铁沉积于巨噬细胞，影像学表现为显著脾脏铁沉积而肝铁沉积不明显；③对放血治疗不耐受。4B型：与*SLC40A1*基因功能获得性变异相关，FPN1对铁调素的抑制作用产生抵抗，与铁调素结合后不能发生内化降解，导致铁沉积在肝细胞内。临床表现与1～3型遗传性血色病类似：①铁蛋白、转铁蛋白饱和度升高。②铁沉积在实质细胞（主要是肝细胞，也可沉积于胰腺、垂体及心肌细胞）引起相应的疾病，如肝纤维化/肝硬化、糖尿病、内分泌功能障碍、心律失常/心力衰竭；很少沉积于肝脏库普弗细胞、脾巨噬细胞，除非铁沉积严重。③放血疗法效果好，耐受性好。

治疗方面，4B型遗传性血色病的治疗与1型血色病相同，放血疗法仍是一线治疗，可参考血色病国际组织制定的《*HFE* p.Cys282Tyr纯合基因型血色病的治疗推荐意见》进行管理。对于4A型遗传性血色病，即经典的FD，放血疗法仍可作为主要的治疗手段，但并不一定所有患者均能耐受。建议治疗过程中密切监测铁蛋白、转铁蛋白饱和度，治疗目标亦不可与其他类型遗传性血色病一致，建议铁蛋白维持在100～200ng/ml，理想的治疗目标是铁蛋白在可接受范围内且血色素不低于正常低限。目前并无针对FD的最佳放血治疗进度表。建议开始治疗时的1～2年内每个月或每2个月放血治疗一次，维持治疗期间每4～6个月放血治疗一次。

两例遗传性血色病患者先证者及其儿子铁蛋白及转铁蛋白饱和度均升高，MRI检查均有铁沉积，均检出*SLC40A1*基因杂合变异，而*SLC40A1*基因变异所致疾病为常染色体显性遗传方式，故明确诊断为4B型遗传性血色病。先证者年龄大，铁沉积的时间长，已出现肝硬化，并进入失代偿期；先证者的儿子年龄相对小，病程短，病情较轻，仅表现为转氨酶升高，积极进行放血治疗，预后应该好于先证者，从目前随访结果看，其铁指标、肝脏生化指标均恢复正常。

（武丽娜　欧晓娟）

参 考 文 献

张伟，黄坚，欧晓娟，等．2019．血色病国际有关HFE p.Cys282Tyr纯合基因型血色病的治疗推荐意见．中华肝脏病杂志，27（12）：980-981．

中华医学会肝病学分会遗传代谢性肝病协作组，2022．肝豆状核变性诊疗指南（2022年版）．中华肝脏病杂志，30（1）：9-20．

中华医学会神经病学分会神经遗传学组，2021．中国肝豆状核变性诊治指南2021．中华神经科杂志，54（4）：310-319．

Adams PC，Barton JC，2010. How I treat hemochromatosis. Blood，116（3）：317-325.

Bacon BR，Adams PC，Kowdley KV，et al，2011. Diagnosis and management of hemochromatosis：2011 practice guideline by the American Association for the Study of Liver Diseases. Hepatology，54（1）：328-343.

Bardou-Jacquet E，Cunat S，Beaumont-Epinette MP，et al，2013. Variable age of onset and clinical severity in transferrin receptor 2 related haemochromatosis：novel observations. Br J Haematol，162（2）：278-281.

Brissot P, Loréal O, 2016. Iron metabolism and related genetic diseases: a cleared land, keeping mysteries. J Hepatol, 64（2）: 505-515.

Brissot P, Pietrangelo A, Adams PC, et al, 2018. Haemochromatosis. Nat Rev Dis Primers, 4: 18016.

Członkowska A, Litwin T, Dusek P, et al, 2018. Wilson disease. Nat Rev Dis Primers, 4（1）: 21.

d' Assignies G, Paisant A, Bardou-Jacquet E, et al, 2018. Non-invasive measurement of liver iron concentration using 3-Tesla magnetic resonance imaging: validation against biopsy. Eur Radiol, 28（5）: 2022-2030.

Ferenci P, Ott P, 2019. Wilson's disease: fatal when overlooked, curable when diagnosed. J Hepatol, 71（1）: 222-224.

Griffiths WJH, Besser M, Bowden DJ, et al, 2021. Juvenile haemochromatosis. Lancet Child Adolesc Health, 5（7）: 524-530.

Kowdley KV, Brown KE, Ahn J, et al, 2019. ACG Clinical guideline: hereditary hemochromatosis. Am J Gastroenterol, 114（8）: 1202-1218.

Li X, Zhang W, Zhou D, et al, 2019. Complex ATP7B mutation patterns in Wilson disease and evaluation of a yeast model for functional analysis of variants. Hum Mutat, 40（5）: 552-565.

Liver EAFTSOT, 2010. EASL clinical practice guidelines for HFE hemochromatosis. J Hepatol, 53（1）: 3-22.

Lv T, Zhang W, Xu A, et al, 2018. Non-HFE mutations in haemochromatosis in China: combination of heterozygous mutations involving HJV signal peptide variants. J Med Genet, 55（10）: 650-660.

Martinelli D, Travaglini L, Drouin CA, et al, 2013. MEDNIK syndrome: a novel defect of copper metabolism treatable by zinc acetate therapy. Brain, 136（Pt 3）: 872-881.

Montpetit A, Côté S, Brustein E, et al, 2008. Disruption of AP1S1, causing a novel neurocutaneous syndrome, perturbs development of the skin and spinal cord. PLoS Genet, 4（12）: e1000296.

Nemeth E, Roetto A, Garozzo G, et al, 2005. Hepcidin is decreased in TFR2 hemochromatosis. Blood, 105（4）: 1803-1806.

Pietrangelo A, 2017. Ferroportin disease: pathogenesis, diagnosis and treatment. Haematologica, 102（12）: 1972-1984.

Rombout-Sestrienkova E, Nieman FH, Essers BA, et al, 2012. Erythrocytapheresis versus phlebotomy in the initial treatment of HFE hemochromatosis patients: results from a randomized trial. Transfusion, 52（3）: 470-477.

Zhang W, Wang X, Duan W, et al, 2020. HFE-related hemochromatosis in a Chinese patient: the first reported case. Front Genet, 11: 77.

Zhang W, Xu A, Li Y, et al, 2019. A novel SLC40A1 p. Y333H mutation with gain of function of ferroportin: a recurrent cause of haemochromatosis in China. Liver Int, 39（6）: 1120-1127.

第四章 碳水化合物代谢紊乱的遗传代谢性肝病

第一节 碳水化合物运输和吸收障碍

碳水化合物（carbohydrate）由碳、氢和氧三种元素组成，由于其所含氢氧的比例为 2:1，和水一样，故称为碳水化合物。膳食中碳水化合物不仅是人类获取能量最经济和最主要的来源，还是构成机体组织的重要物质，维持大脑功能必需的能源并参与细胞的组成和多种活动；此外还有调节脂肪代谢、提供膳食纤维、节约蛋白质、抗生酮、解毒和增强肠道功能的作用。

Fanconi-Bickel综合征

Fanconi-Bickel综合征是一种由 SLC2A2（GLUT2）基因变异导致的糖代谢异常，为常染色体隐性遗传病。至今全球共报道约200例，而国内报道有6例。主要表现为喂养困难、运动发育落后、肝脏增大、多饮多尿、膝内翻或膝外翻、低血糖、高脂血症、高乳酸血症、低磷血症、肝功能异常、尿糖和尿蛋白阳性、高尿钙、高尿磷、代谢性酸中毒、骨质疏松等。

（一）发病机制

本病为常染色体隐性遗传病。致病基因 SLC2A2（GLUT2）位于染色体3q26.1—q26.3，由11个外显子和10个内含子构成，全长30kb，含有524个氨基酸。SLC2A2编码的Glut2蛋白在人体内主要分布于肝细胞、胰岛 B 细胞、小肠黏膜上皮细胞膜和肾小管上皮细胞基底膜，可以介导葡萄糖、半乳糖、甘露糖和果糖的转运。Glut2蛋白通过空间构象改变不仅可以在空腹状态下转运葡萄糖向血液系统输出，而且可以介导餐后葡萄糖向肝细胞内转运。

Glut2 缺陷时导致其蛋白空间构象异常。患者空腹时，糖原降解产生的葡萄糖无法转运至胞外，造成胞内葡萄糖升高，血糖降低。糖原在肝内异常贮积导致肝大，其在肾脏的异常贮积可导致近曲小管功能障碍，对葡萄糖的重吸收减少，导致尿糖升高。肾小管性酸中毒、钙磷代谢异常导致高尿钙、尿磷，进而导致骨质疏松、佝偻病等。有研究指出Glut2介导的葡萄糖使胰岛 B 细胞释放胰岛素，因此在Glut2发生变异后会使餐后胰岛素分泌减少，并且肝脏对葡萄糖的摄取减少，所以本病患者在餐后往往会出现高血糖。

（二）临床表现和辅助检查

Fanconi-Bickel综合征多起病于生后3～10个月。

（1）肝脏表现：肝脏增大，肝脏糖原贮积，肝活检病理符合糖原贮积症表现。

（2）肾脏表现：尿糖和尿蛋白阳性、高尿钙、高尿磷。肾脏增大，肾脏糖原贮积，通常表现为中度近端肾小管性酸中毒，而肾功能及肾小球滤过率大多正常。

（3）生长发育迟缓，佝偻病，骨质疏松甚至骨折，牙齿畸形、易位及牙釉质缺损。

（4）发热、呕吐，腹膨隆、满月脸及肩膀和腹部脂肪沉积。

（5）血液生化异常：空腹低血糖、餐后高血糖、高半乳糖血症、高脂血症、高乳酸血症、低磷血症和代谢性酸中毒。

（三）诊断

1.基因诊断 Fanconi-Bickel综合征的诊断方法主要是基因诊断，筛查*SLC2A2*基因的变异对诊断有非常重要的指导意义，目前认为人群中该基因的变异率低，尚无变异热点，变异形式以无义变异最为常见。

2.鉴别诊断

Fanconi-Bickel综合征常与糖原贮积症相混淆，二者均出现肝糖转运障碍、低血糖和血脂代谢紊乱；肝脏和肾脏糖原蓄积，肝肾增大和肾小管功能障碍。鉴别要点如下：

（1）Fanconi-Bickel综合征有餐后高血糖、高半乳糖血症，尿糖程度更严重。

（2）Fanconi-Bickel综合征空腹低血糖较糖原贮积症程度相对轻。

（3）Fanconi-Bickel综合征有低血磷性佝偻病。

（4）两者均有代谢性酸中毒，Fanconi-Bickel综合征为Ⅱ型肾小管性酸中毒，糖原贮积症主要为高乳酸性代谢性酸中毒。

（四）治疗

（1）Fanconi-Bickel综合征目前尚无特效治疗，以对症治疗为主。目前认为Fanconi-Bickel综合征总体上呈良性预后，病死率小于10%。

（2）维持水、电解质及酸碱平衡，对症给予枸橼酸盐纠正酸中毒。

（3）补充磷酸盐合剂及活性维生素D治疗佝偻病。

（4）给予生玉米淀粉分次服用，以防止低血糖及其引起的高尿酸、高血脂、高乳酸等继发异常。

（5）平时注意少量多餐，限制葡萄糖单糖摄入。

（6）对于已确定基因变异类型的先证者家庭建议重视遗传咨询，进行产前诊断。

（五）典型病例

1.病例介绍 患者，女，1岁6个月，因"运动发育倒退5个月余"于2009年4月20日就诊。患儿为第4胎第4产，足月顺产。胎龄39周，出生体重2.5kg，身长50cm。生后4～5个月会抬头，8个月会坐，10个月能扶站，12个月起（来诊前5个月）不能扶站。生后4个月起有反复腹泻。父母非近亲结婚，有一哥哥有类似病史。2岁时因腹泻死亡。

另有一姐姐19岁、一哥哥17岁，均体健。查体：身长67.3cm（－4.63s），体重7.1kg（－0.75s）。头围45cm（－0.9s），方颅，可见枕秃，前囟0.7cm×0.7cm，出牙12颗，娃娃脸，肋缘外翻，可触及肋串珠，肝左肋下7cm、剑突下5cm可触及，手镯、足镯征（＋）。

辅助检查：

（1）蛋白尿及尿糖：患儿有少量蛋白尿，定性在＋～＋＋，尿微量蛋白组合示以小分子蛋白升高为主。有中至大量的尿糖，且在低血糖时尿糖仍阳性，每日尿糖达4.7g/1.73m²。尿中呈现非特异性多种氨基酸升高。

（2）血糖：空腹低血糖，最低为1.2mmol/L；在低血糖时，尿糖仍有＋＋～＋＋＋。餐后2小时血糖波动在7.6～9.7mmol/L。

（3）生化监测：肝功能提示轻度转氨酶升高（在正常上限2倍以内）。高脂血症：胆固醇（CHOL）4.9mmoL/L；甘油三酯（TG）1.9mmoL/L；高密度脂蛋白0.86mmol/L；低密度脂蛋白3.83mmol/L。重度代谢性酸中毒，相关检查结果符合Ⅱ型肾小管性酸中毒。血常规及血钠、钾、肌酐、白蛋白、胆红素、胆汁酸、氨、乳酸、甲胎蛋白、肝脏纤维化指标、病毒抗体等均正常。血氨基酸、酰基肉碱和尿有机酸检查，除重症酮尿症外，未见异常。

（4）肝穿刺活检术：结果符合糖原贮积症特征。

（5）影像学检查：患儿长骨X线片提示活动性佝偻病改变。肝脏B超提示肝脏均质性增大，无占位性病变。双肾B超示双肾稍增大，肾乳头回声增强；眼科检查无白内障。

（6）基因检测：GLUT2基因检测结果提示6号外显子上c.682C＞T（p.Ar9228X）和10号外显子上c.1185G＞A（p.Trp395X）复合杂合变异，其中前者来源于患儿母亲，后者来源于患儿父亲（图4-1）。

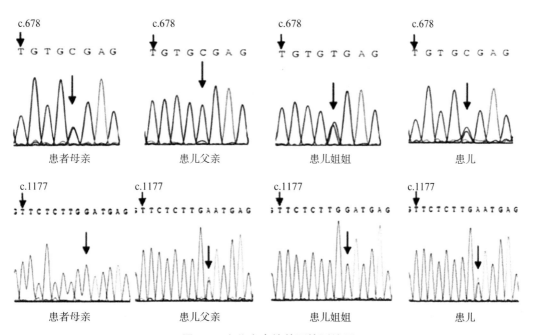

图4-1 患儿家庭的基因检测结果

治疗及随访：以对症治疗为主，包括补充水、电解质；纠正酸中毒；补充足量的维生素D、钙和磷酸盐合剂；生玉米淀粉分次服用，防止低血糖；予糖尿病饮食，限制半乳糖，少量多餐，并注意保证热量（计算尿中丢失的葡萄糖）。经上述治疗后症状均明显改善，在治疗2～4个月后能独立行走；体格上呈与文献相似的生长追赶。身长从 $-4.63s$ 追赶至 $-4.05s$（治疗9个月），佝偻病体征消失。复查血磷、ALP、甲状旁腺激素（PTH）及长骨X线片正常；肝脏稍缩小（1～2cm），酸中毒和高脂血症较前改善。

2.讨论 Fanconi-Bickel综合征可表现出显著的生长迟缓、腹胀、肝大，均有低磷佝偻病的表现，伴低血糖、肝脏糖原堆积和以尿糖为突出表现的肾小管功能障碍，临床上需注意与糖原贮积症Ⅰ型和糖尿病等鉴别。早期诊断、早期进行对症治疗可显著改善症状。

第二节　半乳糖代谢紊乱

半乳糖（galactose）是单糖的一种，分子式为 $C_6H_{12}O_6$，归类为醛糖和己糖，是某些糖蛋白的重要成分，在肠道内吸收最快的单糖是半乳糖。半乳糖是哺乳动物乳汁中乳糖的组成成分，常以D-半乳糖苷的形式存在于大脑和神经组织中，与脑组织发育有密切关系。半乳糖血症（galactosemia，GAL）是一组由酶功能缺陷导致的半乳糖代谢障碍，可使体内半乳糖堆积，是一种影响细胞生理功能的常染色体隐性遗传病。半乳糖血症分为3型：半乳糖激酶（GALK）缺乏型、半乳糖-1-磷酸尿苷酰转移酶（GALT）缺乏型和尿苷二磷酸半乳糖-4-表异构酶（GALE）缺乏型。其中GALT缺乏型半乳糖血症为经典半乳糖血症，又称GALⅠ型，约占全部半乳糖血症的95%，临床症状也最为严重。GALE缺乏型半乳糖血症，又称GALⅢ型。

（一）发病机制

经典半乳糖血症（GALⅠ型）为常染色体隐性遗传病，致病基因 *GALT* 位于染色体9p13，全长4.3kb，编码11个外显子，含有379个氨基酸。GALT在人体内表达广泛，主要分布于红细胞及脑、肝、肾等组织等。GALE缺乏型半乳糖血症（GALⅢ型）为常染色体隐性遗传病，致病基因 *GALE* 位于染色体1p36，全长4.0kb，编码11个外显子，GALE在人体内表达广泛，主要分布于胃肠道、肝脏、肾脏等组织等。

乳类食品中含有大量乳糖，在肠道中，乳糖在乳糖酶的作用下被水解为半乳糖和葡萄糖，两者经小肠吸收进入血液循环。在肝脏中，半乳糖先后在GALK、GALT和GALE的作用下，形成葡萄糖-1-磷酸，进而转化为葡萄糖和能量被组织利用。GALT处于半乳糖代谢第2步，其缺乏致使半乳糖-1-磷酸不断在脑、肝脏、肾脏蓄积，并影响眼部晶状体代谢。此外，血中半乳糖升高会抑制糖原分解成葡萄糖，出现低血糖症。GALE处于半乳糖代谢第3步。

（二）临床表现

经典半乳糖血症多于新生儿期起病，未经治疗的本型患儿病情重，病死率高。往往生后1年内并发感染死亡。GALE缺乏型表现多样，根据GALE酶活性在不同组织细胞的表现，临床分为全身型、周围型及中间型三型；其中全身型患者表现与GALT缺乏型患者表现类似，周围型及中间型则临床症状较轻。主要临床表现如下：

1.消化系统表现　喂奶后出现呕吐、拒食、腹泻，黄疸（以直接胆红素升高为主），肝功能受损，肝大，甚至肝硬化。

2.神经系统表现　运动和智力障碍，肌张力低下。重者可出现脑水肿及颅内压增高。

3.眼部表现　晶状体内半乳糖增多，产生半乳糖醇，影响晶状体代谢而致白内障。

4.听力表现　可伴有神经性耳聋，尤其是在婴幼儿时期。

（三）辅助检查

（1）尿液半乳糖检查：尿糖阳性，葡萄糖氧化酶法尿糖阴性，纸层析可鉴别其为半乳糖。

（2）新生儿筛查半乳糖血症：①Beutler试验：用于检测血滴纸片的半乳糖-1-磷酸尿酰转移酶活性，其缺点是假阳性率过高。②Paigen试验：用于检测血滴纸片半乳糖和半乳糖-1-磷酸的半定量方法，优点是很少出现假阳性，并且3种酶缺陷都可被检出。应用双质谱联用仪(tandem MS)进行筛查尤为便捷，准确率高。

（3）血半乳糖测定：正常为110 ～ 194μmol/L（应用半乳糖氧化酶或半乳糖脱氢酶法），患者其血浓度升高。

（4）尿半乳糖和半乳糖醇升高。

（5）红细胞半乳糖-1-磷酸升高。

（6）半乳糖代谢相关酶检测：GALT无活性或活性降低。

（7）非特异性生化指标检测：低血糖、蛋白尿、糖尿等。

（8）半乳糖呼吸试验：可对^{13}C-半乳糖转化为$^{13}CO_2$进行定量检测，以了解机体对半乳糖的氧化能力。

（四）诊断

1.基因诊断　经典半乳糖血症和GALE缺乏型半乳糖血症的遗传学诊断主要是基因诊断，筛查 *GALT* 基因、*GALE* 基因变异对诊断有非常重要的价值。*GALT* 变异形式多样，以错义变异最为常见。*GALE* 变异也以错义变异最为常见。

2.酶测定　酶学诊断是半乳糖血症的功能检测。如果外周血红细胞、皮肤成纤维细胞和白细胞显示异常，尤其是红细胞能够检测出半乳糖利用途径的酶缺乏，也是诊断的重要依据。

（五）治疗

（1）半乳糖血症缺乏特异性的治疗药物，目前最主要和最有效的方法是饮食治疗，即限制饮食中的半乳糖及乳糖。

（2）替代配方粉主要为要素配方粉及大豆配方粉。要素配方粉半乳糖含量低于大豆配方粉。氨基酸配方营养粉则为一种要素配方，不含有乳糖，可迅速改善半乳糖患儿症状。此外患儿还需回避含有乳糖的食物，如牛奶、黄油、酸奶、奶酪、冰淇淋、西瓜、番茄等，以及回避含有酪蛋白、凝乳、乳清等的食物或药物。

（3）补充钙剂，维持水、电解质及内环境平衡和对症治疗。

（4）对于已确定基因变异类型的先证者家庭建议重视遗传咨询，进行产前诊断。

（六）典型病例

1.病例介绍　患者，男，1个月10天，起病年龄3天，临床表现为纳乳差，新生儿期有败血症及胆汁淤积表现。有类似家族史，其姐于生后4天出现胆汁淤积、反应差、伴肝大、低血糖、低蛋白、凝血异常及腹水，经治疗无好转，监护人放弃治疗，于出生后1个月8天死亡。父母非近亲婚配。查体：身长（cm/HFA-Z值）52/ − 2.21，体重（kg/WFA-Z值）3.3/ − 3.03。肝左肋下2.5cm、剑突下1.5cm可触及，脾脏肋下2cm。

辅助检查：血清生物化学检查提示胆红素轻度升高，低GGT型胆汁淤积，伴胆汁酸升高；TBIL 121.3μmol/L，DBIL 85.1μmol/L，ALP 640U/L，GGT 30U/L，TBA 167.8μmol/L，转氨酶轻度升高且AST＞ALT（ALT 40U/L，AST 55U/L），凝血功能异常，低蛋白血症（ALB 28.3g/L），低血糖（GLU 1.6mmol/L），AFP 1138ng/mL；血常规示贫血（HGB 78.5g/L），网织红细胞升高（1.7%）。LAC 7mmol/L。甲状腺功能检查提示存在一过性甲状腺功能减退，给予左甲状腺素钠片治疗，3 ~ 6周复查均恢复正常。血串联质谱检查提示血瓜氨酸显著升高；尿有机酸谱检查提示尿4 − 羟基苯乳酸显著升高，4 − 羟基苯丙酮酸明显升高。基因检测提示 *GALT* 基因4号外显子纯合变异（c. 377＋2dupT），其父母均为杂合变异。

治疗及随访：患儿入院后给予熊去氧胆酸利胆、去乳糖奶粉喂养等治疗。出院1个月内黄疸消退，临床症状消失，复查肝功能及凝血指标恢复正常。经随访患儿身高、体重均追赶至正常水平。

2.讨论　经典半乳糖血症患儿常表现为生后进食奶类后出现呕吐、拒食、不安、体重不增、腹泻、嗜睡、肌张力减低、低血糖等症状，随后出现黄疸及肝大，提示早期消化道症状，低血糖、体重增长不良等表现对疾病的早期识别有重要意义。未经治疗的半乳糖血症患者病情凶险，病死率高，需及早识别及干预。

（秦　涛　许红梅）

第三节　果糖代谢紊乱

从化学结构上看，糖是含有多个羟基的醛类或酮类，可分为多糖、寡糖和单糖。单糖为不能水解成更小分子的糖，果糖、葡萄糖及半乳糖均是对人体最为重要的单糖。在体内，果糖主要在肝脏代谢。在特异性果糖 − 1 − 磷酸醛缩酶的作用下，果糖可迅速转变成葡萄糖并加入乳酸循环（果糖→葡萄糖→肝糖原→血糖→肌糖原→血乳酸→肝糖原）。这一重要循环有助于机体维系正常的血糖水平，并能使运动中堆积的乳酸得到充分利用。

遗传性果糖不耐受症

遗传性果糖不耐受症（hereditary fructose intolerance，HFI）是一种糖代谢途径酶缺陷诱发的以低血糖为主的先天性常染色体隐性遗传病，罕见，因此很难确定人群中的患病率，估计为1/60 000～1/20 000。由于肝脏、肾脏、小肠中醛缩酶B缺乏或活性下降导致患者体内的果糖-1,6-二磷酸无法水解而迅速聚集，从而破坏糖酵解和糖异生，最终引起严重的临床症状。

（一）发病机制

遗传性果糖不耐受症为 *ALDOB*（果糖二磷酸醛缩酶B）基因变异所致。该基因位于9q31.1，编码由364个氨基酸组成的醛缩酶B。醛缩酶B的表达几乎仅限于肝脏、肾脏和小肠，其在果糖-1-磷酸裂解、果糖-1,6-二磷酸的裂解及合成过程中起催化作用。醛缩酶B基因发生变异，使醛缩酶B的结构和活性发生改变，果糖-1-磷酸在肝脏中大量堆积，造成了细胞内大量无机磷酸盐的消耗，使得线粒体氧化磷酸化减少，ATP缺乏，从而引起肝脏、肾小管等功能障碍，进一步阻碍糖原分解和糖异生作用。

（二）临床表现

遗传性果糖不耐受症的临床表现各异，其表现的严重程度与醛缩酶B的变异类型无关，而与年龄、饮食情况等有关。其通常在进食含果糖、蔗糖（果糖和葡萄糖组成）或山梨醇的食物约半小时后发病，出现恶心、呕吐、腹痛、惊厥甚至昏迷等表现，同时伴有代谢紊乱（低血糖、高乳酸血症、低磷血症、高尿酸血症、高镁血症、高丙氨酸血症等）。若持续摄入果糖，则可能出现黄疸、腹水、肝大、乳酸酸中毒、生长迟滞等。部分病例中，严重的代谢紊乱可导致患儿发生肾小管功能障碍和进行性肝衰竭，进一步危及生命。未经诊断的患儿可能会因多次发生不适症状而对相关食物产生自我保护性厌恶。如在发生不可逆的器官损伤之前发现本病并治疗，患者可达到正常的生活质量和预期寿命。

（三）辅助检查

对怀疑遗传性果糖不耐受症的患儿可初步进行血常规、尿常规、血糖、肝肾功能、电解质及肝脏B超等检查，了解患儿各系统受累情况。为进一步确诊可进行果糖耐受试验（0.2～0.25g/kg）和肝组织醛缩酶B活性检测。但此两项检查存在一定风险，创伤较大，肝脏醛缩酶B分离困难、费时费力。随着近年来基因测序检查的普及和费用的下降，遗传检测目前已成为遗传性果糖不耐受症的主要诊断手段，同时也可为患儿父母提供再次生育的产前检查和咨询。

（四）诊断

对于食用含果糖、蔗糖或山梨醇等食物后出现恶心、呕吐和腹部不适（包括疼痛、腹胀、腹水和肝大）、生长发育迟滞，伴或不伴明显代谢紊乱的患者，应考虑遗传性果糖不耐受症。但因本病临床表现非特异且差异较大，仅凭临床表现较难进行判断。目前，对于疑诊遗传性果糖不耐受症的患儿可以通过 *ALDOB* 基因测序进行确诊。

（五）治疗

本病为遗传性疾病，尚无根治方法，但尽早进行饮食控制及对症治疗对改善预后十分重要。本病一旦确诊，需严格控制含果糖、蔗糖或山梨醇成分的食物或药物的摄入，以防低血糖的发生。因饮食限制，本病患儿还应注意补充多种维生素。对于急性低血糖发作的患儿主要予以静脉注射或滴注葡萄糖。对于肝肾功能损害的患儿应进行保护肝肾的辅助治疗，密切随访患儿肝肾功能情况及生长发育情况。对于肝衰竭的终末期肝病患儿，可进行肝移植。

目前，建议等电聚焦法检测转铁蛋白及监测天冬氨酰氨基葡萄糖苷酶活性用于随访。

（六）典型病例

1.病例介绍 患儿，女，初诊年龄4岁3个月。因反复低血糖2年余就诊。患儿入院前2年反复发生低血糖，常在饥饿时发作，表现为大汗、精神差、昏昏欲睡，伴四肢抖动、双眼上翻等，当地医院急诊查血糖低，静脉补充糖后可缓解。入院前3个月曾发生昏迷1小时，查血糖0.82mmol/L，血钾1.56mmol/L，予静脉补糖、钾后好转。入院前1个月频繁出现大汗、四肢抖动等低血糖症状。患儿平素体质差，易患上呼吸道感染，不喜甜食。患儿为第1胎第1产，足月剖宫产，出生体重3350g，产时无窒息，母孕史正常。患儿生长发育较落后。父母否认近亲结婚，家族中无类似疾病患者。入院查体：体温36.8℃，心率99次/分，呼吸30次/分，血压105/64mmHg。身高94cm（-2.7s），体重12kg，体重指数（BMI）为13.6kg/m²。神志清楚，反应可，无特殊面容。心肺无殊。腹软，肝脏肋下3cm、剑突下2.5cm，质软。神经系统未见异常。

辅助检查：血常规、粪常规、肝肾功能及电解质正常。TG 1.94mmol/L，NH_3 19μmol/L，LAC 3.00mmol/L。甲状腺功能、醛固酮、皮质醇及促肾上腺皮质激素检测均未见异常。空腹GLU 4.8mmol/L，胰岛素8.7μIU/ml，C肽1.61ng/ml，糖化血红蛋白（HbA1C）5.6%。尿常规示白蛋白＋，尿微量白蛋白90.9mg/L、尿转铁蛋白7.00mg/L、尿α_1微球蛋白38.3mg/L、尿IgG 11.20mg/L，24小时尿电解质正常。脑电图提示左颞、两枕区痫样活动。心脏彩超提示左房、左室稍增大。甲状腺及腹部超声提示正常。头颅MRI平扫＋增强未见异常。基因检测示患儿存在ALDOB基因复合杂合变异，其中3号内含子发现1个杂合剪切变异（c.325-1G＞A），8号外显子存在1个杂合移码变异（c.865delC，p.L289fs* 10），进一步测序分析显示其父亲携带移码变异，而母亲携带剪切变异（图4-2）。

治疗及随访：确诊遗传性果糖不耐受症后，患儿每日睡前按5g/kg加食生玉米淀粉以避免夜间饥饿，同时服用左卡尼汀、辅酶Q_{10}及维生素等改善代谢，另外告知患儿家长日常饮食杜绝摄入含果糖的食物。患儿出院后定期门诊随访，未发生低血糖，生长发育良好，复查尿常规及肾功能均正常，尿微量蛋白较前好转。

2.讨论 遗传性果糖不耐受症是一类严重的、可能危及生命的遗传性疾病。在临床中如遇反复不明原因低血糖、低磷血症、恶心、呕吐，或有不明原因的肝肾功能损害、肾小管性酸中毒等，均应考虑本病可能性。

目前，对于怀疑本病的患儿应尽早进行相关基因检测，以期早诊断、早干预，从而

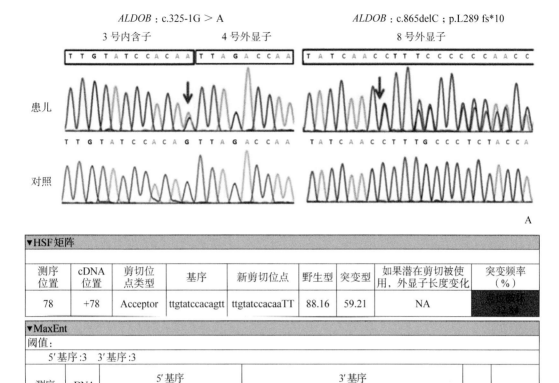

图4-2 患儿基因检测结果

A.Sanger 测序验证了患儿在 *ALDOB* 基因 3 号内含子中存在杂合剪切变异（c.325-1G＞A）及 8 号外显子中的杂合移码变异（c.865delC）；B.HSF 及 MaxEntScan 软件分析表明 c.325-1G＞A 可破坏原有的剪切位点

改善预后，减少不良临床反应及症状的发生。

第四节　转醛醇酶缺陷病

戊糖磷酸途径是在动植物和微生物中普遍存在的一条糖分解代谢途径，可将体内的葡萄糖－6－磷酸转化为核糖－5－磷酸，并产生还原型辅酶Ⅱ（NADPH），对机体的氧化还原反应和核酸类物质的合成至关重要，是一条重要的多功能代谢途径。转醛醇酶1（transaldolase 1，TALDO1）是参与戊糖磷酸途径非氧化部分的第二个酶，将戊糖磷酸途径和糖酵解途径紧密联系在一起，是戊糖磷酸途径中不可或缺的一部分。

转醛醇酶缺陷病（transaldolase deficiency）是一种罕见的戊糖磷酸途径缺陷的常染色体隐性遗传病。本病由位于染色体11p15上的*TALDO1*基因变异所致，临床表现严重且发病早，通常会导致多系统功能障碍，故而其临床症状及预后具有高度可变性。

（一）发病机制

造成转醛醇酶缺陷病的*TALDO1*基因包含8个外显子，均参与编码转醛醇酶，该酶能够可逆性催化甘油醛－3－磷酸和景天庚酮糖－7－磷酸转化为果糖－6－磷酸和赤藓糖－4－磷酸。转醛醇酶缺陷的患者因前述反应不能正常进行，导致中间产物（如景天庚酮糖、赤藓糖醇、核糖醇等）堆积，氧化还原反应的辅助因子NADPH、还原型谷胱甘肽（GSH）减少、脂质过氧化物增加等。这些异常堆积或减少的代谢产物，使得患者的代谢异常或紊乱：景天庚酮糖－7－磷酸、景天糖醇堆积可造成患者肝损害、肝纤维化及近端小管毒性作用；NADPH及还原型谷胱甘肽的减少，可造成细胞膜抗氧化能力丧失，引起溶血性贫血等；转醛醇酶缺陷还可造成核糖－5－磷酸循环失败，进一步导致DNA及RNA等核酸类物质合成异常，最终导致患者发病。

（二）临床表现

转醛醇酶缺陷病的临床表现多种多样，截至2021年世界范围内共发现13种变异类型可导致转醛醇酶缺陷病，而具有相同变异类型的不同个体可呈现出不同的临床表现。

虽然临床表型呈现出多样性，但亦有很多相同表现。在已发表的报道中，几乎所有患者都有肝脾大、肝功能异常和血小板减少。其次为贫血、畸形和心血管系统疾病。畸形多在新生儿期即出现，包括皮肤松弛、眼裂倾斜、多毛、头颅外形畸形、耳位低、发际低或眼球突出等。约有1/3的患者出现肾脏疾病及凝血功能障碍。肾脏疾病主要表现为肾小管性蛋白尿、高钙尿、肾小球性蛋白尿、肾衰竭、肾结石、肾发育不全等。还有小部分患者可能出现生长发育迟滞、呼吸系统疾病、外生殖器的表现异常。除此之外，部分在胎儿期即出现明显异常，包括宫内生长受限、羊水过少、胎儿宫内窘迫等。

（三）辅助检查

使用气相和液相色谱串联质谱法对疑似患者尿液中的核糖醇、阿拉伯糖醇、赤藓糖醇、景天庚糖、甘露庚糖醇、甘露庚酮糖及景天庚酮糖－7－磷酸等进行检测，若浓度升高，则可诊断本病。在一些报道中也通过对患者淋巴母细胞、皮肤成纤维细胞中的转醛醇酶活性进行检测以确诊本病。目前，对于怀疑本病的患者，还可进行*TALDO1*基因检测。

在临床怀疑转醛醇酶缺陷病时，可通过羊膜腔穿刺检测景天庚酮糖和核糖醇的浓度，亦可通过基因分析来诊断。早期精准的产前诊断可以提供更好的产前管理及适当的产后治疗。

（四）诊断

本病主要根据可疑的临床表现、气相和液相色谱串联质谱法、转醛醇酶活性检测及*TALDO1*基因检测进行诊断。

（五）治疗

本病为遗传性疾病，目前尚无有效治疗方法，主要为对症支持治疗。有研究显示补充 N-乙酰半胱氨酸和维生素C、维生素E等抗氧化剂可减轻氧化应激，从而起到缓解病情的作用，但该方法仍需进一步研究及深入评估。

（六）典型病例

1.病例介绍　患者，女，33岁，G2P1，孕34周时因超声异常住院检查。其胎儿大脑中动脉收缩期峰值速度（MCA-PSV）从孕24周开始持续增加，孕33周达到93.97cm/s。其他异常包括肝右叶回声稍增高、心脏扩大、少量心包积液和胎盘厚度46mm。

该孕妇在首次妊娠期间即观察到类似表现，包括胎儿有心脏扩大、肝脾增大、MCA-PSV升高、高脐动脉阻力、宫内生长受限和胎盘增厚。因胎儿宫内窘迫，在孕36周剖宫产出一名男婴，体重1860g。其Apgar评分正常，而外周血检查发现血红蛋白（HGB）和血小板（PLT）偏低。反复凝血功能检验示APTT、PT和TT延长。脑超声提示颅脑损伤伴室管膜下出血。经治疗后，该男婴仍于18日龄时死于弥散性血管内凝血（DIC）、低出生体重和低蛋白血症。

为评估再次孕产异常的风险，该孕妇在第2胎妊娠期间，两次脐带穿刺，进行脐带血全外显子组测序。结果提示胎儿为 TALDO1 基因变异的复合杂合型：母系携带剪接畸变NM_006755.2（TALDO1）：c.462-2A＞G（chr11：g.763342A＞G），父系携带错义变异NM_006755.2（TALDO1）：c.574C＞T（chr11：g.763456C＞T）。父母双方都是杂合子携带者并且表型正常。

经遗传咨询后该夫妇决定继续妊娠。一名女婴在孕38周时出生，体重2760g。出生时Apgar评分正常，有畸形特征（多毛、发际低），皮肤稍苍白、松弛，皮温低，呼吸急促伴呻吟，双肺呼吸音粗伴湿啰音，腹胀，腹壁静脉显露，有肝脾增大并出现黄疸。

辅助检查：外周血检查示HGB为95g/L（参考值110～150g/L），可见破碎红细胞、血小板减少和轻度中性粒细胞减少。血清TBIL 83.3μmol/L（参考值2～17μmol/L），DBIL 10.0μmol/L（参考值0～7μmol/L）。LDH 989U/L（参考值159～322U/L），ALT、AST、TBA和ALP略升高。ALB 23.1g/L（参考值40～55g/L），PT 31.7秒（参考值11～15秒）。气相色谱质谱分析显示尿木糖醇、阿糖醇、核糖醇升高。

治疗及随访：该患儿接受持续通气9天，给予新鲜冷冻血浆和纤维蛋白原输注，密切监测血糖水平。病情好转后出院并定期随访。9月龄时，该患儿HGB仍略有下降（100g/L），而红细胞计数（RBC）和PLT分别升高至4.7×10^{12}/L（参考值3.5×10^{12}/L～5.0×10^{12}/L）和517×10^9/L（参考值100×10^9/L～300×10^9/L）。DBIL、TBIL、TBA、LDH和ALP水平正常，AST 84U/L（轻度升高）。未观察到畸形特征和皮肤松弛，并表现出正常的身体及认知发育。

2.讨论　转醛醇酶缺陷病是一种严重且罕见的遗传性疾病，临床中如遇胎儿水肿、新生儿及儿童期不明原因肝脾大、肝脏疾病、血小板减少、贫血、凝血功能障碍、畸形或多系统异常等均应考虑本病。可通过检测代谢异常堆积的中间产物、转醛醇酶活性或基因检测确诊。目前尚无有效公认的治疗手段，但产前或早期诊断可加强随访及尽早对症治疗，以此减轻及推迟并发症的发生。本病预后具有多样性，因其在肝脏方面病变表现突出且常见，故大部分患者死于肝衰竭。

（常宇南　许红梅）

第五节　糖原贮积症

糖原贮积症（glycogen storage disease，GSD）是一组由于基因缺陷导致糖原代谢途径中的酶缺乏或活性降低，而引起机体能量代谢障碍和糖原在肝脏、肌肉、肾脏等组织中过多沉积的遗传代谢病。目前已经证实的GSD至少有16型。其中Ⅰ、Ⅲ、Ⅳ、Ⅵ、Ⅸ型主要累及肝脏，又称肝脏GSD，临床表现以肝大为主，可出现不同程度的低血糖、高血脂、高乳酸、高尿酸等代谢障碍和生长落后。GSD Ⅰ型最常见，主要分为Ⅰa和Ⅰb型。

一、糖原贮积症Ⅰa型

糖原贮积症Ⅰ型（glycogen storage disease type Ⅰ，GSD Ⅰ），也称冯·基尔克（von Gierke）病，是一种罕见的碳水化合物代谢障碍性疾病，总患病率约为1/100 000，其中Ⅰa型约占80%，Ⅰb型约占20%，国内无准确的流行病学数据。GSD Ⅰa（OMIM 232200）是由 G6PC 基因编码的葡萄糖－6－磷酸酶（glucose-6-phosphatase，G6Pase）缺陷所致，典型表现为婴儿期起病的肝大、生长落后、空腹低血糖、高脂血症、高尿酸血症和高乳酸血症等。

（一）发病机制

本病为常染色体隐性遗传病。GSD Ⅰa的致病基因 G6PC 位于染色体17q21，基因全长约12.5kb，含5个外显子，编码G6Pase，主要在肝脏、肾脏和肠道中选择性表达，位于内质网腔侧面。G6Pase是糖原分解和糖异生末端步骤的关键酶。正常生理状态下，糖原分解和糖异生产生葡萄糖－6－磷酸（glucose-6-phosphate，G6P），经葡萄糖－6－磷酸转移酶（glucose-6-phosphate transporter，G6PT）转运至内质网腔内，通过G6Pase水解为葡萄糖和无机物，维持血糖稳定。当G6Pase缺乏或活性下降时，患者仅能获得由脱支酶分解糖原1,6－糖苷键所产生的少量葡萄糖（约8%），造成严重的空腹低血糖。低血糖促进升糖激素分泌，刺激蛋白质分解、加速糖异生，刺激糖原分解，生成大量G6P，再次合成糖原或进入糖酵解途径，造成糖原在肝脏、肾脏和肠道黏膜中积聚，同时产生过多乳酸，造成乳酸酸中毒。G6P通过磷酸戊糖途径产生过量嘌呤，嘌呤分解产生大量尿酸，导致高尿酸血症。低血糖还使胰岛素降低，促使外周脂肪组织分解，使游离脂肪酸升高，同时乙酰辅酶A堆积，导致高脂血症。肝脏病理检查可见肝细胞内充满糖原和脂肪颗粒，典型的病理变化是肝细胞内糖原贮积、肝脂肪变性但无纤维化表现。

患者发生肾脏损伤的机制尚不完全明确，考虑与肾脏的血流动力学及结构改变相关，肾素－血管紧张素系统的激活、长时间的氧化应激、促纤维化细胞因子表达增加、肾小管上皮细胞内能量不足等在其中发挥重要作用。本病可损伤肾小球及肾小管，严重者表现为局灶性节段特性肾小球硬化、肾小管萎缩、肾间质纤维化，进一步造成肾单位丧失。

（二）临床表现

GSD Ⅰa的临床表现复杂，因患者的年龄而异，轻重不一。①在新生儿期，部分患者可出现低血糖和乳酸酸中毒，低血糖症状通常仅在喂养间隔时间增加时出现。② 3～6月龄时，大多数未经治疗的患儿出现进行性肝大、乳酸酸中毒、高尿酸血症、高脂血症、高甘油三酯血症和（或）低血糖发作的症状，包括惊厥发作。③未经治疗的儿童患者通常有"娃娃脸"，脸颊饱满，四肢纤细，身材矮小，腹部明显膨隆，可能存在黄瘤和腹泻，部分患者伴有鼻出血等出血倾向。随着年龄的增长，低血糖发作次数可以减少。④成人患者可因多发肝腺瘤、慢性肾衰竭和严重痛风等就诊。

代谢控制不佳的患者长期并发症常见，包括以下几种：

1.身材矮小　患儿生长迟缓，身高明显低于同龄儿，但身体各部位比例正常，智力正常（反复严重低血糖造成脑损伤除外）。合理饮食治疗下，生长到成人期最终身高可改善。

2.骨质疏松　患者中维生素D缺乏很常见，钙摄入量低，骨量减少，骨折风险增加。

3.肾脏疾病　大多数患者有肾脏增大。在治疗不充分的患者中，可观察到蛋白尿、磷尿、氨基酸尿、肾结石、肾钙质沉着等，部分患者可进展为肾衰竭并需要肾移植。

4.痛风　虽然幼儿中也存在高尿酸血症，但痛风很少在青春期前的儿童中发生，成人可出现严重的痛风伴多发痛风石。

5.肝腺瘤　腺瘤发生风险随着年龄增长而增加，患者多在10～29岁出现肝腺瘤，腺瘤可能导致肝内出血，约10%的患者肝腺瘤可能转化为肝细胞癌。代谢控制不佳，尤其是高甘油三酯血症的程度与肝腺瘤的发展有关。然而，尽管进行了充分的代谢控制，一些个体仍会出现腺瘤。

6.胰腺炎　饮食控制不佳、代谢紊乱，有严重高甘油三酯血症的患者可能并发胰腺炎，且甘油三酯显著升高的患者容易发展为重症胰腺炎。

7.贫血和出血　贫血在GSD Ⅰ患者中很常见，可能与饮食限制、缺铁等相关，儿童贫血程度相对较轻，成人贫血程度可较为严重，可能与肝腺瘤出血、慢性肾脏疾病和慢性乳酸酸中毒等相关。患者可有获得性血小板功能障碍，表现为反复鼻出血、易瘀伤、月经过多、肝腺瘤出血和外科手术中出血增加等。

8.神经病变和认知功能受损　患者智力往往正常，但由于重度低血糖反复发作，脑功能和脑结构可能改变。有研究发现，较同龄正常儿童，患者更常发生脑电图、视觉诱发电位、脑干听觉诱发电位和MRI异常。MRI异常包括枕角扩张和（或）枕叶或顶叶中的皮质下白质高信号。代谢控制不佳，反复或严重低血糖发作可导致认知功能障碍和癫痫等并发症。

此外，患者可能出现青春期延迟、高血压、肺动脉高压、多囊卵巢综合征、营养缺乏等并发症，极少数患者也可能发生炎症性肠病。

（三）辅助检查

1. 血液生化检查　空腹血生化检测可显示程度不等的低血糖和高乳酸血症，重症低血糖常伴有低磷血症。血清丙酮酸、甘油三酯、磷脂、胆固醇和尿酸等均升高。ALT和AST可能轻度升高。给予胰高血糖素或肾上腺素很少或不能引起血糖升高，但两者均显著增加血清乳酸浓度，存在导致急性酸中毒和失代偿的风险，故不再推荐行该激发试验。

2. 尿液生化检查　肾脏受累的患者中可观察到蛋白尿、磷尿、氨基酸尿等。

3. 影像学检查　X线检查可见骨质疏松，部分患儿骨龄延迟。腹部超声/CT检查可见肝脏体积增大，呈弥漫性病变或脂肪肝样改变，可见单发或多发肝腺瘤；肾脏体积增大，可伴弥漫性病变、回声增强、皮髓质分界不清和肾或输尿管结石。

4. 肝脏病理学检查　肝脏特征性的病理改变为肝细胞内均匀的糖原堆积和肝脂肪变性，但无纤维化表现，可与其他类型的GSD相鉴别。鉴于基因诊断技术的快速发展与非侵入性，典型的病例不常规推荐行肝活检。

5. 酶活性测定　肝脏中正常的G6Pase活性水平为（3.50±0.8）μmol/（min·g组织），大多数GSD Ⅰa患者G6Pase活性＜正常值的10%，少部分患者G6Pase活性可能降低不明显［1.0～2.7μmol/（min·g组织）］，故临床表现较轻。测定速冻肝组织样本中总体G6Pase活性可以辅助诊断。

6. 基因检测　根据临床表型可以选择基因检测。截至2022年2月，人类基因变异数据库已公开146个*G6PC*基因变异位点，其中多数为错义/无义变异，小缺失、插入变异和剪接位点变异也有报道。患者可以为一种致病变异的纯合子或携带两种不同致病变异的复合杂合子。特定人群中主要变异不同。欧洲尤其是德系犹太人群中最常见的变异为c.247C＞T，日本人群中的常见变异为c.648G＞T，我国GSD Ⅰa患者的2个高频致病变异为c.648G＞T和c.248G＞A。

（四）诊断

病史、体征和血生化检测可供初步临床诊断。对于所有身高增长缓慢伴肝脏明显增大的患儿均应考虑GSD Ⅰa型的可能。典型的生化改变包括空腹低血糖、高乳酸血症、高脂血症和高尿酸血症。非侵入性基因检测是确诊的首选方法，发现*G6PC*基因致病变异有确诊意义。肝脏组织病理学检查能够与其他类型的GSD相鉴别，测定G6Pase活性可以辅助诊断。

（五）鉴别诊断

GSD Ⅰa的突出表现是空腹低血糖和肝大，需与其他类型GSD相鉴别，包括Ⅰb、Ⅲ、Ⅳ、Ⅵ、Ⅸ型，也需要与引起肝大的其他代谢性肝病如戈谢病、尼曼-皮克病等相鉴别（表4-1）。

表4-1　GSD Ⅰ a的鉴别诊断

疾病	基因	相同点	不同点
GSD Ⅰ b	SLC37A4	均可有GSD Ⅰ a表现	中性粒细胞减少，反复感染、炎症性肠病、甲状腺疾病等
GSD Ⅲ	AGL	肝大、空腹低血糖、高脂血症、ALT/AST升高	肌肉受累，CK升高，尿酸、乳酸正常
GSD Ⅳ	GBE1	肝大、ALT/AST升高	终末期肝病之前血糖正常，肝硬化
GSD Ⅵ	PYGL	肝大、空腹低血糖、高脂血症、ALT/AST升高	血乳酸空腹正常，餐后升高
GSD Ⅸ	PHKA2、PHKB、PHKG2	肝大、空腹低血糖、高脂血症、ALT/AST升高	男性为主，血糖轻度降低，血乳酸正常，可出现肝纤维化
Fanconi-Bickel综合征	SLC2A2	肝大、空腹低血糖、ALT/AST升高	餐后高血糖，慢性腹泻，范科尼肾病，佝偻病
果糖－1, 6－二磷酸酶缺乏症	FBP1	肝大、空腹低血糖、ALT/AST、尿酸升高	长时间空腹后出现低血糖，空腹3～4小时血糖正常
戈谢病	GBA	肝大、生长落后、高脂血症、骨质疏松	无空腹低血糖，显著脾大，肺部受累
尼曼－皮克病	SMPD1	肝大、生长落后、高脂血症	无空腹低血糖，显著脾大

（六）治疗

GSD Ⅰ a管理的主要目标是维持正常血糖水平，纠正代谢紊乱，减少或延迟严重并发症的发生，实现患者正常的心理发育，提高生活质量。GSD是一种多系统疾病，应由擅长代谢性疾病的团队（包括代谢疾病专家、肝病医生、肾脏科医生、内分泌科医生、营养师和心理治疗师等）治疗。

1.饮食治疗　①营养来源：60%～70%为碳水化合物，10%～15%为蛋白质，25%～30%为脂质，限量进食含葡萄糖、蔗糖、乳糖、果糖等的食物。②血糖管理：目标为餐前或空腹3～4小时血糖3.9～5.6mmol/L（70～100mg/dl）。婴儿可每2～3小时按需喂养无糖大豆配方奶粉或无蔗糖、乳糖和果糖的配方奶粉，夜间需避免禁食时间过长，需唤醒患儿进食或通过鼻胃管/胃造瘘管持续喂养。生玉米淀粉可以缓慢释放葡萄糖，维持更长时间的葡萄糖水平；关于开始生玉米淀粉治疗的年龄尚无共识，一般在6个月至1岁开始添加，我国《糖原累积病（Ⅰ型和Ⅱ型）诊疗指南》（2019年版）建议1岁左右开始添加，每次1.7～2.5g/kg，以1:2比例与凉开水混合，每3～6小时一次。生玉米淀粉中位持续时间为4.25小时，患者需要在夜间至少进食1次。缓释玉米淀粉（糖苷酸）可延长两次喂养之间的正常血糖时间，在GSD Ⅰ患者的过夜试验中被证实有效，可改善患者的睡眠和生活质量。2009年以来，缓释玉米淀粉已在多个国家获得批准。在美国，缓释玉米淀粉被批准用于5岁以上儿童（部分国家批准可用于2岁以上儿童），尚缺乏其在日间应用的研究数据。③由于饮食限制，推荐补充钙、维生素D、铁和锌等多种营养元素。

2.肝腺瘤 可以通过手术或其他干预措施进行治疗，包括经皮乙醇注射和射频消融。当其他干预措施治疗失败或者怀疑肝腺瘤恶性转化时，应考虑肝移植。肝移植可使血糖、乳酸和甘油三酯正常化，可能延缓肾脏疾病的发生。

3.肾病 低剂量血管紧张素转换酶抑制剂（如卡托普利）或血管紧张素受体阻滞剂（如氯沙坦）可用于治疗微量蛋白尿，以减缓肾功能恶化。补充柠檬酸盐可能有助于预防或改善肾钙质沉着症和肾结石，需监测血钾和钠，以维持水电解质平衡。如进展为终末期肾病，需要进行肾移植。建议在肾脏专科医生指导下治疗。

4.高脂血症 美国医学遗传学会指南不建议10岁以下的患者使用降脂药物，大年龄儿童及成人可选择他汀类或贝特类降脂药物治疗。

5.发育迟缓和（或）认知问题 根据需要为有发育迟缓和（或）神经认知问题的患者提供治疗，包括发育支持和教育支持服务。如继发癫痫，需在神经内科医生指导下治疗。

6.其他并发症治疗 建议在相关专科医生指导下进行。

7.基因治疗 是研究的热点。重组腺病毒载体介导*G6PC*基因治疗在动物模型中取得了一些比较乐观的结果，受试动物肝脏G6Pase活性增加及代谢参数改善。一项Ⅰ/Ⅱ期开放标签临床试验（NCT03517085）中，腺病毒介导*G6PC*基因转移治疗GSDⅠa成人患者显示出有希望的初步结果。

8.肝移植 指征包括代谢控制不良、腺瘤恶化、存在肝细胞性肝癌和（或）肝衰竭。肝移植后1年、5年和10年生存率分别为82%、76%和64%。肝移植能够缓解低血糖和继发性代谢紊乱（包括乳酸酸中毒、高甘油三酯血症和高尿酸血症）。患者可在肝移植后正常饮食。

治疗期间应定期评估，包括监测患者血糖水平、肝功能、有无代谢紊乱（高脂血症、高乳酸血症、高尿酸血症等）、有无骨质疏松、有无肝腺瘤发生或恶化、有无肾脏疾病并评估生长发育、营养状态等。

（七）典型病例

1.病例介绍 患者，男，23岁，因腹膨隆、饥饿后心悸和发育迟缓23年，骨骼畸形6年收入院。患者5月龄时被发现腹部膨隆，超声提示肝大。晨起或夜间易饥饿伴心悸，进食后可缓解，且易鼻出血和牙龈出血，伴生长发育迟缓。17岁查血生化：ALT 122U/L，AST 136U/L，GGT 344U/L，ALP 36U/L，UA 857μmol/L，GLU 3.04mmol/L。骨龄片：12.8岁，左手骨质软化。双膝关节X线检查正常。腹部CT检查：脂肪肝，肝脏多发血管平滑肌脂肪瘤可能。双肾体积增大。双肾多发血管平滑肌脂肪瘤。随后患者出现双膝关节外翻畸形，伴负重时疼痛。19岁膝关节X线检查：双膝外翻改变。此后逐渐出现脊柱、胸骨、锁骨、双肘和双膝关节畸形，伴明显活动受限，并开始长期卧床，逐渐出现肌肉萎缩。大便2～3次/日，为黄色糊状软便，体重近2年减轻6kg。家族史：父母体健，非近亲结婚，一弟体健，无遗传性疾病家族史。查体：体重19kg，身高110cm，多发骨骼畸形（胸廓明显畸形、脊柱后凸及复杂畸形、双膝明显外翻畸形），肝大、肋下8cm、质软、无压痛。双上肢近端肌力3$^+$级，远端肌力4$^-$级，双下肢近端肌力3⁺级，远端肌力4⁻级，第二性征发育迟缓，阴毛Tanner I 期，智力发育正常。

辅助检查：动脉血LAC 4.5mmol/L、GGT 201U/L、ALP 620U/L、AST 83U/L、ALT 74U/L、TG 1.86mmol/L、P 0.56mmol/L、Ca 2.28mmol/L、UA 647μmol/L、GLU 2.8mmol/L。腹盆部增强CT：肝脏增大，肝脏多发低密度影，较大者约3.0cm×2.4cm，多发腺瘤可能；双肾多发低密度影，考虑血管平滑肌脂肪瘤。骨相关生化检查：PTH 8.8pg/ml、I 型胶原羧基端肽（β-CTX）1.570ng/ml（0.26～0.512ng/ml）、总25－羟维生素D［T-25（OH）D］11.7ng/ml（8.0～50.0ng/ml）、1,25－二羟维生素D₃［1,25（OH）₂D₃］46.64pg/ml（19.6～54.3pg/ml）。BGP 1.55ng/ml（1.8～8.4ng/ml）。磷廓清试验：实测肾小管磷重吸收率（TRP）0.95（0.52～0.95）；磷廓清指数0.81mmol/L（0.80～1.35mmol/L）。骨密度：T值－7.9～－7.1。全身X线检查：脊柱、胸腰椎侧弯伴旋转畸形；双侧肋骨骨质疏松伴走行扭曲；双侧股骨及胫腓骨多发生长障碍线；双侧膝关节外翻畸形。患者及其父母外周血G6PC基因分析结果：患者G6PC基因5号外显子检测到c.648G＞T纯合致病变异，父母均为该变异携带者。

治疗及随访：予生玉米淀粉，每次40g，每日4次，同时予补钙及碱化尿液等治疗。治疗3个月后随诊，患者空腹血糖控制于5～7mmol/L。每日可步行数步。复查GGT 65U/L、ALP 936U/L、AST 29U/L、ALT 13U/L、TG 1.93mmol/L、P 0.79mmol/L、Ca²⁺ 2.26mmol/L、UA 313μmol/L；静脉LAC 3.29mmol/L。骨密度较前好转。

2.讨论　GSD I a临床表现常见空腹低血糖、高乳酸血症、高脂血症、高尿酸血症、肝腺瘤、肝大、肾大及生长迟缓等。同时，随着患者年龄增长，还可出现骨质疏松和佝偻病等表现。早期诊断和治疗可减轻器官损害，提高生活质量，延长生存期。

二、糖原贮积症 I b型

GSD I b（OMIM 232220）是由SLC37A4基因变异引起G6PT缺陷所致的先天性糖代谢障碍性疾病。其代谢紊乱和临床表现酷似GSD I a，除GSD I a临床特征外，还有因中性粒细胞减少和功能障碍而出现的反复感染和炎症性肠病等表现。

（一）发病机制

本病为常染色体隐性遗传病，致病基因SLC37A4位于染色体11q23，基因全长约5.3kb，含9个外显子，其基因产物为跨膜蛋白G6PT，定位于内质网膜中，在肾脏、肝脏、胃肠道、骨髓、甲状腺等多个组织中广泛表达。G6P在肝细胞的细胞质中合成，必须经G6PT转运至内质网中才能进一步被G6Pase水解为葡萄糖和无机物。因此，当G6PT功能障碍时患者会出现与GSD I a相同的代谢表型。

GSD I b患者中性粒细胞减少和功能障碍的机制尚不明确。G6PT功能缺陷可能引起内质网应激、活性氧增加及细胞黏附功能受损等，导致中细粒细胞凋亡增加。中性粒细胞功能障碍包括中性粒细胞趋化性、钙动员、呼吸爆发和吞噬功能受损，可能与G6PT缺陷致中性粒细胞葡萄糖摄取减少、内质网和线粒体应激、NADPH氧化酶的表达和激活功能下调等相关。GSD I b患者也可表现出单核细胞/巨噬细胞、T细胞功能障碍，导致患者出现自身免疫性疾病如炎症性肠病、甲状腺疾病等风险增加。

（二）临床表现

除 GSD Ⅰa 表现外，GSD Ⅰb 患者中性粒细胞减少和功能缺陷，容易导致复发性细菌感染。患有 GSD Ⅰb 的儿童容易出现口腔并发症，包括复发性黏膜溃疡、牙龈炎和快速进展的牙周病，也可发生炎症性肠病（克罗恩病样小肠结肠炎），也可伴有甲状腺自身免疫性疾病和甲状腺功能减退。

（三）辅助检查

GSD Ⅰb 的代谢紊乱与 GSD Ⅰa 高度一致。除 GSD Ⅰa 的实验室检查特点外，患者还可出现持续性或周期性中性粒细胞减少，严重程度不等，继发细菌感染时也会出现与感染相关的生化异常。G6PT 活性需要用新鲜的肝脏活检组织准确测定，大多数临床实验室不能提供 GSD Ⅰb 的酶活性检测。

基因检测是目前疑诊患者的首选确诊方法，截至 2022 年 2 月，人类基因变异数据库已公开了 130 多个 *SLC37A4* 基因突变位点，其中大多为错义/无义变异，但也发现了较多的缺失和剪接变异。欧洲人群中较常见的变异为 c.1042-1043delCT，日本人群中的常见变异为 c.352T＞C，我国 GSD Ⅰb 患者的 2 个常见致病变异为 c.572C＞T 和 c.446G＞A。

（四）诊断与鉴别诊断

诊断与鉴别诊断参考 GSD Ⅰa。

（五）治疗

血糖控制、代谢紊乱与并发症的治疗同 GSD Ⅰa。人粒细胞集落刺激因子（G-CSF）可增加循环中性粒细胞的数量并改善其功能，减少感染风险。使用 G-CSF（治疗中性粒细胞减少症）及抗炎药物（如水杨酸、美沙拉嗪磺胺吡啶和泼尼松龙）后，GSD Ⅰb 患者的肠道表现和并发症可得到改善。钠共转运蛋白－2（SGLT2）抑制剂恩格列净，已用于治疗 GSD Ⅰb 患者的中性粒细胞减少和中性粒细胞功能障碍，可以降低肠病的发作频率和严重程度，同时降低了所需 G-CSF 的剂量。部分患者出现甲状腺疾病，可在专科医生指导下进一步治疗。基因治疗具有良好的前景，在动物模型中也有一些探索，受试动物肝脏 G6PT 活性增加、代谢参数有所改善，然而，目前肝脏导向基因治疗不能纠正 GSD Ⅰb 患者的肾脏或骨髓功能障碍，尚需更多的研究。

（六）典型病例

1.病例介绍　患者，女，6 岁 5 个月，因"间断鼻出血 5 年"于 2017 年 5 月入院。患儿于 5 年前无明显诱因出现间断鼻出血，发作频率为每 1～3 个月 1 次。患儿为足月顺产，第 1 胎，智力发育正常，患儿父母非近亲结婚，母亲第 2 胎为双胞胎男孩。查体：体重为 19kg（＜参考范围第 3 百分位数），身高为 106.0cm（＜参考范围第 3 百分位数），娃娃脸面容，轻度贫血貌，皮肤无皮疹及出血点，心肺及神经系统查体未见异常，腹部膨隆，肝脏肋下 8cm、剑突下 10cm 可触及，质地中等，脾脏肋下未触及。

辅助检查：WBC 4×10^9/L，RBC 3.7×10^{12}/L，PLT 275×10^9/L，HGB 96g/L，中性粒细胞计数（NE）1.3×10^9/L，ALT 32U/L，AST 42U/L，TG 2.70mmoL/L，UA 654μmol/L，LAC 11μmol/L，GLU 3.4mmol/L；嗜肝病毒及肝炎病毒阴性；骨髓穿刺结果未见异常；腹部彩超检查结果显示肝右肋下8.0cm、剑突下9.5cm、左肋下6.0cm，未探及脾大；腹部CT检查结果显示肝脏轮廓增大，密度稍增高，左肾稍大。肝脏穿刺光镜检查结果显示肝细胞肿胀、细胞核增大并可见糖原核，肝细胞镶嵌排列，汇管区纤维组织增生，散在淋巴细胞，少量嗜酸性粒细胞浸润，PAS染色阳性；电镜检查结果显示肝板排列略有不整，肝细胞高度肿胀，核圆形且其内无糖原颗粒沉积，胞质内电子密度低，可见片状空区，其间散在糖原颗粒，线粒体大小较一致，多分布于核周及胞膜下，脂肪变性明显，可见较多大小不一的脂滴，毛细胆管结构完整，未见纤维化改变。基因检测提示 *SLC37A4* 基因c.273C＞A（p.N91K）变异。

治疗及随访：给予患儿生玉米淀粉口服并嘱患儿父母保证患儿碳水化合物、脂肪、蛋白质的均衡摄入。患儿目前病情平稳。

2.讨论 目前，临床主要通过基因检测和（或）肝脏穿刺病理学检查诊断GSD Ⅰ，其中基因检测因具有无创性而成为诊断GSD Ⅰ的首选，而由于GSD Ⅰa和GSD Ⅰb临床表现相似，因此二者的鉴别诊断亦主要依据基因检测。值得强调的是，基因检测不能明确诊断GSD时，应积极行肝脏穿刺病理学检查以明确诊断。

三、糖原贮积症Ⅲ型

糖原贮积症Ⅲ型（glycogen storage disease type Ⅲ，GSDⅢ；OMIM 232400），也称为Cori病、Forbes病和局限性糊精病，是由 *AGL* 基因编码的糖原脱支酶（glycogen debranching enzyme，GDE）缺陷所致，典型表现为不同程度的肝脏、心肌和骨骼肌受累。根据受累组织的不同，GSDⅢ主要分为2种亚型，GSDⅢa为最主要的亚型，约占85%，同时累及肝脏、心脏和骨骼肌；GSDⅢb约占15%，仅累及肝脏，无肌肉受累。

（一）发病机制

本病为常染色体隐性遗传病。GSDⅢ的致病基因 *AGL* 位于染色体1p21，基因全长85kb，含35个外显子，编码GDE。糖原分解的过程是通过磷酸化酶的作用，逐步移除葡萄糖分子进行的。当糖原支链减少到2～4个相连的葡萄糖分子（极限糊精）时，磷酸化酶对糖原的解聚停止。GDE同时具有淀粉－1,6－葡萄糖苷酶及寡聚－1,4→1,4葡萄糖基转移酶的活性，前者将剩下的糖原分子裂解出糊精支链，后者将糊精转移至葡聚糖聚合物的游离末端，然后转移的糊精可能被磷酸化酶进一步解聚。GDE活性缺乏时，糖原支链不能完全被分解，导致大量形态结构异常的极限糊精在患者的肝脏和（或）肌肉中堆积，临床表现为肝大、低血糖、生长落后和运动耐量下降。

（二）临床表现

GSDⅢ临床表现复杂，起病年龄、疾病进展的速度、多脏器受累的程度和临床表现均有较大的差异。GSDⅢa的特征在于肝脏和肌肉受累，GSDⅢb仅累及肝脏。肝脏受累通常表现为儿童期肝大和生长迟缓，伴有空腹酮症性低血糖、高脂血症和转氨酶显著升高。肝病症状大多随年龄增长而好转甚至消失，亦有个别患者病情持续发展至肝硬化、肝衰竭，少数出现肝细胞肝癌。肌肉受累可于儿童期与肝脏症状同时发生或迟发，甚至在肝脏症状、空腹低血糖和转氨酶升高消失后才发生，表现为肌无力，在行走过速或爬坡时尤为明显，甚至发生肌痉挛，少数呈进行性肌病。病变累及心脏者出现心脏增大（左室肥厚多见）和心电图异常，但心力衰竭和心律失常罕见。部分患者仅于成人期出现肌肉受累，不伴肝脏症状。

骨质疏松症和骨质减少是 GSD Ⅲ 患者常见并发症，部分患者可能发生 2 型糖尿病，女性患者可能出现多囊卵巢综合征等。

（三）辅助检查

1. 血液生化检查 空腹血生化检测可以发现酮症性低血糖。由于患者糖异生途径正常，其空腹低血糖较 GSD Ⅰ 患者轻，部分患儿血糖可以正常，血乳酸和尿酸往往正常（餐后乳酸可轻度增加）。患儿血清转氨酶明显升高，血脂升高程度不一，与其低血糖发作是否严重有关。肌肉受累患者血清肌酸激酶可升高，活动后明显。

2. 肝脏病理学检查 肝脏特征性的病理改变与 GSD Ⅰ 类似，但 GSD Ⅲ 甚少发生脂肪变性，且肝纤维化随时间推移而增加，GSD Ⅲ 的肝纤维化程度通常较其他类型 GSD 明显。

3. 酶活性测定 GDE 在肌肉、肝脏、外周血白细胞中均有表达，但白细胞中表达量甚少，故一般采用肌肉或肝脏活检测定 GDE 活性明确诊断。

4. 基因检测 为疑似患者的首选确诊方法。

（四）诊断

儿童期不明原因肝大、低血糖、生长迟缓，伴或不伴骨骼肌、心肌受累，需考虑本病。非侵入性基因检测是确诊的首选方法。肝脏组织病理学检查能够与其他类型的 GSD 相鉴别，测定肝脏或肌肉 GDE 活性可以辅助诊断。

（五）治疗

GSD Ⅲ 主要采用饮食治疗。早期通过频繁喂养（每 3～4 小时一次）、补充玉米淀粉以维持正常血糖。不同于治疗 GSD Ⅰ，GSD Ⅲ 患者可以摄入蔗糖、果糖和半乳糖。生玉米淀粉可以用于预防低血糖，起始剂量一般约为 1g/kg，每 4 小时一次，根据血糖和血酮监测的结果调整剂量。缓释玉米淀粉（糖苷酸）在部分国家已被用于预防 GSD Ⅲ 患者夜间低血糖。患者糖异生功能正常，禁食状态下蛋白质分解可作为葡萄糖的替代来源，故推荐高蛋白饮食，建议儿童蛋白质摄入量为 3g/（kg·d），成人可达到总能量的 25%，高蛋白饮食可防止内源性肌肉蛋白在葡萄糖需求增加时被分解，对心肌和骨骼肌起到一定的保护作用，可能改善或延缓肌肉症状。部分研究报道，高脂肪饮食有助于改善心肌肥厚及运动不耐受。

基因治疗也是研究的热点。有研究报道，在 GSD Ⅲ 小鼠模型中，腺病毒相关病毒（AAV）载体介导的 *AGL* 基因治疗，可使小鼠肌肉力量恢复，部分恢复正常血糖状态，但尚需更多的探索。

GSD Ⅲ患者的低血糖风险随着年龄的增长而降低，肝移植被视为GSD Ⅲ患者的最后治疗手段，可治愈GSD Ⅲ a和GSD Ⅲ b患者中空腹不耐受相关的低血糖，但不能解决GSD Ⅲ a肌肉中GDE缺陷，因此仅适用于严重肝硬化、肝功能障碍和（或）肝细胞癌患者。出现心脏或骨骼肌受累的患者可于相关专科医生处治疗随访。

治疗期间应定期评估，包括监测患者血糖水平，肝功能，有无骨骼肌、心肌受累及其程度，有无代谢紊乱、骨质疏松、肝腺瘤发生或恶化，评估生长发育、营养状态等。

（六）典型病例

1.病例介绍 患儿，男，初诊年龄2岁8个月。因"发现低血糖及肝功能损害8个多月，抽搐2次"就诊。患儿1岁11个月时突发抽搐1次，为全身性大发作，其间查血糖1.6mmol/L，肝功能示转氨酶升高（ALT 229.4U/L，AST 514.5U/L），予以保肝治疗后有所好转，但未定期随访复查。入院前5天，患儿再次突发抽搐1次，表现同前，测血糖2.4mmol/L。患儿无黄疸，无厌油、食欲缺乏，无腹痛、腹泻，无大便颜色变浅、尿色加深，无明显感染性中毒症状。精神、食欲好，进食较多，大小便如常。家长自觉患儿自幼身高偏矮，腹部较膨隆，未予以重视，智力运动发育无明显落后。患儿为第4胎第4产，足月顺产，出生体重3.2kg。产时无窒息，母孕史正常。父母否认近亲结婚，家族中无类似疾病患者。查体：体温36.5℃，呼吸30次/分，心率110次/分，身高86cm（＜第3百分位数），坐高53.3cm，体重13.7kg，神志清楚、反应好，娃娃脸，心肺（－），腹部膨隆，肝脏肋下8cm、剑突下7cm，质地中等，边缘光滑，无触痛，脾脏肋下未扪及，全腹无压痛。脑膜刺激征阴性，双侧巴宾斯基征阴性，四肢肌力、肌张力正常。

辅助检查：血乳酸、凝血功能、铜蓝蛋白、血串联质谱未见异常，ALT 552U/L，AST 700U/L，GGT 339U/L，TBA 97.6μmol/L，ALB 44.2g/L，TG 3.97mmol/L，NH_3 52.7μmol/L，CK 622U/L（24～207U/L），CK-MB 13.72μg/L（0.21～5μg/L）。腹部B超：肝大，实质回声稍增强，欠均质。肝剪切波弹性成像（SWE）：测得肝脏杨氏模量值为9.6kPa，达轻度纤维化水平。头颅MRI、心脏彩超未见异常。基因检测提示*AGL*基因存在复合杂合变异。

2.讨论 儿童期不明原因肝大、低血糖、生长迟缓，伴或不伴骨骼肌、心肌受累，需考虑本病。非侵入性基因检测是确诊的首选方法，对于怀疑本病的患儿应尽早进行相关基因检测，以期能早诊断、早干预，从而改善预后，减少临床症状的发生。

四、糖原贮积症Ⅳ型

糖原贮积症Ⅳ型（glycogen storage disease type Ⅳ，GSD Ⅳ；OMIM 232500），又称Andersen病，是*GBE1*基因编码的糖原分支酶（glycogen branching enzyme，GBE）缺陷所致的常染色体隐性遗传病，发病率估计为1/800 000～1/600 000，占GSD的3%。GSD Ⅳ临床表现异质性大，根据主要受累器官不同分为肝型和神经肌肉型。进行性肝型多在婴儿期开始出现肝大、肌张力减退和发育迟缓，迅速进展为肝硬化、肝衰竭，在儿童早期死亡。神经肌肉型主要表现为肌力、肌张力降低，可因呼吸衰竭死亡。

（一）发病机制

GSD Ⅳ 为常染色体隐性遗传病，致病基因 *GBE1* 位于染色体 3p21，全长约 27.2kb，含有 17 个外显子，编码 GBE，在全身多个组织器官广泛表达，其发病机制尚不清楚。GBE 又称淀粉-（1,4→1,6）葡萄糖基转移酶，是在糖原合成的最后一步将 α-1,4 糖苷键变为 α-1,6 糖苷键，通过 α-1,6 糖苷键增加短的葡萄糖支链形成分支的糖原多聚体，增加糖原的可溶性和活性，降低细胞内的渗透压。糖原分支酶活性丧失或减少可导致产生异常的糖原结构（称为聚葡萄糖体）并积聚于所有细胞中，最明显的是在肝脏和肌肉细胞中，异常的糖原结构不能有效分解，使得细胞渗透性肿胀并最终导致细胞死亡。这种结构异常的糖原分子导致肝脏严重受损，肝大，约半数患者同时有心肌、骨骼肌及神经系统等损害。

（二）临床表现

GSD Ⅳ 临床表现异质性大，分为不同的类型，其发病年龄、严重程度、临床特征和预后各不相同。根据主要受累器官不同，分为肝型和神经肌肉型。肝型最常见，可分为进行性（经典）亚型或非进行性亚型；神经肌肉型患者根据发病年龄分为 4 种亚型（致死性围产期神经肌肉型、先天性神经肌肉型、儿童神经肌肉型和成人神经肌肉型），主要表现为不同程度肌力、肌张力降低。下文将重点介绍肝型。

进行性肝亚型患儿出生时可表现正常，但在出生后数月病情迅速恶化，出现肝大、生长迟缓和肝功能异常，可早期进展为肝硬化，伴有低白蛋白血症、凝血功能异常、门静脉高压、腹水和胃底静脉曲张等，如不进行肝移植，患者通常在 5 岁前因肝衰竭死亡；初诊时肌张力通常正常，在 1～2 岁逐渐出现全身性肌张力减退。非进行性肝亚型少见，表现为儿童期出现肝大、肝功能障碍、肌病和肌张力减退；该亚型患者肝损害多不重，转氨酶可能恢复（并保持）正常，也可不出现心脏、骨骼肌或神经系统受累表现。

（三）辅助检查

肝型患者转氨酶通常升高，肝功能进行性恶化，也可表现为低白蛋白血症、部分凝血活酶时间和凝血酶原时间延长，血清肌酸激酶正常或轻度升高。腹部超声检查通常显示肝大，伴有纤维化或肝硬化征象，但均缺乏特异性。几乎所有的患儿均有糖原分支酶活性降低，糖原分支酶活性最常在皮肤成纤维细胞中测定，也可在肌肉或肝脏组织中测定，不同患儿或者同一患儿不同组织之间的糖原分支酶活性存在广泛的变异性。肝脏组织病理学可表现为肝细胞显著增大并含有 PAS 染色阳性和抗淀粉酶的包涵体，这是 GSD Ⅳ 中发现的异常分支的糖原特征。根据活组织检查的时间和疾病的阶段，通常存在不同程度的纤维化，少数网状内皮系统有泡沫组织细胞的广泛浸润。电子显微镜下，某些个体肝细胞质内可见致密的支链淀粉样物质的细纤维状聚集物。基因检测发现 *GBE1* 基因致病变异，可以明确诊断，已报道 *GBE1* 基因变异 100 余种，以错义变异为主。

（四）诊断

儿童期不明原因肝大、肌病伴肌张力下降应考虑本病。肝脏组织病理学检查有助于与其他类型肝病相鉴别，发现*GBE1*基因致病变异有确诊意义。

（五）治疗

GSD Ⅳ目前尚无特异性治疗手段，进行性肝亚型者发生肝衰竭时，需行肝移植。但由于该亚型常伴有除肝脏外其他器官的累及，尤其是心肌，接受肝移植的患者预后往往不佳，有肝移植后死于心肌病的病例报道。患有骨骼肌病和（或）肌张力低下且出现运动发育迟缓的儿童，需要进行发育评估和物理治疗。对于心肌病患者，需要有心脏病专家参与治疗。

（六）典型病例

1.病例介绍　患儿，女，10个月，因"发现肌无力10个月"入院。患儿出生后即出现肌无力和关节挛缩畸形，表现为四肢肌张力低下，双拇指内收无力，双侧腕关节过度伸展，双侧肘关节挛缩，右手通贯掌，双侧足趾内收；5个月时因"抬头较差"于当地医院就诊时发现转氨酶升高，头颅MRI检查、心脏和呼吸系统检查无异常，后定期复查肝功能；因肌无力症状无明显缓解，运动发育落后入院。患儿为第2胎，41周剖宫产，围产期有胎动减少和羊水过多，出生体重3.75kg，生后体重增长缓慢，粗大运动发育迟缓，10个月才可独坐，至今抬头稍差。患儿母亲33岁，G2P2，身体健康；父亲34岁，有语言发育延迟和肝炎病史；患儿有1个正常发育的7岁的哥哥；患儿外祖父有"腹水"病史，已去世。查体：生命体征平稳，体重7kg（＜第3百分位数），身长71cm（第25～30百分位数），头围43.2cm；上腹部轻度膨隆，肝肋下三横指，质中，表面光滑，无压痛，脾肋下可触及；四肢肌张力低下，双侧拇指内收，双侧肘关节挛缩，双侧腕关节过伸，右手通贯掌，双足趾内收，膝反射未引出；发育评估显示患儿粗大运动、精细运动、适应性行为、个人-社交行为均延迟。

辅助检查：

（1）生化检测：血尿粪常规、乙型和丙型肝炎病毒抗体、EB病毒抗体、巨细胞病毒抗体、血清铜蓝蛋白检查未见异常。肝肾功能、糖、电解质：ALT 205U/L，AST 484U/L，AST/ALT 2.36，TP 60.7g/L，ALB 34.7g/L，GGT 193U/L，ALP 199U/L，TBA 44.6μmol/L，BUN 1.10mmol/L，Cr 8.6μmol/L，CO_2 20.3mmol/L，K^+3.23mmol/L，LAC 3.60mmol/L，血酮体（β-羟基丁酸）2.442mmol/L。心肌酶测定：CK-MB 32U/L，LDH 329U/L。免疫球蛋白测定：IgA 0.64g/L，IgE 126.0IU/ml。凝血功能测定：APTT 38.4秒，TT 24.1秒，FIB 107g/L。血脂测定：TG 1.88mmol/L，HDL-C 0.38mmol/L，载脂蛋白A1（Apo A1）0.54g/L，游离脂肪酸1506.19μmol/L。

（2）影像学检查：患儿心电图和超声心动图检查未见异常，X线片提示胸腔影缩小，双膈影升高；双肺野尚清晰，未见明显实质性病变，肺门不大；心影横位，形态、大小正常；双膈完整。右肘关节、尺桡骨全段及腕关节骨质结构正常，无明显骨折及脱位征象，周围软组织未见异常密度影。腹部超声提示轻度腹水，肝肾隐窝有0.2cm²的液体；

肝脏超声提示肝脏呈弥漫性增大的病理改变，右肋缘下4.4cm。

（3）肌电图检查：左下肢胫、腓神经运动传导未见异常，左上肢正中神经、尺神经，右上肢桡神经运动传导未见异常。左下肢腓浅神经感觉传导未见异常；左上肢正中神经、尺神经，右上肢桡神经感觉传导未见异常。左下肢胫神经未见异常F波；神经传导检查未见异常（患儿不能配合针极肌电图检查）。提示肌源性损害的可能性较高。

（4）超声引导下经皮肝脏穿刺活组织检查：取长约1.5cm肝组织作为标本，分别行PAS染色、D-PAS染色、网状纤维染色和HE染色检查。PAS染色和D-PAS染色可见细胞内糖原和糖蛋白沉积；经Masson染色和网状纤维染色，肝实质被桥接纤维组织分成肝小叶，可见弥漫性肝细胞损伤，伴包涵体和纤维化形成，与GSD Ⅳ的表现一致，肝汇管区扩张，伴有少量弥漫性淋巴细胞浸润，可见正常的胆小管结构；肝细胞呈毛玻璃样改变，并且可见散在的脂肪变性（混合的大小空泡），约占10%，普鲁士蓝染色（－）。

（5）基因检测：患儿*GBE1*基因存在复合杂合变异，c.475C＞T（p.Pro159Leu）和c.1229T＞G（p.Ile410Arg）。前者源于其母亲，后者源于其父亲。

治疗及随访：予以护肝，适当限制碳水化合物摄入及对症支持治疗后转氨酶维持稳定，行康复训练，因患儿口服玉米淀粉后出现腹泻症状停用。患儿11个月时，肝功能检查和肝脏大小维持稳定、无进展，但运动发育仍延迟。

2.讨论 儿童期出现不明原因肝大、肝损害、肌张力下降、关节挛缩畸形、运动迟缓等临床表现，应考虑GSD Ⅳ。可借助生化检查、分子遗传学分析和组织病理学检查确诊。本病主要采取对症支持治疗。

（彭小蓉 许红梅）

五、糖原贮积症Ⅵ型

糖原贮积症Ⅵ型（GSD Ⅵ，OMIM 232700）又称Hers病，是一种常染色体隐性遗传病，由*PYGL*基因编码的肝磷酸化同工酶缺陷导致肝细胞内糖原分解不足、ATP生成不足和功能障碍而引起，发病率为1/85 000～1/60 000。

（一）发病机制

肝磷酸化酶为磷酸化酶的肝脏同工酶，磷酸化酶作用于糖原的还原端和主链，分解α-1,4－糖苷键生成葡萄糖分子。酶缺陷导致肌细胞内糖原分解不足、ATP生成不足和功能障碍。

（二）遗传学

GSD Ⅵ为常染色体隐性遗传病。GSD Ⅵ（OMIM 232700）是肝糖原磷酸化酶缺失的结果，该磷酸化酶由位于染色体14q21—q22的*PYGL*（OMIM 613741）基因编码，*PYGL*基因全长约39.3kb，包含20个外显子，编码847个氨基酸。肌糖原磷酸化酶的缺乏导致GSD Ⅴ（OMIM 232600），也被称为McArdle病。

（三）临床表现

GSD Ⅵ通常是一种相对轻微的疾病，出现在婴儿期和儿童期；婴幼儿期出现肝大和生长迟缓，多无低血糖的症状，无心肌和骨骼肌受累。罕见的更严重的疾病表现为反复低血糖和明显的肝大。在代谢控制不佳的情况下，常见的并发症包括身材矮小、青春期延迟、骨质减少和骨质疏松。但肝硬化和肥厚型心肌病很少见。肝大和生长迟缓随年龄增长而改善，青春期症状消失。

（四）辅助检查

GSD Ⅵ可有轻度低血糖、酮症（50%）、高脂血症（44%），以及生长迟缓、明显肝大和肝转氨酶升高（95%）。乳酸和尿酸水平正常，可有高乳酸血症（72%）。随着年龄的增长，临床和生化异常可能会减少，但酮症和低血糖症可能会继续发生。

（五）病理检查

所有患儿均可见肝细胞内糖原贮积，17%检出脂肪变性，25%检出肝硬化。

（六）诊断

伴有以下情况的患者应怀疑GSD Ⅵ：①肝大；②生长不良；③酮性低血糖；④肝转氨酶升高；⑤高脂血症；⑥低前白蛋白水平；⑦腹部超声显示肝大伴弥漫性回声；⑧根据肝脏组织酶活性测定和PYGL基因分析可明确诊断。

（七）治疗

宜高蛋白饮食，少量多餐防治低血糖。大部分患者可能不需要任何治疗，但用玉米淀粉和蛋白质治疗可以改善生长、耐力，并改善生化异常，包括低血糖和酮症。即使是没有低血糖症的患者，睡前服用一定剂量的玉米淀粉也能增加能量。在压力期间（包括疾病、剧烈活动、快速生长期或食物摄入减少的任何时间）预防酮症；每月监测多次血糖和血酮水平。从5岁开始每年进行肝脏超声检查。建议在青春期结束时进行骨密度检查；可使用过量的单糖或者用胰高血糖素纠正低血糖；低血糖抢救可使用胰高血糖素；身材矮小可使用生长激素。如果已知家族特异性致病性变异，则宜对高危同胞进行基因检测，以早期治疗，并避免加重疾病的因素。

（八）典型病例

1.病例介绍　患儿，女，初诊年龄2岁。因"发现肝功能异常1个月"就诊。患儿因"过敏性紫癜"住院发现肝功能异常，ALT 249U/L，AST 174U/L。伴生长落后，无明显智力运动发育落后，无黄疸，无厌油、食欲缺乏，无呕吐、腹泻，无发热等不适，精神食欲好。予保肝治疗，随访肝功能无好转。产时无窒息，母孕史正常。父母否认近亲结婚，家族中无类似疾病患者。查体：体温36.7℃，呼吸26次/分，心率107次/分，身高77cm（＜第3百分位数），体重10.7kg，神志清楚、反应好，娃娃脸，心肺未见异常，腹部膨隆，肝脏肋下9cm，质地中等偏硬，边缘钝，无触痛，脾脏肋下4cm，肢端温暖。

辅助检查：空腹GLU 2.01～2.54mmol/L。肝功能ALT 363U/L，AST 675U/L，TBA 42.6μmol/L。凝血功能、铜蓝蛋白、血氨、血乳酸、血串联质谱未见异常。腹部B超显示肝大，其内未见明显异常，脾脏稍大。心脏彩超未见异常。肝脏活检光镜显示肝细胞肿胀，灶性糖原沉积，汇管区慢性炎症；电镜显示肝细胞体积明显增大，胞质内可见成片糖原颗粒，部分肝细胞内可见中小脂滴；局部窦周隙（Disse间隙）可见束状胶原纤维沉积。基因检测示患儿存在 *PYGL* 基因纯合无义变异（2号外显子c.280C＞T，p.R94X）。

治疗及随访：使用生玉米淀粉4次/天（早餐、中餐后2小时、入睡前、凌晨3点），每次1g/kg，配合营养科饮食指导，并给予保肝治疗。患儿出院后定期门诊随访，按照医嘱进食，监测血糖未再出现低血糖，肝大明显好转，身高增长趋势良好：近1年4个月，增长14cm，现91cm（第3～5百分位数）。

2.讨论 儿童时期不明原因肝大、转氨酶升高、酮性低血糖、高脂血症、低前白蛋白等需考虑GSD Ⅵ，进行肝脏组织酶活性测定和 *PYGL* 基因分析可明确诊断，并早期干预，予高蛋白饮食，少量多餐防治低血糖。

六、糖原贮积症Ⅸ型

糖原贮积症Ⅸ型（GSDⅨ）为GSD中最常见的类型，约占所有GSD的25%，发病率约为1/100 000。已知GSDⅨ致病基因主要有3种，分别为 *PHKA2*、*PHKB* 和 *PHKG2*，由此可将GSDⅨ分为3种类型，分别为GSD Ⅸa、GSD Ⅸb和GSDⅨc。磷酸化酶激酶（PHK）由α（PHKA1、PHKA2）、β（PHKB）、γ（PHKG1、PHKG2）和δ（CALM1、CALM2、CALM3）4个亚基组成，不同基因编码不同的亚基。GSD Ⅸa是GSD Ⅸ中最常见的类型，为X连锁隐性遗传。编码β和γ亚基的基因位于常染色体，其缺陷所导致的GSD Ⅸb和GSD Ⅸc为常染色体隐性遗传病。

（一）糖原贮积症Ⅸa型

糖原贮积症Ⅸa（GSDⅨa，OMIM 306000）是磷酸化酶激酶α亚单位缺陷引起磷酸化酶激酶缺陷所致的疾病。GSD Ⅸa是最常见的一种，约占GSDⅨ的75%。

1.发病机制 磷酸化酶激酶α亚单位缺陷引起肝磷酸化酶激酶缺陷，不能激活糖原磷酸化酶，导致糖原分解障碍。

2.遗传学 本病为X连锁隐性遗传病。编码磷酸化酶激酶α亚单位的 *PHKA2* 基因，位于染色体Xp22.13。*PHKA2* 基因全长约90kb，包含34个外显子，编码1235个氨基酸。

3.临床表现 轻者与GSD Ⅵ表现很相似，1～5岁儿童常见的临床表现为低血糖（44%）、肝大、生长迟缓、运动发育落后。肝大和生化指标随着年龄增长逐渐正常。多数成人患者身高正常，少部分患者身材矮小。

4.实验室检查 低血糖一般较轻。胆固醇、甘油三酯和转氨酶轻度升高，饥饿可能引发酮症。血乳酸和尿酸水平正常。

5.病理检查 所有患儿均可见肝细胞内糖原凝聚，17%检出脂肪变性，33%检出肝硬化。

6.治疗　对症治疗为主，主要采用夜间补充生玉米淀粉，或者采用高蛋白食物维持血糖稳定等。

7.典型病例

（1）病例介绍：患儿，男，9月龄，因"运动发育落后，发现转氨酶升高3个月"于2018年8月28日入院治疗。患儿6月龄时因"翻身不灵活、不能独坐"于外院住院治疗，行肝功能检查示ALT 75.0U/L，AST 105.0U/L，TP 57.5g/L，ALB 35.6g/L；血氨基酸及肉碱谱分析：丙酰基肉碱降低，乙基丙二酸升高；尿有机酸分析提示己二酸及辛二酸升高，可能与脂肪酸氧化有关，3-羟基丁酸升高，提示酮尿；行表面肌电图检查提示肱二头肌、内收肌信号活动稍弱；脑干听觉诱发电位提示左侧脑干未见异常，右侧70dB各波潜伏期及峰阈值均正常，各波波幅与对侧相比均略低，双侧阈值30dB；视觉诱发电位未见异常；头颅MRI提示髓鞘化落后于同龄儿。外院诊断为运动发育落后原因待查，予口服左卡尼汀、葡醛内酯片、维生素C片及综合康复治疗，半个月后复查肝功示ALT 93.0U/L，AST 137.0U/L，为进一步治疗转院。患儿是头胎，足月经剖宫产产出，出生体重4550g，出生时无缺氧窒息等，无生理性黄疸，母亲孕晚期出现1次尿葡萄糖阳性，经饮食控制后恢复正常，孕后期胎动减少，吸氧后胎动恢复正常，其余无异常。患儿父母均身体健康，非近亲婚配，否认有家族遗传病史。查体：体重7.3kg，身长70cm，发育落后，营养不良貌，皮下脂肪菲薄，皮肤弹性差、褶皱多，腰背及臀部可见大片形状不规则蒙古斑，肋缘外翻，呈"O"形腿。可触及增大的肝脏，质韧，边缘圆钝，肝浊音界增大，无肝区叩击痛。专科查体：头发稀疏、纤细，头围44cm，前囟平软，面积约3cm×3cm，眼距2.7cm，小下颌，长人中，追视追听正常，可逗笑，能笑出声；肩肘关节稍有抵抗，股角120°，腘角150°，足背屈角60°，踝关节抵抗；竖头稳，翻身灵活；弓背坐；俯卧位肘支撑，抬头90°；仰卧位肢体对称，有主动抓物意识，可对指捏取；立位双下肢可支持身体，无主动迈步意识；Vojta姿势反射，拉起头后垂，能主动用力；原始反射莫罗（Moro）反射呈伸展相，非对称性紧张性颈反射（－），对称性紧张性颈反射（－），迷路紧张反射（－），侧弯反射（－），手、足把握（－），降落伞反射可引出；膝腱反射（＋＋＋＋），踝阵挛（－），巴宾斯基征（＋）。

辅助检查：尿、粪常规未见异常。血常规显示HGB 106g/L，RBC 3.98×10¹²/L，平均红细胞体积（MCV）80.1fl，平均红细胞血红蛋白含量（MCH）26.5pg，PLT 670×10⁹/L，WBC 8.7×10⁹/L。血生化显示ALT 84.0U/L，AST 120.2U/L，TP 57.9g/L，ALB 42.1g/L，TBIL 6.0μmol/L，DBIL 1.7μmol/L，IBIL 4.3μmol/L，GLO 15.8g/L，CK 62.0U/L，CK-MB 20.0U/L；GLU 3.79mmol/L（参考值3.90～6.10mmol/L），TG 0.56mmol/L（参考值0～1.70mmol/L）；血同型半胱氨酸未见异常。患儿对食物不耐受，对鸡蛋高度敏感，对牛奶、大米、小麦轻度敏感；连续1周监测空腹及餐前血糖为3.8～6.4mmol/L。颈胸腰椎X线检查未见异常。彩色多普勒超声（彩超）检查：心脏未见异常；副脾；肝右叶斜径7.33cm，肋下3cm，大于正常肝脏；泌尿系统未见异常。心电图提示窦性心律不齐。基因检测：*PHKA2*基因变异位点30号外显子c.3143C＞T（p.T1048M），母亲系杂合携带者，测序结果见图4-3。

治疗及随访：给予患儿口服生玉米淀粉（患儿体重7.3kg，故给予生玉米淀粉15g/d），每日4次，餐间服用；予口服葡醛内酯片、复方甘草酸苷片等护肝。出院5个月后随访，患儿肝功能较前明显改善，ALT 40.0U/L，运动发育情况基本与同龄正常儿童相同。

（2）讨论：GSD具有临床和遗传异质性，即使同一基因变异，临床症状也不尽相同，不同基因变异也可能出现同样症状，加之GSD Ⅸa症状较轻，且不典型，所以诊断不易。有些患儿在出现肝大、低血糖之前，先出现原因不明的生长发育迟缓和反复腹泻，也会给本病的诊断增加难度。若不及时明确诊断、治疗，会影响患儿正常发育。传统的依赖肝脏、肌肉活组织检查或血液生化检查有创且并发症多，随着基因检测技术的发展，疑为GSD时应尽早进行基因检测，以助尽早明确诊断、进行针对性治疗。

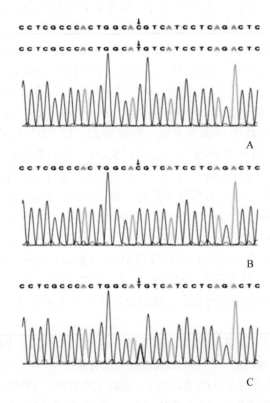

图4-3 患儿（A）及其父亲（B）和母亲（C）基因检测结果
PHKA2 基因 chrX：18915420 存在 c.3143C＞T（p.T1048M）变异，箭头所示为变异位点

（二）糖原贮积症Ⅸb型

糖原贮积症Ⅸb型（GSD Ⅸb，OMIM 261750）是磷酸化酶激酶β亚单位缺陷引起肝和肌肉磷酸化酶激酶缺陷所导致的罕见疾病。

1.发病机制 磷酸化酶激酶β亚单位缺陷引起肝和肌肉磷酸化酶激酶缺陷，不能激活糖原磷酸化酶导致糖原分解障碍。

2.遗传学　为常染色体隐性遗传病。编码磷酸化酶激酶β亚单位的*PHKB*基因位于染色体16q12—q13，全长约24.0kb，包含31个外显子，编码1093个氨基酸。

3.临床表现　类似GSD Ⅸ a，儿童早期肝脏增大和生长迟缓是最明显的症状，部分患儿可伴有腹泻及空腹低血糖等。一些患者伴有肌无力和肌张力低下，少数患者显示肌肉中磷酸化酶激酶活性降低，但受累器官以肝脏为主，肌肉受累的症状少见。

4.实验室检查　低血糖一般较轻。胆固醇、甘油三酯和转氨酶轻度升高，饥饿后可能发生酮症。血乳酸和尿酸水平正常，有高乳酸血症。

5.治疗　主要为对症处理，包括高碳水化合物饮食和频繁喂养，夜间补充生玉米淀粉。

6.典型病例

（1）病例介绍：患儿，男，起病年龄6个月，身材矮小（身高Z值－2.3）。肝脾大，无低血糖、脾功能亢进或门静脉高压表现，辅助检查提示肝功能正常，血小板计数正常。

基因检测提示*PHKB*基因有两个杂合变异，c.555G＞T p.Met185Ile和c.574A＞G p.Ile192Val。

治疗及随访：患者使用生玉米淀粉，随访患者肝功能受损、血小板减少，超声检查提示脾脏大小改变、门静脉高压征象。

（2）讨论：GSD Ⅸ b症状较轻，不典型。疑为GSD Ⅸ b时应尽早进行基因检测，以尽早明确诊断，进行针对性治疗。

（三）糖原贮积症Ⅸ c 型

糖原贮积症Ⅸ c 型（GSD Ⅸ c，OMIM 613027）是肝磷酸化酶激酶γ亚单位缺陷导致磷酸化酶激酶缺陷引起的疾病。

1.发病机制　肝磷酸化酶激酶γ亚单位缺陷引起肝磷酸化酶激酶缺陷，不能激活糖原磷酸化酶导致糖原分解障碍。

2.遗传学　为常染色体隐性遗传病。编码肝磷酸化酶激酶亚单位的*PHKG2*基因位于染色体16q11.2，全长约12.8kb，包含10个外显子，编码406个氨基酸。

3.临床表现　患儿可有明显肝大、低血糖、生长发育落后、肌无力及运动不耐受，以及肝硬化和肝细胞腺瘤，也可见肾小管性酸中毒和神经性病变。临床症状较严重，肝病可呈进展性。

4.实验室检查　肝脏转氨酶升高、空腹低血糖、肌酸激酶升高、高胆固醇、高甘油三酯，饥饿后可发生酮症。血乳酸和尿酸水平正常。

5.治疗　主要为对症处理，给予高碳水化合物饮食和频繁喂养，夜间补充生玉米淀粉。

6.典型病例

（1）病例介绍：患儿，女，起病年龄2岁1个月，身材矮小（身高Z值－1.5）。肝脾大，无低血糖、脾功能亢进或门静脉高压表现，辅助检查提示肝功能 AST 876U/L、ALT 703U/L，血小板计数正常。肝穿刺提示肝脏纤维化Metavir分级4，Ishak分级5，

PAS染色（＋）。

基因检测提示*PHKG2*基因纯合无义变异，c.958C＞T，p.Arg320X。

治疗及随访：使用生玉米淀粉治疗，患者未出现血小板减少、局灶性超声改变或门静脉高压等。脾脏大小回缩至正常上限。转氨酶下降，但未降至正常（ALT 582U/L）。

（2）讨论：GSD Ⅸc症状容易与其他GSD相混淆。如患儿有明显肝大、低血糖、生长发育落后等疑诊GSD Ⅸc，应尽早进行基因检测，以尽早明确诊断，进行相应治疗。

（商婷婷　许红梅）

参 考 文 献

杜志荣，柏小寅，徐娜，等，2018．糖原累积症Ⅰa型伴严重骨骼畸形1例报告．基础医学与临床，38（8）：1145-1148.

廖立红，洪艳，赵东赤，2020．1例婴儿糖原贮积病Ⅳ型临床分析并文献复习．临床与病理杂志，40（2）：487-493.

刘杰，张梅红，龚敬宇，等，2017．糖原贮积症Ⅵ型和Ⅸa型7例病例报告并文献复习．中国循证儿科杂志，12（4）：284-288.

刘攀，陆怡，谢新宝，等，2020．经典型半乳糖血症4例．中华肝脏病杂志，28（1）：77-79.

米雪，都修波，常琳琳，等，2020．PHKA2相关糖原累积症Ⅸa型一例．新医学，51（12）：962-965.

任培丽，王蔷，徐莉娟，等，2011．半乳糖血症的筛查和早期诊治．中国民族民间医药，20（1）：125-126.

苏喆，李燕虹，杜敏联，等，2011．Fanconi-Bickel综合征临床特征分析．中山大学学报：医学科学版，32（4）：557-561.

叶晓琴，常国营，李娟，等，2017．儿童遗传性果糖不耐受症1例临床和基因突变分析．临床儿科杂志，35（12）：885-888.

张远达，董青伟，张少辉，等，2018．SLC37A4基因新突变致糖原累积病Ⅰb型一家系报道并文献复习．实用心脑肺血管病杂志，26（11）：117-120.

中华人民共和国国家卫生健康委员会，2021．糖原累积病（Ⅰ型和Ⅱ型）诊疗指南（2019）．中国实用乡村医生杂志，28（3）：8-10.

仲任，司绍永，王艺霖，等，2019．GBE1基因突变型糖原累积病Ⅳ型1例报告．临床儿科杂志，37（10）：788-790.

Abbasi F，Azizi F，Javaheri M，et al，2015．Segregation of a novel homozygous 6 nucleotide deletion in GLUT2 gene in a Fanconi-Bickel syndrome family．Gene，557（1）：103-105.

Al-Shamsi AM，Ben-Salem S，Hertecant J，et al，2015．Transaldolase deficiency caused by the homozygous p. R192C mutation of the TALDO1 gene in four Emirati patients with considerable phenotypic variability．Eur J Pediatr，174（5）：661-668.

Ali M，Rellos P，Cox TM，1998．Hereditary fructose intolerance．J Med Genet，35（5）：353-365.

Bali DS，El-Gharbawy A，Austin S，et al，2006．Glycogen storage disease type Ⅰ//Adam MP，Ardinger HH，Pagon RA，et al．GeneReviews®．Seattle（WA）：University of Washington.

Beauchamp NJ，Dalton A，Ramaswami U，et al，2007．Glycogen storage disease type Ⅸ：high variability in clinical phenotype．Mol Genet Metab，92（1-2）：88-99.

Berling É，Laforêt P，Wahbi K，et al，2021．Narrative review of glycogen storage disorder type Ⅲ with a focus on neuromuscular，cardiac and therapeutic aspects．J Inherit Metab Dis，44（3）：521-533.

Bosch AM，2011. Classic galactosemia：dietary dilemmas. J Inherit Metab Dis，34（2）：257-260.

Chou JY，Cho JH，Kim GY，et al，2018. Molecular biology and gene therapy for glycogen storage disease type Ib. J Inherit Metab Dis，41（6）：1007-1014.

Chou JY，Kim GY，Cho JH，2017. Recent development and gene therapy for glycogen storage disease type Ⅰa. Liver Res，1（3）：174-180.

Cocanougher B，Aypar U，McDonald A，et al，2015. Compound heterozygosity with a novel S222N GALT mutation leads to atypical galactosemia with loss of GALT activity in erythrocytes but little evidence of clinical disease. Mol Genet Metab Rep，2：61-64.

Degrassi Ⅰ，Deheragoda M，Creegen D，et al，2021. Liver histology in children with glycogen storage disorders type Ⅵ and Ⅸ. Dig Liver Dis，53（1）：86-93.

Derks TGJ，Peeks F，de Boer F，et al，2021. The potential of dietary treatment in patients with glycogen storage disease type Ⅳ. J Inherit Metab Dis，44（3）：693-704.

Derks TGJ，Rodriguez-Buritica DF，Ahmad A，et al，2021. Glycogen storage disease type Ⅰa：current management options，burden and unmet needs. Nutrients，13（11）：3828.

Di Dato F，Spadarella S，Puoti MG，et al，2019. Daily fructose traces intake and liver injury in children with hereditary fructose intolerance. Nutrients，11（10）：2397.

Dimaur S，Andreu AL，Bruno C，et al，2002. Myophosphorylase deficiency（glycogenosis type Ⅴ；McArdle disease）. Curr Mol Med，2（2）：189-196.

Hicks J，Wartchow E，Mierau G，2011. Glycogen storage diseases：a brief review and update on clinical features，genetic abnormalities，pathologic features，and treatment. Ultrastruct Pathol，35（5）：183-196.

Jauze L，Monteillet L，Mithieux G，et al，2019. Challenges of gene therapy for the treatment of glycogen storage diseases type Ⅰ and type Ⅲ. Hum Gene Ther，30（10）：1263-1273.

Kishnani PS，Austin SL，Abdenur JE，et al，2014. Diagnosis and management of glycogen storage disease type Ⅰ：a practice guideline of the American College of Medical Genetics and Genomics. Genet Med，16（11）：e1.

Labrador E，Weinstein DA，2009. Glycogen storage disease type Ⅵ. Seattle（WA）：University of Washington.

Leduc CA，Crouch EE，Wilson A，et al，2014. Novel association of early onset hepatocellular carcinoma with transaldolase deficiency. JIMD Rep，12：121-127.

Leturque A，Brotlaroche E，Gall ML，2009. GLUT2 mutations，translocation，and receptor function in diet sugar managing. Am J Physiol Endocrinol Metab，296（5）：E985-E992.

Lipiński P，Stradomska T，Tylki-Szymańska A，2018. Transaldolase deficiency - clinical outcome，pathogenesis，diagnostic process. Dev Period Med，22（2）：187-196.

Liu M，Sun LY，2021. Liver transplantation for glycogen storage disease type Ⅳ. Front Pediatr，9：633822.

Magoulas PL，El-Hattab AW，2013. Glycogen storage disease type Ⅳ. Seattle（WA）：University of Washington.

Michelakakis H，Moraitou M，Mavridou I，et al，2009. Plasma lysosomal enzyme activities in congenital disorders of glycosylation，galactosemia and fructosemia. Clin Chim Acta，401（1-2）：81-83.

Newbrun E，Hoover C，Mettraux G，et al，1980. Comparison of dietary habits and dental health of subjects with hereditary fructose intolerance and control subjects. J Am Dent Assoc，101（4）：619-626.

Openo KK，Schulz JM，Vargas CA，et al，2006. Epimerase-deficiency galactosemia is not a binary condition. Am J Hum Genet，78（1）：89-102.

Ross KM, Ferrecchia IA, Dahlberg KR, et al, 2020. Dietary management of the glycogen storage diseases: evolution of treatment and ongoing controversies. Adv Nutr, 11（2）: 439-446.

Rossi A, Hoogeveen IJ, Bastek VB, et al, 2020. Dietary lipids in glycogen storage disease type Ⅲ: a systematic literature study, case studies, and future recommendations. J Inherit Metab Dis, 43（4）: 770-777.

Santer R, Schneppenheim R, Suter D, et al, 1998. Fanconi-Bickel syndrome—The original patient and his natural history, historical steps leading to the primary defect, and a review of the literature. Eur J Pediatr, 157（10）: 783-797.

Schapira F, Hatzfeld A, Gregori C, 1974. Studies on liver aldolases in hereditary fructose intolerance. Enzyme, 18（1）: 73-83.

Schreuder AB, Rossi A, Grünert SC, et al, 2010. Glycogen storage disease type Ⅲ //Ardinger HH, Pagon RA, Wallace SE, et al. GeneReviews®[Internet]. Seattle（WA）: University of Washington.

Schrodi SJ, DeBarber A, He M, et al, 2015. Prevalence estimation for monogenic autosomal recessive diseases using population-based genetic data. Hum Genet, 134（6）: 659-669.

Schweitzer S, Shin Y, Jakobs C, et al, 1993. Long-term outcome in 134 patients with galactosaemia. Eur J Pediatr, 152（1）: 36-43.

Sentner CP, Hoogeveen IJ, Weinstein DA, et al, 2016. Glycogen storage disease type Ⅲ: diagnosis, genotype, management, clinical course and outcome. J Inherit Metab Dis, 39（5）: 697-704.

Sim SW, Weinstein DA, Lee YM, et al, 2020. Glycogen storage disease type Ⅰ b: role of glucose-6-phosphate transporter in cell metabolism and function. FEBS Lett, 594（1）: 3-18.

Steinmann B, Gitzelmann R, 1981. The diagnosis of hereditary fructose intolerance. Helv Paediatr Acta, 36（4）: 297-316.

Szymańska E, Szymańska S, Truszkowska G, et al, 2018. Variable clinical presentation of glycogen storage disease type Ⅳ: from severe hepatosplenomegaly to cardiac insufficiency. Some discrepancies in genetic and biochemical abnormalities. Arch Med Sci, 14（1）: 237-247.

Takeda J, Kayano T, Fukomoto H, et al, 1993. Organization of the human GLUT2（pancreatic beta-cell and hepatocyte）glucose transporter gene. Diabetes, 42（5）: 773-777.

Tylki-Szymańska A, Stradomska TJ, Wamelink MM, et al. 2009. Transaldolase deficiency in two new patients with a relative mild phenotype. Mol Genet Metab, 97（1）: 15-17.

Williams M, Valayannopoulos V, Altassan R, et al, 2019. Clinical, biochemical, and molecular over-view of transaldolase deficiency and evaluation of the endocrine function: update of 34 patients. J Inherit Metab Dis, 42（1）: 147-158.

Xue J, Han J, Zhao X, et al, 2021. Prenatal diagnosis of fetus with transaldolase deficiency identifies compound heterozygous variants: a case report. Front Genet, 12: 752272.

第五章 线粒体能量代谢紊乱的遗传代谢性肝病

第一节 三羧酸循环障碍

三羧酸循环（tricarboxylic acid cycle，TCA cycle）也被称为克雷布斯循环（Krebs cycle）或柠檬酸循环（citric acid cycle），是需氧生物体内普遍存在的代谢途径。英籍德裔生物学家克雷布斯（Hans Adolf Krebs，1900～1981）是该代谢途径的主要发现者，这一发现被公认为代谢研究的里程碑，1953年克雷布斯因此荣获诺贝尔生理学或医学奖。此外，克雷布斯还发现了尿素循环。

三羧酸循环在所有后生动物的线粒体新陈代谢中起着至关重要的作用。三羧酸循环是一系列化学反应，通过氧化来自碳水化合物、脂肪和蛋白质的乙酰辅酶A释放储存的能量，是碳水化合物、脂肪和蛋白质彻底氧化，释放能量的共同途径，也是它们之间相互联系和转化的枢纽。

三羧酸循环障碍是一组罕见的影响线粒体代谢的疾病，目前已发现的三羧酸循环障碍包括以下疾病：婴儿小脑视网膜变性（基因*ACO2*，OMIM 100850）；α-酮戊二酸尿症（基因*OGDH*，OMIM 613022；基因*DLST*，OMIM 126063）；二氢硫辛酰胺脱氢酶缺乏症（基因*DLD*，OMIM 238331）；线粒体DNA耗竭综合征9型（基因*SUCLG1*，OMIM 611224）；线粒体DNA耗竭综合征5型（基因SUCLA2，OMIM 603921）；线粒体呼吸链复合物Ⅱ缺陷，核1型（基因*SDHA*，OMIM 600857）；线粒体呼吸链复合物Ⅱ缺陷，核2型（基因*SDHAF1*，OMIM 612848）；延胡索酸酶缺乏症（基因*FH*，OMIM 136850）；发育和癫痫性脑病51型（基因*MDH2*，OMIM 154100）。

琥珀酰辅酶A连接酶α亚单位缺陷

琥珀酰辅酶A连接酶α亚单位缺陷（succinyl-CoA ligase α subunit deficiency）又称为线粒体DNA耗竭综合征9型（mitochondrial DNA depletion syndrome 9），是由编码琥珀酰辅酶A连接酶α亚单位的*SUCLG1*基因变异引起的常染色体隐性遗传病。*SUCLG1*基因位于染色体2p11.2，包含9个外显子，编码346个氨基酸，目前HGMD已收录44种变异。本病主要表现为脑肌病型线粒体DNA耗竭综合征和轻度甲基丙二酸血症，常见的临床表现主要包括生后出现进行性肌张力减退、肌肉萎缩、智力运动发育落后等。

（一）发病机制

琥珀酰辅酶A连接酶（succinate-CoA ligase，SUCL）是一种异源二聚体酶，由α

和β两个亚单位组成，定位于线粒体基质中，催化可逆反应琥珀酰辅酶A、二磷酸腺苷（ADP）/二磷酸鸟苷（GDP）转化为琥珀酸、三磷酸腺苷（ATP）/三磷酸鸟苷（GTP）。*SUCLG1*编码α亚单位，*SUCLA2*或*SUCLG2*编码β亚单位，两个亚单位决定酶的两种类型的底物特异性。对ATP/ADP特异的β亚单位由*SUCLA2*编码，对GTP/GDP特异的β亚单位由*SUCLG2*编码，分别形成A-SUCL和G-SUCL。SUCL α亚单位主要分布于心脏、脑、肾脏、肝脏，*SUCLA2*编码的SUCL β亚单位主要存在于脑、骨骼肌，*SUCLG2*编码的SUCL β亚单位主要存在于肝脏、肾脏。*SUCLG1*基因变异或*SUCLA2*基因变异与脑肌病型线粒体DNA耗竭综合征有关，本病是一组具有氧化代谢缺陷的异质性神经退行性疾病。

SUCL缺陷与线粒体DNA耗竭的发病机制尚未完全阐明，目前的研究认为，SUCL与核苷二磷酸激酶（nucleoside diphosphate kinase，NDPK）形成复合物，在线粒体DNA合成过程中，对维持线粒体脱氧核苷三磷酸（deoxy-ribonucleoside triphosphate，dNTP）池起重要作用，SUCL缺陷导致该复合物的缺乏，影响线粒体DNA的合成，导致线粒体DNA耗竭。另外，SUCL的缺陷导致琥珀酰辅酶A转化为琥珀酸的能力受损，因此琥珀酰辅酶A积累并通过甲基丙二酰辅酶A变位酶转化为甲基丙二酰辅酶A，从而导致甲基丙二酸升高。

（二）临床表现

琥珀酰辅酶A连接酶α亚单位缺陷病临床表现多样，可在产前（孕晚期/胎儿时期）至1岁出现症状，大多数在出生时出现症状，产前（孕晚期）异常包括（胎儿）宫内发育迟缓、羊水过少、胎心率异常等先天性异常。患儿通常在6月龄前出现肌张力低下，所有患儿都会出现肌张力低下，肌肉萎缩和精神运动发育迟缓。其他常见的临床表现还包括进行性脊柱侧凸或后凸、异常运动（包括肌张力障碍、手足徐动、舞蹈样运动）、喂养困难、胃食管反流、感音神经性听力障碍、生后生长迟缓、肥厚型心肌病和由呼吸功能不全导致的反复肺部感染。大约一半患者（患儿）有肝脏受累，表现为肝大、肝脏脂肪变性和转氨酶升高。其他不常见的临床表现包括多汗症、斜视、上睑下垂和表现为婴儿痉挛或全身抽搐的癫痫。患儿通常在婴儿期或儿童早期（幼儿期）发病死亡。

（三）辅助检查

琥珀酰辅酶A连接酶α亚单位缺陷病无特异性的实验室检查。患儿血浆和脑脊液乳酸常明显升高。尿和血浆甲基丙二酸可升高，尿液中其他代谢产物如柠檬酸甲酯、3-甲基戊二酸、β-羟基异戊酸，三羧酸循环的中间代谢产物如琥珀酸、延胡索酸及α-酮戊二酸也会升高，血串联质谱可出现丙酰肉碱升高。

肌电图可能出现运动神经元受累，神经影像学可能显示脑萎缩，双侧基底节受累，脑白质病变和髓鞘化延迟。骨骼肌的组织病理学表现包括纤维变异性增加，线粒体数量增加及细胞内广泛脂肪沉积。肌肉电子传递链活性测定显示呼吸链复合物Ⅰ、呼吸链复合物Ⅲ和呼吸链复合物Ⅳ联合缺陷，而呼吸链复合物Ⅱ正常。线粒体DNA定量显示肌肉中线粒体DNA含量降低。

（四）诊断

琥珀酰辅酶A连接酶α亚单位缺陷病的诊断根据临床表现，实验室检查如存在严重的乳酸酸中毒，尿中甲基丙二酸轻度升高，神经影像学检查异常，线粒体呼吸链复合物测定等有助于诊断，基因检测发现*SUCLG1*致病性变异是诊断的金标准。

琥珀酰辅酶A连接酶α亚单位缺陷病应注意与*SUCLA2*基因变异引起的线粒体耗竭综合征5型相鉴别，两者临床上均可出现肌张力低下、喂养困难、精神运动发育迟缓等脑肌病型线粒体耗竭综合征的表现，尿甲基丙二酸均可出现轻度升高，但琥珀酰辅酶A连接酶α亚单位缺陷病起病更早，临床表现更严重，预后也更差。另外，琥珀酰辅酶A连接酶α亚单位缺陷病可累及肝脏、心脏，而后者无肝脏、心脏累及。

（五）治疗

本病预后差，患儿的中位生存期为20个月，2/3的患儿在新生儿期、婴幼儿期死亡，最常见死亡原因为混合感染。

琥珀酰辅酶A连接酶α亚单位缺陷病无有效治疗方法。患儿应全面评估不同系统的受累程度。日常管理应包括一个多学科团队，旨在为相关并发症提供支持性治疗。一般不需要限制天然蛋白质，以对症支持治疗为主，如纠正乳酸酸中毒，对有喂养困难的患儿或存在误吸风险时进行鼻饲喂养，对于存在肌张力障碍的患者，物理治疗和药物治疗可能缓解症状。营养调节、维生素和辅助因子的补充可能是有益的。

（六）典型病例

1.病例介绍[①] 患儿，男，4月龄，自出生后即表现出喂养困难，体重增长缓慢。1周前因"喂养困难、体重增长缓慢和运动智力发育迟缓等"在当地住院，初步诊断为"遗传代谢病（甲基丙二酸血症？），代谢性酸中毒，听力损害"。4天前呛奶后因"喉间痰鸣"入院。父母体健，非近亲结婚，否认家族遗传疾病史。

入院查体：体温36.7℃，心率126次/分，呼吸30次/分，体重3.5kg，头围37.2cm。发育落后，营养欠佳。听力筛查提示双耳极重度异常。

入院后完善检查：血气分析，pH 7.226，氧分压（PO_2）7.45kPa，二氧化碳分压（PCO_2）4.92kPa，LAC10.4mmol/L，BE −10.7mmol/L。尿液气相色谱串联质谱分析：可见大量α-酮戊二酸、中等乳酸、甲基丙二酸和己二酸。血液串联质谱分析提示丙酰肉碱明显升高。基因检测提示*SUCLG1*基因（NM_003849）c.826-2A＞G纯合变异，父母均为c.826-2A＞G杂合变异。

结合患儿喂养困难，生长发育迟缓，双耳听力严重损害，代谢性酸中毒，血尿串联质谱改变及基因检测结果，诊断为*SUCLG1*基因变异导致的琥珀酰辅酶A连接酶α亚单位缺陷病。治疗：抗感染，补充左卡尼汀、维生素B_{12}。病情好转后出院。

2.讨论 *SUCLG1*基因变异导致的琥珀酰辅酶A连接酶α亚单位缺陷病属于脑肌病

① 资料来源：胡爽，刘莉娜，赵学潮，等. 2018. 线粒体DNA缺失综合征9型一例临床特点和*SUCLG1*基因变异分析. 中国优生与遗传杂志，26（9）：4-5，8。

型线粒体耗竭综合征的一种类型，伴有轻度尿甲基丙二酸升高。临床表现与 *SUCLA2* 基因缺陷类似，但起病更早，症状更重，累及的脏器更多，通过临床表现和实验室检查往往难以鉴别，基因检测可以明确诊断。同时要注意与典型的甲基丙二酸血症进行鉴别，本病是我国最常见的有机酸尿症，为甲基丙二酰辅酶 A 变位酶或其辅酶钴胺素代谢缺陷导致。*SUCLG1* 或 *SUCLA2* 基因变异导致的 SUCL 缺陷表现为轻度甲基丙二酸尿症，治疗方法不同，应注意鉴别。琥珀酰辅酶 A 连接酶 α 亚单位缺陷病预后较差，常在新生儿期（及幼儿期）死亡，无有效治疗方案。对于临床上存在神经肌肉损伤，伴有血浆和尿液甲基丙二酸升高的患者，需考虑本病的可能，早期识别本病有助于评估预后，必要时为患儿及家属进行遗传咨询和产前诊断。

（李玉川　王建设）

第二节　线粒体DNA耗竭症

线粒体DNA（mtDNA）耗竭症包括一组由线粒体核基因缺陷引起的疾病，以线粒体脱氧核苷酸池失衡或mtDNA复制和转录受损导致的mtDNA完整性丧失为特征。临床表型因特定基因而异，但通常涉及一个或多个富含线粒体的器官系统功能障碍，这些器官系统的能量需求高度依赖于氧化磷酸化，如脑、肌肉或肝脏。

一、线粒体脱氧鸟苷激酶缺乏症

线粒体脱氧鸟苷激酶缺乏症（mitochondrial deoxyguanosine kinase deficiency, OMIM 601465）是由编码线粒体脱氧鸟苷激酶（deoxyguanosine kinase，DGUOK）的 *DGUOK* 基因变异导致的线粒体疾病，为常染色隐性遗传病，其特征是严重肝衰竭，通常在新生儿期发病，伴或不伴有包括眼球震颤、肌张力异常、精神运动发育迟缓在内的神经系统症状。尽管早期肝移植已被证明在单独肝受累的病例中是有效的，但患儿常常在出生后1年内死亡。目前还没有基于大数据人群的研究评估mtDNA耗竭综合征的总体患病率或线粒体脱氧鸟苷激酶缺乏症的患病率，但线粒体脱氧鸟苷激酶缺乏是肝脑型mtDNA耗竭综合征最常见的原因之一，估计占所有mtDNA耗竭综合征病例的15%～20%。

（一）发病机制

在线粒体基质中，DGUOK负责嘌呤脱氧核苷酸生物合成的第一步限速，而嘌呤脱氧核苷酸是维持线粒体脱氧核苷酸池所必需的。*DGUOK* 基因位于染色体2p13，由7个外显子组成，编码含277个氨基酸残基的脱氧鸟苷激酶。该酶为嘌呤脱氧核糖核苷酸补救合成途径的限速酶，在保持线粒体dNTP池的稳定性方面发挥重要作用。*DGUOK* 基因变异造成dNTP池不平衡，影响线粒体DNA复制效率，最终导致线粒体耗竭。

（二）临床表现

线粒体脱氧鸟苷激酶缺乏症在大多数患者中表现为新生儿多系统疾病，在婴儿期或儿童期的少数患者中表现为孤立性肝病。具有相同致病变异的受累同胞可表现出多系统疾病或孤立的肝脏疾病，但长期结局不同。同样，在携带相同致病变异的不相关家庭的受影响个体中也观察到了不同的长期预后结果。

1.新生儿多系统异常表现　低出生体重是本病的常见表现，大多数患儿在出生后第1周出现乳酸酸中毒和低血糖；在出生后几周内出现肝病和神经功能障碍。神经系统异常表现包括肌张力减退、精神运动发育迟缓或倒退、典型的旋转眼震发展为眼阵挛。神经特征特别是严重的肌张力低下、显著的精神运动迟缓和眼球震颤，与不良的长期预后相关。头颅MRI通常是正常的，但也有幕下髓鞘异常和苍白球高信号的病例报道。肝脏受累表现包括黄疸、胆汁淤积、肝大和转氨酶升高。大多数患儿肝功能异常，并伴有腹水、水肿和凝血功能障碍，甚至可引起新生儿或婴儿期发作的肝衰竭。新生儿多系统异常的患儿预后较差，大多数患儿在4岁前死于肝衰竭。

2.孤立性肝病　少数患儿最初表现为婴儿期或儿童期孤立性肝病，表现为黄疸、胆汁淤积、肝大和转氨酶升高。与新生儿多系统异常相比，这种形式的肝脏疾病较轻，发病较晚。肝功能异常可偶尔由病毒性疾病诱发，常常呈进行性发展，并可导致肝衰竭。部分孤立性肝病患儿肝损伤可逆转，也有极少部分患儿可能发生肝细胞癌。尽管孤立性肝病患儿一般不存在神经系统表现，但长期随访发现，患者后期可能出现轻度肌张力过低，一些患者也可能累及肾脏，表现为蛋白尿和氨基酸性尿。

3.罕见的临床表现　以下表型偶有报道，如婴儿期或儿童期发病的非肝硬化门静脉高压、以虚弱和疲劳为表现的青少年性肌病、成人发病的肌病，也有表现为肢体无力、眼肌麻痹和上睑下垂的病例报道。

4.基因型和表型的关系　具有两个零效变异通常与多系统异常及更严重的临床表型相关，但*DGUOK*基因致病错义变异个体之间没有明显的基因型/表型相关性。具有相同*DGUOK*错义变异的同胞可表现出不同的长期预后结果。类似地，来自无亲缘关系家庭的具有相同错义变异的患儿具有不同的长期预后。对于致病性错义变异的患儿，基因型和（或）家族史可能无助于预测长期预后。

（三）辅助检查

1.血生化　表现为乳酸酸中毒和低血糖，ALT和AST升高，胆红素升高，胆汁淤积，甲胎蛋白（AFP）和铁蛋白升高。

2.凝血功能异常　肝功能严重受损或胆汁淤积，维生素K_1缺乏时常常伴有凝血功能异常。

3.血尿串联质谱　在大多数病例血浆氨基酸谱显示酪氨酸、苯丙氨酸和甲硫氨酸升高。

4.头颅MRI　通常是正常的，但也有颅内幕下髓鞘异常和苍白球高信号或多发异常信号的病例报道。

5.肝脏或肌肉病理检查　如果诊断需要，肝活检在条件允许的情况下也可以做，但风险大，可能不会对治疗有显著的帮助。肝脏或肌肉中mtDNA拷贝数的减少可以用来证实mtDNA的缺失。肝脏组织学典型表现为胆汁淤积，可表现为微泡性脂肪变性、纤维化、巨细胞肝炎或肝硬化。肝脏电子显微镜检查可能显示线粒体数量增加和嵴异常，这些发现在肝脑型mtDNA耗竭综合征患儿中很常见。受累个体肝组织线粒体DNA含量通常低于对照组mtDNA含量的20%。肝脏典型表现为电子传递链（ETC）复合物Ⅰ、Ⅲ和Ⅳ的全面缺乏。

6.基因检测　通过分子遗传学检测可发现*DGUOK*的双等位致病变异。当表型和实验室结果提示DGUOK缺陷引起的新生儿多系统疾病时，应尽早进行基因检测。

（四）诊断

线粒体脱氧鸟苷激酶缺乏症的诊断应结合临床表现、实验室检查、肝活检、基因检测综合判断。临床上有多系统异常的新生儿如进行性肝病（黄疸、胆汁淤积、肝大和转氨酶升高）、神经学表现（肌张力过低、眼球震颤和精神运动迟缓）、高乳酸血症和低血糖要高度警惕本病；由病毒性疾病引起的进行性和（或）晚期婴儿或儿童期发病的肝病也要高度警惕本病可能，可进一步行基因检测确诊。*POLG*、*MVP17*、*TWIK*等基因变异也可引起线粒体DNA耗竭综合征，临床上有时难以鉴别，需要基因检测确诊。DGUOK缺乏症孤立性肝病表型患儿的鉴别诊断涉及其他遗传和非遗传年龄特异性胆汁淤积性肝病，包括阿拉杰里综合征（Alagille综合征）、囊性纤维化、半乳糖血症、酪氨酸血症1型、希特林蛋白缺陷病、先天性胆汁酸合成缺陷、α_1-抗胰蛋白酶缺乏症、尼曼-皮克病C型、胆固醇酯沉积症（Wolman病）、过氧化物酶体病、进行性家族性肝内胆汁淤积、肝外胆道闭锁、胆总管囊肿、甲状腺功能减退、全肠外营养（TPN）相关胆汁淤积、新生儿血色病。

（五）治疗

对于线粒体脱氧鸟苷激酶缺乏症患儿最好由多学科医疗团队提供治疗。有胆汁淤积表现的患儿常常需要富含中链甘油三酯的配方奶，特别要注意夜间频繁给予肠内营养，以获得足够的营养；在适当的治疗干预下持续监测大运动发育和精细动作；预防并发症，避免营养缺乏，遵循正常的免疫程序。由于潜在的线粒体疾病经常会引起严重的神经系统损害，对于肝衰竭的患儿，肝移植尚有争议。

1.病情评估　由儿童肝病相关专业医生评估患儿肝脏状态。初步检查包括血清ALT、AST、胆红素、白蛋白和凝血功能检测。肝脏超声检查和AFP筛查肝细胞癌，发现实体瘤和血清AFP浓度高的患者应考虑肝细胞癌的可能性。由管理儿童肝病经验丰富的营养学家与临床遗传学家和（或）遗传顾问协商对患儿进行营养评估。

2.对症治疗　患儿的管理需要一个包含多学科的团队，包括儿童肝病、神经病学、儿童发育、营养和临床遗传学方面的专家。

（1）神经系统异常表现的管理：新生儿多系统受累的脱氧鸟苷激酶缺乏症的患儿神经系统异常肌张力低下可能很明显。因此，在适当的康复治疗干预下，应持续对患儿进行大运动发育和肢体功能的监测评估。

（2）肝功能异常的管理：患儿存在胆汁淤积性肝病时饮食中要富含中链甘油三酯，注意频繁喂养防治低血糖，在夜间少量多次肠内营养可以改善营养状态并防治低血糖，对于婴儿必要时可胃管鼻饲或持续泵奶，生玉米淀粉可降低患儿低血糖的风险，但8个月以下婴儿可能不耐受，会出现腹泻等胃肠道症状，应注意监测并补充脂溶性维生素及微量元素。多种维生素、辅助因子、呼吸底物或抗氧化复合物（如辅酶Q_{10}、维生素B_2、维生素E、左卡尼汀等），可缓解、延迟或防止呼吸链损伤的发生，但对脱氧鸟苷激酶缺乏症患儿的疗效不确定。对表现为胆汁淤积的患儿可给予熊去氧胆酸利胆，必要时可给予考来烯胺减少胆汁的肠肝循环。由于线粒体疾病有潜在的、严重的神经系统受累风险，肝衰竭患儿的肝移植尚有争议，对于没有神经系统表现的患儿可考虑肝移植，但肝移植手术风险及发生术后并发症的风险仍然较大。因此，肝移植前必须对可能受累的器官和系统（包括肝脏、心脏、肌肉、肠道、中枢神经系统和胰腺）进行全面评估，充分权衡利弊。文献报道14例脱氧鸟苷激酶缺乏的患者接受了肝移植，1年生存率为64%，14人中有5人生存超过5年。14例移植患者中有8例在2年内死亡，死亡原因分别为严重的肺动脉高压（3/8）、神经变性（2/8）、手术相关并发症（2/8）和术后早期多器官衰竭（1/8）。

（3）长期随访管理：根据患儿病情严重情况定期评估以下指标，包括肝功能、营养状况、生长发育及神经功能、AFP和肝超声（监测肝细胞癌）、有无肾脏损害（蛋白尿和氨基酸尿）。

（六）典型病例

1.病例介绍 患儿，女，9个月，因"皮肤黄染9个月，加重伴腹胀半个月"入院。生后2天喂养不足，精神差，测血糖提示低血糖，收入当地医院。生后8天出现皮肤黄染，反复出现低血糖、凝血功能障碍，考虑"遗传代谢病不除外"，后反复就诊于多家医院，其间多次查凝血功能异常，肝功能提示胆红素升高，以直接胆红素升高为主，血串联质谱分析显示酪氨酸明显升高。给予复方甘草酸苷保肝、熊去氧胆酸利胆、补充凝血因子、输血等对症治疗，皮肤黄染曾略减轻，肝功能、凝血功能一度略有好转。5月龄时皮肤黄染进一步加重，未予特殊处理，半个月后出现腹胀，查凝血功能INR 3.71，PT 36.5秒；肝功能ALT 293U/L，AST 623.7U/L，ALB 29.7g/L，TBIL 340.8μmol/L，DBIL 265μmol/L，为进一步诊治入院治疗。患儿系第3胎第1产，孕37周，因臀位行剖宫产娩出，出生体重2550g。否认抢救及窒息史。其母孕产史G1孕3个月时发育停止，G2孕1个月时发育停止。

入院查体：神志清楚，精神反应欠佳，精神运动发育落后，坐立不稳，四肢肌张力低下，与外界交流反应迟钝，未见眼球震颤，皮肤巩膜重度黄染，无皮疹及出血点，心肺无明显异常，腹部膨隆，过脐腹围41cm，最大腹围49cm，腹壁静脉显露，肝脾肋下未及，液波震颤阳性，移动性浊音（＋），双下肢无水肿。

入院初步诊断：代谢性疾病，肝衰竭，低蛋白血症、腹水、精神运动发育落后。

入院后完善相关检查：血常规显示WBC $14.9×10^9$/L，N% 35.4%，L% 52.5%，HGB 111.0g/L，PLT $146×0^9$/L，RBC $3.15×10^{12}$/L，CRP＜8mg/L；血生化显示ALB 26.6g/L，ALP 716U/L，ALT 92U/L，AST 203U/L，DBIL 249.2μmol/L，TBIL 332.0μmol/L，TBA 214.1μmol/L，TC 2.68mmol/L；凝血功能显示APTT＞180秒，FIB＜0.6g/L，PT 75.9秒，TT 42.8秒，INR 9.19，PTA 9.0%。LAC 3.2μmol/L，NH_3 108μmol/L，AFP 29 090ng/ml。病毒学检测：HAV、HBV、HCV、HEV、EBV、CMV、HIV均阴性，梅毒、弓形虫阴性。血串联质谱分析：本次检查血ALT，甲硫氨酸（Met）和酪氨酸（Tyr）明显升高，

伴苯丙氨酸（Phe）、精氨酸（Arg）和瓜氨酸（Cit）偏高，其余氨基酸和肉碱无明显异常；尿串联质谱分析：4-羟基苯乳酸升高；尿琥珀酰丙酮阴性。B超：肝内多发实质性占位，肝质地差，纤维化可能，大量腹水，双侧胸腔未见积液，胰腺、胆囊、双肾、肾上腺、后腹膜未见异常，胆总管未见异常。腹部CT显示肝脏体积减小，脾脏稍大，大量腹腔及盆腔积液。脑MRI显示双侧额叶、颞叶、顶叶、枕叶、胼胝体、内外囊、脑干DWI和T_2WI信号增高，双侧苍白球可见高T_2WI信号（图5-1）。家系全外显子组测序检测到患儿 *DGUOK* 基因2个致病变异，分别来自父母（表5-1）。

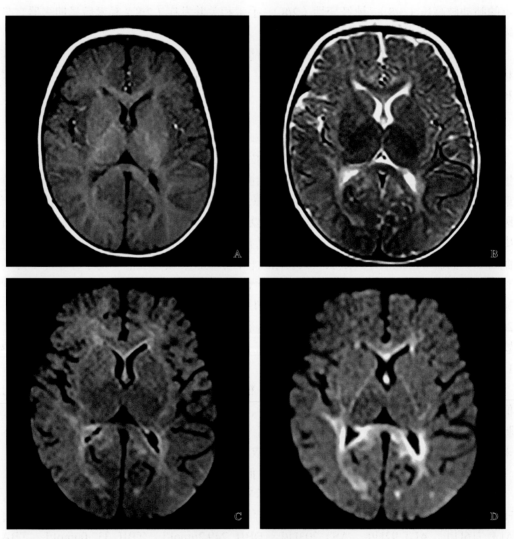

图5-1　脑MRI表现

A. T_1WI；B. T_2WI；C. TIRM（反转回波成像）；D. DWI

表5-1　患儿及其父母DGUOK基因变异

DGUOK基因变异位点	患儿	父亲	母亲
c.313C＞T p.（Arg105*）杂合，（exon3），NM080916，致病变异	检出	未检出	检出
c.128T＞C p.（Ile43Thr）杂合，（exon1），NM080916，可疑致病变异	检出	检出	未检出

根据患儿临床特点、生化检查、基因报告及母亲孕产史可诊断为线粒体脱氧鸟苷激酶缺乏症。

确定诊断：线粒体脱氧鸟苷激酶缺乏症；慢性肝衰竭；肝硬化失代偿期，合并腹水，低蛋白血症，精神运动发育迟缓。

治疗及转归：患儿病情危重，入院后给予富含中链脂肪酸配方奶频繁喂养维持血糖稳定，静脉滴注人血白蛋白、冷沉淀支持治疗，补充维生素 K₁、维生素 AD、维生素 E 等脂溶性维生素，给予熊去氧胆酸利胆，氢氯噻嗪、螺内酯利尿，补充精氨酸等治疗。经上述治疗，患儿病情仍重，肝功能、凝血功能明显异常，考虑患儿多系统受累、肝移植后可能预后不佳，家长拒绝肝移植治疗。住院治疗8天家长放弃继续治疗，自动出院。出院后半个月电话随访，患儿死亡。

2.讨论　线粒体脱氧鸟苷激酶缺乏症临床表现多种多样，是与肝脑综合征相关的线粒体DNA耗竭综合征之一，肝脏疾病和神经功能障碍发生在出生后几周内，低出生体重是常见的特征之一。如果母亲既往孕期有死胎史，患儿出生后生长受限、乳酸酸中毒、低血糖、凝血障碍和胆汁淤积，特别是伴有神经系统症状或肾小管病的临床表现时，应高度警惕线粒体疾病特别是线粒体DNA耗竭综合征DGUOK缺乏症可能，应及早检测DGUOK基因进行遗传分析。DGUOK基因变异导致的线粒体DNA耗竭综合征临床病死率高，患儿多在出生后不久发病，1岁之前死亡。本病目前缺乏有效的治疗方式，主要是对症处理，维持内环境稳定，营养支持。虽有使用维生素、呼吸底物及辅酶治疗本病患儿的报道，但疗效甚微。本病肝衰竭的患儿行肝移植治疗尚有争议，移植前需经相关专科医生系统评估权衡利弊。

（谢新宝　王建设）

二、MPV17缺陷病

MPV17缺陷相关的肝脑线粒体DNA耗竭综合征是一种罕见的遗传性疾病，可导致肝脏和神经系统疾病。MPV17相关的肝脑线粒体DNA耗竭综合征最常见于美国西南部的纳瓦霍人，因此也被称为纳瓦霍神经肝病（Navajo neurohepatopathy），估计每1600名新生儿中就有1人患病。中国的发病率不详，有散在病例报道。

（一）发病机制

MPV17基因编码与活性氧代谢有关的线粒体内膜蛋白，其缺失或功能障碍会导致氧化磷酸化障碍和mtDNA维持出现问题，从而导致mtDNA数量减少（称为线粒体

DNA耗竭）。线粒体DNA消耗会损害身体许多细胞和组织中的线粒体功能，特别是脑、肝脏和其他具有高能量需求的组织。肝脏和脑中线粒体功能的降低导致与MPV17缺陷相关的肝脑线粒体DNA耗竭综合征相关的肝衰竭和神经功能障碍。研究认为，细胞中可用的mtDNA越少，MPV17缺陷病的特征就越严重。本病还会出现感知方面问题，机制尚不清楚。

（二）临床表现

绝大多数（96%）MPV17相关的脑肝病患儿在新生儿及婴儿期起病（＜1岁），在生命的最初几周内，婴儿会出现肝脏疾病，并迅速发展为肝衰竭。部分MPV17缺陷相关肝脑线粒体DNA耗竭综合征患者通常只能存活到婴儿期或儿童早期（幼儿期）。肝脏受累主要表现：黄疸时间延长、肝功能异常、肝衰竭、胆汁淤积、肝大和脂肪变性；神经系统受累主要表现：发育迟缓、肌张力减退、小头畸形、运动和感觉周围神经病变和共济失调等；胃肠道受累主要表现：胃肠道动力障碍、喂养困难和发育迟缓、呕吐、腹泻、水样便等，以及代谢紊乱（乳酸酸中毒和低血糖）。少数人（4%）表现为晚发性神经肌病，主要表现为肌病、周围神经病变，肝脏无或轻度受累。

其他较少见的表现包括肝硬化、肾小管病、肾钙质沉着症和甲状旁腺功能减退、肢端溃疡、角膜糜烂、骨折易感性增加、对疼痛不敏感及免疫系统异常等。极少数情况下，部分受影响的儿童会患肝癌。此外，患者可能在感知疼痛方面存在问题，可能导致无痛性骨折、手指或足趾自残；也可能出现对角膜的感觉缺乏（角膜麻醉），这可能导致角膜开放性溃疡和瘢痕，从而导致视力受损。

（三）辅助检查

（1）代谢功能检测：高乳酸血症（79%）和低血糖（60%）。
（2）头颅MRI：弥漫性白质异常（38%），其他脑干、基底节信号异常。
（3）肝脏线粒体DNA测定：含量减少，为对照组的1%～40%。
（4）基因检测：*MPV17*双等位基因致病变异。

（四）诊断

该疾病的诊断需要结合临床表现、实验室检查、组织病理、呼吸链复合体检测、线粒体DNA定量等相关检查。最终确诊需行核基因检测，找到*MPV17*双等位基因致病变异。肝脏病理学检查并非诊断本病所必需。可进行血、肌肉、肝脏线粒体DNA数量的测定，但因血线粒体DNA定量波动较大，很难确定其正常值，而肌肉及肝脏的线粒体DNA定量更有代表意义。

（五）治疗

与大部分线粒体病一样，MPV17缺陷尚无有效治疗方法，以对症治疗为主，包括营养支持、物理疗法等。理想情况是组建一个包括肝病学、神经病学、营养学、临床遗传学和儿童发育方面的多学科专家团队进行管理。营养支持应由管理肝病患儿经验丰富的营养师提供；需要频繁喂食和（或）生玉米淀粉（1～2g/kg）预防低血糖，严格避免长时间禁食。应确保充足的摄入预防营养缺乏（如补充脂溶性维生素）。定期复查肝功能等评估肝病进展及发育、神经系统和营养状况。定期进行血清甲胎蛋白和肝脏超声检查筛查肝细胞癌；辅酶Q$_{10}$、左旋肉碱、B族维生素、硫辛酸、维生素C、维生素E是氧化磷酸化酶复合物的辅因子并具有抗氧化特性，但用法用量暂无经验，有效性也需要进一步临床研究验证。尽管肝移植是肝衰竭的唯一治疗选择，但由于该疾病涉及多系统，因此是否适合行肝移植存在争议，有报道显示59%的移植儿童在移植后死于器官衰竭和脓毒症。

（六）典型病例

1.病例介绍　患儿，男，1个月15天。主因"生后3天皮肤黄染至今"入院。现病史：因生后3天发现皮肤巩膜黄染，5日龄时于当地住院，检查提示胆汁淤积、低白蛋白、高乳酸。予光疗、抗感染、止血后好转出院。40日龄时出现腹泻，随后有呕吐、食欲减退，伴黄疸反复，再次入院。

个人史：足月顺产，出生体重3.8kg，胎膜早破、急产，混合喂养，生后45天体重增长0.7kg。家族史：母亲孕4产3（G4P3），G1生后5天口唇发紫，抢救无效死亡；G2人工流产；G3生后3天黄疸，5月龄时因腹泻、腹水、肝衰竭死亡。

入院后查体：身高位于WHO标准第10～25百分位数，体重小于WHO标准第3百分位数。神志清楚、反应可，皮肤巩膜轻中度黄染，无通贯掌及肝掌，下颌偏小，心肺听诊无特殊，腹部膨隆，腹壁静脉显露，肝肋下2cm，质地软，脾未触及。四肢活动可，神经系统检查无特殊发现。

入院初步诊断：肝衰竭、低蛋白血症。

入院后完善检查：

（1）感染性指标：HSV、CMV、EBV DNA均阴性；病毒性肝炎、梅毒、艾滋病血清学指标无异常；血、尿、粪便常规正常，血培养、轮状病毒、腺病毒、肠道病毒检测均阴性。

（2）代谢指标：餐后2小时血糖3.7～3.8mmol/L；血酮0.2～0.4mmol/L；LAC 2.0～5.6mmol/L。血质谱分析：丙氨酸、甲硫氨酸、酪氨酸、脯氨酸、瓜氨酸等升高；尿气相色谱分析：无明显异常，尿琥珀酰丙酮阴性。

（3）激素：甲状腺功能、皮质醇无明显异常。

（4）肝功能：ALB 26g/L；ALT 74U/L、AST 257U/L、GGT 194U/L；TBIL 232μmol/L、DBIL 148μmol/L、TBA 413μmol/L；凝血功能：INR 2.13（补充维生素K$_1$后）；AFP ＞121 000ng/ml，铁蛋白＞2000ng/ml。

（5）B超：肝胆脾双肾及输尿管未见明显异常。

（6）头颅MRI：双侧硬膜下血肿、蛛网膜下腔出血（亚急性）。

（7）听力筛查：通过。

（8）基因报告提示线粒体肝病*MPV17* NM_002437：exon6 c.408＋1G＞A纯合变异（父母分别为杂合子）。

治疗及转归：基因结果回报前更换深度水解配方奶粉频繁喂养，监测血糖；给予白蛋白支持治疗；给予熊去氧胆酸（UDCA）利胆、补充脂溶性维生素等治疗。好转后出院。出院1个月后患儿出现咳嗽，后出现吃奶少、腹泻、四肢肿胀、黄疸加重，入院时急查INR 8.54，ALB 29g/L，轮状病毒阳性，收入院。经补充白蛋白、维生素K$_1$，维持静脉滴注葡萄糖，患儿出现发热、腹泻加重，乳酸酸中毒伴凝血功能无法改善，予血浆置换和血液净化，禁食补液支持，血浆、白蛋白支持，降血氨、辅酶Q$_{10}$、抗感染等治疗。其间血培养提示肺炎链球菌。患儿持续高乳酸血症、代谢性酸中毒好转不明显。基因检测明确后家长要求自动出院，后患儿死亡。

2.讨论　患儿，男，起病早，其母不良孕产史，多胎不明原因早期死亡；生后3天起出现皮肤黄染，4个月内反复出现肝衰竭，多发生在呕吐、腹泻、感染等诱因后。查体发现轻中度黄疸，肝脾未触及明显增大。检验提示低白蛋白、高乳酸血症、代谢性酸中毒，结合患儿病史和家族史考虑遗传代谢性疾病可能。患儿肝衰竭时血氨基酸存在的变化（芳香族氨基酸升高，低血糖时会有生糖氨基酸、生酮氨基酸等变化）可能是肝衰竭时的非特异性表现，而非原发病表现，因此在将质谱检测结果与疾病相对应分析时要慎重。患儿血质谱分析结果和临床表现类似希特林缺陷所致新生儿肝内胆汁淤积症（NICCD），然而典型的NICCD血质谱瓜氨酸、甲硫氨酸升高，且患儿予更换奶粉后黄疸无持续减退，感染后乳酸明显升高，与NICCD不符。患儿乳酸升高而酮体不高，提示线粒体病可能。MPV17缺陷为线粒体缺失综合征常见原因之一，预后不良。小婴儿肝衰竭存在乳酸明显升高应注意线粒体肝病的可能。

（刘　腾　王建设）

第三节　线粒体转录和RNA转录处理障碍

核基因编码的线粒体肝病，常见的有*POLG*、*MPV17*和*DGUOK*中的双等位基因致病变异，这些导致mtDNA维持障碍，致mtDNA耗竭，受累患者通常在婴儿期出现进行性肝衰竭，严重乳酸酸中毒、低血糖，死亡风险高。另一类涉及线粒体转录翻译障碍的线粒体肝病TRMU缺陷，最早在2009年由Zeharia等首次报道，表现为肝衰竭、高乳酸血症和生长迟缓等，部分病例在症状发作后2～3周有自发的临床改善，肝衰竭恢复。

TRMU缺陷

TRMU缺陷（TRMU deficiency）是核基因*TRMU*致病变异所致的线粒体疾病。本病罕见，截至2022年4月，文献中仅报道26名*TRMU*双等位基因致病变异的患者。本病的典型表现为继发于联合呼吸链缺陷的暂时性、可逆性婴儿肝衰竭（OMIM 613070），其他表现如亚急性坏死性脑脊髓病（Leigh综合征）、肌病和心肌病也有报道。

（一）发病机制

TRMU缺陷为常染色体隐性遗传病，致病基因*TRMU*（OMIM 610230）位于染色体22q13.31，含11个外显子，跨度约为22kb。*TRMU*基因编码的产物负责修饰核苷5－甲基氨甲基－2－硫代尿苷的2－硫醇化。这些修饰的核苷酸定位于人线粒体的谷氨酸、赖氨酸和谷氨酰胺tRNA的摆动位置，在tRNA的结构和功能中起着关键作用，包括结构稳定、氨基酰化和小rRNA解码位点的密码子识别。

TRMU缺陷患者的生化缺陷是线粒体翻译受损，致使线粒体呼吸链缺陷，即呼吸链酶复合物Ⅱ的活性正常，而复合物Ⅲ和Ⅳ的活性降低，不出现线粒体DNA耗竭。

*TRMU*编码的mt-tRNA硫醇化反应需要半胱氨酸作为硫供体。由L－甲硫氨酸内源合成L－半胱氨酸在肝脏经胱硫醚酶催化。这种酶的活性随着出生后年龄增长呈指数增加，因此半胱氨酸被认为是新生儿期的一种条件性必需氨基酸，特别是在早产儿中。对于TRMU缺陷的婴儿，肝衰竭的可逆性可能反映了肝脏胱硫醚酶的生理活性增加，导致内源性L－半胱氨酸的产生和生物利用度的增加。最近的报道表明，补充L－半胱氨酸和（或）N－乙酰半胱氨酸可以减轻TRMU中致病变异在体外和体内的影响。

（二）临床表现

已报道的26例TRMU缺陷患儿均在生后6个月内发病。27%的患儿在1～8月龄死于急性肝衰竭，73%的患儿在疾病急性期后存活。本病的主要受累器官为肝脏，典型的表现为婴儿期肝衰竭；神经肌肉等系统受累可表现为亚急性坏死性脑脊髓病、肌病、心肌病；此外还有喂养困难、生长不良等非特异性症状。

1.肝脏表现　最常见婴儿期急性肝衰竭，部分有胆汁淤积、低血糖表现。查体可有肝大，少部分脾大。部分度过急性肝衰竭期的患者，肝病表现可逆，肝功能自发恢复甚至正常，部分幸存者出现肝硬化、肝结节和持续性肝大。目前尚未有TRMU缺陷者肝脏远期情况的系统报道。

2.神经肌肉表现　个别患者有亚急性坏死性脑脊髓病、意识波动、全身性肌张力减退、上睑下垂、疲劳、延髓受累致喂养和呼吸困难、致命性心力衰竭、可逆性扩张型心肌病。

3.其他表现　非特异性表现如喂养困难、呕吐、生长迟缓、精神运动迟缓，个别病例表现为甲状腺功能减退、贫血、小头畸形、鱼鳞病等。

（三）辅助检查

1.血代谢及生化相关指标　常见的有高乳酸、低血糖、代谢性酸中毒，转氨酶升高、直接胆红素升高、凝血功能障碍、甲胎蛋白升高。

2.基因检测　可检测到*TRMU*双等位基因的致病变异。

3.肝脏病理　个别病例急性期肝活检显示，肝细胞胞质可见局灶气球样变，局灶或大泡性脂肪变性，胆汁淤积，纤维化。肝组织mtDNA定量不受影响，高于mtDNA耗竭综合征相关疾病的范围。肝脏中呼吸链复合物Ⅰ、Ⅲ和Ⅳ的活性低。

4.肌肉病理　部分肌肉受累的患者可见肌纤维组织体积异常、脂质堆积、纤维化等。肌肉中线粒体复合物Ⅳ的活性较低。

5.头颅MRI　无神经受累的患者头颅MRI表现正常。有亚急性坏死性脑脊髓病表现的患者脑干内见双侧对称性病变，部分MRS中出现乳酸峰。

（四）诊断

6个月以内以急性肝衰竭起病，相关检查提示高乳酸、低血糖、代谢性酸中毒，可有喂养困难、生长发育迟缓等表现，伴或不伴神经肌肉受累，应考虑TRMU缺陷可能，

基因检测提示 *TRMU* 双等位基因致病变异可确诊。

（五）治疗

因报道病例有限，TRMU 缺陷无标准的治疗方案，目前以对症支持治疗为主，最近的文献报道支持使用外源性半胱氨酸改善 TRMU 缺陷，另外有 2 例 TRMU 缺陷患者接受肝移植报道。

1.对症支持治疗 建议根据患者的临床表现，给予充分的对症支持治疗：纠正低血糖，保持足够能量；纠正代谢性酸中毒，维持内环境稳定。针对呼吸链治疗措施：①电子受体和辅助因子，如辅酶 Q_{10}、B 族维生素；②抗氧化剂，如维生素 E、维生素 C；③其他，如肉碱等。

2.药物治疗 半胱氨酸补充：N–乙酰半胱氨酸和（或）L–半胱氨酸。文献推荐 300mg/（kg·d），其中 N–乙酰半胱氨酸 150mg/（kg·d）[文献中患者使用剂量为 70～150mg/（kg·d）]，其余部分由 L–半胱氨酸 [文献中患者使用剂量为 85～300mg/（kg·d）] 和饮食组成。此外，文献推荐对于所有表现为持续性乳酸酸中毒和低血糖的怀疑 TRMU 缺陷的患儿（分子诊断前患者）、产前诊断为 TRMU 缺陷的患儿（症状前患者）补充半胱氨酸制剂。

3.肝移植 由于已报道的大多数患者肝衰竭是暂时的，只要通过支持及药物治疗度过急性期，即可避免肝移植。如病程进展迅速、对症支持治疗无法改善，可考虑肝移植。已有报道肝移植可作为 TRMU 缺陷相关肝衰竭婴儿的潜在治疗选择。需要注意神经肌肉相关的随访，因线粒体病的自然病程，有报道移植后出现神经系统（脑白质异常）和肌病（慢性呼吸衰竭）症状，而肝移植无法纠正肝外表现。

（六）典型病例

1.病例介绍 患儿，男，45 天，因"喉中痰鸣音 1 周，叹息样呼吸半天"入院。患儿入院 1 周前无明显诱因出现喂养困难、喉中痰鸣音，无发热，无咳嗽、气促、发绀，无呕吐、腹泻、腹胀，无皮疹，无抽搐等，门诊考虑"支气管炎"，予清热对症治疗无缓解，查血常规：WBC $12.6×10^9$/L，N% 34%，HGB 215g/L，PLT $377×10^9$/L，CRP < 8mg/L；血气分析：pH 7.36，GLU 2.5mmol/L，LAC 12.9mmol/L，BE 1.1mmol/L；血生化：ALT 97U/L，AST 132U/L，ALB 31.8g/L，CK 413U/L，CK-MB 187U/L；提示低血糖、高乳酸血症、转氨酶及心肌酶升高；胸部 X 线片（简称胸片）提示支气管炎。予以抗感染、止咳、保肝、营养心肌等对症治疗，患儿出现叹息样呼吸，予气管插管，并收入儿童重症监护室（PICU）。病程中患儿精神一般，食欲缺乏，二便无特殊。患儿足月剖宫产，出生体重 2.77kg，生后体重增长欠佳，入院时体重 3kg。

入院后查体：体温 34.5℃，心率 130 次/分，呼吸 30 次/分，血压 78/38mmHg。神志清楚，反应欠佳，面色苍白，无黄疸及出血点。气管插管中，双肺呼吸音粗，未闻及啰音，心脏听诊未见异常。腹软，肝肋下 3.5～4cm、质地软，脾脏肋下未触及，移动性浊音阴性。前囟平，颈软，四肢肌张力低，病理征未引出，双下肢水肿，四肢冷，毛细血管再充盈时间（CRT）> 3 秒。

入院初步诊断：高乳酸血症，中枢性呼吸衰竭，休克，心肌损害、肝功能异常，遗传代谢性肝病?

入院后完善检查:血常规显示WBC $7.6×10^9$/L,N% 65%,HGB 106g/L,PLT $133×10^9$/L,CRP＜8mg/L。肝功能显示ALT 86U/L,AST 98U/L,GGT 459U/L,TBIL 20μmol/L,DBIL 16μmol/L,TBA 31μmol/L,ALB 24g/L,CK 159U/L,CK-MB 152U/L。凝血功能(维生素K_1纠正后)显示PT 33秒,INR 3.23,PTA 24%,FIB＜0.6g/L。血气分析:pH 7.105,GLU 4.2mmol/L,LAC 19mmol/L,BE－11.7mmol/L,NH_3正常;病毒学标志物:HBV、HCV、TORCH〔先天性宫内感染及围产期感染而引起围产儿畸形的病原体总称),包括弓形虫(Toxoplasma,T),其他病原微生物(others,O)如梅毒螺旋体、带状疱疹病毒、细小病毒B19、柯萨奇病毒等,风疹病毒(rubella virus,R),巨细胞病毒(cytomegalovirus,C),单纯疱疹Ⅰ/Ⅱ型(herpes virus,H)〕IgM均阴性。血培养、呼吸道病原体、痰培养、降钙素原(PCT)无异常。免疫功能:CD系列、免疫球蛋白、中性粒细胞功能无异常。血串联质谱:丙氨酸(Ala)升高,其余氨基酸和肉碱未见明显异常。尿串联质谱:4-羟基苯乳酸显著升高,4-羟基苯丙酮酸少量。

胸片:机械通气中,提示左肺少许渗出影。头颅CT:脑干、小脑齿状核、丘脑及部分脑白质密度减低。头颅MRI:脑内多发异常信号,线粒体脑病?心脏彩超:卵圆孔未闭。腹壁B超:餐后胆囊壁水肿、增厚,胆总管未见灶性扩张。肝大、质地欠佳,脾脏、胰腺未见异常。双肾结构欠清,输尿管、膀胱未见明显异常。

治疗及转归:予呼吸机辅助通气,抗感染,改善循环,保肝、营养心肌,多种维生素及辅酶Q_{10}改善代谢,纠酸,血制品支持。经积极治疗10天,高乳酸血症(LAC持续10mmol/L以上)、凝血功能障碍(INR持续在2以上)难以纠正,自主呼吸弱,家长放弃治疗后患儿死亡。

3个月后患儿基因回报结果见表5-2。

表5-2 患儿及其父母全外显子组基因测序

基因	染色体位置	基因变异信息	合子类型	遗传模式	变异来源
TRMU	chr22: 46731698	NM_018006: exon1 c.37G＞C(p.G13R)	杂合	常染色体	父源
TRMU	chr22: 46733837	NM_018006: exon2 c.244T＞G(p.F82V)	杂合	常染色体	母源

结合婴儿早期发病、低血糖、高乳酸血症、急性肝衰竭、神经系统受累,排除其他肝功能异常原因,结合基因检测结果,TRMU缺陷诊断成立。

确定诊断:TRMU缺陷,急性肝衰竭,代谢性脑病,中枢性呼吸衰竭。

2.讨论 任何不明原因的婴儿期急性肝衰竭、高乳酸血症、低血糖、代谢性酸中毒,都要考虑TRMU缺陷可能,尤其是6个月以下起病的婴儿。部分患儿可伴有神经、肌肉受累、喂养不耐受、生长发育不良。其他辅助检查可发现凝血功能障碍、AFP升高,肝脏及肌肉组织可有脂肪变、纤维化,部分线粒体复合物活性降低。部分神经系统受累的患者头颅MRI可有脑干双侧对称性病变。确诊靠基因检测发现TRMU双等位基因致病变异。本病主要采取对症支持治疗,维持血糖稳定,纠正代谢性酸中毒,补充辅酶Q_{10}、B族维生素、肉碱等。本病例起病急,病情进展快,虽经积极对症支持治疗,病程仅10

天患儿死亡，之后基因回报明确诊断为TRMU缺陷。最近报道的多个病例的治疗经验显示，补充L-半胱氨酸和L-乙酰半胱氨酸似乎可改善TRMU缺陷病情；对于高度疑似病例、症状前诊断病例也支持早期应用半胱氨酸，值得以后在更多的病例中试用以积累更多证据。

总之，TRMU缺陷是一种罕见的核基因相关的影响线粒体转录的疾病。对于任何患有急性肝衰竭、乳酸酸中毒、低血糖的婴儿，均应考虑TRMU缺陷。积极对症支持、早期补充外源性半胱氨酸治疗，大部分肝衰竭可逆。本病的肝脏、神经肌肉相关远期表现及具体治疗规范、发病机制仍需进一步观察研究。

（张雪媛　王建设）

第四节　线粒体翻译因子紊乱

联合氧化磷酸化缺陷症1型

联合氧化磷酸化缺陷症1型（combined oxidative phosphorylation deficiency 1，COXPD1）系由GFM1变异导致的线粒体氧化磷酸化系统缺陷引起，属常染色体隐性遗传病，罕见，世界范围内已报道约30例患儿。多数联合氧化磷酸化缺陷症1型患儿起病早、进展快，临床表现多样且缺乏特异性，常在明确诊断前死亡。根据主要累及器官不同，可分为脑型和肝型。

（一）发病机制

GFM1位于染色体3q25.32，含18个外显子，编码线粒体延伸因子G1蛋白（mitochondrial elongation factor G1，mtEFG1）。mtEFG1在mtDNA翻译延长阶段，介导氨酰tRNA从核糖体的A位转移到P位，完成线粒体蛋白组装。mtDNA可编码13种蛋白质，是多种氧化磷酸化（oxidative phosphorylation，OXPHOS）复合酶的重要组成成分，包括OXPHOS复合酶Ⅰ、Ⅲ、Ⅳ和Ⅴ。GFM1变异可导致除OXPHOS复合酶Ⅱ以外的几种复合酶的活性降低，引起电子传递链功能缺陷，ADP磷酸化合成ATP减少，能量生成障碍，在胚胎发育和维持器官正常功能中发挥重要作用。

GFM1变异导致严重的甚至致死性新生儿期疾病，主要累及神经系统，伴或不伴有肝脏表现。目前尚无明确基因型和表型关系。

（二）临床表现

1.脑型　出生史多无特殊，部分病例可发生胎儿宫内生长受限，可伴有先天性多发畸形。绝大多数患儿在新生儿期起病，主要累及神经系统，表现为嗜睡、呼吸减弱、肌张力低下等；之后出现明显的精神运动发育落后甚至倒退。部分病例可发生癫痫。血气分析（实验室检查）提示低血糖、高乳酸血症、代谢性酸中毒，脑脊液中乳酸明显升高。肝脏组织、肌肉组织和成纤维细胞的OXPHOS复合酶活性低下。头颅MRI可见基底节多发信息异常、脑室周围白质信号异常、胼胝体发育不全，部分病例脑干信号异常。

2.肝型　部分病例可同时累及肝脏，主要表现为胆汁淤积、急性肝衰竭。血生化提示 TBIL、DBIL 升高，转氨酶轻度升高，总胆汁酸和 GGT 明显升高，低白蛋白血症。血质谱分析可见多种氨基酸升高，尿质谱分析可见多种有机酸升高。凝血功能检查提示凝血障碍，可发生急性肝衰竭。血氨升高，可发生肝性脑病。绝大多数肝型病例在 3 岁内死亡。

（三）辅助检查

（1）肝功能：TBIL 轻中度升高，伴 DBIL 升高；转氨酶轻度升高；TBA 和 GGT 显著升高；胆碱酯酶水平低下，白蛋白、前白蛋白（PA）水平低下。

（2）凝血功能：PT 和 APTT 显著延长，FIB 可下降，INR 值显著增大。

（3）血气分析：pH 降低，BE 绝对值增大；LAC 显著升高，多数可达 10mmol/L 以上；伴低血糖。

（4）血质谱分析：丙氨酸、甲硫氨酸、苯丙氨酸、酪氨酸和脯氨酸升高；尿质谱分析：乳酸、2-羟基丁酸、丙酮酸、3-羟基丁酸升高。

（5）血氨升高。

（6）组织 OXPHOS 复合酶活性分析：除 OXPHOS 复合酶 Ⅱ 以外的几种复合酶活性降低。

（7）头颅 MRI：基底节多发信息异常、脑室周围白质信号异常、胼胝体发育不全，部分病例脑干信号异常。

（四）诊断

本病临床表现缺乏特异性，对不明原因酸中毒、高乳酸血症、低血糖同时伴有神经系统表现［和（或）肝脏表现］的患儿，应考虑本病可能，组织 OXPHOS 复合酶活性检测有助于诊断，确诊依赖于基因检测。

鉴别诊断：应注意与其他线粒体病和 NICCD 鉴别。

（五）治疗

本病无特异性治疗方法，以对症支持治疗为主，预后极差。

（六）典型病例

1.病例介绍　患儿，女，6 个月 28 天，主因"生后皮肤、巩膜黄染 6 个月余"入院。患儿为第 2 胎第 2 产，胎龄 35^{+1} 周，因羊水偏少行剖宫产娩出，出生体重 1700g。生后 1 天因"气促"在当地医院查肝肾功能提示正常，头颅 CT 提示未成熟脑征象，胸片提示双肺纹理增粗、模糊，予抗感染治疗 13 天后好转出院。1 个月 13 天患儿因"全身皮肤黄染 1 个月"再次在当地医院住院治疗。血常规提示 HGB 104g/L；血生化提示 TBIL 117.5μmol/L，DBIL 53.6μmol/L；LAC＞20mmol/L；PT 34.7 秒，INR 2.85。当地予输注新鲜冰冻血浆、碳酸氢钠纠酸治疗 28 天，患儿皮肤黄染、凝血障碍、酸中毒和高乳酸血症未见明显好转，家属要求出院。4 个月 28 天时因"咳嗽、痰鸣 2 天加重伴气促 1 天"第 3 次在当地医院住院治疗。实验室检查提示 GLU 2.31mmol/L，TBIL 259.7μmol/L，

LAC＞18.8mmol/L，PT 28.8秒，INR 2.37；胸片提示双肺纹理增粗。予维生素K_1预防出血、碳酸氢钠纠酸、复合辅酶和促肝细胞生长素、抗感染等治疗10天，患儿病情逐渐加重，家属要求出院。6个月28天时，家属希望患儿得到进一步诊治入院。

家族史：患儿哥哥，40[+1]周剖宫产娩出，出生体重2450g，生后12小时内出现酸中毒，1周龄时死于呼吸衰竭。母亲2次孕期均有皮肤瘙痒。

入院查体：嗜睡，反应差，面色可，全身皮肤、巩膜黄染，心肺未见异常。腹平软，肝脾大，移动性浊音阴性。双下肢无水肿。神经系统未见异常。

外院影像学检查：头颅MRI提示双侧丘脑、大脑脚、基底节区、枕叶前内侧异常信号，双侧额颞顶叶倾向于软化灶。

入院初步诊断：急性肝衰竭（代谢性肝病？），脑病。

入院后基因检测，检出 *GFM1*（NM_024996）：c.688G＞A（p.Gly230Ser）/c.1686delG。父母基因检测验证，2个变异等位基因分别来自父母。

确定诊断：联合氧化磷酸化缺陷症1型。

治疗及转归：予UDCA利胆，补充脂溶性维生素，频繁喂养避免低血糖。出院后不久患儿死亡。

2.讨论　该患儿以急性肝衰竭为主要首发表现，伴有低血糖、低蛋白血症，同时血乳酸显著升高，需高度怀疑线粒体病，应积极完成基因检测。本例患儿行遗传代谢性肝病检测检出 *GFM1* 复合杂合变异，建立明确的分子诊断。若为核基因组测序阴性的病例，应进一步完善线粒体基因组测序。

本病缺乏临床诊断标准，确诊依赖于基因检测。

（王能里　王建设）

第五节　线粒体磷脂代谢紊乱

线粒体呼吸链（respiratory chain）是一系列递氢反应和递电子反应按一定顺序排列所组成的连续反应体系，将代谢物脱下的成对氢原子交给氧生成水，同时有ATP生成。呼吸链的作用代表着线粒体最基本的功能，线粒体呼吸链主要由5种酶复合体（复合体Ⅰ、Ⅱ、Ⅲ、Ⅳ、Ⅴ）和2种可移动电子载体（辅酶Q和细胞色素c）构成。在呼吸链中，5种酶复合体按一定顺序排列在线粒体内膜上。呼吸链缺陷与乳酸酸中毒有关，呼吸链缺陷临床表现复杂。许多患者表现为神经系统或神经肌肉症状，其他非神经系统症状包括肝脏、心脏、肾脏、骨髓、胰腺、胃肠道功能障碍。

在线粒体疾病研究中，磷脂代谢和线粒体内膜的脂质成分相对被忽视，但近年来，得益于全外显子组测序，这一类疾病受到越来越多的重视，并发现了一些新的疾病。目前明确的线粒体磷脂代谢紊乱包括巴思综合征（Barth syndrome，又称酸尿症Ⅱ型；基因 *TAZ*，OMIM 300394），扩张型心肌病伴共济失调综合征（dilated cardiomyopathy with ataxia syndrome，DCMA综合征；基因 *DNAJC19*，OMIM 608977），3－甲基戊烯二酸尿症伴耳聋、脑病及Leigh样综合征（3-methylglutaconic aciduria with deafness, encephalopathy, and Leigh-like syndrome，MEGDEL综合征；基因 *SERAC1*，OMIM 614725），Sengers综合征（基因 *AGK*，OMIM 610345），遗传性痉挛性截瘫28型（基因 *DDHD1*，

OMIM 614603），遗传性痉挛性截瘫54型（基因 *DDHD2*，OMIM 615003）。

MEGDEL综合征

MEGDEL综合征是一种常染色体隐性遗传病，属于3-甲基戊烯二酸尿症Ⅳ型，其典型表现包括3-甲基戊烯二酸尿症、耳聋、脑病和亚急性坏死性脑脊髓病（Leigh样综合征），往往出现新生儿期低血糖、乳酸酸中毒、脓毒血症样表现、喂养困难、发育迟缓、暂时性肝功能异常及肌张力低下等。本病于2006年由Wortmann等首次报道，由 *SERAC1* 基因变异所致，罕见，全世界迄今共报道100余例。

（一）发病机制

MEGDEL综合征是由位于染色体6q25.3上的 *SERAC1* 基因变异所致，包含16个外显子，编码含有丝氨酸脂肪酶结构域的蛋白质，是甘油醛-3-磷酸脱氢酶启动子（promoter of glyceraldehyde-3-phosphate dehydrogenase，PGAP）样结构域蛋白家族成员，在所有真核生物中均有表达且高度保守，尤其是其脂肪酶结构域。SERAC1蛋白位于线粒体相关内质网膜上，对磷脂交换至关重要，参与磷脂酰甘油重塑，在转酰化-酰化反应中起作用，将磷脂酰甘油-34：1转化为磷脂酰甘油-36：1。SERAC1蛋白缺陷可改变线粒体膜心磷脂组成，从而影响线粒体呼吸链复合物的稳定性和组装，导致线粒体氧化磷酸化障碍，且改变了单（双）甘油磷脂的组成，从而影响细胞内胆固醇转运，导致细胞内游离胆固醇的累积。*SERAC1* 基因变异主要位于脂肪酶结构域内，目前还没有明确的基因型-表型关系。

（二）临床表现

MEGDEL综合征临床表现复杂多样，可累及多种脏器，包括脑、耳、胃肠道、眼、内分泌、心脏、周围神经和骨骼肌等。婴儿期发病的患者中，大多数新生儿表现为低血糖和呈脓毒血症样表现，随后可能会出现喂养困难、发育不良、肌张力低下和暂时性肝病（可表现为转氨酶升高、胆红素升高、高氨血症，甚至肝衰竭），1岁后神经系统症状更为突出，可表现为运动发育落后或倒退、痉挛、癫痫、锥体外系症状、感音性耳聋及严重智力障碍，大多数患者不能行走、说话。MEGDEL综合征存在肝病时也被称为MEGDHEL综合征。脑受累的表型特征不仅包括肌张力障碍、精神运动发育迟缓、视神经萎缩、小头畸形、流涎，还包括癫痫、痉挛、共济失调、出生时肌张力低下、吞咽困难、构音障碍、失语、生长迟缓和脾气暴躁等。许多患者有听力障碍。心脏表现包括心律失常、心力衰竭。胃肠道表现包括呕吐、腹胀和肝病。内分泌表现包括身材矮小、低血糖。在一个家族中还发现了存在青少年发病的复杂遗传性痉挛性截瘫（complicated hereditary spastic paraplegia，cHSP）。有些患者在新生儿期因多器官衰竭而死亡，也有患者死于肝衰竭或肺部感染。

（三）辅助检查

MEGDEL综合征患者尿液有机酸分析显示3-甲基戊烯二酸、3-甲基戊二酸升高，血乳酸和丙氨酸可升高，血胆固醇可降低。肌肉活检提示非特异性改变，成纤维细胞

filipin染色异常。头颅MRI可表现为亚急性坏死性脑脊髓病（Leigh综合征）脑部影像学表现，亚急性坏死性脑脊髓病出现特异性"眼征"：基底节区对称性病变，病变以壳核、尾状核头部为主，表现为长T_1、长T_2、FLAIR序列高信号，伴有肿胀。

（四）诊断

MEGDEL综合征的诊断需结合详细的病史、临床表现、查体和实验室检查，最终需通过基因检测确诊。患者如果存在精神运动发育迟缓、耳聋、肌张力障碍、肌痉挛，以及尿3-甲基戊烯二酸、3-甲基戊二酸升高，头颅MRI显示亚急性坏死性脑脊髓病的特征，应怀疑MEGDEL综合征。MEGDEL综合征应与其他引起3-甲基戊烯二酸尿症的遗传代谢性疾病进行鉴别，其他需要鉴别的疾病包括线粒体DNA耗竭综合征、先天性强直性肌营养不良等。

（五）治疗

MEGDEL综合征缺乏特异性治疗方法，以对症支持治疗为主。最好由儿科医生、神经科医生、营养师和物理治疗师组成多学科团队进行治疗。神经系统治疗的重点是控制癫痫，缓解肌张力障碍、肌痉挛等；精神治疗可以缓解失眠或躁动；听力障碍的患者需要使用助听器；需要注意预防恶性心律失常的发生；喂养困难的患者可使用鼻胃管、胃造口术或静脉营养；脊柱侧凸或挛缩需要支撑治疗；此外，物理治疗、职业治疗、语言或吞咽治疗及特殊教育治疗也是支持性治疗的一部分。

MEGDEL综合征预后不良，婴儿期发病的患者早期死亡率较高，主要死亡原因包括感染、肝衰竭，青少年发病的患者通常在10～20岁死亡。一项对67例MEGDEL综合征患者的研究发现，死亡的主要原因是呼吸功能不全和多器官衰竭。对存在MEGDEL综合征患者的家庭提供遗传咨询，必要时进行产前诊断。

（六）典型病例

1. 病例介绍[①]　患儿，2个月20天，因"出生第2天皮肤、巩膜黄染至今"入院。患儿生后第2天无明显诱因出现皮肤黄染及低血糖。生后第6天在当地医院查肝功能：TBIL 301μmol/L，DBIL 30μmol/L，ALT 9U/L，TBA 34μmol/L；凝血功能：PT 18.5秒；尿串联质谱分析提示3-甲基戊烯二酸升高。予熊去氧胆酸利胆、还原型谷胱甘肽保肝等治疗。生后第43天复查肝功能：TBIL 67μmol/L，DBIL 38μmol/L，AST 78U/L，TBA 202μmol/L，GGT 348U/L，ALB 27g/L，LAC 9.1mmol/L。患儿血常规、血胆固醇及甘油三酯等均无明显异常。患儿系第1胎第1产，胎龄35^{+2}周，因胎膜早破早产，出生体重2350g，否认窒息抢救史。父亲为"乙肝小三阳"，有骨结核史；母亲幼年时有腭裂；父母否认近亲结婚及遗传病史。

入院查体：全身皮肤及巩膜中度黄染，肝肋下2cm、剑突下2cm，质软，脾肋下未触及。

---

① 资料来源：杨烨，库尔班江·阿布都西库尔，栾维莎，等. 2018. SERAC1基因变异导致的以肝脏表型就诊的MEGDHEL综合征临床及实验室特征. 中华肝脏病杂志，26（12）：958-960。

辅助检查：血生化TBIL 128μmol/L，DBIL 70μmol/L，ALT 59U/L，AST 172U/L，TBA 141μmol/L，GGT 89U/L，TG 1.32mmol/L，CHOL 4.1mmol/L；AFP 80 569ng/ml。血气分析：pH 7.288，LAC 3.9mmol/L；NH_3 88μmol/L。肝组织活检结果提示肝细胞气球样变并相互融合形成多核巨细胞，肝细胞及毛细胆管内胆汁淤积，见点灶状坏死，肝血窦内库普弗细胞增生，汇管区纤维组织增生，部分分隔肝小叶，中等量淋巴细胞及嗜酸性粒细胞浸润。听力筛查及脑干诱发电位未见明显异常。全外显子组检测：*SERAC1*基因复合杂合变异，母源c.1658C＞T（p.S553L），父源c.227_228dupAT（p.Y76X）。头颅MRI提示磁敏感加权成像（SWI）序列右侧脑室后角点状低信号影，双侧额颞部脑外间隙稍增宽。

诊断：MEGDHEL综合征。

治疗：给予熊去氧胆酸利胆，以及苯巴比妥、考来烯胺及脂溶性维生素等治疗，患儿黄疸于9月龄时消退，随访至11月龄，体重6.5kg，身长73cm，头围42cm，可扶站，追声可。

2.讨论　MEGDEL综合征是一种罕见的常染色体隐性遗传病，属于线粒体磷脂代谢紊乱的一种类型，致病基因为*SERAC1*，编码SERAC1蛋白，位于线粒体相关内质网膜上，对磷脂交换至关重要，参与磷脂酰甘油重塑，SERAC1蛋白缺陷可导致线粒体氧化磷酸化障碍、细胞内游离胆固醇聚积。MEGDEL综合征典型表型包括3－甲基戊烯二酸尿症（MEG）、耳聋（D）、脑病（E）和亚急性坏死性脑脊髓病（Leigh综合征），存在肝病时称为MEGDHEL综合征。本病例为一例以胆汁淤积起病的MEGDHEL综合征，经治疗后患儿胆汁淤积消退，符合本病肝病表型可逐渐好转的特点。临床上对于存在肝病、脑病表型，尿有机酸谱分析存在3－甲基戊烯二酸尿症，伴有听力障碍、Leigh综合征样头颅MRI表现的患儿需要考虑本病的可能，进一步基因检测可明确诊断。

（李玉川　王建设）

参 考 文 献

韩连书，2018. 甲基丙二酸尿症生化基因诊断及产前诊断. 中国实用儿科杂志，33（7）：498-501.

胡爽，刘莉娜，赵学潮，等，2018. 线粒体DNA缺失综合征9型一例临床特点和*SUCLG1*基因变异分析. 中国优生与遗传杂志，26（9）：4-5, 8.

刘玉鹏，李溪远，丁圆，等，2016. 琥珀酰辅酶A连接酶缺陷导致继发性甲基丙二酸尿症四例的临床与实验室研究. 中华儿科杂志，54（5）：365-369.

杨烨，库尔班江·阿布都西库尔，栾维莎，等，2018. *SERAC1*基因突变导致的以肝脏表型就诊的MEGDHEL综合征临床及实验室特征. 中华肝脏病杂志，26（12）：958-960.

尤艺杰，AgnèsRtig，王建设. 2016, GFM1突变所致儿童急性肝衰竭1例：质疑*GFM1*错义突变位置决定临床表型. 中国循证儿科杂志，11（5）：369-372.

张志华，马雪萍，郭红梅，2020. TRMU基因突变致线粒体肝病一例. 中华儿科杂志，58（7）：602-604.

Barcia G，Rio M，Assouline Z，et al，2020. Clinical，neuroimaging and biochemical findings in patients and patient fibroblasts expressing ten novel *GFM1* mutations. Hum Mutat，41（2）：397-402.

Carrozzo R，Verrigni D，Rasmussen M，et al，2016. Succinate-CoA ligase deficiency due to mutations in SUCLA2 and SUCLG1: phenotype and genotype correlations in 71 patients. J Inherit Metab Dis, 39（2）: 243-252.

El-Hattab AW, Craigen WJ, Scaglia F, 2017. Mitochondrial DNA maintenance defects. Biochim Biophys Acta Mol Basis Dis, 1863（6）: 1539-1555.

El-Hattab AW, Li FY, Schmitt E, et al, 2010. MPV17-associated hepatocerebral mitochondrial DNA depletion syndrome: new patients and novel mutations. Mol Genet Metab, 99（3）: 300-308.

El-Hattab AW, Scaglia F, 2013. Mitochondrial DNA depletion syndromes: review and updates of genetic basis, manifestations, and therapeutic options. Neurotherapeutics, 10（2）: 186-198.

El-Hattab AW, Scaglia F, Wong LJ, 2009. Deoxyguanosine kinase deficiency. Seattle（WA）: University of Washington.

El-Hattab AW, Wang J, Dai H, et al, 2012. MPV17-related mitochondrial DNA maintenance defect. Seattle（WA）: University of Washington.

El-Hattab AW, Wang J, Dai H, et al, 2018. MPV17-related mitochondrial DNA maintenance defect: new cases and review of clinical, biochemical, and molecular aspects. Hum Mutat, 39（4）: 461-470.

Fang W, Song P, Xie X, et al, 2017. A fatal case of mitochondrial DNA depletion syndrome with novel compound heterozygous variants in the deoxyguanosine kinase gene. Oncotarget, 8（48）: 84309-84319.

Finsterer J, Scorza FA, Fiorini AC, et al, 2020. MEGDEL syndrome. Pediatr Neurol, 110: 25-29.

Karadimas CL, Vu TH, Holve SA, et al, 2006. Navajo neurohepatopathy is caused by a mutation in the *MPV17* gene. Am J Hum Genet, 79（3）: 544-548.

Liu Y, Li X, Wang Q, et al, 2016. Five novel SUCLG1 mutations in three Chinese patients with succinate-CoA ligase deficiency noticed by mild methylmalonic aciduria. Brain Dev, 38（1）: 61-67.

Lu YW, Claypool SM, 2015. Disorders of phospholipid metabolism: an emerging class of mitochondrial disease due to defects in nuclear genes. Front Genet, 6: 3.

Maas RR, Iwanicka-Pronicka K, Kalkan Ucar S, et al, 2017. Progressive deafness-dystonia due to SERAC1 mutations: a study of 67 cases. Ann Neurol, 82（6）: 1004-1015.

Molaei Ramsheh S, Erfanian Omidvar M, Tabasinezhad M, et al, 2020. *SUCLG1* mutations and mitochondrial encephalomyopathy: a case study and review of the literature. Mol Biol Rep, 47（12）: 9699-9714.

Murali CN, Soler-Alfonso C, Loomes KM, et al, 2021. TRMU deficiency: a broad clinical spectrum responsive to cysteine supplementation. Mol Genet Metab, 132（2）: 146-153.

Ostergaard E, 2008. Disorders caused by deficiency of succinate-CoA ligase. J Inherit Metab Dis, 31（2）: 226-229.

Ostergaard E, Christensen E, Kristensen E, et al, 2007. Deficiency of the alpha subunit of succinate-coenzyme a ligase causes fatal infantile lactic acidosis with mitochondrial DNA depletion. Am J Hum Genet, 81（2）: 383-387.

Qin Z, Yang Q, Yi S, et al, 2020. Whole-exome sequencing identified novel compound heterozygous variants in a Chinese neonate with liver failure and review of literature. Mol Genet Genomic Med, 8（12）: e1515.

Ravn K, Schönewolf-Greulich B, Hansen RM, et al, 2015. Neonatal mitochondrial hepatoencephalopathy caused by novel *GFM1* mutations. Mol Genet Metab Rep, 3: 5-10.

Rustin P, Bourgeron T, Parfait B, et al, 1997. Inborn errors of the Krebs cycle: a group of unusual mitochondrial diseases in human. Biochim Biophys Acta, 1361（2）: 185-197.

Sala-Coromina J, Miguel LD, de Las Heras J, et al, 2021. Leigh syndrome associated with *TRMU* gene mutations. Mol Genet Metab Rep, 26: 100690.

Schara U, von Kleist-Retzow JC, Lainka E, et al, 2011. Acute liver failure with subsequent cirrhosis as the primary manifestation of *TRMU* mutations. J Inherit Metab Dis, 34 (1): 197-201.

Soler-Alfonso C, Pillai N, Cooney E, et al, 2019. L-Cysteine supplementation prevents liver transplantation in a patient with *TRMU* deficiency. Molecular Genetics and Metabolism Reports, 19: 100453.

Spinazzola A, Santer R, Akman OH, et al, 2008. Hepatocerebral form of mitochondrial DNA depletion syndrome: novel *MPV17* mutations. Arch Neurol, 65 (8): 1108-1113.

Spinazzola A, Viscomi C, Fernandez-Vizarra E, et al, 2006. MPV17 encodes an inner mitochondrial membrane protein and is mutated in infantile hepatic mitochondrial DNA depletion. Nat Genet, 38 (5): 570-575.

Waich S, Roscher A, Brunner-Krainz M, et al, 2019. Severe deoxyguanosine kinase deficiency in Austria: a 6-patient series. J Pediatr Gastroenterol Nutr, 68 (1): e1-e6.

Wong LJ, Brunetti-Pierri N, Zhang Q, et al, 2007. Mutations in the *MPV17* gene are responsible for rapidly progressive liver failure in infancy. Hepatology, 46 (4): 1218-1227.

Wortmann S, Rodenburg RJ, Huizing M, et al, 2006. Association of 3-methylglutaconic aciduria with sensori-neural deafness, encephalopathy, and Leigh-like syndrome (MEGDEL association) in four patients with a disorder of the oxidative phosphorylation. Mol Genet Metab, 88 (1): 47-52.

Wortmann SB, Vaz FM, Gardeitchik T, et al, 2012. Mutations in the phospholipid remodeling gene SERAC1 impair mitochondrial function and intracellular cholesterol trafficking and cause dystonia and deafness. Nat Genet, 44 (7): 797-802.

Yap ZY, Efthymiou S, Seiffert S, et al, 2021. Bi-allelic variants in OGDHL cause a neurodevelopmental spectrum disease featuring epilepsy, hearing loss, visual impairment, and ataxia. Am J Hum Genet, 108 (12): 2368-2384.

Zeharia A, Shaag A, Pappo O, et al, 2009. Acute infantile liver failure due to mutations in the *TRMU* gene. Am J Hum Genet, 85 (3): 401-407.

第六章 脂代谢紊乱的遗传代谢性肝病

第一节 肉碱代谢紊乱

一、原发性肉碱缺乏症

原发性肉碱缺乏症（primary carnitine deficiency，PCD），又称肉碱转运障碍或肉碱摄取障碍，是由*SLC22A5*基因变异引起高亲和力钠依赖性肉碱转运体（OCTN2）蛋白功能缺陷，血液、组织、细胞内肉碱缺乏，导致脂肪酸β氧化缺陷。原发性肉碱缺乏症患病率具有明显的种族差异。其全球患病率为1/140 000～1/40 000，日本约为1/40 000，美国约为1/142 000，澳大利亚约为1/100 000。我国不同地区原发性肉碱缺乏症的患病率存在差异，上海地区约为1/45 000，浙江省约为1/22 384，河南省约为1/34 317。原发性肉碱缺乏症是潜在的致死性疾病，不同患者临床表现有较大差异，既可表现为急性能量代谢障碍危象，甚至猝死；也可表现为心肌、骨骼肌、肝脏等组织的慢性进行性损害；同时还可出现胃肠道症状，如反复腹痛、腹泻、食欲下降、呕吐、胃食管反流等。另外，贫血、发育迟缓、反复感染、癫痫等也有报道。新生儿筛查确诊患者可无临床表现。

（一）发病机制

本病为常染色体隐性遗传病。致病基因*SLC22A5*位于染色体5q31.1，由10个外显子组成，约3.2kb，编码高亲和力钠依赖性肉碱转运体（OCTN2）蛋白，编码产物有557个氨基酸，包含12个跨膜位点及1个ATP结合位点。OCTN2蛋白是一种高亲和力的肉碱特异性有机阳离子转运体，广泛表达在肝脏、肠黏膜、心肌、骨骼肌、肾小管、脑、皮肤成纤维细胞及胎盘等器官组织细胞膜上。

人体内的肉碱约75%来自食物（主要为肉类和奶制品），25%由赖氨酸和甲硫氨酸在肝脏和肾脏中合成。生理情况下，摄入的肉碱在细胞膜上肉碱转运蛋白的作用下进入细胞内，再转运到体液内。肉碱的主要功能是在细胞质内与活化的中长链酰基辅酶A在线粒体外膜的肉碱棕榈酰基转移酶Ⅰ的催化下结合生成酰基肉碱，后者在线粒体内膜的肉碱-酰基肉碱转位酶的作用下进入线粒体基质，随后在线粒体内膜内侧面的肉碱棕榈酰基转移酶Ⅱ的作用下分解为长链酰基辅酶A和游离肉碱。长链酰基辅酶A可在线粒体基质酶体系作用下进行β氧化，为机体提供能量，而释出的肉碱在肉碱-脂酰肉碱转位酶的作用下被转出以循环再利用。

*SLC22A5*基因变异引起OCTN2蛋白功能缺陷。该基因变异导致肉碱转运蛋白无法

定植于细胞膜上或功能区不同程度受损，则肉碱不能被转运至细胞内。食物中的肉碱不能由胃肠道吸收入血液，导致血浆及细胞内肉碱及酰基肉碱水平降低，尿液中肉碱流失增加。肉碱缺乏导致脂肪酸氧化代谢障碍，能量及酮体生成减少，糖异生减少，对机体造成损伤；表现为血浆肉碱水平明显降低及组织细胞内肉碱缺乏，引起心脏、骨骼肌、肝脏等多器官组织损害。

（二）临床表现

原发性肉碱缺乏症可于任何年龄发病，多数患儿于1个月至7岁发病，平均年龄在2岁左右。本病的临床表现多样，具有较大异质性。不同患者表现类型不同，既可表现为急性能量代谢障碍危象，甚至猝死；也可表现为心肌、骨骼肌、肝脏等组织的慢性进行性损害。患者可在生命早期出现低血糖和肝性脑病，或在生命后期出现骨骼和心肌病，或由心律失常引起的猝死，通常由感染、禁食或分解代谢状态诱发。此外，反复腹痛、呕吐、胃食管反流等消化道症状，反复感染、喘息等呼吸道表现，以及贫血、发育迟缓及癫痫等也有报道。新生儿筛查确诊患者可无临床表现。

原发性肉碱缺乏症被认为是一种潜在的致死性疾病，患儿可因急性能量代谢障碍危象或急性心力衰竭而猝死。感染、长时间饥饿等应激状态可诱发急性能量代谢障碍危象，表现为低酮症性低血糖症。该症常发生在2岁以前，表现为拒食、反应差及嗜睡等。若未及时诊治，可进而表现为昏迷、神经系统受损，甚至猝死。实验室检查除发现低血糖、低血酮外，代谢性酸中毒、高血氨也较常见。

心脏做功能量50% ～ 70%来自脂肪酸氧化，肉碱缺乏可导致脂肪酸氧化障碍，引起心肌病。原发性肉碱缺乏症心肌病型以心脏受累为主，表现为心室肥厚、心功能不全、心律失常及肌酸激酶升高等。发病年龄多在1 ～ 4岁。表现较为隐匿，病初不易被发觉，部分患儿诊断时仅以扩张型心肌病为唯一表现。当出现晕厥、呼吸困难等症状时才被注意，检查时才发现心律失常、心肌病或心力衰竭。如果未及时明确诊断或补充左旋肉碱治疗，可进展为心力衰竭、需要心脏移植治疗甚至死亡。而在原发性肉碱缺乏症成年患者中，心肌病并不常见。心律失常在原发性肉碱缺乏症儿童和成年患者中均有报道。原发性肉碱缺乏导致室性心动过速和心搏骤停的长QT间期综合征，在开始补充肉碱后消失。原发性肉碱缺乏症的成年患者，即使没有症状，也有因心律失常而突然死亡的风险。

骨骼肌大部分能量来自脂肪。原发性肉碱缺乏症患儿的骨骼肌损害表现为肌无力、肌张力减退、肌痛、运动耐力差等。发病也比较隐匿，早期多数患儿仅表现为体力下降、易疲劳等。实验室检查可见肌肉型肌酸激酶轻度升高。肌肉活检提示脂质沉积性肌病，见大量脂质沉积于Ⅰ型纤维，而Ⅱ型纤维出现萎缩。

原发性肉碱缺乏症患儿的肝脏损害较心肌损害和骨骼肌损害少见，因肝脏有单独的低亲和力的肉碱转运体。原发性肉碱缺乏症患儿的肝损害主要表现为肝大、脂肪肝、肝功能异常等，严重者可致肝性脑病。腹部超声提示脂肪肝，实验室检查发现转氨酶升高。一些肝功能损害患儿急性起病，表现为抽搐、进行性意识障碍等，常被误诊为瑞氏综合征发作。该型发病隐匿，以年长儿多见。

临床表现多样，与发病年龄、器官受损和病情轻重有关。最常见的症状是婴幼儿期和儿童期的代谢失代偿或心肌和骨骼肌受损。成人期症状较轻或无症状，多为耐力降低或易疲劳。妊娠期由于能量消耗和血浆生理性的肉碱水平降低，孕妇可有疲劳和心律失常等不典型表现。

（三）辅助检查

1.新生儿筛查 许多国家已经将原发性肉碱缺乏症列为新生儿筛查的常规项目。出生48小时后、7天之内，充分哺乳采足跟血，并滴于专用滤纸片后晾干测定血游离肉碱及其他酰基肉碱水平，原发性肉碱缺乏症患儿血游离肉碱及多种酰基肉碱水平降低。另外，若母亲为原发性肉碱缺乏症或各种原因导致血液中肉碱不足，也会使新生儿筛查时血游离肉碱水平低于正常，导致假阳性，故新生儿筛查阳性者，需要同时测母亲血游离肉碱水平，以除外继发性肉碱缺乏。新生儿筛查召回检测血液中游离肉碱（C_0）低于10μmol/L（或低于实验室自定低限），同时排除母源性肉碱缺乏可确诊此病。C_0在10～15μmol/L，且伴有多种酰基肉碱降低时，则需要随访，直至确诊或排除此病。

2.常规实验室检查 患者出现低酮症性低血糖、肌酸激酶升高、高血氨、代谢性酸中毒、转氨酶升高、游离脂肪酸升高。高氨血症可能是由肝脏中尿素循环酶表达降低引起的，通常只在急性失代偿期出现。

3.血酰基肉碱谱检测 血酰基肉碱谱通过串联质谱技术检测，血游离肉碱降低，正常参考值为10～60μmol/L，患者常低于5μmol/L，少部分患者在5～10μmol/L，伴多种酰基肉碱降低。

4.尿气相色谱质谱检测 二羧酸升高或正常。

5.影像学检查 胸片可见心影增大。心电图可见各种心律失常如室性心动过速和心搏骤停的长QT间期综合征、左室肥厚、T波增高等电生理改变。超声心动图常可见心脏扩大、室壁肥厚、射血分数降低、心肌收缩力减弱、继发性二尖瓣关闭不全等。

6.基因变异检测 基因变异分析有助于诊断及产前诊断。原发性肉碱缺乏症是由SLC22A5基因变异所致。该基因位于染色体5q31.1，包含10个外显子，已报道的变异位点涉及1～9号外显子及3、7和8号内含子，变异最常发生于1号外显子。目前已发现200余种变异类型，以错义变异和无义变异多见。

7.肌肉活检 脂肪沉积肌细胞内肉碱含量极低，含有大量脂滴的纤维以Ⅰ型为主，Ⅱ型肌纤维可能出现萎缩。

（四）诊断及鉴别诊断

1.诊断

（1）诊断依据血游离肉碱显著降低（＜5μmol/L），伴酰基肉碱水平不同程度降低，并除外继发性因素。对于血游离肉碱轻度降低（5～10μmol/L），除了需要排除继发性肉碱缺乏外，常需要基因检测确诊。母乳喂养者须排除母源性肉碱缺乏症。

（2）基因检测：SLC22A5基因变异检测可进一步确诊。

2.鉴别诊断 原发性肉碱缺乏症需要与其他因素引起的继发性肉碱缺乏症相鉴别，常见原因包括其他脂肪酸氧化代谢病、有机酸血症、线粒体病、摄入不足（如喂养困难、素食者）、合成低下（如肝脏疾病）、丢失过多（如范科尼综合征、血液透析）、吸收异常（如短肠综合征）、应用某些药物（如丙戊酸）、发育尚未成熟（如早产）等。临床上，继发性肉碱缺乏症较原发性肉碱缺乏症多见，可通过病史、临床表现及左旋肉碱治疗后血游离肉碱水平变化相鉴别，难以鉴别者需要进行基因检测。

新生儿筛查或母乳喂养婴儿肉碱缺乏，需与母源性肉碱缺乏相鉴别。一方面，由于游离肉碱能通过胎盘从母体转运给胎儿，若母亲体内肉碱充足，则新生儿生后的一段时间内仍保持较充足的肉碱储备，导致筛查时出现假阴性。另一方面，若母亲是原发性肉碱缺乏症患者或由其他原因导致自身肉碱缺乏，致胎儿在宫内肉碱供应不足，且因母乳中肉碱不足，致使婴儿生后出现暂时的母源性肉碱缺乏而被误诊，这种情况在文献报道中并不少见。因此，在出生数日后再进行采血检测，并对筛查阳性的新生儿进行随访监测，可有效减少漏诊和误诊的发生。

（五）治疗

1.治疗原则　原发性肉碱缺乏症患者平时应注意预防低血糖、避免饥饿、多餐饮食、避免长时间高强度运动。需终身应用肉碱替代治疗，维持血浆游离肉碱水平正常或接近正常。

2.急症处理　对于病情危重的原发性肉碱缺乏症患者，应积极给予对症支持治疗。当出现急性能量代谢障碍危象时，立即静脉输注足量葡萄糖以维持血糖水平＞5mmol/L，并调整左旋肉碱剂量为100～400mg/（kg·d），静脉或口服给药。当出现急性心力衰竭时，静脉输注左旋肉碱的同时，联合地高辛、利尿剂等药物对症治疗，并限制钠盐摄入，对有心律失常者，同时给予抗心律失常药物治疗。原发性肉碱缺乏症患者对左旋肉碱治疗敏感，尤其在不可逆病变（如中枢神经系统损伤）发生之前应用，预后较好。

3.长期治疗　临床上根据随访患者血浆游离肉碱和酰基肉碱水平，结合具体病情变化，进行个体化左旋肉碱治疗，推荐维持剂量为100～300mg/（kg·d），分3～4次服用。需终身补充，突然停药可使血浆肉碱浓度迅速下降，出现反复瑞氏综合征样发作甚至猝死。对于无症状的原发性肉碱缺乏症患者，补充左旋肉碱，可有效预防发病及猝死。目前，应用左旋肉碱治疗原发性肉碱缺乏症杂合子还没有共识，但有研究发现出现心功能不全的杂合子患者补充肉碱后心脏情况得到改善。左旋肉碱副作用较少，大剂量可能引起腹泻、恶心等胃肠道不适，通常减少剂量待症状改善后再逐步增加至治疗剂量。

4.监测与评估　定期检测血游离肉碱及酰基肉碱水平，根据血游离肉碱及酰基肉碱变化调整左旋肉碱剂量。伴有肝损害者应定期复查肝功能和腹部超声；伴有心肌病者应定期进行超声心动图和心电图检查，当患者出现心肌损伤时，须及时给予治疗。

（六）典型病例

1.病例介绍　患儿，女，6个月，主因"嗜睡、食欲减退1.5个月，病初呕吐2次"入院。患者1.5个月前无明显诱因出现呕吐2次，呕吐物为胃内容物，不含胆汁、咖啡渣样物质，量多，病初伴睡眠增多、食欲减退，可唤醒，无发热、咳嗽，无腹泻，无皮疹，无抽搐，至当地医院就诊，查血常规及末梢血糖未见明显异常，查腹部超声无明显异常，未特殊用药，建议观察。随后患儿未再呕吐，但仍食欲减退、拒乳，当天约10小时未纳奶，患儿睡眠增多逐渐加重，且无诱因出现面色苍白、精神差、刺激无反应，再次至当地医院就诊。查胸片提示支气管炎。血常规显示WBC $15.01×10^9$/L，N% 57.9%，RBC $3.32×10^{12}$/L，HGB 90g/L；CRP 0.2mg/L；末梢血糖1.3mmol/L。立即静脉注射高糖液体对症治疗，复测血糖15.3mmol/L，约5分钟后症状明显好转，以"低血糖症，急性支气管炎"收入院。其间完善检查：ALT 135U/L，AST 274U/L，TBA 24.9μmol/L，CK 348U/L，LDH 1735U/L，CK-MB 12.8ng/ml，其余无异常。诊断为"低血糖症、急性支气管炎、心肌损害、肝功能异常"，给予静脉滴注"拉氧头孢、维生素、三磷酸腺苷二钠"治疗2天。复查血生化：ALT 255U/L，AST 447U/L，TBA 11.9μmol/L，CK 441U/L，LDH 3225U/L，CK-MB 29.1U/L；腹部超声：肝大，肝脏回声增粗。经治临床症状好转出院，建议至上级医院进一步检查，遂至笔者所在医院就诊，以"低血糖症，肝损害，心肌酶异常，遗传代谢性疾病待排"收入院。自起病以来，患儿普通奶粉喂养，每次100～120ml，每日5～6次，无夜奶，睡眠、精神正常，大便正常，小便量偏少。患儿生长发育正常。否认长期或特殊药物服用史，否认过敏史。

入院后查体：身长70cm（+1～+2s），体重10kg，神志清楚、反应可，全身皮肤光滑，无黄染、皮疹、出血点，浅表淋巴结未触及肿大，颈软、无抵抗，甲状腺不大，呼吸平稳，胸廓对称、无畸形，双肺呼吸音粗，未闻及干湿啰音，心音有力，心律齐，腹部膨隆，肝肋下2.5cm、质地软，脾肋下未触及，四肢肌张力正常，双侧巴宾斯基征阴性，手足末梢暖。

入院初步诊断：低血糖症，肝损害，心肌酶谱异常，遗传代谢性疾病待排。

入院后完善检查：

（1）实验室检查：WBC $7.42×10^9$/L，N% 11.8%，L% 73.8%，RBC $3.24×10^{12}$/L，HGB 95g/L，HCT 28.5%，PLT $289×10^9$/L，MPV 7.48fl，PCT 0.22%，PDW 16.16fl；Apo CⅡ 3.36mg/dl，PA 154.0mg/L，TBA 8.3μmol/L，ALT 69U/L，AST 71U/L，线粒体-AST 11U/L，ALP 201U/L，GGT 17.0U/L，TBIL 8.2μmol/L，DBIL 4.1μmol/L，TP 61.0g/L，ALB 43.9g/L，GLO 17.1g/L，ALB/GLO（A/G）2.57，AST/ALT 1.03，Na^+ 138.0mmol/L，K^+ 4.87mmol/L，Cl^- 105.5mmol/L，Ca^{2+} 2.53mmol/L，P 1.92mmol/L，Mg^{2+} 0.93mmol/L，GLU 4.18mmol/L，BUN 1.99mmol/L，Cr 15μmol/L，UA 256μmol/L，BUN∶Cr 0.13，视黄醇结合蛋白26.7mg/L，CHOL 3.19mmol/L，TG 0.96mmol/L，HDL-C 1.08mmol/L，LDL-C 1.48mmol/L，Apo A 1.33g/L，Apo B 0.62g/L，LP（a）3.50mg/dL，Apo A/Apo B 2.1，CK 295U/L，CK-MB 28.00U/L，α-羟丁酸脱氢酶236U/L，LDH 345U/L；胰岛素（空腹）17.07pmol/L，C肽0.405nmol/L；同期血GLU 4.18mmol/L；糖化血红蛋白4.00%；晨起空腹6小时NH_3 153.00μmol/L；晨奶后1小时NH_3 87.00μmol/L。

血气分析：血浆二氧化碳总量（TCO_2）23.70mmol/L，碳氧血红蛋白（COHb）3.80%，脱氧血红蛋白（HHb）1.2%，高铁血红蛋白（MetHb）0.7%，氧合血红蛋白（O_2Hb）98.10%，总血红蛋白（tHb）93.00g/L，BE 1.9mmol/L，pH 7.40，HCO_3^- 22.60mmol/L，GLU 5.80mmol/L，LAC 0.80，PO_2 22.30kPa，PCO_2 4.84kPa。

血串联质谱分析：C_0 1.39μmol/L，明显降低伴多种酰基肉碱水平降低。

尿气相色谱质谱分析：己二酸升高，可能继发于脂肪酸氧化增强。

（2）心电图检查：多导联心电图示窦性心动过速。

（3）影像学检查

胸部正位X线检查：未见明显活动性病变。

腹部超声检查：肝左叶长6.3cm、厚4.3cm，右叶斜径7.3cm；肝脏形态稍饱满，肝下缘位于剑突下4cm、肋下4cm，提示肝稍大、回声稍细密增强；肝脏回声致密、增强；胰、脾、双肾未见明显占位；胆囊内未见结石。

肝脏弹性专项超声检查：肝脏弹性测值5.64kPa（正常值2.6～6.2kPa）。

超声心动图检查：房室腔无扩大，左室壁收缩活动正常（左室射血分数67%）。房间隔缺损（Ⅱ）2.5mm，心房水平左向右分流。

头颅MRI：两侧脑室饱满，两侧额颞部脑外间隙增宽，请结合临床及头围综合分析。

（4）基因检测结果见表6-1。

表6-1 患儿及其父母SLC22A5基因测序

SLC22A5基因变异位点	患儿	父亲	母亲	致病性分析
c.384dupT（p.Val129fs）	检出	未检出	检出	致病
c.1267＋2T＞C	检出	检出	未检出	致病

根据患儿临床表现、辅助检查及基因检测结果，确定诊断：原发性肉碱缺乏症，低血糖症，高氨血症，肝损害，心肌酶谱异常，贫血。

治疗及转归：饮食指导，避免长时间饥饿，预防低血糖，避免感染。予补充左卡尼汀治疗，动态监测血糖变化，未再出现低血糖。病程中因反复血氨升高，予精氨酸静脉滴注降血氨对症支持治疗。1周后病情好转，复查肝功能、血糖、血氨、肌酸激酶及血气分析，结果均在正常范围，予出院。目前正在进一步随访中。

2.讨论 原发性肉碱缺乏症临床表现多样，与发病年龄、器官受损和病情轻重有关。不同患者表现类型不同。该例患儿病初呕吐、纳奶明显减少，伴嗜睡，实验室检查发现低酮症性低血糖、肌酸激酶升高、高血氨、转氨酶升高及贫血，超声提示肝大及肝脏回声致密、增强，符合原发性肉碱缺乏症表现。结合血串联质谱及基因检测结果，诊断明确。对于婴幼儿任何不明原因的肝功能异常、低血糖，都要考虑原发性肉碱缺乏症的可能，尤其是2岁以下患儿，更应警惕。及时补充左卡尼汀可有效改善该疾病预后。

该例患儿未进行新生儿筛查，发病后确诊。新生儿筛查有助于本病早发现、早诊断及早治疗。筛查召回血液中游离肉碱仍低于10mmol/L，伴有多种酰基肉碱降低时应行基因检测，以确诊或排除本病，并检测婴儿目前血游离肉碱及酰基肉碱，除外母源性肉碱缺乏。新筛确诊无症状者，经治疗后一般不会发病，预后良好。临床患者在脏器发生不可逆损伤之前治疗，预后较好。极少数患者因为低血糖或能量代谢障碍可损伤脑，出现智力落后。

（杨 奕 韩连书）

二、肉碱棕榈酰基转移酶 I 缺乏症

肉碱棕榈酰基转移酶 I 缺乏症（carnitine palmitoyltransferase I deficiency, CPT I D；OMIM 255120）是由肉碱棕榈酰基转移酶 I（carnitine palmitoyltransferase I, CPT I）活性缺乏或降低导致的脂肪酸氧化代谢病，主要表现为低酮症性低血糖、肝大等，而骨骼肌和心脏一般不受累。本病罕见，美国、德国、澳大利亚的患病率为 1/2 000 000 ～ 1/750 000，我国台湾地区约为 1/790 567、大陆约为 1/546 128。

（一）发病机制

CPT I 的主要功能是催化中长链酰基辅酶 A 与肉碱合成酰基肉碱，是进入线粒体参与 β 氧化的主要限速酶。现已发现三种同工酶：肝型（CPT 1A）、肌肉型（CPT 1B）和脑型（CPT 1C），均具有组织特异性。CPT 1A 除在肝脏中含量丰富外，还在肾脏、成纤维细胞及胰岛中表达，在心脏中也有表达；CPT 1B 主要表达于骨骼肌、心脏及棕色脂肪等组织；CPT 1C 仅在脑中表达。CPT 1A 和 CPT 1B 位于线粒体外膜上，催化长链酰基辅酶 A 与肉碱合成酰基肉碱，而 CPT 1C 位于神经元内质网，不参与脂肪酸氧化代谢，其作用可能与摄食行为和整体能量内稳态的调节有关。CPT I 活性降低或缺乏时肉碱与中长链酰基辅酶 A 合成酰基肉碱过程受阻，中长链脂肪酸不能进入线粒体进行氧化代谢，导致乙酰辅酶 A 生成减少，同时影响肝脏的生酮作用，且长链酰基辅酶 A 等大量堆积，尤其当葡萄糖摄入不足或其他疾病导致能量需求增加时，肝脏损害严重，并出现大脑功能障碍。

本病为常染色体隐性遗传病。三种同工酶 CPT 1A、CPT 1B 及 CPT 1C 分别由三种不同的基因 CPT1A、CPT1B 及 CPT1C 编码。其中 CPT 1A 缺乏为人类致病的主要类型。CPT 1A 致病基因 CPT1A 位于染色体 11q13.1—q13.2，全长约 60kb，包含 19 个外显子和 18 个内含子，编码 773 个氨基酸。目前已报道 30 余种变异，其中大部分变异为单个碱基置换。CPT1A 基因变异具有一定的种族特异性，如 c.2129G ＞ A（p.G710E）在美国阿拉斯加人中常见，c.1436C ＞ T（p.P479L）在加拿大北部、丹麦格陵兰岛、美国哥伦比亚的因纽特人群和美国阿拉斯加州当地居民中较常见。亚洲及其他地区病例较少。c.1910C ＞ A（p.S637T）、c.740C ＞ T（p.P247L）及 c.1328T ＞ C（p.L443P）可能为中国浙江省的热点变异。有研究指出，携带 c.1436C ＞ T 基因的患儿死亡率较高，但该变异仅导致酶活性的部分丧失，其潜在的致病作用仍存在争议。

（二）临床表现

CPT I D 患者首次发病时间多在 0 ～ 2 岁。患者临床表现复杂多样。在疾病缓解期患者可无临床症状。在饥饿、发热或胃肠道疾病等应激情况下可诱发急性起病，类似瑞氏综合征发作，常复发，死亡率较高。典型表现有低酮症性低血糖或肝性脑病所致的呕吐、意识改变、惊厥、昏迷，肝大伴转氨酶升高、凝血功能异常，以及血氨、血脂升高等，可伴有酸中毒、碱性尿、磷酸盐排出增多，提示肾小管性酸中毒。一些患者也可表现为溶血性贫血、肌病、蛋白尿、脂肪肝等不典型症状。脑部远期损害主要取决于低血糖的严重程度。

（三）辅助检查

1. 常规实验室检查 低酮症性低血糖、肌酸激酶升高、高血氨、转氨酶升高、血脂升高。

2. 血酰基肉碱谱检测 血游离肉碱显著升高，多种中长链酰基肉碱降低，尤其是十六碳酰基肉碱（hexadecanoylcarnitine，C_{16}）、十八烷酰基肉碱（octadecanoylcarnitine，C_{18}）和十八烷烯酰肉碱（octadecenoylcarnitine，$C_{18:1}$）降低，游离肉碱（free carnitine，C_0）与（$C_{16}+C_{18}$）的比值升高。

3. 尿有机酸检测 二羧酸升高或正常。

4. 基因检测 *CPT1A*基因变异分析有助于明确诊断，并为产前诊断提供依据。

（四）诊断

本病临床表现差异较大，需结合临床特征、串联质谱检测及分子基因检测确定诊断。

1. 临床表现 突发呕吐、惊厥、昏迷等，伴肝大、低酮症性低血糖、肝功能异常、高血氨、高血脂等。

2. 串联质谱检测 血C_0升高，C_{16}、C_{18}降低，$C_0/（C_{16}+C_{18}）$值升高。

3. 基因检测 *CPT1A*基因检测到2个变异位点。

（五）治疗

1. 治疗原则 避免饥饿，以减少低血糖的发生。长期低脂高糖类饮食，以减少脂肪动员的供能途径并增加糖原储备。

2. 急症处理 急性低血糖发作时，迅速给予足量10%葡萄糖溶液静脉注射，血糖纠正后应继续给予葡萄糖溶液静脉滴注以利其肝糖原的合成。输注剂量取决于残余酶活性、年龄等多种因素。

3. 饮食控制 三大营养素的分配一般遵循：脂肪20%～25%，糖类65%～75%，蛋白质8%～10%。其中，需注意必需脂肪酸的补充（1%～4%）。有学者建议饮食中增加中链甘油三酯的摄入，尤其对于有肾小管性酸中毒表现的患者可取得更理想的疗效。推荐多餐制，尤其<3个月的婴儿，最好每4小时喂食1次，夜间糖类的供给主要依靠睡前进食生玉米淀粉，通常可有效避免低血糖的发生。

4. 随访监测 急性发作期密切监测患儿血糖、血氨及肝功能情况，了解患儿病情转归。门诊随访患儿肝功能，并评估生长及智力发育情况，适时调整饮食治疗方案。

（六）典型病例

1. 病例介绍 患儿，男，14个月，主因"腹泻2天，呕吐1次，发热1天，抽搐4次"入院。入院前2天患儿出现腹泻，3次/天，为黄绿色稀水样便，伴呕吐1次，为少量胃内容物，非喷射性，无黏液，无血丝，无咖啡样物质等，予"蒙脱石散、益生菌"口服未见明显好转。入院当天患儿抽搐反复发作4次，间隔1～2小时一次，表现为呼之不应、双眼上翻、口唇发绀、双上肢抖动，持续数十秒后自行缓解，曾在外院急诊就诊，查体温38.4℃，予苯巴比妥、补液等对症治疗，疗效欠佳，为进一步诊治收入院。患儿1年前因"呕吐、肺炎、房间隔缺损"住院治疗。否认长期或特殊药物服用史，否认过敏史。出生史、母孕史、家族史无特殊。

入院后查体：体温38.3℃，心率130次/分，呼吸33次/分，血压108/64mmHg。浅昏迷中，压眶有皱眉反应，疼痛刺激有肢体屈曲反应，颈软。双侧瞳孔等大等圆，对光反应存在。两肺呼吸音粗，未闻及干湿啰音。心音有力，心律齐，无杂音。腹软，肝肋下3～4cm，质地中等，脾肋下未及。四肢肌张力可，肌力3～4级。神经系统腹壁反射可引出，巴宾斯基征右侧自发阳性，左侧阴性。格拉斯哥（Glasgow）昏迷评分7分。

入院初步诊断：昏迷原因待查；惊厥持续状态；感染中毒性脑病；败血症；肝功能损害；肠道感染。

入院后完善检查：CRP 26mg/L，WBC $20.8×10^9$/L，N% 61%，RBC $4.4×10^{12}$/L，HGB 122g/L；尿常规正常；粪常规＋隐血试验阴性；ALT 191U/L，AST 307U/L，GLU 9.1mmol/L，LDH 579U/L，CK 404U/L，CK-MB 52U/L，BUN 9.8mmol/L，Cr 27μmol/L，TC 1.15mmol/L，HDL-C 0.89mmol/L，LDL-C 0.14mmol/L，Apo B 0.1g/L，Na^+ 131mmol/L，K^+ 4.2mmol/L，Cl^- 98mmol/L，Ca^{2+} 2.22mmol/L，Mg^{2+} 1.00mmol/L；血培养：表皮葡萄球菌阳性；病毒学标志物HAV、HBV、HCV、HEV、EBV、CMV均阴性；PT 14.4秒，FIB 1.1g/L，TT 23.2秒；脑脊液检查：未见明显异常。

胸腹X线检查：两肺少许炎症，腹部肠腔形态欠规则。

腹部B超检查：肝大、弥漫性改变。

超声心动图检查：未见明显异常。

腹部CT检查：重度脂肪肝改变，肾脏增大、密度降低——肝肾损害。

脑电图及脑电地形图检查：异常。

头颅CT平扫：脑肿胀，重度缺氧缺血改变。

心电图检查：窦性心动过速，T波改变。

串联质谱分析：C_0 191.51μmol/L（10～60μmol/L），C_{16} 0.08μmol/L（0.3～2.0μmol/L），C_{18} 0.05μmol/L（0.2～1.2μmol/L），$C_0/(C_{16}+C_{18})$ 值1473.15（0～40）。

基因检测：变异位点及其临床意义的详细信息见表6-2。

表6-2　变异位点及临床信息

基因	核苷酸改变	纯合/杂合	家系验证	致病性分析
CPT1A	c.693＋1G＞A（exon6）	杂合	父源	致病
	c.967＋81C＞T（exon10）	杂合	母源	可能致病

确定诊断：肉碱棕榈酰基转移酶Ⅰ缺乏症；脑病；继发性癫痫；小儿腹泻病。

治疗及转归：患儿入院后昏迷持续50小时以上，频繁出现抽搐发作，先后予甲泼尼龙抗炎，甘露醇联合甘油果糖降低颅内压，托吡酯联合左乙拉西坦止痉，美罗培南抗感染，谷胱甘肽联合甘草酸二铵保肝，果糖二磷酸钠营养心肌等对症治疗，2周后患儿病情平稳，神志转清，未再发生抽搐，后予康复训练，鼠神经营养因子营养神经细胞等支持治疗，又2周后患儿病情稳定，神志清楚，无抽搐发作，追视欠灵敏，四肢肌张力阵发性增高，复查生化指标显示好转，头颅CT及腹部CT等检查结果较前好转，串联质谱复查结果回报提示肉碱棕榈酰基转移酶Ⅰ缺乏症。15月龄时患儿出院，于外院门诊就诊，予多餐饮食、餐时喂食生玉米淀粉等饮食指导，营养支持治疗，并予康复训练。随访2年，患儿未严格控制饮食，随访期间无抽搐发作，生长发育落后，智力低下，语言、运动障碍，血糖维持稳定，串联质谱检测显示游离肉碱及酰基肉碱改善不明显。患儿9岁时因多器官衰竭死亡。

2.讨论 肉碱棕榈酰基转移酶Ⅰ缺乏症罕见，临床表现各异，轻重程度不一，常规生化检测难以诊断，易误诊。串联质谱检测有助于疾病的诊断及鉴别诊断。新生儿筛查确诊能够有效避免疾病发作，并及时干预，有助于维持病情稳定并改善预后。*CPT1A*基因检测可协助诊断，提高肉碱棕榈酰基转移酶Ⅰ缺乏症的检出率。此外，明确基因诊断，可为受累家庭提供产前诊断，明确胎儿情况。

（丁　思　韩连书）

三、肉碱棕榈酰基转移酶Ⅱ缺乏症

肉碱棕榈酰基转移酶Ⅱ缺乏症（carnitine palmitoyltransferase Ⅱ deficiency，CPT Ⅱ D；OMIM 600650），是由编码CPT Ⅱ蛋白的*CPT2*基因变异，导致中长链酰基辅酶A转运进入线粒体进行β氧化受阻，进而引起的能量代谢障碍性疾病，是罕见的长链脂肪酸氧化缺陷疾病。不同国家、地区的患病率有较大差异，日本、葡萄牙、美国、德国等的新生儿筛查提示患病率在1/3 060 000～1/257 000。我国尚无整体患病率数据，浙江省及台湾地区患病率分别为1/10 200 000、1/696 000。CPT Ⅱ D的临床表现多样，可分为3种亚型，分别为致死性新生儿型、重度婴儿肝−心肌型、轻度肌病型。

（一）发病机制

本病为常染色体隐性遗传病，致病基因*CPT2*位于染色体1p32.3，全长约20kb，包含5个外显子，编码的CPT Ⅱ蛋白是由658个氨基酸组成的四聚体。生理情况下，CPT Ⅱ蛋白在全身所有组织细胞均有表达，位于线粒体内膜内侧面，主要作用是将转入线粒体基质的酰基肉碱重新转变为相应的酰基辅酶A及游离肉碱，是长链脂肪酸进入线粒体参与β氧化的重要步骤（图6-1）。CPT Ⅱ酶活性缺乏或酶调节异常导致上述过程障碍，大量酰基肉碱蓄积于线粒体基质，不能被氧化利用，引起能量缺乏及代谢产物蓄积，产生毒性作用，最终导致一系列生化异常及脏器损伤。

研究发现，CPT Ⅱ D患者的肌肉CPT Ⅱ蛋白活性可从检测不出到降低，甚至完全正常。已证明CPT Ⅱ D患者和健康对照组的总酶活性（CPT Ⅰ＋CPT Ⅱ）没有显著性差异。然而，与对照组相比，当受到丙二酰辅酶A（脂肪酸合成中抑制脂肪酸β氧化限速步骤的高度调节分子）和Triton X-100（一种常见的非离子表面活性剂和增溶蛋白质的乳化剂，主要用于制造不同的生物制药产品，如流感疫苗成分）抑制时，残留CPT Ⅱ活性显著降低。这一结果提示，CPT Ⅱ D发病与酶的异常调节有关。野生型和具备正常酶活性的p.S113L变异型的人重组CPT Ⅱ比较，变异型酶在40℃和45℃时表现出异常的热不稳定性，以及对丙二酰辅酶A抑制的异常敏感性。因此，当CPT Ⅱ D患者在发热

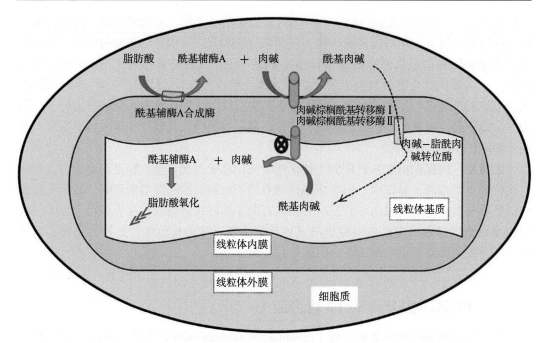

图6-1　肉碱棕榈酰基转移酶Ⅱ在线粒体脂肪酸β氧化途径中的作用

酰基辅酶A合成酶将脂肪酸分解成酰基辅酶A，肉碱棕榈酰基转移酶Ⅰ进一步将游离肉碱转化成酰基肉碱，并在肉碱－脂酰肉碱转位酶的协助下，与线粒体基质中的游离肉碱进行交换。肉碱棕榈酰基转移酶Ⅱ则将线粒体基质中的酰基肉碱重新转化回酰基辅酶A及游离肉碱，后者再次被肉碱－脂酰肉碱转位酶转运回细胞质基质。留在线粒体基质中的酰基辅酶A经历β氧化

时，可出现酶活性不稳定而导致急性发病；或剧烈运动、暴露于寒冷状态下，人体通过寒战、肌肉颤动大量产热，也可导致患者急性发作；或接种疫苗后，疫苗中的Triton X-100成分抑制CPTⅡ酶活性，如接种后出现发热，酶热不稳定性导致酶活性进一步降低，而出现急性发作。

　　长时间运动、禁食、发热和感冒是CPTⅡD的常见触发因素，其中禁食约在1/3的患者中导致急性发作。流感病毒感染也是急性发作的诱因，甚至导致严重急性脑病，这是由于病毒复制引起细胞因子、趋化因子及黏附分子表达异常，脑组织水肿，脑上皮细胞出现微小纤溶酶表达，血脑屏障通透性改变。病毒感染后，内源性代谢物一方面竞争结合游离肉碱，出现游离肉碱缺乏、酰基辅酶A和脂肪酸积聚；另一方面，造成线粒体DNA损伤，加重CPTⅡ酶活性降低，最终导致脂肪酸代谢紊乱，机体能量供应不足。

　　目前，CPT2基因已经鉴定出112种变异，多为错义变异，最常见的变异是p.S113L。不同人群中主要变异不同，p.S113L、p.Q413fs、p.P50H变异在欧洲人群中常见，尤其是p.S113L，在白种人CPT2致病基因变异占90%以上，并以纯合变异居多，而日本人群中以p.F383Y最常见。目前报道，我国患者CPT2基因变异有p.R296X、p.F383Y、p.S113L、p.H369Q、p.G497S、p.P571T等，尚无热点变异报道。

　　（二）临床表现

　　CPTⅡD临床表现广泛，从无症状到间歇发作的肌痛、复发性横纹肌溶解，以及心

律失常、急性脑病、先天畸形等，因发病年龄、酶缺乏严重程度和受累器官而异。典型临床特征是肌肉无力、肌痛、疼痛和横纹肌溶解，伴或不伴肾衰竭。文献报道，94%的患者出现肌痛发作，其次为肌红蛋白尿（86%）和肌无力（76%）。最常见的触发因素是运动（87%）和感染（62%）。

CPT ⅡD根据临床表现分为三类：致死性新生儿型、重度婴儿肝－心肌型和轻度肌病型。前两者由引起酶活性极度降低的变异导致，后者则由引起部分酶活性或稳定性降低的变异所致。通常杂合子携带者无临床症状，但也有临床症状轻到重症的*CPT2*基因杂合子携带者报道。

1.致死性新生儿型（lethal neonatal form） 患儿在胎儿期即受影响，存在先天发育畸形如多囊肾、神经元移行异常及面部畸形等。患儿可在出生数小时至数天内即出现症状，表现为肝衰竭，伴低酮症性低血糖发作，禁食或感染后癫痫发作和昏迷，心肌病、心律失常等，病情进展迅速，大部分患儿于生后1个月内死亡。有个案报道，即使本型患儿存活超过新生儿期，严重的心律失常也常导致患儿在6月龄内死亡。

2.重度婴儿肝－心肌型（severe infantile hepatocardiomuscular form） 通常由感染、发热或禁食诱发，典型表现包括低酮症性低血糖、肝衰竭、抽搐、心肌病、周围性肌病、发作性腹痛和头痛等。此型表现为无症状，但诱因可致严重发作；也可表现为频繁出现肌痛，通常在活动后出现；偶有报道患者出现间质性肾炎，引起的急性肾小管坏死、终末期肾病。

3.轻度肌病型（mild myopathic form） 以男性多见，占比超过75%。临床症状呈轻度，发病年龄从婴儿期到成人期，通常在儿童期首次发作，长时间运动、感染和禁食是常见诱发因素。寒冷、睡眠不足及全身麻醉也可诱发。主要临床表现为反复发作性肌痛、肌无力，可伴横纹肌溶解及肌红蛋白尿，严重者可引起肾衰竭甚至死亡。

（三）辅助检查

1.常规生化检查 低酮症性低血糖；转氨酶升高；血清肌酸激酶（CK）升高是肌肉损伤的标志，发作时CK水平是正常值的5倍以上，发作间歇可正常；尿肌红蛋白升高，严重者伴肾功能异常。

2.血酰基肉碱谱 长链酰基肉碱水平升高，如C_{12}、$C_{14:1}$、C_{14}、$C_{14:2}$、C_{16}、C_{18}、$C_{18:1}$升高，尤其是C_{16}和$C_{18:1}$升高显著，游离肉碱降低。结合（$C_{16}+C_{18:1}$）/C_2、C_{14}/C_3值，可增加检测的特异性。有报道，与肉碱－脂酰肉碱转位酶缺乏症（CACTD）患者相比，本病患者的C_{14}～C_{18}及$C_{18:1}$与C_3比值更高。而新生儿筛查中，（$C_{16}+C_{18:1}$）/C_2值筛查本病可能更敏感。

3.尿有机酸测定 可见二羧酸升高或正常。

4.MRI检查 已报道的脑发育异常包括神经元迁移或皮质组织缺损、Dandy-Walker畸形、脑积水、胼胝体发育不全或发育不良、巨脑室、脑钙化。肌肉的T_1WI中可见异常脂肪堆积模式，但呈非特异性。

5.肌活检及CPT Ⅱ酶活性测定 肌肉活检有助于确定横纹肌溶解的病因，但对急性横纹肌溶解的诊断无帮助，因此肌活检不是常规检查。对累及肌肉的患者推荐选取肌肉组织用于测定CPT Ⅱ酶活性。

6.基因检测　*CPT2*基因的检测对诊断有指导意义，可以通过识别该基因两个致病变异或纯合状态的单个致病变异进行诊断。截至2020年4月，人类基因变异数据库已免费公开112个*CPT2*基因变异位点，其中错义变异80个，微小缺失20个。已报道的我国患者*CPT2*基因变异有p.R296X、p.F383Y、p.S113L、p.H369Q、p.G497S、p.P571T等。需注意的是，由于*CPT2*基因杂合变异携带者也可出现不同程度临床症状，基因检测结果需结合临床及生化检测结果进行分析。

7.其他辅助检查　心电图可提示心律失常，超声心动图提示心肌病相应改变，腹部超声提示脂肪肝等。

（四）诊断及鉴别诊断

本病的临床表现差异大，根据临床特征，血酰基肉碱谱提示C_{12}、$C_{14:1}$、C_{14}、$C_{14:2}$、C_{16}、C_{18}、$C_{18:1}$等升高，尤其是C_{16}和$C_{18:1}$升高显著，结合血糖、肝功能、心肌酶谱等生化检查，并排除其他类似临床特征及生化改变的疾病后，进一步完善肌肉CPT Ⅱ酶活性或*CPT2*基因检测明确诊断。本病与肉碱-脂酰肉碱转位酶缺乏症酰基肉碱谱改变相似，主要临床表现如低酮症性低血糖、心肌病、心律失常、肌酶升高等也有交叉，本病的特点在于常合并其他系统畸形，临床上通过基因检测可协助鉴别。

（五）治疗

目前还没有针对本病的根治方法，以对症治疗为主。避免诱发因素，如感染、长时间饥饿和运动、寒冷，其他少见的诱发因素，如丙戊酸钠、布洛芬和高剂量地西泮、全身麻醉等。缓解期治疗原则是避免长时间饥饿、运动，给予高糖类和低脂饮食，预防并发症。急性期以对症治疗为主，预防肾衰竭，纠正电解质紊乱，避免危及生命的心律失常。

1.饮食治疗

CPT ⅡD患者饮食治疗与长链脂肪酸氧化缺陷患儿的饮食治疗原则相同，高糖类饮食（＞70%）、低脂饮食（＜20%），避免长时间禁食、限制长链脂肪酸的摄入，以及适当补充富含中链甘油酸的食物。患者的禁食时间可参考长链脂肪酸氧化缺陷的治疗建议，小婴儿喂养间隔不超过3小时，1岁以上不超过10小时，在患病期间或有严重症状的患者应缩短禁食时间。建议饮食中的长链脂肪含量限制在总能量的25%～30%，而中链脂肪酸则应占总能量的20%，尤其是由运动诱发肌肉疼痛、乏力的患者，可以在运动前增加中链脂肪酸的摄入（0.25～0.5g/kg）。

2.药物治疗

（1）左旋肉碱：不推荐常规补充，但当出现继发肉碱缺乏时，应补充左旋肉碱以维持血中游离肉碱水平稳定，将潜在毒性的长链酰基辅酶A转化为酰基肉碱，剂量为50～100mg/（kg·d）。

（2）苯扎贝特：属降脂药物，与类固醇/甲状腺转录因子过氧化物酶体增殖物激活受体（PPAR）α相互作用，能显著升高高密度脂蛋白水平，延缓动脉粥样硬化发展。研究表明，苯扎贝特可增加*CPT2* mRNA表达，并使轻度CPT ⅡD成纤维细胞和成肌细胞的酶活性正常化，用于迟发的轻度肌病型患者。在小样本的长期随访中观察到，

CPTⅡD患者在服用苯扎贝特后，身体活动、肌肉疼痛症状及生活质量得到改善，但对肌病发作频次、心肌酶谱指标的影响尚无结论。也有研究认为，每次200mg，一天3次的苯扎贝特，对成年CPTⅡD和极长链脂肪酸代谢障碍患者运动期间脂肪酸氧化和心率变化无影响。因此，目前关于苯扎贝特在CPTⅡD中的疗效尚不明确，其不作为常规用药。

（3）PCSK9抑制剂：是一类抑制PCSK9（Kexin样前转化酶枯草杆菌蛋白酶家族的第9个成员）的化合物，是一类新型降脂药。最近有文献报道使用PCSK9抑制剂对CPTⅡD引起的高胆固醇血症进行治疗。

（4）其他：对其他遗传性肌病的基因治疗方法，有助于为本病的靶向治疗研究提供思路。

3.急性期治疗　建议患者绝对卧床休息，补充足够的糖类饮食，合并心肌病患者限制钠盐摄入，持续静脉输注葡萄糖溶液，调整升糖速度以尽快维持血糖在正常范围，新生儿或小婴儿需考虑中心静脉置管。目的是快速解除能量代谢危象、阻止横纹肌溶解持续进展、防治肾衰竭。

早期积极使用液体疗法是治疗横纹肌溶解的主要方法，可改善低血容量、急性肾衰竭和清除肌红蛋白。静脉滴注左旋肉碱，推荐剂量100～200mg/（kg·d），有助于解除毒性长链酰基辅酶A蓄积。其他对症治疗包括抗心律失常治疗，联合洋地黄、利尿剂等治疗；碱性液体、连续性肾脏替代治疗（CRRT）和血液透析、类固醇激素的使用等对症支持治疗，对于本病患者急性期缓解有一定的帮助，但仍有一定的争议。例如，静脉注射碳酸氢钠可以碱化尿液，减少肌红蛋白沉淀；CRRT和血液透析可去除肌肉分解产物（如肌红蛋白），以防止随后的急性肾衰竭；但也有研究认为，在急性肾衰竭或降低死亡率方面没有显著的益处。此外，虽然目前尚无强有力的证据支持使用糖皮质激素治疗与炎症性肌病无关的横纹肌溶解症，但已发表研究显示，它们在CPTⅡD治疗方面取得了一些成功。

（六）典型病例

1.病例介绍　患儿，女，39^{+3}周出生，身长53cm，出生体重3.1kg，出生时Apgar评分10-10-10分（代表1分钟、5分钟、10分钟的评分）。生后首次喂养中等量配方奶时，患儿哭闹多；生后12～15小时，持续哭闹，昏睡；生后36小时，停止哭闹及进食。但突然出现发绀，不久死亡。

患儿母亲有两次人工流产病史。3年前，患儿姐姐在生后31小时死于类似的症状，疑似摄入配方奶窒息，未行尸检。为查明死因，家属要求对本患儿进行尸检。

尸检结果提示心脏明显肥大（32g），右心房外膜呈散在点状出血，卵圆孔未闭（0.8cm×0.3cm），左室壁厚0.55cm，右室壁厚0.35cm，每个瓣膜都完好无损，冠状窦正常。左、右冠状动脉及其分支未见异常。肺水肿，重160g。除充血水肿外，其他脏器未见明显病理改变。

组织病理学检查：苏丹红Ⅲ染色，心脏、肝脏、肾脏组织均呈阳性，提示弥漫性脂肪变性。

串联质谱分析：取心脏血液，血浆 Tyr、C_{12}、C_{14}、C_{16}、C_{18}、C_{20}、C_5/C_3、$C_{16:1}$-OH、

$C_{18:1}$、$C_{18:1}$-OH 和（$C_{16}+C_{18}$）/C_0 水平升高（表6-3），提示可疑 CPT Ⅱ D 或肉碱-脂酰肉碱转位酶缺乏症（CACTD）。

表6-3　串联质谱法血液肉碱谱分析结果

指标	参考范围（μmol/L）	结果
C_{12}	0.02～0.4	0.48
C_{14}	0.05～0.6	1.07
C_{16}	0.5～5.0	13.16
$C_{16:1}$-OH	0.02～0.2	0.28
C_{18}	0.25～1.85	2.73
C_{20}	0.01～0.2	0.23
C_5/C_3	0.01～0.4	0.67
$C_{18:1}$	0.2～2.5	3.6
$C_{18:1}$-OH	0.2～2.5	0.14
（$C_{16}+C_{18}$）/C_0	0.03～0.24	0.88

基因检测结果：Sanger 测序发现患儿携带 *CPT2* 基因复合杂合变异：c.1102G＞A（p.V368I）和 c.1939A＞G（p.M647V），分别来源于父母。

2.讨论　不明原因死亡的新生儿及婴儿，以及在运动、感染或饥饿等情况下出现的反复发作性肌痛、肌无力，尤其是横纹肌溶解、血红蛋白尿及急性肾衰竭时，结合低酮症性低血糖、肝功能、心肌酶谱异常，需考虑能量代谢障碍性疾病，CPT Ⅱ D 不能除外。随着串联质谱检测运用于扩大新生儿筛查，有利于本病的发现。*CPT2* 基因检测是确诊依据，同时也可为家庭成员的基因筛查及子代的产前诊断提供帮助。本病早诊断、早治疗对预后的改善有积极作用。

（李　川　陈少科　范　歆）

四、肉碱-脂酰肉碱转位酶缺乏症

肉碱-脂酰肉碱转位酶缺乏症（carnitine-acylcarnitine translocase deficiency，CACTD，OMIM 212138）是一种罕见的常染色体隐性遗传病，是由于肉碱-脂酰肉碱转位酶功能缺陷，导致长链酰基肉碱不能进入线粒体内膜参与 β 氧化的线粒体长链脂肪酸氧化障碍。本病罕见，高加索人群发病率仅为 1/2 000 000～1/750 000，我国总体发病率不详，浙江发病率为 1/1 017 593，湖南、香港发病率分别为 1/76 894、1/60 000。本病多在新生儿期发病，特征为低酮症性低血糖、高氨血症、心肌病或心律失常、肝大、转氨酶升高和肌肉无力，预后差。

（一）发病机制

线粒体肉碱-脂酰肉碱转位酶（carnitine-acylcarnitine translocase，CACT）是 SLC25 蛋白家族的成员 A20，包括人类中的 53 种溶质转运蛋白，其中大部分位于线粒体内膜。

编码CACT的*SLC25A20*基因位于染色体3p21.31，包含9个外显子、301个氨基酸、6个跨膜区和3个结构域。该基因编码的产物CACT在体内广泛表达，尤其是心脏、肝脏和骨骼肌。

人体中绝大多数（＞99%）肉碱位于细胞内，循环肉碱仅占体内肉碱的0.5%左右。因此，正常的血浆游离肉碱水平较低，范围在25 ~ 50μmol/L。CACT是肉碱于细胞内外穿梭的关键成分，其对线粒体β氧化途径至关重要。CACT是脂肪酸β氧化代谢中肉碱转运的关键酶之一，介导长链酰基肉碱的转运。由于长链脂肪酸不能自行通过线粒体内膜，需要游离肉碱协助穿梭进入线粒体，而肉碱则需要高亲和力的肉碱转运酶转运至细胞内。当游离肉碱通过细胞膜上的肉碱转运酶进入细胞质时，细胞质的中长链酰基辅酶A与肉碱在肉碱棕榈酰基转移酶的作用下生成酰基肉碱，在CACT的作用下进入线粒体内，而肉碱则转移至细胞质（图6-2）。

当长时间禁食导致肝脏储存的糖原被耗尽，肝脏无法产生酮体提供能量时，需通过脂肪酸氧化为酮体合成乙酰辅酶A，为代谢消耗高的组织，如心肌、肾脏和骨骼肌提供所需的能量。而当长链脂肪酸β氧化途径受阻时，来自食物或内源性脂肪分解的长链脂肪酸不能被氧化，能量供应不足以满足机体需求。对于高能量需求的器官或组织，如心脏和骨骼肌，能量缺乏是致命的。与此同时，在β氧化发生障碍时，长链脂肪酸代谢中间产物将大量在细胞内蓄积，对脑、心肌、骨骼肌、肝脏等器官或组织产生毒性作用，引起相应的临

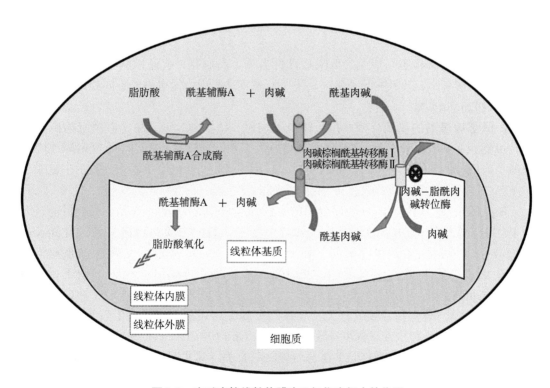

图6-2 肉碱穿梭线粒体膜在β氧化途径中的作用

由肉碱棕榈酰基转移酶Ⅰ将酰基辅酶A转化为酰基肉碱；肉碱-脂酰肉碱转位酶协助线粒体基质中酰基肉碱的摄取与游离肉碱交换，肉碱棕榈酰基转移酶Ⅱ将酰基肉碱转化回酰基辅酶A，并释放游离肉碱，游离肉碱再次被肉碱-脂酰肉碱转位酶转运回细胞质基质。在线粒体基质中，酰基辅酶A经历β氧化，乙酰辅酶A进入三羧酸循环

床表现。尤其在新生儿中，因营养素摄入量和糖原储备量低，极易发生急性失代偿。

（二）临床表现

CACTD在新生儿期多见，通常在生后48小时内出现症状，病情进展快，预后差。主要临床表现为反应低下、喂养困难、肌张力低下、呼吸节律异常及心律失常，甚至猝死等。生后第一年死亡率高，患者大多因心搏骤停、呼吸衰竭或心力衰竭而死亡，很少有患者能存活10年以上。

心脏：心肌病和导致猝死的心律失常最常见。心肌病最常见于新生儿期或儿童早期，但也可在禁食或疾病等情况下出现，表现为左室壁肥厚，随着病情进展逐渐出现射血分数降低，发展为扩张型心肌病。

中枢神经系统：常见抽搐、嗜睡、昏迷等。在发热、疲劳、饥饿等应激下，可引起严重、不可逆的神经细胞损害。

呼吸系统：由于呼吸肌细胞能量不足，可出现呼吸节律异常甚至呼吸衰竭。呼吸衰竭为本病患者常见的死亡原因之一。

肝脏：常见肝功能异常、肝大、急性肝衰竭、脂肪变性等。

肌肉：患者常表现为肌无力、肌张力减低等。

其他：可出现消化及泌尿系统损害症状，表现为进食困难、胃食管反流、反复呕吐和腹泻等；部分患者出现肾小管脂肪变性，尤其是近端小管，但较少见。

（三）辅助检查

1.常规实验室检查　特点为低酮症性低血糖、高血氨、代谢性酸中毒及电解质紊乱、心肌酶谱异常、转氨酶升高等。几乎所有患者都表现为低血糖，不同程度血氨升高（$50 \sim 1142\mu mol/L$）。

2.酰基肉碱谱的改变　特点是长链酰基肉碱（$C_{12} \sim C_{18}$）升高，以及游离肉碱降低，可低至$1 \sim 2\mu mol/L$，长链酰基肉碱与游离肉碱、短链酰基肉碱（乙酰肉碱或丙酰肉碱）比值显著升高，临床上比值的判断尤其重要。尿气相色谱质谱检测提示中链二羧酸（己二酸、庚二酸、辛二酸、癸二酸）升高。

3.基因检测　通过Sanger测序分析的方法检测*SLC25A20*基因变异。截至目前，人类基因变异数据库（HGMD）中共收录42个变异，其中主要为错义、无义变异。不同变异导致酶活性降低程度不同，临床表型轻重不一。最常见变异包括东亚（日本、中国、越南）患者中发现的c.199-10T＞G，以及阿拉伯血统患者中的c.713A＞G（p.Gln238Arg）错义变异。在亚洲地区，常见的热点变异c.199-10T＞G为一种剪接位点变异，与奠基者效应有关，导致严重的临床表型，常导致生后数天内猝死，*SLC25A20*基因多个位点变异都可导致剪接缺陷，如c.199-10T＞G，8号内含子中的47nt缺失及c.842C＞T（p.Ala281Val）也与剪接缺陷有关，其共同特征是都可导致6～8号外显子跳跃。

4.酶活性测定　临床上由于CACTD患者的酰基肉碱谱改变与肉碱棕榈酰基转移酶Ⅱ缺乏症患者类似，通过皮肤成纤维细胞CACT酶活性检测能够协助鉴别诊断，酶活性小于5%的患者预后差，但由于检测方法的限制，目前临床应用不广泛。

5.组织病理检查 肝脏或心肌、骨骼肌等组织的脂肪沉积。

6.其他辅助检查 超声心动图检查可见心肌病改变，如扩张型心肌病、肥厚型心肌病等；肝脏超声检查可见肝脏体积增大及脂肪肝。心电图检查常见心律失常，其中室上性和室性心动过速多见。

（四）诊断及鉴别诊断

CACTD早期诊断主要依靠新生儿遗传代谢性疾病筛查。诊断依据为临床表现，包括抽搐、昏迷、心律失常、肌无力、肝大等，伴低酮症性低血糖、高血氨等，血串联质谱检测发现长链酰基肉碱升高，长链酰基肉碱与游离肉碱比值升高，质谱改变与肉碱棕榈酰基转移酶 II 缺乏症类似。确诊依赖 *SLC25A20* 基因检测或酶活性分析。CACTD 与新生儿期起病的其他长链脂肪酸障碍的鉴别如表6-4所示。

表6-4 肉碱-脂酰肉碱转位酶缺乏症与新生儿期起病的其他长链脂肪酸代谢障碍的鉴别

疾病名称	临床表现	辅助检查
肉碱-脂酰肉碱转位酶缺乏症	新生儿期起病，表现为反应低下、喂养困难、肌张力低下、心律失常，甚至猝死等	低酮症性低血糖、高血氨、高血钾、肌酸激酶升高、转氨酶升高等 $C_{12} \sim C_{18}$ 显著升高，C_0 降低或正常，$(C_{12} \sim C_{18})/C_0$ 值显著升高
极长链酰基辅酶A脱氢酶缺乏症	心肌病型：多在新生儿或婴儿早期发病，表现为肥厚型心肌病、心律失常，可猝死	低酮症性低血糖，代谢性酸中毒，肌酸激酶、肌酸激酶同工酶及乳酸脱氢酶升高，转氨酶升高 $C_{14:1}$ 升高最为明显，C_0 降低
肉碱棕榈酰基转移酶 I 缺乏症	首次发病年龄可在 $0 \sim 2$ 岁，表现为肝性脑病所致的呕吐、意识改变、惊厥、昏迷，肝大等	转氨酶升高、高血氨，凝血功能异常 C_{16}、C_{18} 降低，C_0 升高，$C_0/(C_{16} + C_{18})$ 值升高
肉碱棕榈酰基转移酶 II 缺乏症	新生儿型：出生数小时至4天发病，表现为呼吸窘迫、癫痫发作、昏迷、肝大、心脏扩大伴心律失常，可合并脑、肾脏、心脏发育异常	低酮症性低血糖，高血氨、代谢性酸中毒，发作期血清肌酸激酶和转氨酶可升高，间歇期恢复正常 $C_{12} \sim C_{18}$ 升高，尤其是 C_{16} 及 $C_{18:1}$ 显著升高，C_0 降低，$(C_{12} \sim C_{18})/C_0$ 值升高

（五）治疗

1.治疗原则 本病的基本治疗原则是最大限度地减少脂肪酸氧化，在应激或疾病期间提供足够的热量。急性期治疗包括静脉输注葡萄糖，以抑制脂肪和脂肪酸氧化的动员，解除高血氨的毒性作用等；缓解期以饮食治疗为主，避免空腹时间过长，坚持高糖、低脂饮食，保证足够的能量摄入，减少长链脂肪酸代谢中间产物的生成，积极对症治疗和预防并发症。

2.急症处理 主要包括持续葡萄糖溶液静脉输入，以抑制急性期脂肪分解和脂肪酸氧化，血糖水平维持在 $6.0 \sim 7.0$mmol/L；静脉滴注精氨酸，以降低血氨水平；维持呼吸和循环功能，以及其他对症支持治疗。对于重度心肌病或急性心力衰竭患者，体外膜肺氧合有助于患者度过急性期。此外，三庚酸甘油酯（UX007）是一种由合成中链甘油三酯（MCT）组成的新型药物，最近已被用作合并严重心肌病表现的脂肪酸代谢障碍的治疗，尤其是心源性休克的急性期治疗，使心功能得到改善。其原理是三庚烷酮可为三羧酸（TCA）循环提供适当的底物平衡，中链甘油三酯被代谢为可以进入TCA循环的2－碳底物乙酰辅酶A；除了两个乙酰辅酶A分子外，三庚烷蛋白还提供3－碳丙酰辅酶A，其可以通过丙酰辅酶A羧化酶和甲基丙二酰辅酶A变位酶的作用直接进入TCA循环作为琥珀酰辅酶A。因此，三庚烷素可改善长链脂肪酸代谢障碍患者的急性心肌病，用三庚烷素取代传统的中链甘油三酯的治疗方案，可改善患者的临床结局，提高重度长链脂肪酸代谢障碍患者的生存率。但与其他脂肪酸代谢障碍相比，中链甘油在CACTD患者中的效果可能较差。

3.饮食控制　缓解期的治疗应以饮食控制为主，高糖、低脂饮食，以中链脂肪酸为主，并限制长链脂肪酸摄入（＜10%），但目前尚没有不同年龄或严重程度患者的能量或糖类目标的指导。本病饮食治疗原则与长链脂肪酸代谢障碍相同，应避免长时间禁食，缩短喂养间隔，4个月以内婴儿最长喂养间隔不超过3小时，但不同年龄段的最佳禁食时间尚无共识。夜间低血糖的风险随着儿童年龄的增长而降低。此外，母乳由于长链脂肪含量高，不适合长链脂肪酸代谢障碍的婴儿。最新研究报道，脱脂母乳喂养，即去除母乳中长链脂肪酸，补充中链脂肪酸，成功用于严重CACTD婴儿的饮食治疗，取得了良好的效果。

生玉米淀粉用于治疗长链脂肪酸代谢障碍，目前存在争议。以往的报道中，23%的患者在1岁后开始服用生玉米淀粉，但剂量的调整尚没有指南或共识。通常在婴儿期夜间给予生玉米淀粉，起始剂量为每次1～1.5g/kg，2岁后可逐渐增加至每次1.75～2g/kg，有助于夜间血糖的维持，抑制脂肪分解。但需注意，在2岁前，由于婴儿肠道淀粉酶的功能不成熟，不能完全发挥玉米淀粉维持血糖的效应。故对于＜2岁的患儿，在夜间不能仅靠生玉米淀粉作用维持血糖，需要采取加餐或连续肠内喂养的方式，以避免低血糖的发生。有文献报道，将麦芽糊精用于6个月以下婴儿的血糖维持，麦芽糊精是一种淀粉衍生物，治疗的原理与生玉米淀粉相同，但目前尚无麦芽糊精用于长链脂肪酸代谢障碍患者治疗的报道。

饮食治疗期间应注意，肥胖和脂肪肝是常见的问题，因大量摄入糖类可导致体重增加过快、脂肪肝，同时脂肪酸代谢障碍本身也容易导致肝脏脂肪变性。

4.其他治疗　左卡尼汀、苯扎贝特在CACTD患者治疗中的作用存在争议。由于肉碱缺乏可限制长链脂肪酸进入线粒体，减少有毒中间代谢物的产生，从而减少对机体的损害。研究表明，肉碱补充剂量在50～300mg/（kg·d）时不会导致心脏毒性。尽管在体外实验中，苯扎贝特对改善CACTD的代谢障碍起到一定的作用，但在CACTD患者中试验性地将苯扎贝特用于早期治疗并没有取得较好的疗效。

（六）典型病例

1.病例介绍　患儿，男，1天，因"窒息复苏后反复低血糖1天，呼吸暂停3小时"入院。患儿系第1胎第1产，因"羊水过少"剖宫产出生，胎龄39周，体重2500g，出生后呼吸微弱、面色青紫、肌张力低下，经窒息复苏后好转，Apgar评分5-10-10分，生后监测血糖，提示降低。在当地医院给予对症处理后，仍出现反复低血糖，并发生抽搐1次，表现为右上肢抽动，伴口吐白沫，抢救后无自主呼吸，为进一步治疗转入笔者所在医院。母孕期无特殊，无不良孕产史。父母体健，籍贯分别为广西崇左市、钦州市，民族分别为壮族、汉族，否认近亲婚配。家族中无遗传性疾病及类似疾病史。

入院查体：呼吸机辅助通气中，无自主呼吸，体温35.7℃，心率80次/分，血压78/46mmHg（1mmHg＝0.133kPa），昏迷，反应差，皮肤苍白，前囟平软，两肺呼吸音粗，心音低钝，心律不齐，未闻及明显杂音，腹部软，肝脏肋下2cm可触及、质软，四肢肌张力低，肢端凉。

入院初步诊断：新生儿窒息，新生儿缺氧缺血性脑病，新生儿低血糖。

主要相关辅助检查：血糖1.2mmol/L。血气分析：pH 7.69，BE 2.6mmol/L，LAC 4.2mmol/L，ALT 11U/L，AST 141U/L，CK 8361U/L，CK-MB 360U/L（参考范围0～25U/L），肌红蛋白（MYO）3444μg/L（参考范围0～90μg/L），K^+ 5.50mmol/L。血串联质谱检测：游离肉碱10.23μmol/L（参考范围10.00～60.00μmol/L），月桂酰肉碱0.98μmol/L（参考范围0.03～0.60μmol/L），肉豆蔻酰肉碱1.47μmol/L（参考范围0.07～0.50μmol/L），棕榈酰肉碱14.86μmol/L（参考范围0.50～6.00μmol/L），十八碳酰肉碱3.35μmol/L（参考范围0.25～2.00μmol/L）。尿气相质谱检测：乳酸、丙酮酸、己二酸、庚二酸、辛二酸、癸二酸升高。基因检测见图6-3。

诊断：肉碱-脂酰肉碱转位酶缺乏症（CACTD）；新生儿低血糖。

治疗及转归：入院当天患儿出现心律失常、休克，经抢救无效死亡。

2.讨论　CACTD典型的临床表现为新生儿期严重的代谢紊乱，低酮症性低血糖、心律失常、猝死，以及呼吸障碍、嗜睡、昏迷等。生化检测主要表现为肌酸激酶升高，低血糖，长链酰基肉碱升高，游离肉碱正常或降低，长链酰基肉碱与游离肉碱的比值升高。

临床工作中CACTD患儿多因起病急骤，病情凶险而猝死。绝大部分本病患儿于生后1年内死于心脏疾病或猝死，即使得到早期诊断和治疗病死率仍高。本病的早期发现主要依赖于新生儿疾病筛查，采用质谱法检测干血滤纸片中的酰基肉碱。本病的质谱特点，一类长链酰基肉碱升高，游离肉碱正常，是常见类型；另一类长链酰基肉碱升高或正常，游离肉碱降低，多见于肉碱缺乏的患儿，此时长链酰基肉碱相对升高，通过游离肉碱或短链酰基肉碱与长链酰基肉碱的比值进行判断。目前临床上常用*SLC25A20*基因检测诊断。

总体而言，即使经过规范及时的治

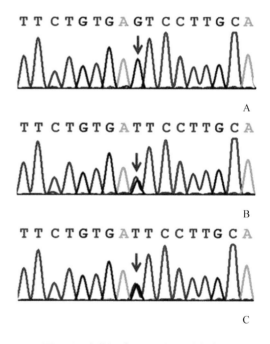

图6-3　患儿及家系Sanger测序验证

A为先证者，携带*SLC25A20*基因c.199-10 T＞C纯合变异，B、C分别为父母，均携带杂合变异

疗，绝大部分CACTD患儿仍预后不良。因此本病的一级、二级预防尤为重要。

（范 歆 李 川 陈少科）

五、多种酰基辅酶A脱氢酶缺乏症

多种酰基辅酶A脱氢酶缺乏症（multiple acyl-CoA dehydrogenase deficiency，MADD）是由于涉及线粒体呼吸链基因缺陷，引起线粒体呼吸链多种脱氢酶功能受阻，导致脂肪酸、氨基酸、维生素B及能量代谢障碍的一类遗传代谢病。其主要由电子转移黄素蛋白（electron transfer flavoprotein，ETF）或电子转移黄素蛋白脱氢酶（electron transfer flavoprotein dehydrogenase，ETFDH）基因缺陷引起，约占70%，为常染色体隐性遗传。黄素腺嘌呤二核苷酸（flavin adenine dinucleotide，FAD）代谢（包括核黄素转运、FAD生物合成及转运），以及线粒体代谢相关基因变异均可导致MADD。

（一）发病机制

脂肪酸是机体重要的能量来源，在禁食、饥饿及应激情况下，脂肪酸进入线粒体进行β氧化，在极长链、中链、短链脂酰辅酶A脱氢酶作用下，生成乙酰辅酶A进入三羧酸循环，在此过程中产生的电子经FAD传递给ETF，再转运至ETFDH，由ETFDH结合的泛醌传递给呼吸链复合体Ⅲ，进行氧化磷酸化产生ATP，为机体供能。支链氨基酸脱氢酶、戊二酰辅酶A脱氢酶及胆碱脱氢酶，也需要ETF进行电子传递。因此，MADD不仅影响脂肪酸的代谢，还影响氨基酸及胆碱的代谢。位于线粒体基质内的ETF是由ETFA（*ETFA*基因位于染色体15q23—q25，共12个外显子，编码电子转运黄素蛋白的α亚基）和ETFB（*ETFB*基因位于染色体19q13.3，含6个外显子，编码β亚基）这两个亚基组成的异源二聚体，并结合FAD和单磷酸腺苷（adenosine monophosphate，AMP）组成；位于线粒体内膜的ETFDH（由*ETFDH*基因编码，该基因位于染色体4q33，含13个外显子）由FAD结合结构域、铁–硫簇结构域及泛醌结合结构域组成。当ETF/ETFDH功能缺陷时，线粒体氧化呼吸链脱氢酶脱氢产生的电子不能下传，引起线粒体呼吸链多种脱氢酶功能受阻，导致脂肪酸、支链氨基酸、维生素B及能量代谢障碍，反应底物酰基辅酶A在血液中蓄积，表现为从短链、中链到长链酰基肉碱（$C_4 \sim C_{18}$）均升高，患者尿中有大量戊二酸、异戊酰甘氨酸、乙基丙二酸、己二酸、辛二酸及癸二酸等二羧酸排出，最终导致骨骼肌、心肌、肝脏等功能受损。

（二）临床表现

MADD临床表现呈高度异质，可分为3型：新生儿期发病伴先天畸形（Ⅰ型）、新生儿期发病无先天畸形（Ⅱ型）和轻型或迟发型（Ⅲ型）。*ETFA*和*ETFB*基因变异导致婴儿型，*ETFDH*变异导致迟发型。

1.新生儿期发病 多表现为肝大、非酮症性低血糖、高氨血症、呼吸窘迫、肌张力低下，部分伴有心肌病、脑病，多数治疗无效在新生儿期死亡，存活的患儿常由于肥厚型心肌病或瑞氏综合征样代谢失调在婴儿期死亡。

2.迟发型 临床表现相对较轻，主要表现为肌无力、运动不耐受、肌痛及横纹肌溶解症。多为躯干肌和颈伸肌群受累，咀嚼肌、呼吸肌也可受累，出现咀嚼无力、气短等症状，严重者可致急慢性呼吸衰竭；部分伴心脏扩大、心肌病、肝大、肝损害和脂肪肝等器官损伤。迟发型患者在发热、饥饿、疲劳、使用特殊药物或妊娠等应激情况下，肌无力会加重，可发生急性代谢紊乱，表现为呕吐、嗜睡、低血糖、代谢性酸中毒、肝衰竭或瑞氏综合征样发作，一旦出现呼吸衰竭，需要辅助通气，严重者猝死。大部分患者对大剂量维生素B_2反应良好，可以逆转症状。

对MADD的表型与基因型的关系已有广泛研究：ETF/ETFDH纯合无义变异通常与Ⅰ型有关，只有少量的残留活性可导致Ⅱ型，有相对较高残余活性可导致Ⅲ型。有数据报道，迟发型MADD患者多为 *ETFDH* 基因变异，携带至少一个错义变异，不直接涉及酶活性位点，同时对mRNA剪接和稳定性无影响，可使残存的酶活性水平相对较高，导致较为温和的临床表型。各型临床表现及遗传学特征见表6-5。

表6-5　MADD各型临床表现及遗传学特征

型别	临床			遗传学	
	起病年龄	先天畸形	主要表现	变异基因	常见变异类型/方式
Ⅰ	新生儿	肾囊肿，脑及面中部发育不良，生殖器缺陷等	心肌病、心律不齐、肝大、低血钾、非酮症性低血糖、脑病、严重代谢性酸中毒，数日内可能死亡	*ETFA/ETFB/ETFDH*	纯合变异、无义变异
Ⅱ	新生儿	无	心肌病、心律不齐、肝大、低血钾、非酮症性低血糖、脑病、中度代谢性酸中毒，未及时治疗数周内可能死亡	*ETFA/ETFB/ETFDH*	纯合变异、无义变异
Ⅲ	儿童或成人	无	肌痛、肌无力、肝大、心肌病、限制性肺疾病引起的慢性呼吸衰竭、周围神经病变；急性失代偿期可出现慢性肌病症状恶化、急性呼吸衰竭、肝衰竭、代谢性酸中毒、横纹肌溶解、高氨血症、肝性脑病，未及时治疗可危及生命	多为 *ETFDH*	复合杂合、错义变异

（三）辅助检查

1.生化检测　稳定期可无异常，失代偿期可见低酮症性低血糖、肝损害、CK和血氨升高、高脂血症及高尿酸血症等。急性期血清酶学CK、CK-MB、LDH、AST等均可有不同程度升高。可伴低酮症性低血糖，急性发作期可有代谢性酸中毒。

2.血酰基肉碱谱分析　典型患者血短链、中链和长链酰基肉碱（C_4、C_5、C_6、C_8、C_{10}、C_{12}、$C_{12:1}$、C_{14}、$C_{14:1}$、C_{16}、$C_{16:1}$、C_{18}、$C_{18:1}$）均有不同程度升高；迟发轻型患者可仅显示中长链酰基肉碱（$C_6 \sim C_{18}$）或者仅长链酰基肉碱（$C_{12} \sim C_{18}$）升高。部分患者血液游离肉碱降低，酰基肉碱谱可以正常，补充左卡尼汀后才出现多种酰基肉碱升高。

3.尿有机酸分析　尿中可有大量有机酸排出，主要是戊二酸和乳酸升高，也可有其他二羧酸，即戊二酸、乙基丙二酸、2－羟基戊二酸、己二酸、辛二酸、癸二酸和十二烷二酸等升高；迟发轻型患者可能仅显示乙基丙二酸、己二酸升高，无症状型患者尿有机酸可以正常。

4.影像学和肌电图检查　超声或CT检查可见肝大或脂肪肝，部分患者见心脏扩大、肾囊肿。MRI可见肌肉脂质沉积，部分患者可出现脑白质病变，肌电图以肌源性损害为主。

5.酶活性检测　皮肤成纤维细胞的脂肪酸流量分析显示电子传递黄素蛋白泛醌氧化还原酶（ETF/ETFQO）活性降低，其他呼吸链酶活性及细胞内泛醌降低或正常。

6.肌肉活检　显示肌纤维内大量脂滴沉积，以Ⅰ型肌纤维受累为主，可见破碎肌红纤维，电镜下亦可见脂质沉积性肌病的病理改变。

7.基因测序　在先证者外周血DNA中检出*ETFA*、*ETFB*、*ETFDH*基因纯合或复合杂合变异有助于明确诊断。最常见变异基因为*ETFDH*，占90%以上，迟发型患者绝大多数为*ETFDH*基因变异，其次为*ETFA*，*ETFB*少见，新生儿起病多以这两个基因变异为主。

（四）诊断和鉴别诊断

1.诊断　新生儿筛查主要依据串联质谱检测血酰基肉碱谱及基因测序诊断。典型MADD患者血液短链、中链和长链酰基肉碱（$C_4 \sim C_{18}$）升高。新生儿筛查血液酰基肉碱谱改变有时不典型，一些患儿仅有长链酰基肉碱和（或）中链酰基肉碱升高，易与其他脂肪酸氧化代谢紊乱混淆。有研究认为，新生儿筛查酰基肉碱谱$C_4 \sim C_{18}$中有两个或两个以上升高，同时$[C_4 \times C_5 \times C_8 \times C_{14}] / [C_0 \times C_3]$值大于0.005，应视为MADD高风险，须尽快进行尿有机酸分析和基因检测，并注意与其他导致两种或多种酰基肉碱升高的疾病相鉴别。部分患者血酰基肉碱谱在新生儿期或儿童期未发病时可正常，在应激因素刺激下（感染、饥饿、劳累等）才会升高，故串联质谱法新生儿MADD筛查假阴性率较高。通过串联质谱检测血酰基肉碱谱及基因检测联合进行新生儿疾病筛查，可提高本病的检出率。

临床可疑患者主要依据临床症状、生化检测、典型的血酰基肉碱谱改变及基因测序等结果综合分析明确诊断。

对于有肌病症状和组织学上经证实的脂质累积性肌病，但生化代谢改变不明显的患者，进行基因测序明确诊断。

对于高度怀疑MADD但分子遗传学检测未检出致病变异的患者，可进行外周血淋巴细胞，肝脏、心肌及骨骼肌细胞等组织酶活性测定。

2.鉴别诊断

（1）血液短中长链酰基肉碱升高的疾病：肉碱棕榈酰基转移酶Ⅱ缺乏症和肉碱－脂酰肉碱转位酶缺乏症，主要为长链酰基肉碱[$C_{12} \sim C_{18:1}$升高，其中C_{16}和$C_{18:1}$升高显著伴C_0及$C_0/(C_{16} + C_{18})$下降]；极长链酰基辅酶A脱氢酶缺乏症，也表现为长链酰基肉碱升高（$C_{12} \sim C_{18:1}$升高，其中$C_{14:1}$及其相关比值升高显著）；中链酰基辅酶A脱氢酶缺乏，主要为C_8、C_8/C_{10}升高，C_{10}正常或稍高。MADD患者C_8、C_{10}均升高，C_8/C_{10}正常，基因检测均可鉴别。

（2）多发性肌炎：表现为亚急性、进展性和对称性四肢近端无力，不伴皮疹，与迟发型MADD患者表现类似，肌肉活检有明显炎症细胞浸润，血液酰基肉碱谱无特殊改变。而MADD患者肌肉活检表现为脂质沉积，血液酰基肉碱谱检测可有典型改变。

（3）其他原因引起的肝病和心肌病：血酰基肉碱谱和基因检测有助于鉴别诊断。

（五）治疗

治疗原则：避免低血糖及能量代谢障碍的发生，避免劳累和饥饿等诱发因素。给予低脂高热量饮食，维生素B_2治疗有效患者应采用大剂量维生素B_2终身治疗。

1.急性失代偿期处理　治疗原则：维持足够能量和液体入量，纠正低血糖、酸中毒和降血氨等代谢紊乱及抗感染和对症治疗。

（1）饮食管理：缩短喂养间隔，必要时可予鼻饲。

（2）纠正低血糖：静脉输注葡萄糖8～12mg/（kg·min），维持血糖在5.5mmol/L以上，1～2小时监测一次血糖，如果血糖高可输注胰岛素，维持足够热量及水、电解质平衡，一般补液后轻度酸中毒可自行纠正，若为严重的代谢性酸中毒，可使用碳酸氢钠纠酸。

（3）纠正代谢性酸中毒：静脉注射左卡尼汀50～100mg/（kg·d），分2～4次，以避免肉碱耗竭，并促进有机酸排泄。出现代谢性酸中毒者，应注意补液及热量支持，若pH＜7.1，可给予碳酸氢钠纠酸治疗。

（4）降低血氨：血氨略高于正常，则限制蛋白摄入（最长24～48小时），补充液体，改善分解代谢后可自行恢复。若血氨持续升高达100～250μmol/L，应用降氨药物，包括苯甲酸盐250mg/（kg·d）和甘氨酸结合生成马尿酸盐；苯乙酸盐/苯丁酸盐（苯乙酸盐前体）250mg/（kg·d）和谷氨酰胺结合生成苯乙酰谷氨酰胺，通过尿素循环旁路途径降氨；精氨酸250mg/（kg·d）促进尿素循环，加速氨的排泄。血氨250～500μmol/L，表现明显脑病和（或）早发高血氨或及早出现症状，通过上述治疗，3～6小时血氨仍然不下降，开始准备血液透析。注意水、电解质平衡和出入量。

（5）横纹肌溶解治疗：静脉输注10%葡萄糖溶液，在生理需要量的基础上提高到1.5～2倍的热量，以提供足够热量，并维持水、电解质平衡；确保尿量＞3ml/（kg·h），避免发生急性肾衰竭。

（6）家庭紧急处理：发热是诱发代谢失调的常见因素，体温超过38.5℃时应立即用退热药。增加肠内喂养以满足增加的代谢需求，发热不应超过24～48小时以防止增加分解代谢。如果出现呕吐、腹泻或者临床症状加重的情况，应立即住院治疗。

2.稳定期处理

（1）饮食及生活方式：MADD患者需要长期低脂、高糖、中等量蛋白质饮食，避免剧烈运动和长时间空腹。婴儿需频繁喂养，每2～3小时喂奶一次，最长喂养间隔不宜超过4小时。

（2）治疗药物

1）核黄素：是FAD的前体，电子传递黄素蛋白ETF及其脱氢酶ETFDH均由FAD作为辅因子，参与脂肪酸、氨基酸和胆碱代谢的许多线粒体黄素蛋白脱氢酶均需要ETF和ETFDH进行电子传递。补充核黄素可提高FAD的浓度，促使FAD与黄素蛋白结合，这对黄素蛋白脱氢酶的催化活性及其折叠、组装和稳定性都有重要作用。绝大多数迟发型患者口服核黄素 100～300mg/d 可改善临床症状，Ⅰ型和Ⅱ型患者核黄素治疗效果不佳。

2）左卡尼汀：MADD 患者常合并继发性肉碱缺乏，补充左卡尼汀有助于脂肪酸氧化代谢。因此，MADD 患者需补充左卡尼汀 50～100mg/（kg·d），分 3 次口服，维持血液游离肉碱浓度在正常范围，辅助脂肪酸代谢，并促进毒性有机酸类代谢物排出。

3）泛醌：是 ETF/ETFDH 复合物的电子受体，同时有抗氧化作用。MADD 患者多合并继发性泛醌缺乏，影响细胞内线粒体呼吸链功能，补充泛醌 60～240mg/d，分 2 次，可改善线粒体能量代谢。

4）苯扎贝特：对于核黄素无反应型患者有效。剂量一般为 10～20mg/（kg·d），分 2～3 次口服。

3. 监测　病情稳定 2～3 个月后进行随访复查，监测项目包括查体、血酰基肉碱谱、尿有机酸、血氨、生化、血气分析及血常规等，定期评估体格及智力发育状况。随访时间根据个体差异而定。

（六）典型病例

1. 病例介绍　患儿，女，11 岁 3 个月，以"双下肢无力半年，加重 1 周"入院。患者半年前无明显诱因出现双下肢无力，未予特殊治疗。1 周前下肢无力加重，为进一步诊治收入院。患儿生长发育正常。否认长期或特殊药物服用史，否认过敏史。家族史：妹妹有双下肢无力。

查体：体温 35.8℃，心率 89 次 / 分，呼吸 23 次 / 分，血压 98/59mmHg。神志清楚、精神可，面色可，心肺腹未见异常，双下肢肌力Ⅳ级，其余神经系统未见异常。

入院初步诊断：肌无力待查，遗传代谢病？脊髓炎？

入院后完善检查：血气和生化显示 pH 7.35，GLU 4.3mmol/L，LAC 1.7mmol/L，HCO_3^- 23mmol/L，实际碱剩余（ABE）1.3mmol/L；NH_3 27μmol/L；ALT 125U/L，AST 340U/L，LDH 1992U/L，CK 41161U/L，CK-MB 195U/L。酰基肉碱谱：C_4 0.5μmol/L，C_6 1.04μmol/L，C_8 3.34μmol/L，C_{10} 3.21μmol/L，C_{12} 0.57μmol/L，C_{14} 0.29μmol/L。尿常规正常。超声心动图提示三尖瓣轻度反流；腹部 B 超未见异常。心电图正常。头颅、脊髓 MRI 未见异常。基因检测结果为 *ETFDH* 基因 3 号外显子 c.250G ＞ A 纯合致病变异。

确定诊断：多种酰基辅酶 A 脱氢酶缺乏症；肝损害。

治疗及转归：给予低脂、高糖、中等量蛋白质饮食，避免剧烈运动、长时间空腹及劳累。补充维生素 B_2、左卡尼汀、泛醌及护肝等对症治疗，2 周后生化及酰基肉碱谱指标好转，肌无力症状明显改善。目前正在进一步随访中。

2. 讨论　MADD 是一种常染色体隐性遗传性脂肪酸代谢障碍性疾病。MADD 临床表现呈高度异质性，缺乏特异性症状与体征，新生儿期至成人期均可发病。新生儿期发病迅猛，多于生后数日因低酮症性低血糖、代谢性酸中毒、高氨血症和脑病等死亡。迟发型相对较轻，主要表现为间歇性肌无力、心肌病及肝损害等，部分在发热、饥饿、疲劳、药物等应激下急性发病。任何不明原因的肌无力，需要警惕 MADD 的可能。串联质谱分析提示多种中长链酰基肉碱升高，基因检测多提示 *ETFDH* 及 *ETF* 基因复合杂合变异或者纯合变异可确诊。迟发型MADD维生素B$_2$治疗大多有效，辅以左卡尼汀及泛醌治疗，肌病、肝病等临床表现多可以完全逆转，长期终身治疗、按饮食指导进食者预后良好，一般不会再出现相关的临床症状。

（黄新文　孔元原）

第二节　脂肪酸氧化和转运紊乱

一、中链酰基辅酶A脱氢酶缺乏症

中链酰基辅酶A脱氢酶缺乏症（medium chain acyl-CoA dehydrogenase deficiency，MCADD），是由于*ACADM*基因变异引起的中链酰基辅酶A脱氢酶（medium chain acyl-CoA dehydrogenase，MCAD）活性不足，使中链脂肪酸β氧化受阻，导致能量代谢障碍及毒性代谢中间产物蓄积引起的疾病。全球总患病率约为1/14 600，不同地区患病率差异较大，白种人患病率较高。在北美和北欧，报道的患病率为1/4900～1/24 900。我国780万新生儿筛查数据显示患病率为1/150 378。很多患儿通过新生儿疾病筛查途径发现。临床表现主要为低酮症性低血糖、呕吐、嗜睡、癫痫和昏迷。肝大和肝病常出现在疾病急性发作期。

（一）发病机制

本病为常染色体隐性遗传病。编码MCAD的致病基因*ACADM*位于染色体1p31.1，包含12个外显子，迄今HGMD（professional 2021.4）收录报道252种变异，错义变异为主要变异类型，约占总变异类型的60%。*ACADM*变异影响MCAD功能的方式多样，包括表达减少或无效表达、改变蛋白折叠方式、影响催化性能及特异性、降低与底物亲和力、降低与配体结合稳定性、增加热敏感性、增加对蛋白水解敏感性等。几乎所有变异均存在热不稳定性，这可能是患者在感染发热时易于急性发作的原因。但不同变异对温度升高的敏感性不同，研究表明，Y42H与K304E的热稳定性不同，Y42H是一种温度敏感变异，在低温下是温和的，但在温度升高时可能会产生有害影响。MCAD是线粒体β氧化代谢通路酰基辅酶A脱氢酶家族中一个重要酶，MCAD将中链脂酰辅酶A转化为短链脂酰辅酶A和乙酰辅酶A，在禁食期间通过酮体为机体提供能量。受影响的患者在禁食或急性应激期间无法合成酮体作为能量，因此出现低酮症性低血糖，导致代谢危象。发病机制：①在线粒体β氧化代谢通路中的第一步，MCAD主要催化C$_8$～C$_{10}$中链辅酶A脱氢，活性最强的底物为辛酰（C$_8$）辅酶A，其辅酶为FAD，由FAD将电子转移至ETF和ETFDH，进入线粒体呼吸链进行氧化磷酸化产生ATP供能，MCAD缺陷导致能量生成不足。②中链酰基辅酶A在线粒体蓄积，导致酰基辅酶A与游离辅酶A比值增大，抑制了丙酮酸脱氢酶复合体（催化丙酮酸转化为乙酰辅酶A）和α-酮戊二酸脱氢酶复合体（催化α-酮戊二酸转化为琥珀酰辅酶A）的活性，影响糖的有氧氧化及三羧酸循环，进一步导致ATP释放减少。能量缺乏致体内糖酵解加速，消耗葡萄糖和糖原，致低血糖。③体内蓄积的中链酰基辅酶A通过三个途径进行代谢：与甘氨酸结合生成己酰甘氨酸、辛酰甘氨酸、癸酰甘氨酸，从肾脏排出减轻毒性作用；与肉碱结合生成己酰肉碱（C_6）、辛酰肉碱（C_8）、癸酰肉碱（C_{10}），可引起继发性肉碱缺乏；转运到微粒体进行ω氧化，产生多个二羧酸（如己二羧酸、辛二羧酸、癸二羧酸等），有很强的肝毒性作用，其中以辛二酸为主。研究发现，代谢毒物如辛二酸、葵烯酸等蓄积，可进一步导致大脑皮质氧化应激，引起明显的脂质过氧化和蛋白氧化损伤，并减弱非酶组织抗氧化防御系统等，这可能是MCAD脑病的发病机制之一。

（二）临床特征

经典型MCADD患者在出生时无症状，常在生后3～24个月发病，严重者可导致婴儿猝死综合征。少部分在成人期发病，成人患者临床表现多样，可出现多系统损害。发病通常有诱发因素，长时间饥饿、感染和手术是常见的诱因。

1.低酮性低血糖 在长期禁食（如婴儿在夜间断奶、手术禁食）或并发感染时可出现低血糖发作，可伴有癫痫发作，常伴呕吐和嗜睡，并可迅速发展为昏迷甚至死亡。尿检中酮体阴性。

2.肝脏表现 急性失代偿期可表现肝大、转氨酶升高，同时可伴有低酮症性低血糖、阴离子间隙增加、高尿酸血症、高氨血症等。

3.神经系统表现 MCADD患儿由于急性代谢障碍引起继发性脑损伤，会出现运动发育落后和语言发育迟缓及注意力缺陷障碍等。

4.肌肉损害 18%的MCADD患者在急性发病期有肌无力的表现，会出现疲劳、肌肉疼痛和运动耐受性降低。

5.生长发育异常 由于进食频率增加，MCADD儿童在开始治疗后肥胖风险增加。

6.心律失常 MCADD患者心脏损害罕见，少数病例可出现QT间期延长或饥饿后出现肝衰竭、肾衰竭和心力衰竭等。代谢紊乱时出现呕吐和头痛后，也会引起室上性心动过速、室性心动过速、心室颤动，导致心搏骤停。

7.肾脏表现 MCADD和其他脂肪酸紊乱的患者随着年龄的增长有患慢性肾脏疾病的风险。肾近曲小管的线粒体细胞中含有高水平表达的脂肪酸氧化代谢酶，脂肪酸氧化缺陷会导致肾脏ATP消耗、细胞凋亡和细胞内脂质沉积等。尸检发现MCADD患者的肾脏呈脂肪浸润和肾小管间质纤维化。

8.猝死 18%～25%的患者（之前未得到诊断）死于首次代谢危象，手术或长时间禁食、发热等应激情况下可发生猝死。部分患者在新生儿筛查结果返回前死亡。尸检结果包括脑水肿和肝脏、肾脏及心脏的脂肪浸润。

9.其他表现 新生儿筛查确诊的MCADD患者多无症状，其中约50%患者的MCAD酶活性超过30%，良性过程可能与疾病的早期预防或残留的MCAD酶活性高有关。由于MCADD患者都存在出现临床症状的风险，新生儿筛查确诊者仍需要进行长期随访监测。

（三）辅助检查

1.常规生化检查 可出现低酮症性低血糖、血氨升高、转氨酶升高、代谢性酸中毒、乳酸升高等。

2.血酰基肉碱谱检测 MCADD患者的血酰基肉碱谱可见C_6～C_{10}升高，其中C_8、

C_8/C_2、C_8/C_{10}升高是本病的特征性变化。当继发性肉碱缺乏时，游离肉碱（C_0）及乙酰肉碱（C_2）也会降低，同时$C_6 \sim C_{10}$升高的程度也会降低，甚至表现为正常的酰基肉碱水平。因此当出现C_0和C_2降低时，虽然不是非特异性的改变，但表明可能存在潜在的疾病风险和代谢紊乱。新生儿筛查中C_6和C_8的初始水平与残基酶功能相关，C_6和C_8水平越高表明MCAD的酶活性越低。

3.尿有机酸检测　患者出现症状或在疾病急性发作期，尿气相色谱质谱分析出现己二酸、辛二酸、癸二酸等中链二羧酸升高及尿己酰甘氨酸、辛酰甘氨酸、癸酰甘氨酸和3-苯丙甘氨酸等酰基甘氨酸升高，尿中酮类化合物异常降低。无症状患者或病情稳定期尿中二羧酸可正常，但酰基甘氨酸多升高，该指标对无症状个体和轻型及间歇发作期患者敏感性和特异性更高。

4.酶学检查　应用ETF还原实验或高效液相色谱法测定患者的成纤维细胞或其他组织或细胞（白细胞、肝脏、心脏、骨骼肌或羊膜细胞）的MCAD酶活性，有临床症状的MCADD患者的酶活性常低于10%，MCAD的酶活性低于30%时需要进行临床随访。

5.基因变异检测　*ACADM*基因变异分析有助于明确诊断。北欧人群常见的变异为c.985A＞G（p.Lys329Glu）和c.199T＞C（p.Tyr67His）。日本人群常见的变异为c.449_452delCTGA（p.Thr150ArgfsTer4）、c.50G＞A（p.Arg17His）、c.1085G＞A（p.Gly362Glu）、c.157C＞T（p.Arg53Cys）、c.843A＞T（p.Arg281Ser）。我国报道的人群热点变异为p.T150Rfs*4。*MCADD*基因型与临床表型的关系尚不明确，是否发生代谢紊乱除了与ACADM基因变异类型影响酶残留活性有关外，也与生活方式和环境因素等有关。有文献报道，c.985A＞G纯合变异通常会导致新生儿筛查C_8明显升高，常会在新生儿期出现症状。

（四）诊断和鉴别诊断

新生儿疾病筛查串联质谱检测发现C_8、C_8/C_{10}、C_8/C_2升高；或针对原因不明的低酮症性低血糖、肌无力、肝大、转氨酶升高及运动发育落后和语言发育迟缓等患者，结合实验室血酰基肉碱谱、尿有机酸检测和基因变异分析可帮助明确诊断。

MCADD需要和各种引起瑞氏综合征的疾病及短链酰基辅酶A脱氢酶缺乏症、极长链酰基辅酶A脱氢酶缺乏症、长链3-羟酰基辅酶A脱氢酶缺乏症、多种酰基辅酶A脱氢酶缺乏症等其他脂肪酸β氧化障碍性疾病、尿素循环障碍性疾病、呼吸链缺陷相关疾病等鉴别。通过血串联质谱酰基肉碱谱检测和尿气相色谱质谱有机酸分析及相关的基因变异分析，一般不难鉴别。

（五）治疗

MCADD急性发病期易出现代谢危象，应积极对症处理，纠正低血糖和减少分解代谢；疾病稳定期应避免饥饿，定期监测营养状况和进行神经发育评估。

1.急性发病期治疗　MCADD患者在疾病、长时间禁食、剧烈或长时间运动、呕吐或饮食失调等情况下，易出现低血糖和毒性物质蓄积，导致代谢紊乱。急性期纠正低血糖和补充足量液体及电解质是改善代谢紊乱和清除有毒代谢物的关键。因医源性原因如镇静、麻醉和外科或口腔科手术，需要长时间禁食，不能经口进食时，需要静脉给予葡萄糖作为能量来源。出现低血糖时，可按2ml/kg静脉注射25%葡萄糖溶液，随后应用

10% 葡萄糖溶液按每分钟 10 ～ 12mg/kg 静脉滴注，使血糖维持在 5mmol/L 以上。

2. 稳定期管理

（1）避免饥饿：无症状 MCADD 患儿可耐受饥饿的最长时间，6 个月至 1 岁为 8 小时，1 ～ 2 岁为 10 小时，2 岁以上为 12 小时。婴儿期的患儿需频繁喂养，每 2 ～ 3 小时喂养一次；6 ～ 12 月龄时，夜间可添加生玉米淀粉 1g/（kg·d）作为能量的补充。幼儿期的患儿可给予低脂饮食（脂肪摄入占总热量＜ 30%），对预防疾病发作有益。可在睡前给予 2g/kg 生玉米淀粉以保证夜间足够葡萄糖的供应。MCADD 患者不需要额外补充热量；由于有肥胖的风险，应该避免过量进食。患病期间，注意避免长时间禁食。

（2）药物治疗：MCADD 出现继发性肉碱缺乏时可按 50 ～ 100mg/（kg·d）补充左旋肉碱。一项来自西班牙和葡萄牙的研究显示，纯合 c.985A ＞ G 变异常伴有 C_0 降低，应给予高剂量的肉碱补充。

苯丁酸甘油酯作为一种治疗尿素循环障碍的降氨药物，目前探索性地应用在 MCADD 治疗中。2017 年完成的一项 Ⅰ 期临床试验显示，4 例至少含有一个 c.985A ＞ G（K304E）变异的 MCADD 成人患者，分别按 2g/（m^2·d）、4g/（m^2·d）、6g/（m^2·d）给药后患者的应激能力可改善，无明显副作用。其机制在于苯丁酸甘油酯作为分子伴侣可增加由 K304E 变异导致活性下降的 MCAD 酶的稳定性。

（3）其他：无症状患儿不需要饮食干预，MCADD 患者应避免食用中链甘油三酯（MCT）奶粉及食物油；避免过度饮酒，饮酒会造成患者急性酒精中毒而引发急性代谢失调；避免服用阿司匹林，阿司匹林已被证明会增加线粒体脂肪酸氧化，同时会抑制过氧化物酶体脂肪酸氧化，从而加重病情。疾病稳定期应定期监测体格发育和进行神经发育评估，加强健康教育和体育锻炼，避免因频繁喂养出现超重或肥胖。

3. 特殊人群管理 MCADD 孕妇易出现肉碱缺乏症、急性肝衰竭和 HELLP 综合征，应注意避免饥饿，在分娩过程中或手术过程中可给予葡萄糖，避免发生低血糖和增加分解代谢，孕期及时监测代谢水平。

（六）典型病例

1. 病例介绍 患儿，女，4.5 岁，生后因"新生儿串联质谱筛查结果异常"召回复查。患儿为第 1 胎第 1 产，足月剖宫产（羊水浑浊），母孕史和出生史无特殊，生后 Apgar 评分 10 分，出生体重 3.56kg，出生身长 50cm。生后 4 天采集足跟血进行串联质谱初筛：C_6 1.12μmol/L（参考范围 0 ～ 0.18μmol/L），C_8 4.36μmol/L（参考范围 0 ～ 0.3μmol/L），C_8/C_{10} 13.21（参考范围 0.5 ～ 1.75）。生后 26 天复查，患儿一般情况可，无吐泻、反应差等临床表现，查体无特异性阳性体征。血串联质谱复查：C_6 0.53μmol/L，C_8 1.6μmol/L，C_8/C_{10} 20。尿气相色谱质谱检测未见明显有机酸异常。血清：AST 65.5U/L，TP 52.2g/L，GLU 5.16mmol/L，LDH 264U/L，GGT 79U/L，CK 95U/L，CHOL 3.44mmol/L，HDL-C 1.52mmol/L，LDL-C 1.36mmol/L。超声心动图提示卵圆孔未闭，直径约 0.29cm，其余未见明显异常，射血分数 64%；肝胆胰脾肾超声未见明显异常。进一步进行 *ACADM* 基因检测，发现复合杂合变异：c.727C ＞ T（p.R243X）（父源性）；c.1229T ＞ C（p.I410T）（母源性）。

确定诊断：MCADD。

治疗与转归：以饮食管理为主，给予低脂饮食，避免长时间空腹，必要时夜间加用生玉米淀粉，给予左卡尼汀对症治疗。随访监测血肉碱谱：C_0 9.79～49.36μmol/L，C_6 0.37～0.87μmol/L，C_8 1.08～2.75μmol/L，C_8/C_{10} 15.43～16.64；血常规：正常；生化检查：AST 27.5～66.3U/L，TP 58.8～68.3g/L，GLU 4.1～5.65mmol/L，LDH 227～336U/L，GGT 8～11U/L，CK 86～268U/L，CHOL 3.62～6.01mmol/L，HDL-C 1.3～2.01mmol/L，LDL-C 1.96～3.65mmol/L；尿气相色谱质谱检测未见明显有机酸异常；超声心动图和腹部超声检测未见明显异常。

目前随访至4.5岁，身高109.5cm（第75百分位数），体重17kg（第25～50百分位数），BMI 14.18kg/m²（第15～50百分位数），体格及智力发育良好，自1岁起总胆固醇和低密度脂蛋白有逐年升高趋势；无低血糖等代谢失调表现。

2. 讨论　随着串联质谱法筛查多种遗传代谢病工作的开展，目前通过新生儿筛查途径诊断的MCADD患者逐渐增多，血酰基肉碱谱检测发现C_6～C_{10}升高，其中C_8升高是MCADD的特征性变化，C_8/C_{10}升高可作为辅助诊断，尿有机酸检测在发病期可检出二羧酸尿（己二酸、辛二酸、癸二酸升高），无症状患者或病情稳定期尿中二羧酸可正常。ACADM基因检测有助于确诊。该患儿生后采集足跟血进行串联质谱法多种遗传代谢病筛查提示C_8和C_8/C_{10}升高，结合ACADM基因检测为复合杂合变异，c.727C＞T（p.R243X）（父源性）为致病变异、c.1229T＞C（p.I410T）（母源性）为可能致病变异。

新生儿疾病筛查诊断的患者可无临床症状，MCADD患者在急性期积极对症处理，纠正代谢紊乱；平时注意避免饥饿，早期诊断和治疗可有效减少残疾发生，可避免引起猝死。对该患儿进行饮食管理，避免长时间禁食和饥饿，根据游离肉碱的检测结果，低于正常时补充左旋肉碱，目前生长发育正常，未出现代谢紊乱的危象。

（孔元原　黄新文）

二、极长链酰基辅酶A脱氢酶缺乏症

极长链酰基辅酶A脱氢酶（very long chain acyl-CoA dehydrogenase，VLCAD）缺乏症（OMIM 201475）是由ACADVL基因变异引起的线粒体脂肪酸β氧化障碍性疾病，为常染色体隐性遗传病。VLCAD功能缺陷导致长链脂肪酸β氧化障碍、能量缺乏及长链酰基肉碱蓄积，引起细胞膜和线粒体的结构及功能障碍，最终导致心肌、肝脏和骨骼肌等多个器官或组织脂肪变性、功能受损，严重者可致猝死。VLCAD缺乏症欧美人群患病率相对较高，为1/100 000～1/30 000。

（一）发病机制

VLCAD位于线粒体内膜，属于脂酰辅酶A脱氢酶（acyl coenzyme A dehydrogenase，ACAD）家族成员之一，在肝脏、心肌、骨骼肌和皮肤成纤维细胞的线粒体中均有表达。VLCAD作为脂肪酸β氧化的第一步关键酶，在烯脂酰辅酶A水化酶、羟脂酰辅酶A脱氢酶和酮脂酰辅酶A硫解酶三种酶的协同作用下，催化线粒体内膜上C_{14}～C_{20}脂酰辅酶A脱氢，每次生成一个乙酰辅酶A和少两个碳原子的脂酰辅酶A。乙酰辅酶A进入三羧酸循环进行氧化磷酸化产生ATP供能，也可在肝脏产生酮体，在运动、饥饿等应激情况下供能。ACADVL基因缺陷导致VLCAD蛋白活性降低，长链脂肪酸β氧化障碍及酮体合成受阻，ATP释放减少，能量缺乏引起体内糖酵解加速，消耗葡萄糖和糖原，导致低血糖，反复低血糖发作会引起患者不可逆性脑损伤。长链酰基肉碱则蓄积在细胞内，致过氧化物酶体和微粒体氧化通路酶表达上调，使线粒体内活性氧大量生成及脂质过氧化物形成，引起细胞膜和线粒体的结构及功能障碍，最终导致心肌、肝脏和骨骼肌脂肪变性。同时长链酰基辅酶A与游离肉碱结合消耗游离肉碱，引起继发性肉碱缺乏。

*ACADVL*基因（OMIM 609575）位于染色体17p13.1，基因全长约5.4kb，共20个外显子，编码包含655个氨基酸的70kDa多肽。*ACADVL*基因的变异谱高度异质，迄今为止已有474种变异类型报道，其中错义变异为主要的变异类型，约占总变异的57%，缺失变异约占21%，剪切变异约占11%。其中，R450H是亚洲人群中相对常见的变异。*ACADVL*基因变异型与临床表型之间存在相关性：无义变异和剪切变异可引起酶活性完全丧失，造成严重的临床表型；错义变异大多可使VLCAD留有残余酶活性，临床症状较轻，82%的肝病型和93%的肌病型为错义变异或单个氨基酸缺失。部分变异呈现温度敏感性：A416T变异表达的酶活性在30℃和37℃分别为20%和10%；R450H变异表达的酶活性在30℃时为5%，37℃时无活性，这可能是患者感染发热时临床表现较重的原因之一。

（二）临床表现

VLCAD缺乏症主要累及心脏、肝脏和骨骼肌，大部分患者智力正常。从新生儿期至成人期均可发病。根据发病时间、受累部位及临床严重程度可分为三型：

1.严重早发型（心肌病型） 患者多于新生儿期至婴儿期起病，常出现严重的心脏异常和多器官衰竭。心脏异常表现包括肥厚型或扩张型心肌病、心包积液、心律失常，也可出现四肢松软、肝大和间歇性低血糖。新生儿期临床表现呈非特异性，包括体温过低、低血糖、黄疸、嗜睡、喂养困难、呼吸困难甚至呼吸窘迫及癫痫发作。本型患者常因心肌病和心律失常如室性心动过速、心室颤动和房室传导阻滞而死亡。

2.低酮症性低血糖型（肝病型） 患者多于儿童期发病。由于感染或长时间禁食诱发肝大、低酮症性低血糖或肌张力低下。少有心脏受累，致死率低，但也有脑病或猝死的报道。

3.迟发型（肌病型） 为最常见的临床类型，也是预后最好的类型。既往认为该类型多在青少年期或成年后发病。剧烈运动、感染或长期禁食后出现骨骼肌受累症状，表现为肌痛、肌无力、肌颤、运动不耐受或横纹肌溶解。近年也发现不少幼儿无明显诱因出现发作性肌病的表现，偶见心肌病和呼吸衰竭，发作期通常无低血糖表现。

VLCAD缺乏症可以随着年龄增长发生临床表型的转变，部分严重早发型（心肌病型）和肝病型患者在青少年期后可表现为单纯的肌病型。患者的认知能力一般是正常的，但反复发作的严重低血糖可造成脑损伤。一部分经新生儿筛查发现的VLCAD缺乏症患者大部分无临床症状，个别出现肌痛（或）伴横纹肌溶解，多数患儿代谢稳定、心脏功能正常，生长发育均正常。

（三）辅助检查

1.常规生化检查 急性发作时主要特点有血清肌酸激酶、肌酸激酶同工酶及乳酸脱氢酶升高，可伴天冬氨酸转氨酶及丙氨酸转氨酶升高。肝病型可有低酮症性低血糖，肌病型可有肌红蛋白尿。部分患者合并高尿酸血症及高脂血症。

2.血酰基肉碱谱检测　多种长链酰基肉碱水平及其比值升高：十二烯酰基肉碱（$C_{12:1}$）、十四烷酰基肉碱（C_{14}）、十四烯酰基肉碱（$C_{14:1}$）、十四二烯酰基肉碱（$C_{14:2}$）、十六烷酰基肉碱（C_{16}）、十八烷酰基肉碱（C_{18}）及其相应比值升高，其中以$C_{14:1}$升高最为明显，其是筛查VLCAD缺乏症最为敏感的指标，$C_{14:1}/C_{12:1}$的敏感性及特异性优于$C_{14:1}$与其他酰基肉碱的比值，更有助于早期发现患者。游离肉碱（C_0）一般正常或偏低，故在疾病早期，由于伴有继发性肉碱缺乏，不能仅根据$C_{14:1}$升高的程度判断疾病严重程度。

3.尿有机酸检测　没有特异性改变。存在以上典型酰基肉碱谱改变，结合己二酸、辛二酸、癸二酸、十二烷二酸等多种二羧酸升高可辅助诊断。

4.基因检测　*ACADVL*基因变异分析是确诊VLCAD缺乏症的重要依据，也是指导产前诊断的重要依据。由于*ACADVL*基因变异以错义变异为主，可通过Sanger测序法或者二代测序技术，检出绝大部分的基因变异。

5.影像学检查　心肌病型和肝病型患者B超可显示肥厚型、扩张型心肌病及肝大；反复低血糖发作的患儿头颅MRI可发现脑灰白质异常改变。

（四）诊断与鉴别诊断

1.诊断　新生儿筛查主要依据血酰基肉碱谱检测及基因测序诊断。多种长链酰基肉碱水平及其比值升高，如$C_{12:1}$、$C_{14:1}$、C_{14}、$C_{14:2}$、C_{16}、C_{18}等，其中以$C_{14:1}$升高最为明显，是诊断VLCAD缺乏症最为敏感的指标，C_0一般正常或偏低。虽然$C_{14:1}$的截断值因年龄、标本状态和实验室而异，但如果$C_{14:1} \geqslant 1\mu mol/L$可初步诊断；$0.8 \sim 1\mu mol/L$有可能为携带者或正常人。新生儿筛查初始$C_{14:1}$水平与疾病严重程度无关，但伴$C_{16}$升高者更有可能具有严重的表型。

临床可疑患者主要依据临床症状、生化检测、典型的血酰基肉碱谱改变及基因测序等结果综合分析可以明确诊断。

对于高度怀疑VLCAD缺乏症但分子遗传学检测未检出致病变异的患者，可进行外周血淋巴细胞、肝、心肌及骨骼肌细胞等组织细胞VLCAD酶活性测定，脂肪酸氧化流量分析可以辅助判断VLCAD缺乏症的临床严重程度。

2.鉴别诊断

（1）$C_{14:1}$升高的疾病：多种酰基辅酶A脱氢酶缺乏症典型改变是$C_4 \sim C_{18}$同时升高，部分患者仅$C_{12} \sim C_{18}$升高，但$C_{14:1}$升高不明显；肉碱棕榈酰基转移酶Ⅱ缺乏症和肉碱−脂酰肉碱转位酶缺乏症均为$C_{12} \sim C_{18:1}$酰基肉碱升高，但C_{16}和$C_{18:1}$升高显著，伴C_0及$C_0/(C_{16}+C_{18})$下降。基因检测有助于鉴别诊断。

（2）婴儿期心肌病：主要鉴别其他遗传代谢病引起的心肌损害和心律失常，如糖原贮积症Ⅱ型，血酰基肉碱谱检测及基因检测有助于鉴别诊断。

（3）肝脏疾病：肝病型患者应与其他引起肝大的疾病鉴别。部分肝病患者也可出现多种长链酰基肉碱升高，基因检测有助于鉴别诊断。

（五）治疗

VLCAD缺乏症的治疗原则主要是避免长时间饥饿、感染、疲劳和运动过度，给予高糖、低脂饮食，补充中链甘油三酯及对症处理和预防并发症。

1. 急性发作期治疗　急性发作期应积极纠正低血糖，如不能口服或症状加重可静脉补充葡萄糖。急性横纹肌溶解的治疗主要是充分的水化和碱化尿液，保护肾功能和预防肌红蛋白尿引起的急性肾衰竭。

2. 稳定期饮食与营养管理

（1）避免空腹：机体在饥饿12小时以上葡萄糖耗竭时会利用脂肪供能，酮体的产生是脂肪供能的标志。因此，饮食治疗的关键是避免长时间饥饿，为机体提供足够的能量以避免过多的脂肪动员。建议新生儿间隔3小时喂养一次；＜5个月婴儿间隔4小时；5～11个月婴儿夜间可间隔6～8小时；1岁以上最长可间隔12小时。对于严重早发型患者，有必要增加夜间喂养，睡前给予生玉米淀粉1g/（kg·d）有助于加强对空腹的耐受、减少低血糖发作。

（2）饮食治疗及中链甘油三酯（MCT）使用：对于无症状患者可能不需要终身饮食管理。鼓励无症状婴儿母乳喂养，MCT的使用一般在6月龄添加固体食物后。建议能量需求增加（如体力活动）时补充MCT（0.25g/kg）。

对于有症状的患者，饮食中总脂肪含量参考正常年龄段推荐摄入量，脂肪来源受到限制：限制长链脂肪酸的摄入，补充MCT。保证必需脂肪酸的摄入，同时提供足够的蛋白质。饮食治疗需要营养师根据参考方案（表6-6）制定食谱。由于ω-3和ω-6不饱和脂肪酸不能在体内转化，患者通常需要额外补充核桃油、大豆油、小麦胚芽油等，ω-3和ω-6不饱和脂肪酸摄入的最佳比例见表6-7。长时间运动时可以提供糖类和补充MCT 0.15～0.2g/kg，以提高运动耐受性和预防横纹肌溶解。建议运动30～45分钟，休息15～30分钟。运动限制的具体程度存在个体差异。

表6-6　VLCAD缺乏症患者推荐饮食方案

患者类型	年龄	脂肪酸摄入
无症状	0～6个月	母乳喂养＋/－中链甘油三酯配方奶
	6～12个月	母乳喂养＋/－中链甘油三酯配方奶＋低长链甘油三酯饮食（约占总能量的15%）
	1～5岁	低长链甘油三酯饮食（占总能量的15%～20%），中链甘油三酯（占总能量的15%～20%）
	＞5岁	健康的"低脂肪"饮食 （脂肪约占总能量的30%，中链甘油三酯仅在能量需求增加时使用）
有症状	0～6个月	中链甘油三酯配方奶
	6～12个月	中链甘油三酯配方奶＋极少长链甘油三酯饮食（约占总能量的10%）
	1～5岁	少量长链甘油三酯饮食（约占总能量的10%），中链甘油三酯（占总能量的20%～25%）
	＞5岁	少量长链甘油三酯饮食（约占总能量的10%），中链甘油三酯（占总能量的20%～25%）

表6-7　VLCAD缺乏症患者必需脂肪酸摄入建议　　　　　　（单位：g/d）

年龄	脂肪酸推荐量			核桃油、大豆油、小麦胚芽油
	ω-6不饱和脂肪酸	ω-3不饱和脂肪酸	总计	
0～4个月	4.0	0.5	4.5	3.5
4～12个月	3.5	0.5	4.0	5
1～4岁	3.0	0.5	3.5	6
4岁以上	2.5	0.5	3.0	10

（3）其他营养素补充：VLCAD缺乏症患者由于限制脂肪摄入，应补充必需脂肪酸二十二碳六烯酸（DHA）（体重＜20kg：50mg/d；体重≥20kg：100mg/d）；可能存在缺乏脂溶性维生素的风险，建议定期监测脂溶性维生素、微量元素和矿物质水平，如果缺乏及时补充。

3.药物治疗

（1）左卡尼汀：左卡尼汀配合饮食治疗可以缓解VLCAD缺乏症患者的心功能异常，短期应用可以促进酮体生成和减少低血糖的发生，但过多则促进长链酰基肉碱的生成和蓄积。随访中密切监测患者游离肉碱水平，将血液游离肉碱维持在30～60mmol/L，避免过量或缺乏。

（2）其他药物：苯扎贝特为过氧化物酶体增殖物激活受体（PPAR）激动剂，可通过刺激*ACADVL*基因表达而增强VLCAD残余酶活性，提高患者皮肤成纤维细胞脂肪酸β氧化能力，且已被证实会增加VLCAD缺陷细胞中棕榈酸酯的氧化作用，有效降低患者体内低密度脂蛋白、中链甘油三酯和游离脂肪酸水平。推荐剂量：3～7.5岁，早晨100mg或200mg，下午0或100mg；7.5～12岁，早晨200mg，下午100mg或200mg；12岁及以上，早晨300mg，下午300mg或400mg。

三庚酸甘油酯是一种含有3种奇链庚酸的甘油三酯，能为三羧酸循环提供所需的基质，改善左室射血分数，降低低血糖的发生率，提高运动耐受性和生活质量。使用方式与MCT接近，但三庚酸甘油酯与MCT都存在肝毒性，需要监测肝功能。

4.运动时的饮食　长时间及过强运动可诱发横纹肌溶解。运动前提供复杂的糖类和MCT 0.15～0.2g/kg可提高运动耐受性。

5.营养监测和治疗效果评估　VLCAD缺乏症患者有发生必需脂肪酸、DHA和脂溶性维生素缺乏的风险，患者应坚持长期规范的随访，除了体格发育、营养状况、神经精神状况的常规评估外，还须定期监测血生化指标和进行治疗效果的评估。

（1）常规评估：包括体格发育的测量、饮食摄入和营养状况的评估。

（2）生化指标：包括肝肾功能、血糖、肌酸激酶、脂溶性维生素（25-羟维生素D、维生素E和维生素A）、血浆酰基肉碱、血浆肉碱（总量、酯化、游离）、血糖、血清铁等。

（3）重要脏器功能的监测：心电图、超声心动图、肝脏彩超、肌电图等检查。

（4）治疗效果的评估：血清CK、转氨酶（AST及ALT）是VLCAD缺乏症患者随访中最敏感的指标，可直接反映治疗效果。临床症状好转，CK、AST 及 ALT 降至正常，肉碱谱检测中 $C_{14:1}$ 下降均被认为治疗有效。一般根据 $C_{14:1}$ 水平调整饮食中的脂肪摄入比例，酰基肉碱调整目标是 C_{14}、$C_{14:1}$、$C_{14:2}$、C_{16}、C_{18} 总和＜2μmol/L。值得注意的是，即使严格限制长链甘油三酯的摄入，$C_{14:1}$ 等酰基肉碱指标一般也不能完全恢复正常，因此调整至 $C_{14:1}$ 完全正常不是治疗的目标，而避免心脏、肝脏受损，减少横纹肌溶解的发作，保证正常体格发育才是治疗目标。建议适度参加体育运动，避免长跑、登山、军训等长时间高负荷运动。

为降低诱发瑞氏综合征的风险，应避免使用阿司匹林、大环内酯类抗生素。此外，丙泊酚和依托咪酯注射液均为脂肪乳溶液，VLCAD 缺乏症患者涉及围手术期麻醉药使用时应尽量规避。对于合并癫痫的患者，应规避丙戊酸类药物，以免加重肝损害。

6.孕期管理　分娩和产后处于高分解代谢状态，母亲发生横纹肌溶解症和随后的肌红蛋白尿的风险更高，有必要制订分娩管理计划。

（六）预后

VLCAD 缺乏症是可治可防的遗传代谢病，需要终身治疗及随访。早发型较为凶险，死亡率高。肝病型和肌病型预后相对较好，具有潜在致死性，反复发作的低血糖、能量代谢障碍、肝功能异常或严重心律失常是导致死亡的主要原因。如能早期诊断、正确治疗，患者大多运动正常，极少数患者因为严重低血糖或能量代谢障碍而损伤大脑，导致智力落后。

（七）典型病例

1.病例介绍　患儿，男，10岁9个月，"反复血尿伴乏力3个月余，再发1天"入院。患者3个月前运动后出现血尿，伴乏力，休息后好转，未重视，未予特殊治疗。1天前跑步后再次出现血尿，为进一步诊治收入院。患儿生长发育正常。否认长期或特殊药物服用史，否认过敏史。

入院后查体：体温36.5℃，心率83次/分，呼吸21次/分，血压95/60mmHg。神志清楚、精神稍差，皮肤黏膜无黄染，心肺腹查体未见异常，肾区无叩击痛，神经系统检查未见异常。

入院初步诊断：血尿原因待查，横纹肌溶解？遗传代谢病？

入院后完善检查：pH 7.38，GLU 6.3mmol/L，LAC 2.6mmol/L，HCO_3^- 26.1mmol/L，ABE 1.1mmol/L；NH_3 13μmol/L；WBC 8.48×10^9/L，HGB 124g/L，PLT 301×10^9/L；ALT 403U/L，AST 1619U/L，GGT 111U/L，ALP 113U/L，TBIL 83μmol/L，LDH 2378U/L，CK 68 771U/L，CK-MB 696U/L。酰基肉碱谱：$C_{14:1}$ 1.26μmol/L，C_{14} 0.48μmol/L，$C_{14:2}$ 0.36μmol/L，$C_{14:1}/C_8$ 63，$C_{14:1}/C_{16}$ 1.13；尿常规：隐血（＋＋），尿蛋白（＋－），尿红细胞9/HP（高倍视野），红细胞计数48.6/μl；超声心动图：三尖瓣轻度反流。腹部B超未见异常。心电图：窦性心律不齐。基因检测结果见表6-8。

表6-8　患儿ACADVL基因检测

基因	外显子	核苷酸改变	氨基酸改变	杂合/纯合	变异分类	变异来源
ACADVL	exon14	c.1349G > A	p.R450H	杂合	致病	母源
ACADVL	exon14	c.1955C > T	p.P652l	杂合	意义未明	父源

确定诊断：极长链酰基肉碱辅酶A脱氢酶缺乏症；肝损害；横纹肌溶解症。

治疗及转归：休息，低脂饮食、营养支持指导，糖类60% ～ 65%，蛋白质15%，脂肪20% ～ 25%（中链脂肪酸占50%以上），以及保肝等对症治疗，3周后肝功能和尿常规等生化及酰基肉碱谱指标好转。目前正在进一步随访中。

2.讨论　极长链酰基辅酶A脱氢酶缺乏症（VLCAD缺乏症）是一种常染色体隐性遗传性脂肪酸代谢障碍性疾病。根据发病年龄及临床表现分为新生儿早发型、婴儿型和迟发型。新生儿早发型表现为心肌病、脑病、瑞氏综合征。婴儿型表现为低酮症性低血糖、肝大和肌无力。迟发型主要在青少年至成人期发病，表现为肌无力、运动不耐受及运动或感染后引发的横纹肌溶解。任何不明原因的横纹肌溶解、血尿、肌无力，需要警惕VLCAD缺乏症的可能。该患儿青春期起病，以运动后反复发作血尿、横纹肌溶解症就诊，串联质谱检测发现血酰基肉碱谱$C_{14:1}$特异性升高提示VLCAD缺乏症，进一步通过ACADVL基因分析明确了诊断，通过饮食及生活管理病情得以稳定。

目前针对本病在全国多地开展了新生儿疾病筛查，从而实现早期诊断和治疗，并进行规范管理和随访，部分病例可避免出现晚发型肝脏及肌肉病变。对横纹肌溶解急性发作的患儿，也可以进行针对性的干预。

（黄新文　孔元原）

三、长链3－羟酰基辅酶A脱氢酶缺乏症

长链3－羟酰基辅酶A脱氢酶缺乏症（long chain 3-hydroxyacyl-CoA dehydrogenase deficiency，LCHADD）是一种线粒体脂肪酸氧化障碍性疾病，由编码长链3－羟酰基辅酶A脱氢酶（LCHAD）的HADHA基因变异导致，也是线粒体三功能蛋白缺乏症（MTPD）最常见的一种缺陷。其中仅影响LCHAD一种酶活性，而其他两种三功能蛋白（MTP）酶活性基本保持正常的称为孤立型LCHADD。全球发病率为1/750 000 ～ 1/250 000，本病发病率存在明显的地区差异，爱沙尼亚为1/91 700，波兰为1/118 336。中国782万名新生儿筛查检出4例，发病率约为1/1 954 916。临床表现可为低酮症性低血糖、心肌病、肝病、横纹肌溶解、周围神经病变和视网膜病变等。

（一）发病机制

本病为常染色体隐性遗传病，致病基因HADHA位于染色体2p23，由20个外显子组成。迄今HGMD（professional 2021.4）共收录HADHA基因变异83种，错义变异最多，其次是剪接变异和缺失变异。HADHA基因报道的热点变异为c.1528G > C（p.Glu510Gln），研究显示，在34名LCHADD患者中发现该变异的等位基因变异频率为87%。其纯合变异导致LCHAD活性显著降低，而MTP的其他两种酶（LCEH和

LCKAT）活性大于60%，表现为孤立型LCHADD。其复合杂合变异，另一个不同的变异位点可导致LCHAD缺失或MTP三种酶缺失。LCHAD作为MTP的一部分，催化C_{12}～C_{18}脂肪酸β羟基和β酮基还原脱氢反应，与MTP的其他两种酶一起共同作用参与脂肪酸β氧化。生成的乙酰辅酶A可以转化为酮体或作为三羧酸循环中的能量来源。因此，在饥饿、运动和应激等情况下，LCHADD引起脂肪酸β氧化紊乱，从而导致能量供应不足，酮体产生减少及低血糖、有毒的长链羟基和中链脂肪酸衍生物积累，从而诱导氧化应激，导致组织损伤。有研究显示，积累最多的长链羟基脂肪酸和3－羟基棕榈酸，其水平升高显著降低了与ATP相关的线粒体呼吸链功能。同时，3－羟基棕榈酸还显著降低了心脏和肝脏中负载Ca^{2+}的线粒体中Ca^{2+}保留能力和膜电位，表明心脏和肝脏对这种毒性作用敏感性更高。据此推测，由长链羟基脂肪酸积累引起的线粒体能量和Ca^{2+}稳态的破坏，可能导致严重的心脏和肝脏临床表现。

（二）临床表现

LCHADD和MTPD及VLCAD缺乏症临床表现很难区分。

1.严重型 早发严重型发病年龄在出生后1天至23个月之间，平均发病年龄为15天。最常见的临床症状为低酮症性低血糖、肝病、心肌病、肌张力减退、生长落后和喂养困难。患者疾病急性发作时表现为急性代谢失调，主要症状为昏迷、抽搐、窒息、心搏呼吸骤停、心律失常、死亡。有研究报道显示，28例G1528C纯合变异患者中，86%在2岁前死亡。

2.慢性型 患者慢性病程中会反复出现横纹肌溶解发作和慢性进行性器官受累，包括色素性视网膜病变、周围神经病变和心肌病。眼科表现是LCHADD的常见特征。在19例3～5岁接受眼科检查的患者中，11例（63%）发现眼部异常。色素性视网膜病变始于黄斑中的色素减退和色素聚集，并逐渐发展为眼睛后极部的完全萎缩。在后期，患者会出现夜间视力和色觉恶化，以及变性近视及随后的中心视力丧失。周围神经病变通常始于下肢腱反射丧失和足跟行走困难。随后，肌肉和跟腱的紧绷似乎会缩小足踝的运动范围。进一步进展的特点是下肢振动觉丧失、高弓足、小腿萎缩和步态异常。一些患者可能最终需要坐轮椅或需要手术干预。

3.其他表现 随着新生儿筛查技术的发展，患者在疾病早期得以发现。但经过新生儿筛查发现的患者，尽管得到了早期干预和治疗，仍有部分患儿在新生儿期出现症状，表现出低血糖或心肌病，甚至部分患者表现为反复发作的横纹肌溶解等。另外，胆汁淤积性肝病、继发于肝脂肪变性的维生素D 25－羟基化受损导致的婴儿低钙血症和维生素D缺乏而出现全身强直－阵挛性癫痫发作的病例也有报道。

LCHAD缺乏的女性携带者容易出现妊娠并发症，包括妊娠剧吐、急性脂肪肝和HELLP综合征。

（三）辅助检查

1.常规生化检查 急性发病期常见低酮症性低血糖、转氨酶升高、肌酸激酶升高，严重者还可出现血氨升高、高乳酸血症、代谢性酸中毒等。其中肌酸激酶用于检测LCHADD患者有无发生横纹肌溶解。

2.血酰基肉碱谱检测　LCHADD患者血酰基肉碱谱检测可发现豆蔻羟酰基肉碱（C_{14}-OH）、豆蔻羟烯酰基肉碱（$C_{14:1}$-OH）、棕榈羟酰基肉碱（C_{16}-OH）、油酸羟酰基肉碱（C_{18}-OH）及油酸羟烯酰基肉碱（$C_{18:1}$-OH）特异性升高。

3.尿有机酸检测　疾病发作期气相色谱质谱法尿有机酸分析常可检测到3-羟基二羧酸及$C_6 \sim C_{14}$的二羧酸水平升高。

4.酶学检查　通过检测患者白细胞、成纤维细胞的LCHAD活性，可以确诊本病。

5.基因变异检测　*HADHA*基因变异分析有助于最终确诊。

（四）诊断和鉴别诊断

新生儿筛查患者可通过酰基肉碱谱升高，结合基因变异分析进行诊断。临床高危患者，由于临床表型的多样性，LCHADD很难与完全性MTPD（三种酶均缺乏）及其他长链脂肪酸代谢障碍（如极长链脂肪酸代谢障碍）区分。周围神经病变和脉络膜视网膜病变是LCHAD缺陷和MTPD的特征性临床表现，其他脂肪酸氧化障碍性疾病少见。长链羟酰基脂肪酸（C_{14}-OH、$C_{14:1}$-OH、C_{16}-OH、$C_{16:1}$-OH、C_{18}-OH、$C_{18:1}$-OH）升高是LCHADD的重要指标。尿有机酸分析、特异性酰基肉碱升高及*HADHA*基因变异分析有助于鉴别诊断。

孤立型LCHADD与完全性MTPD临床表现上有很多交集，也略有不同，完全性MTPD更少见，发病相对较晚多表现为肌肉疼痛、无力和周围神经病变，生后6个月内出现低酮症性低血糖代谢紊乱及心脏扩大、心律失常的多见于孤立型LCHADD；完全性MTPD胎儿的母亲孕期更易发生HELLP综合征。孤立型LCHADD和完全性MTPD还可以通过酶活性检测和基因检测进行鉴别，完全性MTPD患者LCKAT酶和LCEH酶活性常低于正常对照的10%。

（五）治疗

LCHADD总的治疗原则包括注意避免饥饿，限制外源性长链脂肪酸的摄入，补充MCT，积极预防和治疗并发症。

1.避免饥饿　喂养间隔时间根据年龄调整，新生儿期，每3～4小时喂养一次（包括夜间）；6～12个月婴儿夜间可间隔6～8小时；1～7岁儿童白天间隔4小时，夜间间隔10小时；成人间隔8小时。可在晚餐中加入生玉米淀粉以延长夜间喂养间隔时间。

2.饮食治疗　推荐LCHADD患儿脂肪摄入占总热量的25%～30%，其中中链甘油三酯为20%～25%，长链甘油三酯为5%～10%。中链脂肪酸的代谢不依赖MTP的催化，直接穿过线粒体进行β氧化供能。有研究表明MCT可以缓解运动后的心率，增强患者的运动耐力。

3.代谢紊乱急性发病期处理及其他治疗　同MTPD。

（六）典型病例

1.病例介绍　患儿，男，4岁10个月。于11月龄因"呕吐腹泻4天、发热1天"转入浙江大学医学院附属儿童医院。患儿为双胎之小，足月剖宫产，出生体重2300g。父母非近亲结婚，家族中无遗传病史。

入院后查体：体温36.5℃，心率176次/分，呼吸30次/分，血压102/73mmHg，气管插管带入，嗜睡状态，双侧瞳孔等大等圆，对光反射略显迟钝，前囟平，口唇青紫、干燥，两肺呼吸音粗，心律齐，未闻及杂音，肝肋下3cm，脾肋下未触及，神经系统检查阴性。右侧上下肢力下降：2～3级。

入院后完善检查：轮状病毒阳性。血WBC $22.25\times10^9\sim28.95\times10^9$/L，N% 59.5%～61.9%，L% 32.8%～39.2%，HGB 82～116g/L，CRP 26～27mg/L。LAC 1.7～2.4mmol/L，GLU 0.3～3.2mmol/L，ALT 290～508U/L，AST 164U/L，NH_3 43μmol/L。血酰基肉碱谱检测显示多个长链羟酰基肉碱显著升高，C_{14}-OH 0.13μmol/L（参考范围0.01～0.06μmol/L）；C_{16}-OH 0.23μmol/L（参考范围0.01～0.06μmol/L）；$C_{16:1}$-OH 0.16μmol/L（参考范围0.01～0.1μmol/L）；C_{18}-OH 0.08μmol/L（参考范围0.01～0.04μmol/L）；$C_{18:1}$-OH 0.19μmol/L（参考范围0.01～0.07μmol/L）。心电图：窦性心动过速；肢体导联低电压。B超：肝大，胆囊内胆汁淤积，胆囊壁水肿；双侧胸腔积液，腹水。超声心动图：心包积液，三尖瓣轻度反流，主动脉瓣轻度反流，肺动脉瓣流速稍偏快。颅脑MRI平扫：大脑有萎缩性改变，左侧基底核异常信号，脑梗死可能。基因变异分析结果：*HADHA*基因第15号外显子c.1521del（p.Q507Hfs*20，父源）及第20号外显子c.2230T＞C（p.F744L，母源）复合杂合变异。同卵双生哥哥携带相同的复合杂合变异。查询HGMD、1000 Genomes Project、ESP6500SI、ExAC、gnomAD及PubMed数据库，这两个变异国内外均未见报道。根据蛋白功能数据库（UniProt），这两个变异位点靠近LCHAD C端结构域，主要影响LCHAD的活性。

确定诊断：LCHADD。

治疗经过和转归：急性期给予心肺监护、呼吸机辅助通气、补液、纠正低血糖和酸中毒、头孢曲松抗感染、护肝和营养心肌等治疗，代谢紊乱纠正后进行饮食管理，原则为高蛋白及高糖类饮食，避免饥饿，限制外源性长链脂肪酸摄入，补充富含MCT奶粉。严格按照营养食谱进食，定期门诊随访至今（4岁7个月），每3～6个月复查一次，监测和评估生长发育及运动发育水平，进行生化及酰基肉碱谱检测，长链羟酰基肉碱一直正常。目前患者右侧肢体障碍：右上肢活动受限，下肢跛行。

2.讨论 该患儿婴儿期起病，由轮状病毒肠炎诱发，急性发作期临床表现为低血糖、肝脏增大、转氨酶升高、右侧肌力下降，血酰基肉碱谱检测显示C_{14}-OH、C_{16}-OH、C_{18}-OH及$C_{16:1}$-OH、$C_{18:1}$-OH升高，结合*HADHA*基因变异分析确定诊断。急性期给予纠正代谢紊乱，稳定期给予高蛋白及高糖类饮食，限制外源性长链脂肪酸摄入，补充富含MCT奶粉和避免饥饿等治疗，目前随访除了右侧肢体障碍外，一般情况良好。

长链脂肪酸β氧化是体内需要大量能量的器官组织如大脑、心肌、肝脏和骨骼肌的重要能量来源。MTP复合酶异常包括两种不同的生化表型缺陷，孤立型LCHAD缺陷和完全性MTPD，最常见的缺陷是孤立型LCHADD。MTPD或孤立型LCHADD可导致脂肪酸β氧化循环障碍，能量供应不足，酶缺陷程度的不同，临床症状差异较大，可引起不同的临床表型：①严重型，表现为在新生儿期发生严重低血糖、乳酸酸中毒和心肌病，高死亡率；②中间型，多发生于婴儿期，表现为由感染或长时间禁食引发的低酮症性低血糖或肝功能障碍；③轻型：在青少年晚期出现肌肉症状，如间歇性肌痛或横纹肌溶解，与青春期或成人期的长时间锻炼有关。

根据该患儿的发病年龄和临床表现，结合 *HADHA* 基因变异分析，可定义为中间型 MTPD 或孤立型 LCHADD。感染是 MTPD 或 LCHADD 发病最常见的诱因，尤其是在中间型患者中。Yi Li 等追踪了 114 例 MTPD 患者的预后情况，其中 66 例患者死亡（66/114，57.89%）。所有死亡病例均于 1 岁前发病，以新生儿期（30/37，81.1%）为主，婴儿期（7/37，18.9%）次之。*HADHA* 变异患者的病死率高于 *HADHB* 变异组。近 60% 的患者死亡，其中大多是严重型。死亡率与发病年龄、表型和肌纤维中的脂质积累有关，新生儿期发病或严重型患者的预后差。严重型 MTPD 和 LCHADD 患者即使早期进行治疗，通常也会在新生儿期死亡。幸运的是，中间型和轻型患者可通过治疗得到改善。早期发现和治疗可能是改善预后的最有效方法。通过新生儿筛查或对疑似 MTPD 和 LCHADD 患者进行酰基肉碱谱分析可达到早期诊断，给予高蛋白及高糖类饮食，限制外源性长链脂肪酸摄入，补充 MCT 等治疗和避免饥饿、感染等诱因，可减少致死率，提高 MTPD 和 LCHADD 患者的生存质量。

四、线粒体三功能蛋白缺乏症

线粒体三功能蛋白缺乏症（mitochondrial trifunctional protein deficiency，MTPD）是一组罕见的脂肪酸氧化代谢障碍性疾病，是由编码三功能蛋白酶 α 亚基的 *HADHA* 基因和 β 亚基的 *HADHB* 基因发生变异，导致长链 3－羟酰基辅酶 A 脱氢酶（long chain 3-hydroxyacyl-CoA dehydrogenase，LCHAD）、长链烯酰基辅酶 A 水合酶（long chain enoyl-CoA hydratase，LCEH）及长链 β－酮酰基辅酶 A 硫解酶（long chain β-ketoacyl-CoA thiolase，LCKAT）活性缺陷，引起脂肪酸氧化代谢受阻。全球报道的发病率为 1/140 000。经典的三功能蛋白缺乏症包括三种主要临床表现：新生儿期猝死、婴儿期表现为瑞氏综合征和青春期后发病的骨骼肌损害。

（一）发病机制

MTPD 为常染色体隐性遗传病。三功能蛋白（mitochondrial trifunctional protein，MTP）位于线粒体内膜，是一个 α4β4 异源八聚体，由 LCHAD、LCEH 和 LCKAT 三种酶组成。其中，LCHAD 和 LCEH 在 α 亚基上，由 *HADHA* 基因编码；LCKAT 在 β 亚基上，由 *HADHB* 基因编码。*HADHA* 基因和 *HADHB* 基因相邻，位于染色体 2p23，分别由 20 和 16 个外显子组成，共用一个启动子。迄今 HGMD（professional 2021.4）共收录 *HADHA* 基因变异 83 种，错义变异最多，其次是剪接变异和缺失变异，最常见的变异为 c.1528G＞C（p.Glu510Gln），该变异位于 α 亚基上 LCHAD 的烟酰胺腺嘌呤二核苷酸（辅酶 I，NAD）结合域，其纯合变异导致孤立的 LCHAD 活性降低，而复合杂合变异可导致孤立的 LCHAD 活性或 MTP 三种酶活性缺失。此变异的携带者频率在不同人群中差异较大，主要集中在欧洲，其中波兰为 1/122，爱沙尼亚为 1/166，芬兰为 1/250，在东亚人群中暂未发现。迄今 HGMD（professional 2021.4）收录 *HADHB* 基因变异 80 种，以错义变异为主，该基因变异在东亚（日本、韩国和中国）较为常见。

脂肪酸 β 氧化是一个复杂的分解代谢途径，其中涉及至少 10 种不同的酶。MTP 作为一个复合酶，其三种酶：LCHAD、LCEH和LCKAT，与极长链酰基辅酶A脱氢酶共同完成长链酰基辅酶Aβ氧化的一个循环，可产生1个乙酰辅酶A，使碳链减少2个碳原子（图6-4）。MTP复合酶的缺乏包括两种不同的生化表型缺陷，完全性MTPD（OMIM 609015）和孤立型LCHAD缺陷（OMIM 609016），其中完全性MTPD的特征是三种MTP酶的活性整体降低。但MTP复合物最常见的缺陷是单独的LCHAD缺陷（见孤立型LCHADD）。MTPD导致体内长链脂肪酸代谢障碍，在机体长期处于饥饿状态需由脂肪酸β氧化产能的情况下，长链脂肪酸不能氧化供能，同时β氧化中间代谢产物蓄积，在细胞内对心肌、骨骼肌和肝脏等产生毒性作用，引起脂肪酸氧化代谢障碍的临床表现。

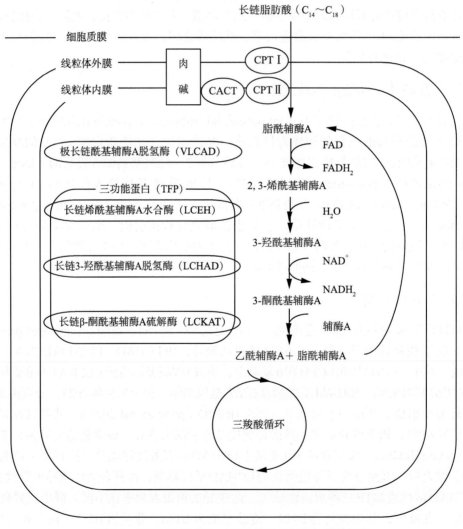

图6-4 MTP（LCHAD、LCEH和LCKAT）代谢途径

（二）临床表现

MTPD由于酶缺陷程度的不同，临床症状差异较大。

1.重型　多在新生儿期发病，常由饥饿导致急性低酮症性低血糖，可引发婴儿期猝死。Wanders报道一例MTP的所有三种酶活性均缺乏的患儿，该婴儿在生后2天出现低血糖和严重肌张力减退，第8天表现出运动能力差、拒乳，第28天出现急性心力衰竭和扩张型心肌病，第30天死亡。早期死亡病例多与早发性快速进展的心肌病有关，扩张型心肌病可能会在整个病程中进展。患者也可死于严重肝衰竭。

2.中间型　多在婴幼儿早期发病，常表现为复发性低酮症性低血糖、瑞氏综合征肝损害。病程可呈慢性进展或因感染出现间歇急性发病，表现为肌张力减退、嗜睡、肝病和周围神经病变。

3.轻型　多在青春期后或成人期发病，常表现为复发性横纹肌溶解症、肌红蛋白尿和周围神经病变，病程呈间歇性，多因感染、受寒或运动诱发肌痛和反复发作横纹肌溶解、远端肌无力、反射减退、远端感觉障碍和神经传导速度降低。肌肉活检显示肌神经萎缩。

4.其他表现　部分患者可出现视网膜病变、甲状旁腺功能减退、精神运动发育迟缓，胎儿患有MTPD的孕妇可出现急性脂肪肝和HELLP综合征（溶血、转氨酶升高、血小板减少）。

（三）辅助检查

1.常规生化检查　低酮症性低血糖、高氨血症、转氨酶异常、肌酸激酶升高、心肌酶谱异常、肌红蛋白尿、高乳酸血症、代谢性酸中毒等。

2.血酰基肉碱谱检测　C_{14}-OH、C_{16}-OH、C_{18}-OH及$C_{18:1}$-OH特异性升高，游离肉碱可降低，多种酰基肉碱升高。

3.尿有机酸检测　疾病发作期可检测到3-羟基二羧酸及$C_6 \sim C_{14}$的二羧酸升高。

4.基因变异检测　*HADHA*和*HADHB*基因变异分析有助于明确诊断。*HADHB*基因变异通常会导致MTP三种酶功能的整体缺失，因为变异经常影响位于HADHB和HADHA之间二聚化结构域界面的氨基酸残基，影响复合酶结构的稳定性。*HADHA*基因变异根据不同的变异位点可引起孤立型LCHADD或影响MTP的所有三种酶功能。研究显示，c.1528G＞C（p.Glu510Gln）的纯合变异常引起孤立型LCHADD，而复合杂合变异根据另一个变异的位点不同可引起不同的生化表型，如*HADHA*基因3号外显子的跳跃常导致MTP所有三种酶功能的缺乏。

5.酶学检查　患者白细胞、成纤维细胞的LCHAD、LCEH和LCKAT活性常低于正常对照的10%，据此可以确诊本病。如果仅有LCHAD活性降低，也可诊断为孤立型LCHADD。

6.其他检查　包括心电图、肌电图和超声心动图、肝脏超声检查等。心电图可表现为长QT间期、室性心动过速等。超声心动图显示心室肥大、心肌收缩力减弱、射血分数降低等。

（四）诊断和鉴别诊断

根据新生儿筛查血C_{14}-OH、C_{16}-OH、C_{18}-OH及$C_{18:1}$-OH特异性升高或出现低酮症性低血糖、肝病、肌肉损伤、周围神经病变或视网膜病变等临床表现，结合生化检查、血酰基肉碱谱检测、尿有机酸分析及基因变异检测可进一步确诊。

需要与其他脂肪酸氧化障碍性疾病及其他引起瑞氏综合征的疾病相鉴别。周围神经病变常报道出现在LCHADD和MTPD患者中，在其他脂肪酸β氧化障碍性疾病中很少报道。血酰基肉碱谱检测、尿有机酸分析及基因变异检测有助于鉴别诊断。

（五）治疗

治疗原则包括避免诱因（饥饿、高温或低温环境及长时间运动）和积极处理低血糖等代谢紊乱、限制长链脂肪酸的摄入和补充MCT饮食治疗及对症治疗。

1.饮食治疗 以避免饥饿，日常坚持高糖类、高蛋白、低脂肪饮食为主要治疗原则。喂养间隔时间根据年龄调整：新生儿期，每3～4小时喂养一次（包括夜间）；6～12个月婴儿夜间可间隔6～8小时；1～7岁儿童白天间隔4小时，夜间间隔10小时；成人间隔8小时。可在晚餐中加入生玉米淀粉避免发生夜间低血糖。

日常饮食中可补充中链脂肪酸，中链脂肪酸的代谢不依赖MTP的催化，直接穿过线粒体膜进行β氧化供能。有研究表明，MCT可以缓解运动后的心率，增强患者的运动耐力。

2.代谢紊乱急性发病期处理 出现低血糖时应积极补充葡萄糖，血氨升高时降低血氨及服用左旋肉碱以帮助分解脂肪并清除体内的有害物质，维持机体内环境和脏器功能稳定。

3.器官功能等监测 定期检测肝肾、心脏功能和眼底。避免让患儿处于极端气温（极高温或极低温）环境，因为极端温度会促使肌肉分解。

4.其他治疗 一项法国的临床研究显示，应用三庚酸甘油酯（C_7，三庚酸甘油酯占每日摄入热量的15%～35%）治疗可改善长链脂肪酸氧化障碍性疾病的临床症状，有较好的安全性。研究显示，补充C_7可以为三羧酸循环和电子传递链提供奇数碳原子底物，绕过受损的脂肪酸氧化代谢，以加强ATP产量。有报道发现使用30%～35%的C_7总热量摄入，能显著减轻患者的临床症状，如心肌病、肝大和肌无力等，但目前尚没有对照组实验来证明C_7补充的意义。

（孔元原　黄新文）

第三节　脂蛋白代谢紊乱

循环中的脂质包括甘油三酯（triglyceride，TG）、磷脂、胆固醇（cholesterol）及胆固醇酯（cholesterol ester，CE）等，均不溶于血浆，需以脂蛋白（lipoprotein，Lp）的形式运输到全身各个组织进行代谢，用于提供能量、组成细胞结构成分、生成甾体激素、形成胆汁酸等。脂蛋白由脂质和载脂蛋白组成，不同脂蛋白因含脂质和蛋白质种类和数量不同，密度也不同；根据其密度可分为乳糜微粒（chylomicron，CM）、极低密度脂蛋白（very low density lipoprotein，VLDL）、低密度脂蛋白及（low density lipoprotein，LDL）和高密度脂蛋白（high density lipoprotein，HDL），还有中密度脂蛋白及脂蛋白a，分别参与人体外源性及内源性甘油三酯及胆固醇的转运。

一、无β脂蛋白血症

无β脂蛋白血症（abetalipoproteinemia，ABL；OMIM 200100），又称Bassen-Kornzweig综合征，是由编码微粒体甘油三酯转运蛋白（microsomal triglyceride transfer protein，MTTP）的 *MTTP* 基因变异引起的脂蛋白代谢紊乱性疾病，罕见，估计发病率不到1/1 000 000。主要表现为脂肪和脂溶性维生素吸收不良、严重低脂血症及脂溶性维生素缺乏导致的全身多个系统或部位功能障碍，包括血液系统、神经肌肉系统和眼部病变等。

（一）发病机制

ABL为常染色体隐性遗传病，致病基因 *MTTP* 位于染色体4q22—q24，编码MTTP蛋白的α亚基（97kDa），和 *P4HB* 基因编码的蛋白二硫化合物异构酶（55kDa，β亚基）形成异源二聚体（即MTTP蛋白），在肠上皮细胞和肝细胞的内质网发挥作用。

生理情况下，肠上皮细胞和肝细胞分别将来自食物的外源性脂质和体内合成的内源性脂质与载脂蛋白组装成CM和VLDL分泌入血，载脂蛋白B（apolipoprotein B，Apo B）是这些脂蛋白颗粒的重要特征性载脂蛋白；含Apo B脂蛋白的组装需要分布在内质网腔内的MTTP蛋白参与，它可将TG、CE和磷脂从内质网转移到新合成的Apo B上；该步骤对Apo B的折叠很必要，对CM和VLDL的形成也至关重要。当 *MTTP* 变异导致MTTP蛋白功能减退或功能缺乏时，未被酯化的Apo B较易被蛋白酶体降解，肠道和肝脏中含Apo B脂蛋白、CM和VLDL的组装和分泌缺陷，从而导致脂肪吸收障碍，血浆脂质水平下降，以及脂质在肝细胞和肠上皮细胞内堆积。

慢性脂质吸收障碍会导致脂溶性维生素A、维生素D、维生素E、维生素K缺乏；几乎所有的维生素E、β-胡萝卜素和部分维生素A、维生素D、维生素K的吸收与运输到外周组织都需含Apo B脂蛋白的参与。因此，ABL会伴有脂溶性维生素缺乏，可导致一系列全身不同部位受累的症状和并发症，尤其是维生素E和β-胡萝卜素缺乏时。

目前已报道100例 *MTTP* 基因变异患者，至少有74种基因变异已被鉴定，大多数是剪切变异或截短变异，也有干扰α亚基和蛋白二硫化合物异构酶β亚基结合形成二聚体的错义变异。目前其临床表现、生化特征、病程和基因型之间的关系尚无相关研究和报道。

（二）临床表现

1.消化道症状 因脂肪吸收障碍，典型ABL症状常在婴儿期进食富含脂质的母乳后就开始出现，包括呕吐、腹泻（脂肪泻）、生长迟缓等；进食含脂量高的食物时症状加重，规避脂肪性食物胃肠道症状可缓解。因肠上皮细胞内脂质堆积，消化道内镜检查可发现肠黏膜外观呈现霜样改变；十二指肠-空肠区黏膜活检病理检查提示肠黏膜厚度及绒毛高度正常，但绒毛上2/3处存在大量空泡，肠细胞膨大，胞质透亮，油红O染色呈强阳性，提示存在中性脂质（主要是TG），其脂质含量是正常人群的1.5～3.5倍。ABL父母既不存在肠道脂质过载，也不存在显著的脂肪泻。

2.神经肌肉症状 主要是由维生素E缺乏引起的；维生素E缺乏可导致脊髓小脑轴突脱髓鞘，以及其抗氧化活性丧失，引起肌炎。ABL的典型症状包括脊髓小脑共济失调、周围神经病变和肌病；肌病可能由神经退行性变和肌炎共同参与。深反射减退是最早出现的神经系统症状，通常发生在10岁前；其次为振动觉、本体觉、位置觉丧失，龙贝格征阳性，脊髓小脑共济失调、辨距不良，构音障碍，宽基底痉挛步态，感觉迟钝，肌病、肌无力，高弓足、马蹄内翻足，脊柱后凸、前凸等。若不及时治疗，上述症状会进行性加重，最终导致患者只能坐轮椅或卧床，严重影响患者生活质量，并且可能活不过30岁。部分病例还报道可伴有智力落后或精神发育迟缓。

3.血液系统异常 包括棘红细胞增多、红细胞沉降率降低、贫血、溶血、网织红细胞增多、高胆红素血症、凝血酶原时间（PT）延长。ABL患者50%以上红细胞可呈棘细胞形态，和红细胞膜脂质双分子层中的脂质组成及分布异常相关；红细胞沉降率降低是红细胞形成缗线状聚集体功能受损所致；贫血由继发于脂肪吸收障碍的铁、叶酸、维生素B_{12}及其他营养物质的吸收不良引起；维生素E抗氧化活性的丧失会加速脂肪酸氢过氧化，从而导致自身溶血；维生素K依赖的凝血因子（Ⅱ、Ⅶ、Ⅸ、Ⅹ）水平下降可导致出血倾向和PT延长。

4.眼部症状 由维生素A和维生素E缺乏导致，视网膜色素变性通常在青春期被发现；视力改变、夜视和色觉丧失可能是最早出现的眼部症状，接着是视力渐进性丧失、进行性加重的视力暗点（典型的为黄斑中心保留的环形暗点）和视野变窄，最终视力完全丧失。部分病例中还会出现上睑下垂、眼肌麻痹、瞳孔不等大、眼球震颤、斜视和角膜溃疡等表现。

5.肝脏脂肪变性 由于VLDL分泌障碍可导致ABL肝脏脂肪变性；肝脏脂肪变性常为小叶中央的中等度脂肪变性，伴转氨酶正常或升高，肝脏体积可正常也可增大；有少数病例报道可发生脂肪性肝炎、肝纤维化进而导致肝硬化，甚至需要肝移植。

6.其他组织器官病变 少数ABL病例还可出现快速进展的心功能不全并导致过早死亡，其中有病例尸体解剖显示心肌间质和心包纤维化及脂褐素沉积，提示心肌病变仍和维生素E缺乏相关；维生素D缺乏会导致骨代谢异常和骨骼畸形；ABL患者还会出现甲状腺功能减退，但其原因尚不清楚。

（三）辅助检查

血浆脂质和脂蛋白水平：ABL患者中血浆TG常常低于10mg/dl（0.11mmol/L），且其水平在进食含脂食物后并不增加；低密度脂蛋白胆固醇（low density lipoprotein cholesterol，LDL-C）和Apo B极低甚至测不出；除了3例轻中度表型ABL外，PubMed中已报道的其他100多例ABL均提示LDL-C＜15mg/dl（0.39mmol/L）和（或）Apo B＜0.15g/L。ABL血浆总胆固醇（total cholesterol，TC）常低于正常50%，范围为20～50mg/dl（0.52～1.3mmol/L），大多数胆固醇来自HDL-C；血浆中HDL-C也常常降低50%，部分原因是缺乏VLDL-C-TG脂解过程中磷脂从VLDL-C转移至HDL-C。但HDL-C，尤其是含Apo E的HDL-C分解代谢增加可使缺乏Apo B脂蛋白的ABL患者仍可正常转运CE至外周组织。

（四）诊断

婴儿中出现脂肪泻、呕吐和生长发育迟缓时需警惕ABL；因ABL严重程度不同，部分病例在成人期才被诊断，如成人健康体检时偶然发现血浆TC显著降低；ABL确诊需*MTTP*基因检测，临床诊断有助于疑似病例的早期诊断和治疗。根据临床症状（脂肪吸收不良导致的相关消化道症状，脂溶性维生素缺乏导致的神经系统异常、眼部异常等）、血涂片（见棘红细胞）、脂质谱特点（低LDL-C、Apo B、TG）可考虑ABL临床诊断。基于上述提及的临床表现及异常血脂水平，目前日本厚生劳动省罕见疑难病研究原发性血脂异常委员会提出的ABL诊断标准如下（表6-9）。

表6-9　日本ABL诊断标准

A.准入标准

　　血浆LDL-C＜15mg/dl（0.39mmol/L）和（或）血浆ApoB＜0.15g/L

B.临床表现

　　1.胃肠道：脂肪吸收不良相关症状（脂肪泻、慢性腹泻、呕吐、发育迟缓等）

　　2.神经肌肉：共济失调、痉挛性麻痹、周围神经病变引起的感觉减退、深腱反射减弱等

　　3.眼部：色素性视网膜炎、夜视能力下降、视野缩小、视力下降等

C.实验室检查结果

　　棘红细胞增多

D.鉴别诊断

　　家族性低β脂蛋白血症1（FHBL1，*apoB*基因变异；OMIM 615558）
　　乳糜微粒滞留病（Anderson病，*SAR1B*基因变异；OMIM 246700）
　　甲状腺功能亢进

E.基因检测

　　*MTTP*基因致病性变异

确诊为ABL：
　　A与B或C中的至少一项，排除其他诊断（D）、基因检测（E）
可能为ABL：
　　A与B或C中的至少两项，排除其他诊断（D）

血脂异常的准入标准有助于体检或其他原因行血液生化检查时识别疑似病例。鉴别诊断中家族性低β脂蛋白血症1（familial hypobetalipoproteinemia 1，FHBL1）临床表现和生化特点与ABL相似，但家族史可帮助鉴别诊断。FHBL1是常染色体共显性遗传病，纯合子或复合杂合FHBL1先证者的杂合子FHBL1父母血浆LDL-C和Apo B水平均小于正常人群50%，而ABL先证者父母血脂一般为正常水平。其他家庭成员的血脂、Apo B、脂溶性维生素水平也对鉴别诊断有帮助。

Anderson病也表现为严重的低胆固醇血症，包括TC、LDL-C、HLD-C降低50%以上，也表现为脂肪泻、呕吐和生长发育迟缓等，但本病VLDL-C分泌正常，血浆TG水

平正常。

甲状腺功能亢进的血脂异常表现为血清 TC 和 HDL-C 降低、TC/HDL-C 值降低，甲状腺功能检查可鉴别。

（五）治疗和随访

ABL 预后尚未完全明确；一般认为如果不进行治疗，多数患者会出现进行性、不可逆的神经退化，导致寿命大幅缩短和生活质量下降。未补充高剂量脂溶性维生素前，ABL 可能在 10 岁前出现神经系统并发症，部分在 30 岁之前死亡；早期补充高剂量脂溶性维生素对大多数患者有效，可阻止神经系统功能恶化，少数还可恢复神经系统功能。

ABL 治疗建议如下：

（1）限制脂肪的摄入：可防止脂肪泻，总脂肪摄入量限制在总能量摄入的 30% 以下，或每天少于 15 ~ 20g，儿童中每天甚至可少于 5g。因脂肪泻可使脂肪和钙结合增加，从而继发草酸盐结石；食物中足量的钙、充足的液体和减少草酸盐含量可预防草酸盐结石。MCT 被吸收后可通过白蛋白而不是 CM 运输，可帮助纠正 ABL 营养不良（尤其是婴幼儿），但 MCT 不是治疗必需，已有不使用 MCT 而治疗成功的病例报道。

（2）补充必需脂肪酸：需补充每日必需脂肪酸，如 1 ~ 2 茶勺多不饱和脂肪酸，如豆油、橄榄油、亚麻籽油、红花籽油等。

（3）口服补充大剂量脂溶性维生素：大剂量脂溶性维生素口服可绕过 CM 组装途径而可通过 MCT 途径被摄入门静脉系统，也可能通过并入 HDL-C 颗粒转运。因此，即使 ABL 血浆脂蛋白显著降低，予以足够大剂量的脂溶性维生素也能通过口服途径吸收足够的维生素以改善缺乏症状。

（4）大量维生素 E 可延缓或预防神经系统并发症进展，建议 100 ~ 300IU/（kg·d），或 2400 ~ 12 000IU/d，如婴儿 1500 ~ 3000IU/d，较大儿童和成人 7500 ~ 15 000IU/d。即使补充如此高剂量维生素 E，血清维生素 E 水平也最多增加到正常下限的 30%，且血清维生素 E 水平不能反映组织水平，目前尚无更好的方法来反映组织维生素 E 的水平。维生素 A 100 ~ 400IU/（kg·d）和维生素 E 可预防眼部并发症，补充维生素 A 时需避免中毒，监测血液维生素 A 和 β-胡萝卜素的水平，达到正常低限即可。维生素 D 缺乏时可补充维生素 D 800 ~ 1200IU/d。

（5）凝血酶原时间延长提示维生素 K 缺乏时需每周补充维生素 K 5 ~ 35mg，使凝血功能恢复正常。

（6）贫血患者还需补充铁剂、叶酸和维生素 B_{12} 等。

（7）其他：根据神经系统并发症，必要时行多学科治疗，包括神经科医生、精神科医生、理疗师、职业治疗师和语言治疗师等共同参与。

ABL 的随访频率、评估内容和纯合子 FHBL 类似，可参考"二、家族性低 β 脂蛋白血症"评估部分。

（六）典型病例

1.病例介绍　患儿，女，2 岁，因"发现转氨酶异常 1 年余"入院。患儿 1 年前因发热、腹泻于当地医院查肝功能异常，ALT 167U/L，AST 80U/L，肝功能其余指标及肌酶未见异常，予以保肝药物治疗效果不佳，转氨酶未能降至正常，ALT及AST分别为53～145U/L和55～100U/L，外院曾查肝脏超声，提示肝大伴回声细密。为进一步明确转氨酶异常病因收治入院。

患儿为第1胎第1产，36^{+4}周因胎膜早破剖宫产娩出，出生体重2.4kg，出生时无特殊；正常喂养，不挑食，无反复呕吐、腹泻史；生长发育同正常同龄儿童，身高、体重均在同龄儿童第75～100百分位数；有鸡蛋、海鲜、青霉素过敏史；父亲有脂肪肝、肝功能异常史，母亲有甲状腺功能减退史。

入院后查体：神志清楚、精神可，全身皮肤黏膜、巩膜无黄染，口唇红润，未见肝掌及蜘蛛痣，心肺查体未见显著异常。腹部稍膨隆，腹壁静脉无显露，腹软、全腹未触及包块，肝脏肋下3cm、剑突下5cm，质地偏韧，脾脏肋下未触及，移动性浊音阴性，双下肢无水肿，神经系统检查未见异常。

入院初步诊断：肝功能异常。

入院后完善检查：血WBC $8.9×10^9$/L，HGB 120g/L，PLT $394×10^9$/L，血涂片未见红细胞异常；ALT 254U/L，AST 375U/L，GGT 58U/L，ALP 435U/L，TG 0.47mmol/L，CHOL 1.81mmol/L，HDL-C 1.34mmol/L，LDL-C 0.61mmol/L，Apo B 0.06g/L，Apo A1 1.02g/L，脂蛋白a 0.9mg/dl；PT 12秒，INR 0.88；维生素：25－羟维生素D＞70ng/ml（参考范围20～100ng/ml），维生素E 3.43μg/ml（参考范围3.0～9.0μg/ml），叶酸38.16ng/ml（参考值＞4ng/ml），铁蛋白114.80ng/ml（参考范围0.9～92.24ng/ml），TSH 0.98mIU/L（参考范围0.25～7.31mIU/L）。腹部超声：肝脏轻度增大，肝区回声中等偏低、密、分布欠均匀。全身骨密度：正常范围。心电图：正常范围。眼科医生会诊：角膜、眼底检查均未见显著异常。

肝脏组织病理（图6-5）：肝细胞内大小不一的弥漫性空泡形成，少数肝细胞核空泡化；汇管区纤维组织增生并部分分隔肝小叶。结论：肝细胞重度脂肪变性。

患儿及父母 *MTTP* 基因测序结果：*MTTP* NM_00253：exon13 c.1796＋1 G＞A，来自母亲，已知致病变异；exon13 c.1618 C＞T（p.R540C），来自父亲，已知致病变异。

确诊诊断：无β脂蛋白血症，肝脏重度脂肪变性。

治疗及转归：指导给予低脂饮食（脂肪供能约占总热量的20%），每日补充1茶勺橄榄油或茶籽油，补充脂溶性维生素A、维生素D、维生素E、维生素K，并根据维生素A、维生素D、维生素E、维生素K及相关指标监测结果进行调整。目前随访4年余，

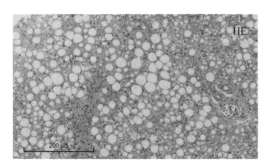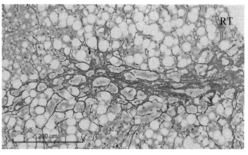

图6-5 肝脏穿刺标本HE染色（×200）和网状纤维（reticular fiber，RT）染色（×200）

除肝脏仍有脂肪变性及血脂仍异常外，其他系统或器官评估均未见显著异常，转氨酶也已恢复至正常范围，生长发育同正常同龄儿童。

2.讨论　婴儿期出现脂肪吸收障碍相关症状，如呕吐、脂肪泻、生长发育迟缓，或拒食脂肪含量高的食物，或出现脂溶性维生素缺乏相关症状，或出现棘红细胞增多，可考虑完善生化血脂检查，LDL-C和（或）Apo B水平显著降低时需警惕无β脂蛋白血症；但需引起注意的是，部分病例病初并无显著临床表现，本例患儿因其他原因检查生化提示肝功能异常，进一步检查生化指标提示TG、LDL-C、Apo B水平均显著降低，低于无β脂蛋白血症诊断标准中的血脂准入标准，肝脏影像学检查提示肝脏变性，肝脏穿刺病理提示肝脏重度脂肪变性，*MTTP*基因检测提示复合杂合变异，且已被HGMD数据库收录证实为已知变异，考虑无β脂蛋白血症诊断成立。但无β脂蛋白血症需和FHBL、乳糜微粒滞留病、甲状腺功能亢进等合并相似血脂异常的疾病相鉴别。*MTTP*基因测序虽然是无β脂蛋白血症确诊的金标准，但早期临床诊断、早期治疗可防止或延缓严重并发症的发生，临床医生需提高对本病的认识和警惕。

二、家族性低β脂蛋白血症

低β脂蛋白血症（hypobetalipoproteinemia，HBL）是一组以血浆TC、LDL-C、Apo B降低，小于正常人群第5百分位数为特征的异质性疾病，根据病因分为原发性和继发性低β脂蛋白血症；原发性低β脂蛋白血症由单基因变异所致，目前已知包括无β脂蛋白血症（*MTTP*基因）、家族性低β脂蛋白血症（familial hypobetalipoproteinemia，FHBL；OMIM 615558）、乳糜微粒滞留病（*SAR1B*基因）及家族性混合型低脂血症（*ANGPTL3*基因）。其中，FHBL是一种常染色体显性或共显性脂蛋白代谢障碍性疾病，与*apoB*、*PCSK9*基因变异有关，其中以*apoB*基因变异较为常见。

（一）发病机制

*apoB*基因位于染色体2p24—p23，mRNA全长约14kb，编码Apo B-100与Apo B-48两种蛋白，前者主要在肝脏合成，后者仅在小肠合成。Apo B-100共有4536个氨基酸残基，包含βα1、β1、α2、β2及α3等5个结构域；MTTP结合域与LDL受体结合域分别位于Apo B-100氨基酸残基430～570与3359～3369处（图6-6）。在小肠上皮细胞中，Apo B mRNA编辑酶催化多肽-1（Apo B mRNA editing enzyme catalytic polypeptide-1，apobec-1，为一种RNA特异性胞嘧啶脱氨酶）与Apo B-100 mRNA结合，可特异性

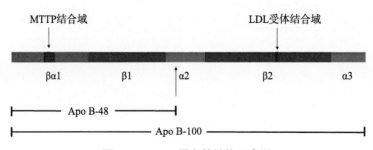

图6-6　Apo B蛋白的结构示意图

编辑 Apo B mRNA 6666 处的胞嘧啶转变为尿嘧啶，从而导致 2153 位谷氨酰胺密码子（CAA）转变为终止密码子（UAA）（NM_000384.3：c.6457C＞T，p.Gln2153*），最终形成包含 2152 个氨基酸残基的 Apo B-48，和 Apo B-100 具有相同的 N 端序列，但缺乏 C 端序列。

目前已报道 Apo B 60 多种变异类型，其中以剪切变异、移码变异、无义变异等产生 Apo B 截短蛋白最为常见，apoB 基因的截短变异按天然 Apo B-100 的百分比长度命名。

Apo B 错义变异可引起家族性高胆固醇血症（familial hypercholesterolemia，FH）与低 β 脂蛋白血症两种表型（表6-10），临床表型与变异的位点相关。Apo B-100 C′ 端 20% 在 VLDL 中可抑制 Apo B 与 LDL 受体结合，在 LDL 中 Apo B 3500 位精氨酸可与 C 端作用从而允许 LDL 与受体结合。因此，发生于 LDL 受体结合域或 3500 位氨基酸残基附近的错义变异可降低 LDL 与受体结合的能力，从而降低 LDL 的清除率，引起血浆 LDL 升高，造成 FH。而发生于 MTTP 结合域附近的错义变异可以改变 α 螺旋折叠结构，影响 Apo B-100 与 MTTP 结合；未与 MTTP 结合的 Apo B-100 会被细胞迅速降解，从而导致 VLDL 分泌率下降，进一步影响 LDL 血浆浓度，造成低 β 脂蛋白血症。

目前报道基因变异产生 Apo B 截短蛋白引起低 β 脂蛋白血症与截短的蛋白降低 VLDL 分泌率和增强 LDL 与 LDL 受体结合力从而增强其清除率有关。肝脏 VLDL 分泌率下降，引起肝内甘油三酯蓄积，形成脂肪肝。已有研究显示，Apo B 蛋白截短 1%，VLDL 分泌率下降 1.4%。

目前在血浆中无法检测出短于 30% 的 Apo B 蛋白，可能与其分泌障碍及快速代谢清除有关。若截短变异短于 Apo B-48，则不仅影响肝脏分泌 VLDL，还会影响肠道对脂质的吸收，短于 Apo B-48 的截短 Apo B 杂合变异患者餐后富含 TG 的脂蛋白显著减少；短于 Apo B-48 的截短 Apo B 纯合变异可影响 CM 在内质网合成与分泌，引起 CM 滞留，造成脂质吸收障碍，从而引起脂肪泻和脂溶性维生素缺乏。

表6-10　HGMD 已收录的 Apo B 变异类型及对应的表型报道

Apo B 变异类型	表型
错义变异	高胆固醇血症；低 β 脂蛋白血症
无义变异	低 β 脂蛋白血症
重复	低 β 脂蛋白血症（截短变异）
调节区变异	高胆固醇血症
小片段缺失	低 β 脂蛋白血症
小片段插入	低 β 脂蛋白血症
小片段插入缺失	未报道
大片段缺失	低 β 脂蛋白血症
大片段插入/重复	未报道
复杂重排	低 β 脂蛋白血症

（二）临床表现

弗雷明翰人群研究中Apo B杂合截短变异率为1/3000～1/1000，然而由Apo B纯合变异或复合杂合变异引起的纯合子家族性低β脂蛋白血症（homozygous familial hypobetalipoproteinemia，Ho-FHBL）罕见，发病率低于1/1 000 000。

FHBL呈常染色体共显性遗传，杂合子FHBL比较常见，但常常无临床症状，或仅有轻度转氨酶升高和肝脏脂肪变性，进食脂肪不耐受和脂肪吸收障碍也有少数报道。杂合FHBL肝脏脂肪和（或）甘油三酯含量与正常相比可增加3～5倍，但脂肪肝的长期结局尚未完全清楚，已有研究提示FHBL是非酒精性脂肪肝的重要病因，并可增加非酒精性脂肪性肝炎、肝纤维化、肝硬化和肝细胞癌的风险。因此，仍建议对FHBL定期进行生化和肝脏影像学检查。

而Ho-FHBL表现多样，临床表型及严重程度和Apo B蛋白截短长度及剩余的Apo B与脂类结合能力相关；一般来说，Apo B截短蛋白短于Apo B-48的Ho-FHBL患者临床表现、生化表现几乎和无β脂蛋白血症没有区别，严重程度也相当，均可表现为脂肪吸收障碍导致的消化道症状、肠细胞脂质沉积、肝脏脂肪变性及脂溶性维生素缺乏引发的全身多器官功能障碍（具体见无β脂蛋白血症部分）。Apo B截短蛋白较长的Ho-FHBL临床表现可无显著消化道症状，可能只有脂肪肝。

（三）辅助检查

FHBL空腹血脂特点为LDL-C与Apo B小于正常值第5百分位数，通常LDL-C＜50mg/dl（1.30mmol/L）：成年男性LDL-C＜55mg/dl（1.42mmol/L），成年女性LDL-C＜45mg/dl（1.17mmol/L）。也有报道提示TG和VLDL水平小于第5百分位数。Ho-FHBL患者血浆TG、LDL-C和Apo B更低，部分极低或检测不出。

另外值得注意的是，杂合子FHBL有一个正常的*apoB-100*等位基因，血浆Apo B-100水平被预测为正常值的50%；然而实际水平却约为正常值的24%。已有同位素研究表明杂合子FHBL肝脏VLDL Apo B-100分泌率减少74%，LDL Apo B-100产生减少，VLDL分解代谢增加、截短Apo B的极低分泌均导致了Apo B-100低于预期水平。

（四）诊断

FHBL确诊的金标准是基因测序；杂合子FHBL可无临床症状，或仅有轻度的转氨酶升高或肝脏脂肪变性，加上临床医生对FHBL认识不足，因此可能漏诊，通常发现血脂异常时才被诊断。当发现LDL-C和Apo B显著降低时需考虑低β脂蛋白血症，尤其要高度警惕家族性低β脂蛋白血症（FHBL）或无β脂蛋白血症（ABL），需进行完整的评估，具体可参考Ho-FHBL和ABL的评估随访内容（表6-11）。

Ho-FHBL和ABL具有相似的临床表现和生化特点，10岁、20岁前或最早在婴儿期出现脂肪不耐受、脂肪泻、脂肪吸收不良，生长发育迟缓，肠细胞脂质沉积，肝脏脂肪变性和缺乏脂溶性维生素A、维生素D、维生素E、维生素K相关的神经系统、眼部、骨骼代谢异常症状时，也需参考表6-11进行详细评估和诊断。Ho-FHBL与ABL、乳糜微粒滞留病的鉴别诊断见ABL相关章节。

表6-11　Ho-FHBL和ABL的随访与评估内容

临床评估	实验室检查
周期：每6～12个月	周期：每年
一般情况、生长发育评估	血脂检查
描记身高、体重曲线	总胆固醇、甘油三酯、LDL-C/HDL-C、Apo B、
	Apo A1
消化系统	肝功能检查
食欲减退、腹泻、呕吐、食管炎、腹胀、肝脾大	AST、ALT、GGT、TBIL、DBIL、ALP、ALB
神经系统	脂溶性维生素检查
和年龄相符的发育评估	维生素A（视黄醇）或β-胡萝卜素
共济失调、构音障碍、低反射、本体感觉丧失、肌	25-羟维生素D$_3$、血浆或红细胞维生素E
肉疼痛或无力	凝血酶原时间或INR
年龄＞10岁时增加的检查评估	其他检查
肝脏超声检查：每3年（FibroScan）	血常规、网织红细胞、红细胞沉降率、维生素B$_{12}$、
神经系统检查：每6～12个月	叶酸、钙、磷
眼科检查：每6～12个月	尿酸
骨密度检查：每3年	TSH
超声心动图检查：每3年	

（五）治疗

杂合子FHBL无显著临床症状，无显著脂溶性维生素缺乏的表现，无须额外补充脂溶性维生素，但有肝硬化和肝细胞癌的风险，建议定期随访进行生化和肝脏影像学检查。

Ho-FHBL的早期治疗至关重要，可减慢和延缓脂溶性维生素缺乏导致的并发症，治疗方法同ABL（表6-12）。

表6-12　Ho-FHBL和ABL的治疗

一般治疗	脂质摄入
保证充足的热量摄入	低脂饮食，＜30%总热量
补充必需脂肪酸、多不饱和脂肪酸	减少长链脂肪酸摄入
	中链甘油三酯一般不需要补充
口服补充大剂量脂溶性维生素	对应的监测指标
维生素E 100～300IU/（kg·d）	血清或红细胞维生素E
维生素A 100～400IU/（kg·d）	血液维生素A和β-胡萝卜素
维生素D 800～1200IU/（kg·d）	25-羟维生素D$_3$和骨密度
维生素K 每周5～35mg	凝血酶原时间和INR

（六）典型病例

1.病例介绍　患儿，男，4.5岁，因"发现肝功能异常8个月余"入院。患儿入幼儿园体检时发现肝功能异常，ALT 100U/L，AST 85U/L，ALP 306U/L，GGT 18U/L，

TBIL 5.2μmol/L，DBIL 2.3μmol/L，TBA 1.4μmol/L，TC 0.86mmol/L，CHOL 0.32mmol/L，HDL-C 0.59mmol/L，LDL-C 0.24mmol/L，Apo A1 0.83g/L，Apo B 0.04g/L，无明显不适，予保肝降酶对症治疗后肝功能无明显好转，ALT 25～170U/L，AST 67～134U/L，为进一步明确病因收入院。

患儿为第1胎第1产，足月顺产，出生体重3.1kg，生后母乳喂养，后逐渐添加辅食，挑食，不喜欢脂肪含量高的食物，生长发育同同龄正常儿童，运动能力佳，有海鲜过敏史，生后20余天开始出现严重湿疹，反复发作至1岁余。父母体健，否认近亲结婚，无家族史。

入院后查体：身高106cm（第25～50百分位数），体重16.5kg（第25～50百分位数），神志清楚、精神可，面色红润，前额及两侧颞部毛细血管显露，心肺查体未见异常。腹部平软，全腹无压痛、反跳痛，肝脏肋下未触及、剑突下5cm，质地软，脾脏肋下未触及，移动性浊音阴性，双下肢无水肿，神经系统检查未见异常。

入院初步诊断：肝功能异常，低β脂蛋白血症。

入院后完善检查：血 WBC 5.45×10⁹/L，HGB 121g/L，PLT 119×10⁹/L；ALT 108U/L，AST 92U/L，GGT 16U/L，ALP 395U/L，CHOL 0.26mmol/L（参考范围0.56～1.7mmol/L），TC 0.71mmol/L（参考范围3.1～5.2mmol/L），HDL-C 0.58mmol/L（参考范围0.91～2.05mmol/L），LDL-C 0.24mmol/L（参考范围1.3～3.9mmol/L），Apo B 0.02g/L（参考范围0.6～1.1g/L），Apo A1 0.61g/L（参考范围1～1.6g/L），脂蛋白a 0.55mg/dl（参考范围0～30mg/dl）；凝血功能未见异常，维生素A 524.27ng/ml（参考范围113～647ng/ml），25－羟维生素D₃ 56.21ng/ml（参考范围20～100ng/ml），维生素E 1.56μg/ml（参考范围3.0～9.0μg/ml），维生素K 0.17ng/ml（参考范围0.13～1.39ng/ml），微量元素均在正常范围，TSH 6.66mIU/L（参考范围0.25～7.31mIU/L）。腹部超声：肝区回声中等偏低、增强、分布不均匀，提示脂肪肝。肝脏剪切波弹性成像：正常肝脏数值。全身骨密度：正常范围。

肝脏组织病理学结果：肝小叶结构不清，纤维组织增生分隔肝小叶，形成大小不一的结节，部分肝细胞肿胀明显，多数肝细胞呈弥漫性大小不一的脂肪空泡，以大泡性脂肪空泡为主，部分肝细胞核呈糖原化核，肝窦内可见库普弗细胞及淋巴细胞，汇管区胶原纤维组织增生，可见"出芽"样或单排样胆小管，部分区可见排列规则的小胆管结构及少量炎症细胞，形态学为非酒精性脂肪性肝炎伴肝硬化形成（改良Scheuer评分G1～2，S3～4）（图6-7）。

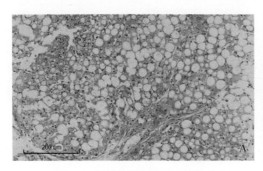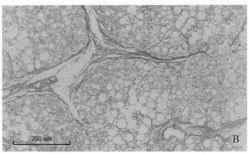

图6-7 肝脏穿刺标本HE染色（A，×200）和网状纤维（RT）染色（B，×200）

基因检测结果提示患儿存在*apoB*基因复合杂合变异：NM_000384.2，c.3745C＞T，p.Q1249*，来自父亲；c.4589_4592delinsAGGTAGGAGGTTTAACTCCTCCTACCT，p.T1530Kfs*12，来自母亲。2个变异均为截短变异，并推测两种变异分别表达截短蛋白 Apo B-27.5 与 Apo B-34。

其父亲LDL-C 0.69mmol/L（参考范围1.3 ～ 3.9mmol/L），TG 0.96mmol/L（参考范围0.56 ～ 1.7mmol/L），TC 2.67mmol/L（参考范围3.1 ～ 5.2mmol/L），HDL-C 1.5mmol/L（参考范围0.91 ～ 2.05mmol/L），Apo B 未查，LDL-C 降低小于正常值的50%左右。

其母亲LDL-C 1.00mmol/L，TG 1.04mmol/L，TC 2.62mmol/L，HDL-C 1.1mmol/L，Apo B 0.34g/L，Apo A1 1.61g/L（参考范围1.0 ～ 1.6g/L），LDL-C 降低小于正常值低限，Apo B 降低为正常值的50%左右。

该患儿因体检发现转氨酶异常合并血脂异常，血脂异常特点为LDL-C、Apo B 显著降低，同时伴有TG降低，TC、HDL-C轻度降低；肝脏超声提示脂肪肝；肝脏穿刺病理提示弥漫性肝细胞脂肪变性、非酒精性脂肪性肝炎，伴肝硬化；基因检测提示*apoB*复合杂合变异，且2个变异均为截短变异，家族性低β脂蛋白血症诊断成立。

最终诊断：Ho-FHBL（载脂蛋白B缺乏症），非酒精性脂肪性肝炎，肝硬化。

治疗及转归：饮食调整为低脂饮食（脂肪供能约占总热量的25%），避免长链脂肪酸的摄入，补充必需脂肪酸，补充脂溶性维生素E，其他脂溶性维生素指标监测水平尚可，尚未予补充，目前仍在随访中，生长发育可，尚未出现肝外相关器官并发症，但转氨酶仍有波动，有显著脂肪肝，血脂水平仍同前。

2.讨论 该患儿在发现肝功能异常时已合并血脂异常，但外院就诊过程中因对低β脂蛋白血症类疾病认识不足，导致漏诊，临床医生需进一步提高对该类疾病的认识，尤其在临床工作中查看生化报告血脂部分结果时，需仔细解读分析。

Ho-FHBL 和ABL具有相似的临床表现、生化特点，严重程度也相当，在基因测序结果出来前，可通过家族史鉴别。FHBL为染色体共显性遗传模式，Ho-FHBL家族中杂合子携带者（包括杂合子父母）也会出现LDL-C、Apo B降低，而ABL父母血脂在正常范围，也不会出现脂肪肝，该特点可用于鉴别这两种疾病。但这两种疾病评估内容和治疗均相似，在临床上高度怀疑FHBL或ABL尚未鉴别确诊时即可开始积极治疗，以延缓或阻止神经系统功能障碍进展。

FHBL的肝脏脂肪变性从单纯的无炎症、无肝细胞受损的脂肪肝，到脂肪性肝炎、肝纤维化、肝硬化均有可能，甚至有肝细胞癌的报道，提示肝内TG的积累可导致肝脏病变的进展，已有研究发现FHBL患者脂肪变性的肝脏中TG含量显著高于肥胖非酒精性脂肪肝患者；肝活检组织病理提示FHBL患儿肝纤维化程度显著高于非FHBL非酒精性脂肪肝患儿；本例患儿4.5岁时已发现存在显著肝纤维化，已达到肝硬化状态。目前尚无FHBL肝移植治疗的报道，但已报道低脂饮食能缓解FHBL脂肪性肝炎，目前已知的治疗方式对FHBL肝硬化的长期治疗效果尚未清楚，需进一步研究。

（方微园　王建设）

第四节　胆汁酸合成缺陷症

胆汁酸是胆固醇的主要代谢产物，属于酸性类固醇，包括一组结构多样的物质，是人体胆汁的主要组成成分，可作为"化学去垢剂"帮助消化和吸收，也可作为信号分子通过激活不同的信号转导途径发挥多种生物学作用。人体胆汁酸的合成过程涉及17种酶促反应，其中部分关键酶功能障碍可引起先天性胆汁酸合成障碍（congenital bile acid synthesis defect，CBAS）。CBAS是一组罕见的遗传性疾病，属于常染色体隐性遗传病，从儿童到成人，可出现不同的疾病谱，多数在婴儿期和儿童期以胆汁淤积性肝病和（或）脂溶性维生素缺乏相关临床症状起病，在儿童后期和成人期表现为进行性神经系统疾病。

一、3β-羟基-$\Delta 5$-C_{27}-类固醇脱氢酶缺乏症

3β-羟基-$\Delta 5$-C_{27}-类固醇脱氢酶（3β-hydroxy-$\Delta 5$-C_{27}-steroid dehydrogenase，HSD3B7），也称为3β-羟基-$\Delta 5$-C_{27}-类固醇氧化还原酶（3β-hydroxy-$\Delta 5$-C_{27}-steroid oxidoreductase），是胆汁酸合成过程中的关键酶之一。*HSD3B7*基因变异可引起先天性胆汁酸合成障碍，也称为先天性胆汁酸合成障碍1型（CBAS1），于1987年由Clayton等首次在沙特阿拉伯人中发现，是CBAS中最常见的类型。

（一）发病机制

本病为常染色体隐性遗传病，致病基因*HSD3B7*位于染色体16p11.2，全长3kb，包含6个外显子和5个内含子，编码369个氨基酸的HSD3B7。HSD3B7主要在肝脏表达，其次在胰腺、肾脏表达，少部分在心脏、骨骼肌和胎盘表达。

生理情况下，HSD3B7是一种内质网上的膜结合酶。作为胆汁酸合成过程中的关键酶之一，HSD3B7同时参与胆固醇转化为胆汁酸的经典途径和替代途径。HSD3B7将胆汁酸合成过程中的中间产物7α-羟基胆固醇和7α-羟基氧甾醇的Δ5键异构化到Δ4位置，并将带有27个碳原子的中间产物的3β-OH氧化为3-oxo，继续参与胆汁酸合成的下一步反应。

CBAS1是因编码HSD3B7的*HSD3B7*双等位基因上均发生了致病变异，导致HSD3B7酶活性显著减低或完全缺失，胆汁酸合成的经典途径和替代途径中断，初级胆汁酸——胆酸或鹅去氧胆酸合成障碍，无法形成正常胆汁流，造成一些主要通过胆汁排泄的物质如直接胆红素等在体内蓄积，另外则可能产生大量的有很强肝毒性的异常代谢产物3β,7α-二羟胆烷酸和3β,7α,12α-三羟胆烷酸在体内蓄积，直接对人体脏器造成毒性。同时胆汁酸肠肝循环障碍可引起脂肪和脂类维生素吸收障碍，造成脂肪泻、生长发育迟缓、佝偻病、出血倾向等。

（二）临床表现

发病年龄3个月至26岁不等，多数在3岁以前发病，尤其多见于婴儿期。婴幼儿期发病表现为进行性肝内胆汁淤积症，可见明显皮肤、巩膜黄染，伴有茶色尿、白陶土或

浅黄色粪便、脂肪泻，可出现生长发育迟缓、肝脾大及出血倾向。部分患者存在肾脏病变如肾囊肿、肾结石、肾钙盐沉着或肾肿大。儿童期和成人期发病表现为不明原因的肝硬化、肝衰竭，也可表现为脂溶性维生素缺乏引起的生长迟缓、佝偻病及出血倾向等。

（三）辅助检查

血生化显示高胆红素血症（以直接胆红素为主），伴有转氨酶和碱性磷酸酶升高，谷氨酰转肽酶和总胆汁酸水平基本在正常范围。可有 25 -羟维生素 D_3 水平偏低，凝血酶原时间不同程度延长。尿液胆汁酸质谱分析可见大量异常代谢产物 3β, 7α -二羟胆烷酸和 3β, 7α, 12α -三羟胆烷酸。腹部超声可见肝大，伴或不伴脾大。部分患者存在肾囊肿、肾结石、肾钙盐沉着或肾肿大。

肝组织病理显示非特异性改变，如肝巨细胞样变，肝细胞排列紊乱，胆栓形成，胆汁淤积，炎症样变和纤维形成。

（四）诊断

CBAS1 诊断需要结合临床、生化、尿胆汁酸谱及基因检测，诊断要点如下：①新生儿或婴儿期以皮肤巩膜黄染起病，儿童期及成人期以不明原因肝硬化、肝衰竭或脂溶性吸收不良（如佝偻病等）表现起病；②血生化显示总胆红素升高（以直接胆红素为主），转氨酶升高，谷氨酰转肽酶在正常范围，总胆汁酸正常范围或轻度升高；③尿液胆汁酸质谱分析可见大量异常代谢产物 3β, 7α -二羟胆烷酸和 3β, 7α, 12α -三羟胆烷酸；④*HSD3B7* 基因纯合或复合杂合变异。

（五）治疗

目前我国尚无正式获批用于治疗 CBAS1 的药物。胆酸（CA）被美国 FDA 和欧洲药品管理局（EMA）批准用于治疗胆汁酸合成障碍，已在国外广泛应用，对可获得胆酸的地区，都更倾向选择胆酸治疗 CBAS1。Gonzales 等研究描述的患者队列共计有 13 例 CBAS1 患者接受口服胆酸治疗并参加前瞻性随访，所有患者的症状包括胆汁淤积、肝大、脂肪和脂溶性维生素吸收不良均得到明显改善。2007 ～ 2017 年，所有患者查体和实验室检查（肝功能、甲胎蛋白、凝血、胆汁酸和脂溶性维生素）均正常，部分患者肝硬化症状明显改善或消失。在长达 20 年的时间里，胆酸治疗的长期效果稳定且安全性良好，保证患者从儿童到成年健康生活，无须进行肝移植，且有患者在服用胆酸期间生下健康婴儿，未观察到生殖毒性。

鹅去氧胆酸（CDCA）是除胆酸外的另一种初级胆汁酸，在我国被批准用于治疗胆固醇性胆结石症。由于中国国内患者无法获得胆酸，经复旦大学附属儿科医院伦理委员会批准，对 CBAS1 患者试用鹅去氧胆酸，在我们随访的 33 例 CBAS1 中国患者中，随访中位时间 26 个月（10 天至 10 年），24 例患者肝功能恢复正常，2 例患者肝功能明显好转，5 例患者接受肝移植手术，2 例患者死亡。尽管大多数 CBAS1 患者对 CDCA 治疗表现出良好的依从性，但仍有 7 名患者对治疗没有反应，推测是由于 CDCA 的内在肝毒性。鹅去氧胆酸治疗结石病的已知不良反应包括转氨酶升高和腹泻，即便低治疗剂量也可导致。因此，鹅去氧胆酸需要严格个体化调整剂量，以避免肝毒性。鹅去氧胆酸和（或）胆酸的治疗剂量多是经验性的，从5～10mg/（kg·d）开始，根据肝功能变化和尿液质谱分析异常代谢产物的量进行调节。

其他治疗包括口服补充维生素K_1、维生素E、维生素AD和维生素D。

（六）典型病例

1.病例介绍 患儿，男，2月龄，因"生后3天出现皮肤黄染至今"入院。患儿系第3胎第2产，孕38周剖宫产娩出（瘢痕子宫），出生体重3.14kg，无窒息抢救史，生后因"新生儿败血症、新生儿脓疱病、色素失禁症、锌缺乏"于当地医院住院治疗10天，住院第3天出现皮肤黄染，化验发现血胆红素升高，以间接胆红素为主，予光疗退黄，有2次低血糖（2.6mmol/L及2.7mmol/L），静脉补液、头孢他啶＋青霉素抗感染1周，皮肤黄染好转后出院。出院后随访经皮胆红素测定为10.2～14.5mg/dl，间断停母乳、口服茵栀黄和双歧杆菌三联活菌散治疗，皮肤黄染加重。1个月10日龄随访直接胆红素升高，予熊去氧胆酸、联苯双酯口服，皮肤黄染持续加重，复查肝功能：TBIL 125.1μmol/L，DBIL 84.3μmol/L，ALT 40U/L，AST 132U/L，GGT 40U/L，TBA 20.9μmol/L，ALB 38.8g/L。2月龄至笔者所在医院就诊，为进一步诊治收入院。家族史：父母体健。哥哥8岁，有新生儿黄疸病史，口服茵栀黄黄疸消退后未见反复。否认近亲结婚及家族遗传病史。

入院后查体：神志清楚、精神反应可。全身皮肤、巩膜中度黄染，多处淡咖啡样斑疹，额部有湿疹，无肝掌，无通贯掌。前囟平软，无特殊面容，口唇稍苍白。心肺检查未见异常。腹平软，未见腹壁静脉显露，肝肋下3cm、质软，脾肋下1.5cm、质软，肠鸣音正常。四肢活动可，末梢暖，CRT＜2秒。

入院初步诊断：胆汁淤积症（低GGT）。

入院后完善检查：血WBC $10.9×10^9$/L，PLT $377×10^9$/L，HGB 89g/L，Ret 1.17%，CRP 0.97mg/L；TBIL 150.4μmol/L，DBIL 65.6μmol/L，ALT 43U/L，AST 117U/L，GGT 46U/L，TBA 1.5μmol/L，ALB 37g/L，INR 1，PT 11.3秒，APTT 45.3秒，FIB 1.38g/L；NH_3 36μmol/L；GLU 3.4mmol/L，CHOL 4.23mmol/L，TG 0.74mmol/L；TORCH CMV-IgM阳性，其余阴性；HBV、HCV、HIV、梅毒抗体均阴性；AFP 24 888.4ng/ml；25－羟维生素D_3 20.03ng/ml。B超：肝胆脾肾未见异常，胰腺显示不清。

尿液胆汁酸谱分析（停熊去氧胆酸5天）（图6-8）：尿液中缺乏正常的胆汁酸，却存在m/z469、485、526、542等多个异常峰，与3β－羟基C_{27}固醇氧化脱氢酶缺乏症，也就是先天性胆汁酸合成障碍1型相符合。

患儿*HSD3B7*基因（NM_025193）：exon4 c.485_487del（p.Ser162del），纯合变异（表6-13）。

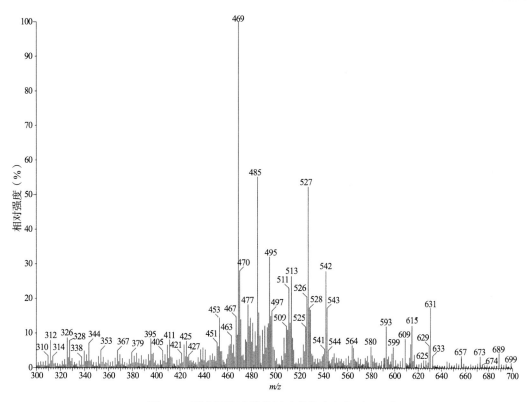

图6-8 尿液胆汁酸谱分析（停熊去氧胆酸5天）

表6-13 患儿的HSD3B7基因（NM_025193）结果

基因变异信息	合子类型	变异来源
exon4 c.485_487del（p.Ser162del）	纯合	父源/母源

资料来源：Zhao J, Setchell KDR, Gong Y, et al. 2021. Genetic spectrum and clinical characteristics of 3β-hydroxy-5-C_{27}-steroid oxidoreductase（HSD3B7）deficiency in China. Orphanet J Rare Dis, 16（1）：417。

确定诊断：先天性胆汁酸合成障碍1型。

治疗及转归：鹅去氧胆酸5mg/（kg·d）及脂溶性维生素AD、维生素D、维生素E、维生素K_1治疗，4个月后肝功能恢复正常，目前患儿1岁3月龄，肝功能正常，正在进一步随访中。

2.讨论 对于婴儿黄疸病例，当总胆红素（以直接胆红素为主）与转氨酶均升高时，GGT与TBA在诊断与鉴别诊断中起到重要作用。本例患儿GGT与TBA均在正常或基本正常范围，考虑先天性胆汁酸合成障碍可能。同时还需鉴别先天性胆红素代谢紊乱如杜宾-约翰逊综合征（Dubin-Johnson syndrome）或罗托综合征，但后两者血生化表现为总胆红素升高（以直接胆红素为主），典型的表现是转氨酶水平正常，GGT与TBA正常或轻度高于正常范围水平。当胆红素代谢障碍表现为婴儿胆汁淤积症时，可有转氨酶、GGT和TBA升高，但往往转氨酶仅轻微升高，可用于鉴别。进一步行尿液胆汁酸谱分析是明确胆汁酸合成障碍诊断和分型的重要生化依据，但患者病程中口服熊去氧胆酸会对这种半定量分析结果造成不同程度的影响，故上述病例先停熊去氧胆酸5天，随后留尿液标本行胆汁酸谱分析。除肝脏相关评估外，肾脏超声检查未发现明显异常，推测是由于该患者诊断年龄较小，早期干预未累及肾脏，但后续仍需密切随访。早期识别、诊断与个体化治疗，对先天性胆汁酸合成障碍1型的预后起关键作用。本例患者如果坚持随访，并根据尿胆汁酸谱个体化调整鹅去氧胆酸用量，有望长期无病生存。

二、Δ4-3-氧固醇5β-还原酶缺乏症

Δ4-3-氧固醇-5β-还原酶缺乏症（Δ4-3-oxosteroid-5β-reductase deficiency），也称为先天性胆汁酸合成障碍2型（congenital bile acid synthesis defect 2，CBAS2），是由编码该酶的*AKR1D1*基因变异引起的胆汁酸合成障碍性疾病，1988年Setchell等首次在单卵双生男孩中发现。

（一）发病机制

本病属于常染色体隐性遗传，致病基因*AKR1D1*位于染色体7q33，全长约42kb，包含9个外显子和8个内含子，编码含326个氨基酸的Δ4-3-氧固醇-5β-还原酶AKR1D1，主要在肝脏表达。

Δ4-3-氧固醇-5β-还原酶属于醛酮还原酶超家族，是胆汁酸合成过程中的关键酶之一，同时参与经典途径和替代途径，催化中间产物7α-羟基-4-胆甾烯-3-酮和7α,12α-二羟基-4-胆甾烯-3-酮转化为相应的3-oxo-5β（H）中间产物。CBAS2是由于*AKR1D1*发生了双等位基因的致病性变异，导致Δ4-3-氧固醇-5β-还原酶活性显著减低或完全缺失，胆汁酸合成的经典与替代途径均中断，无法合成正常胆汁酸，造成大量异常代谢产物7α-羟基-3-氧代-4-胆甾酸和7α,12α-二羟基-3-氧代-4-胆甾酸的甘氨酸与牛磺酸结合产物在人体内蓄积。

（二）临床表现

目前报道病例均在婴儿早期出现皮肤、巩膜黄染，进行性加重，临床表现与CBAS1相似，但较后者更迅速进展至肝硬化、肝衰竭。

（三）辅助检查

与CBAS1相似，CBAS2肝功能检查可见高直接胆红素血症伴转氨酶和碱性磷酸酶升高，谷氨酰转肽酶在正常范围，总胆汁酸水平仅轻度升高，且更早出现凝血酶原时间延长。尿液胆汁酸质谱分析可见大量异常代谢产物7α-羟基-3-氧代-4-胆甾酸和7α,12α-二羟基-3-氧代-4-胆甾酸的甘氨酸与牛磺酸结合产物。肝组织病理可见巨细胞肝炎，肝细胞及胆管细胞内胆汁淤积，部分髓外造血。

（四）诊断

CBAS2诊断需要结合临床、生化、尿胆汁酸谱及基因检测，诊断要点如下：①新生儿或婴儿期以皮肤、巩膜黄染起病，伴或不伴脂溶性吸收不良（如佝偻病等）；②血生化显示总胆红素升高（以直接胆红素为主），转氨酶升高，γ-谷氨酰转肽酶与总胆汁

酸（TBA）在正常范围或仅轻度升高，伴或不伴各种程度的白蛋白降低及凝血功能异常；③尿液胆汁酸质谱分析可见大量异常代谢产物7α-羟基-3-氧代-4-胆甾酸和7α,12α-二羟基-3-氧代-4-胆甾酸的甘氨酸与牛磺酸结合产物；④ *AKR1D1* 基因纯合或复合杂合变异。

（五）治疗

胆酸（CA）已被美国FDA和EMA批准用于治疗胆汁酸合成障碍，包括CBAS2，但截至目前对CBAS2患者的治疗随访数据非常有限。中国的队列研究表明CDCA对CBAS2患者的治疗有效，是胆酸的有效替代疗法，但鉴于CDCA具有潜在肝毒性，必须根据患者个体仔细优化剂量以尽量减少副作用，同时UDCA不能达到抑制非典型肝毒性胆汁酸产生的治疗目标，不推荐用于长期治疗。

与CBAS1相似，鹅去氧胆酸和（或）胆酸的治疗剂量多是经验性的，从5～10mg/（kg·d）开始，根据肝功能变化和尿液质谱分析异常代谢产物的量进行调节。往往病情越重，开始时能够耐受的剂量越低。

本病患儿需要补充脂溶性维生素，并根据监测结果调整剂量。

（六）典型病例

1. 病例介绍 患儿，女，1个月22天，因"发现皮肤黄染7天，发热1天"就诊。患儿生后45天出现皮肤黄染，伴尿色深黄，无吐泻等不适。2天前患儿出现阵发性咳嗽，至当地医院查肝功能：TBIL 278.1μmol/L，DBIL 161μmol/L，ALT 1688U/L，AST 1653U/L，GGT 29U/L，ALB 37g/L。1天前患儿出现发热，体温最高38.1℃，物理降温后可降至正常，咳嗽同前相仿，无寒战，无皮疹，无抽搐，无气急发绀等表现。为进一步诊治收入院。患儿系第2胎第2产，孕38^{+4}周顺产娩出，出生体重3.0kg，否认窒息抢救史，生后母乳喂养，体重增长尚可。母亲孕产史：孕2产2（G2P2），G1姐姐，1岁10个月，体健。父母体健，否认近亲结婚及家族遗传病史。

查体：体重4.5kg。神志清楚、精神反应可。全身皮肤、巩膜中度黄染。前囟平软，无特殊面容，口唇红。呼吸平稳，双肺呼吸音粗，未闻及啰音。心音有力，心律齐，未闻及杂音。腹部稍膨隆，未见腹壁静脉显露，脐部可触及1.5cm×1.5cm包块，可回纳，肝肋下3cm、剑突下2cm，质软，脾肋下1cm，质软，肠鸣音正常。四肢活动可，末梢暖，CRT＜2秒。

初步诊断：胆汁淤积症（低GGT），支气管炎，脐疝。

完善检查：血WBC 16.2×10⁹/L，PLT 228×10⁹/L，HGB 118g/L；TBIL 282.8μmol/L，DBIL 162μmol/L，ALT 1759U/L，AST 1640U/L，GGT 39U/L，TBA 8.7μmol/L，ALB 33g/L；INR 1.36，PT 16.5秒，APTT 43秒，FIB 2.89g/L；TORCH IgM均阴性；AFP＞121 000ng/ml；25-羟维生素D₃ 7.22ng/ml；PCT 1.57ng/ml；GLU 5.2mmol/L；LAC 2mmol/L；NH₃ 79mmol/L；甲状腺功能、皮质醇在正常范围；胸片提示两肺纹理稍显著；B超提示肝大，质地欠佳，脾轻度增大，胆囊内壁毛糙、增厚，胆总管未见局灶性扩张，胰腺、双肾、双侧肾上腺未见局灶性占位，腹水（－）。

尿液胆汁酸谱分析（FAB-MS，停熊去氧胆酸5天后）显示尿液中缺乏正常的胆汁酸，却存在 *m/z* 444、460、494和510等"异常峰"，提示尿中存在大量 Δ4-3-oxo 胆汁酸中间产物，与 Δ4-3－氧固醇－5β－还原酶缺乏症相符合（图6-9）。进一步基因检测发现 *AKR1D1* 复合杂合变异，患儿及父母 *AKR1D1* 基因（NM_005989）检测结果见表6-14。

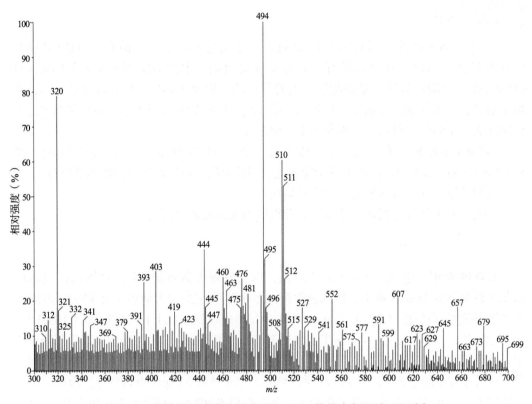

图6-9 尿液胆汁酸谱分析（FAB-MS，停熊去氧胆酸5天后）

表6-14 患儿及父母 *AKR1D1* 基因（NM_005989）检测结果

基因变异信息	合子类型	变异来源
exon 7 c.716T＞C（p.Leu239Ser）	杂合	父源
exon 6 c.614delT	杂合	母源

确定诊断：先天性胆汁酸合成障碍2型，凝血障碍，维生素D缺乏，支气管炎，脐疝。

治疗及转归：给予鹅去氧胆酸25mg、每天1次利胆［相当于5.5mg/（kg·d）］，头孢曲松抗感染，复方甘草酸苷、还原型谷胱甘肽保肝，补充维生素AD、维生素D、维生素E、维生素K₁治疗，肝功能明显好转。3个月后胆红素正常、转氨酶中度升高，10个月后肝功能正常。目前患儿4岁3月龄，肝功能正常，规律随访中。

2.讨论 与先天性胆汁酸合成障碍1型相比，先天性胆汁酸合成障碍2型患者病情进展迅速，上述患儿1个月22日龄就诊时，胆红素与转氨酶均重度升高，并出现低蛋白血症（ALB 33g/L）与凝血障碍（INR 1.36）。鉴于先天性胆汁酸合成障碍2型导致肝损害的快速进展，早期诊断至关重要。不明原因的婴儿期起病的低GTT胆汁淤积或肝衰竭，都需要考虑先天性胆汁酸合成障碍2型的可能，及时识别本病，完善尿胆汁酸谱分析，采用鹅去氧胆酸个体化治疗，可避免进展至婴儿期需要行肝移植或死亡。与先天性胆汁酸合成障碍1型相同，本例患者坚持定期随访，并根据尿胆汁酸谱个体化调整鹅去氧胆酸用量，有望长期无病生存。

三、脑腱黄瘤病

固醇27羟化酶缺乏症（sterol 27-hydroxylase deficiency）引起的临床表型称为脑腱黄瘤病（cerebrotendinous xanthomatosis，CTX），是由于编码固醇27羟化酶（CYP27A1）的 *CYP27A1* 基因变异引起初级胆汁酸合成障碍，胆固醇及其中间代谢产物胆甾烷醇在晶状体、脑、肌腱、骨骼等多个部位内异常堆积所致疾病。1974年，Setoguchi等首次报道CTX与胆汁酸合成障碍相关。

（一）发病机制

本病属于常染色体隐性遗传病，致病基因 *CYP27A1* 位于染色体2q35，包含9个外显子和8个内含子，长约18.6kb，编码498个氨基酸的固醇27羟化酶，在包括肝脏、脑、脾脏、肾脏等多个组织中表达。ClinVar数据库已收录300余种致病性或非致病性变异位点，多数为错义变异。

固醇27羟化酶是一种广泛表达的线粒体酶，催化胆固醇代谢和胆汁酸合成过程中的多羟基化反应，包括胆汁酸合成替代途径的第一步和经典途径中胆汁酸中间产物的27羟化。

固醇27羟化酶活性降低，通过替代途径切割胆固醇侧链的能力受限，初级胆汁酸合成减少，几乎不产生鹅去氧胆酸，C_{27}胆汁醇中间产物增加，绝大多数以葡萄糖醛酸苷或以硫酸盐（婴幼儿起病者）形式排泄至尿液中。此外，胆固醇合成上调、胆甾醇产物增加，血浆胆甾醇升高，导致组织中胆甾醇及胆固醇沉积，特别是沉积于脑（主要是白质）、晶状体和肌腱，分别导致神经功能障碍、白内障和肌腱黄瘤。

胆甾烷醇沉积于中枢神经系统的机制还不完全清楚。*CYP27A1* 敲除小鼠模型没有出现如同人类CTX患者一样的胆甾烷醇或胆汁醇沉积或出现神经系统症状和体征。但通过胆甾烷醇饮食喂养小鼠，小鼠体内各组织胆甾烷醇水平升高，但脑组织不升高，表明胆甾烷醇无法通过血脑屏障。有数据显示CTX患者血脑屏障完整，表明胆甾醇沉积可能是由于脑内胆甾烷醇清除途径受损或胆固醇合成胆甾烷醇增多，以循环前体形式进入脑。胆汁酸前体7α-羟基-4-胆甾烯-3-酮（比胆甾烷醇更快速通过血脑屏障），可以通过神经元、星形胶质细胞、小神经胶质细胞和人类单核细胞衍生巨噬细胞有效转化为胆甾烷醇。

（二）临床表现

本病临床表现多种多样，婴幼儿期发病者表现为胆汁淤积症，严重程度不一；儿童早期发病者表现为幼年性白内障和慢性腹泻，可伴有发育迟缓；儿童后期发病者表现为肌腱异常、学习困难或精神疾病；成人早期发病者出现黄色瘤，发生在跟腱、髌腱、手伸肌腱、肘伸肌腱、肺部、骨骼、中枢神经系统等部位；成人期发病者表现为进行性神经功能障碍，包括小脑性共济失调、锥体束征、智力低下或痴呆、痉挛性截瘫、构音障碍、癫痫或周围神经病变等。有研究表明，儿童期发病的白内障占85%，肌腱黄色瘤占90%，智力低下和锥体束征占80%，小脑征占73%，癫痫占50%。少数患者还会出现肌无力、骨质疏松、早期动脉粥样硬化和冠脉疾病、甲状腺功能减退等。

（三）辅助检查

婴儿期发病者，表现为低GGT肝内胆汁淤积症，胆汁酸升高程度不如胆红素升高显著，部分患者血胆固醇升高，尿中富集的硫酸化胆汁醇，超过单葡萄糖醛酸苷胆汁醇（CTX的经典生化标志物）。虽然普通生化方法检测可见血清总胆汁酸升高，但质谱方法检测胆汁酸不升高。

儿童后期或成人期发病者，血浆和组织中胆甾烷醇升高，尤其是在脑、黄瘤、胆汁中。胆汁中不存在鹅去氧胆酸（CDCA），鹅去氧胆酸与胆酸比例异常低。组织中胆固醇升高，但血浆胆固醇偏低或正常，HDL组成异常，肝脏表达低密度脂蛋白受体增加。血浆和胆汁中胆汁酸前体升高，多重液相色谱电喷雾电离串联质谱（LC-ESI-MS/MS）定量分析可见血浆酮甾醇（7α-羟基-4-胆甾烯-3-酮、7α, 12α-二羟基-4-胆甾烯-3-酮、7α, 12α-二羟基-5β-胆甾烷-3-酮）升高。

CTX出现神经系统症状时，头颅MRI显示不同程度大脑和小脑萎缩，广泛的脊髓异常信号（脊柱黄瘤患者），双侧齿状核异常信号。头颅CT可见小脑白质低密度。脑电图表现为非特异性病变，弥漫性慢波，伴有频繁尖波发放。

周围神经系统神经病变，在多种神经生理检查中存在异常。部分CTX患者视觉诱发电位、躯体感觉诱发电位、脑干听觉诱发电位、神经传导速度研究表明本病患者存在中枢传导延迟。还有研究表明本病患者存在运动或感觉运动轴索神经病变、脱髓鞘性神经病变。

（四）诊断

CTX诊断通常依据临床表现、生化、神经系统影像学和基因检测。CTX患者临床表现、严重程度、发病时间差异很大，可能导致很多病例未确诊或诊断延误，尤其是无肌腱黄瘤者，起病初期可能被误诊为其他疾病，如多发性硬化症、外周神经病变、精神发育迟缓及其他。2000年Verrips等建议如果存在早发型白内障、顽固性腹泻、进行性神经系统症状、肌腱黄瘤中的两项以上者，应进行CTX相关生化筛查。此外，儿童或青少年精神紊乱包括注意缺陷多动障碍（attention deficit hyperactivity disorder，ADHD）、烦躁不安、对抗性障碍，应进一步评估，特别是父母为近亲结婚时。

CTX有几种生化特点有助于诊断。血浆胆甾烷醇检测常用于诊断，尿胆汁醇检测、血浆和尿液胆汁酸分析也可以作为CTX的诊断方法。血浆和胆汁中胆汁酸前体升高，如血浆酮甾醇（7α-羟基-4-胆甾烯-3-酮、7α,12α-二羟基-4-胆甾烯-3-酮、7α,12α-二羟基-5β-胆甾烷-3-酮）升高。

*CYP27A1*基因检测可用于确诊，方法包括单基因测序、多基因panel测序、家系外

显子组测序。二代测序可用于同时筛查多种基因疾病，有助于早期识别CTX。

（五）治疗

2017年，鹅去氧胆酸（CDCA）被欧盟（EU）批准为罕用药，用于治疗婴儿（≥1个月）、儿童、青少年和成人CTX（EMA 2017）。推荐剂量：儿童5～15mg/（kg·d），年幼儿童首选较低剂量，成人750mg/d。终身口服CDCA是治疗CTX神经系统和非神经系统症状的首选方法。CDCA可以抑制胆固醇、胆甾醇、胆汁醇和胆汁酸的合成，减少胆汁酸生物合成过程中间产物的积累，如果在早期开始治疗，可以减轻临床症状。但对于晚期确诊时已有严重神经系统症状的患者，即使接受CDCA治疗，病情仍有可能进展。此外，他汀类药物单独或联合CDCA治疗也可降低胆甾醇水平并改善神经系统临床表现。由于他汀类药物会增加患肌病的风险，因此同时服用泛醌可改善肌肉无力。少数无法耐受鹅去氧胆酸治疗的患者，采用胆酸治疗也被证明对非神经系统症状有效。

婴儿期以胆汁淤积症起病的患者，部分口服鹅去氧胆酸或胆酸可缓解胆汁淤积，但仍有相当一部分患者迅速进展至肝衰竭，需接受肝移植手术。

其他对症治疗，包括白内障手术，癫痫、痉挛和帕金森病的神经系统并发症需要对症治疗，骨质疏松症患者补充钙和维生素D，黄瘤可以通过手术切除。

（六）典型病例

1.病例介绍 患儿，男，3个月12天，因"生后25天皮肤黄染至今"入院。患儿生后25天出现皮肤黄染，经皮胆红素14.5mg/dl，给予光疗、茵栀黄治疗后皮肤黄染好转出院。出院后仍有皮肤黄染，2月龄时再次于当地住院，TBIL 122.98μmol/L，DBIL 57.25μmol/L，ALT 190U/L，AST 397U/L，GGT 58U/L，ALB 34.3g/L；PTA 76%；血氨44μmol/L；TORCH CMV IgM与IgG阳性；MRCP胆总管显示欠清，给予熊去氧胆酸利胆，更昔洛韦抗病毒，还原型谷胱甘肽及垂盆草保肝，泼尼松口服20天，皮肤黄染加重，大便浅黄色，复查肝功能显示病情较前加重，TBIL 146μmol/L，DBIL 98.6μmol/L，ALT 232U/L，AST 630U/L，GGT 65U/L，ALB 37.1g/L。为进一步诊治至笔者所在医院。患儿系第4胎第2产，足月顺产，出生体重3.4kg，否认窒息抢救史，生后混合喂养，体重增长尚可。母亲孕产史：2-0-2-2，G1哥哥20岁体健，G2人工流产，G3自然流产。父母体健，否认近亲结婚及家族遗传病史。

查体：身高63cm，体重6.6kg。神志清楚、精神反应可。全身皮肤、巩膜中度黄染。前囟平软，无特殊面容，口唇红，咽稍红。呼吸平稳，双肺呼吸音粗，可闻及中湿啰音。心音有力，心律齐，未闻及杂音。腹部稍膨隆，未见腹壁静脉显露，肝肋下2.5cm、剑突下4cm，质韧，脾肋下2.5cm，质软，肠鸣音正常。四肢活动可，末梢暖，CRT＜2秒。

初步诊断：胆汁淤积症（低GGT），巨细胞病毒感染？支气管肺炎。

完善检查：血WBC 7.5×10⁹/L，PLT 387×10⁹/L，HGB 118g/L，CRP ＜8mg/L；TBIL 194.5μmol/L，DBIL 103μmol/L，ALT 424U/L，AST 1564U/L，GGT 84U/L，TBA 68.7μmol/L，ALB 39.7g/L，CHOL 8.22mmol/L，TG 1.72mmol/L；INR 1.29，PT 16秒，APTT 44.9秒，FIB 2.84g/L；TORCH IgM均阴性；HBV、HCV、HIV、梅毒抗体均阴性；

AFP＞121 000ng/ml；25－羟维生素D₃ 11.08ng/ml；GLU 1mmol/L；LAC 3.4mmol/L；NH₃ 81mmol/L；血甲硫氨酸174.67μmol/L（正常范围10～80μmol/L），酪氨酸228.62μmol/L（正常范围30～200μmol/L），苏氨酸109.45μmol/L（正常范围17～90μmol/L），游离肉碱81.26μmol/L（正常范围10～50μmol/L）。甲状腺功能在正常范围。胸片提示支气管肺炎。B超：肝大，质地欠佳，肝门区淋巴结轻度肿大，脾脏轻度增大，空腹胆囊充盈欠佳，内壁毛糙、增厚，胆总管未见局灶性扩张，胰腺、双肾、双侧肾上腺、后腹膜未见局灶性占位，无腹水。

尿液胆汁酸谱分析（FAB-MS，停熊去氧胆酸5天，图6-10）显示缺乏正常的胆汁酸，但 *m/z* 595、611和627等异常峰代表尿中葡萄糖醛酸苷化胆汁醇含量显著升高，提示胆汁酸合成途径中固醇27羟化酶（CYP27A1）活性不足，与脑腱黄瘤病相符合。

患儿及父母 *CYP27A1* 基因（NM_000784）检测结果见表6-15。

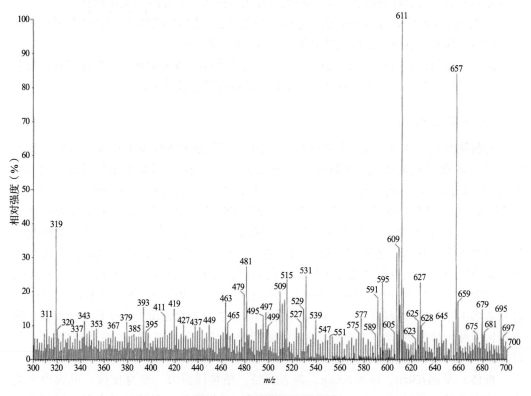

图6-10　尿液胆汁酸谱分析

表6-15　患儿及父母 *CYP27A1* 基因（NM_000784）检测结果

基因变异信息	合子类型	变异来源
exon2 c.379C＞T（p.Arg127Trp）	杂合	父源
exon9 c.1477-2A＞C	杂合	母源

确定诊断：脑腱黄瘤病，凝血障碍，低血糖，高脂血症，维生素D缺乏，支气管

肺炎。

治疗及转归：给予鹅去氧胆酸利胆，考来烯胺减少肝肠循环，头孢克肟抗感染，补充维生素AD、维生素D、维生素E、维生素K₁治疗，肝功能一过性好转后再次加重，8.5月龄因肝衰竭行亲体肝移植手术，目前患儿4岁9月龄，肝功能正常，规律随访中。

2.讨论 脑腱黄瘤病可表现为严重的新生儿或婴儿期胆汁淤积，即使及时采用鹅去氧胆酸治疗，仍有可能死亡或需要行肝移植，对于这一类患者需要进一步探索生化诊断标准和最佳治疗方案。

四、氧固醇7α-羟化酶缺乏症

氧固醇7α-羟化酶缺乏症（oxysterol 7α-hydroxylase deficiency），临床表型包括先天性胆汁酸合成障碍3型（congenital bile acid synthesis defect 3，CBAS3）和遗传性痉挛性截瘫5A型（spastic paraplegia 5A，SPG5A）。1998年，Setchell等首次报道了一例以婴儿胆汁淤积症发病的男性患儿。2008年，Tsaousidou等报道了5例SPG5A患者。

（一）发病机制

本病属于常染色体隐性遗传病，致病基因*CYP7B1*位于染色体8q12.3，全长220kb，包含6个外显子和5个内含子，编码506个氨基酸，主要在肝脏、脑和生殖系统表达。ClinVar数据库已收录200余种致病性或非致病性变异位点。

氧固醇7α-羟化酶位于内质网，属于细胞色素P450家族，主要参与肝脏内胆汁酸合成，脑内类固醇激素、生殖系统雌激素受体配体的代谢及调节免疫球蛋白生成。在胆汁酸合成替代途径中，氧固醇7α-羟化酶催化27羟基胆固醇转化为7α,27-二羟基胆固醇。

氧固醇7α-羟化酶缺乏症是由于编码氧固醇7α-羟化酶的基因*CYP7B1*变异，导致酶活性减低，胆汁酸合成替代途径与脑内类固醇激素代谢中断，但目前引发脊髓损伤的机制尚不清楚。SPG5A患者血清和脑脊液中CYP7B1底物的显著积累，氧甾醇，尤其是27-羟基胆固醇，与神经退行性变有关，对培养的神经母细胞瘤细胞、巨噬细胞和平滑肌细胞具有促凋亡作用。因此，氧甾醇的积累可能不仅是SPG5A的生物标志物，而且也是驱动SPG5A病理损伤的关键因素。

（二）临床表现

CBAS3与SPG5A是目前氧固醇7α-羟化酶缺乏症已知的两种临床表型。部分SPG5A患者既往有新生儿黄疸长期不退病史，但具体概率不清楚。

CBAS3在新生儿期发病，多以黄疸就诊，并进行性加重，伴出血倾向，部分合并多囊肾，查体可见不同程度的皮肤、巩膜黄染，伴或不伴肝脾大。如未得到有效治疗，则CBAS3患者迅速进展至肝衰竭，大部分药物治疗效果欠佳，需接受肝移植治疗。

SPG5A是遗传性痉挛性截瘫的一种罕见亚型，多在儿童期和成人期起病，临床表型以上运动神经元退行性病变所致双下肢无力和痉挛为主的综合征，表现为步态共济失调，伴有感觉障碍，部分患者有大小便失禁、直肠急迫症状，部分患者行为异常包括恐慌症、药物滥用和注意力缺陷多动障碍。少数合并症包括髋关节发育不良、丛集性头痛、早期卵巢功能衰竭、癫痫发作。

（三）辅助检查

CBAS3患者肝功能表现：胆红素（以直接胆红素为主）、转氨酶（ALT与AST）升高，谷氨酰转肽酶（GGT）与总胆汁酸（TBA）在正常范围，常有总蛋白，尤其是白蛋白降低。同时甲胎蛋白明显升高，血氨不同程度升高，凝血障碍。血浆和尿液胆汁酸谱分析显示存在大量不饱和单羟基胆汁酸、3β-羟基-5-胆酸和3β-羟基-5-胆甾酸。肝活检显示肝细胞内胆汁淤积、桥接性纤维化、广泛的巨细胞转化和胆管增生。

SPG5A患者血浆和脑脊液（CSF）中27-羟基胆固醇（27-OHC）升高，部分25-羟基胆固醇（25-OHC）与3β-羟基-5-胆甾烯酸（3β-CA）升高，而24S-羟基胆固醇（24S-OHC）正常。头颅MRI显示脑室周围和皮质下白质异常信号，部分出现轻度小脑萎缩。部分脊髓MRI可见脊髓萎缩，也有报道脊髓空洞、广泛的后侧索高信号。多数患者肌电图正常。

（四）诊断

CBAS3诊断需要结合临床、生化、尿胆汁酸谱及基因检测，诊断要点如下：①新生儿或婴儿期起病，持续皮肤黄染不退，伴或不伴肝脾大；②血生化可见总胆红素升高（以直接胆红素为主），转氨酶升高，GGT与TBA在正常范围或轻度高于正常，部分伴有凝血障碍与高氨血症；③尿胆汁酸谱可见大量不饱和单羟基胆汁酸、3β-羟基-5-胆酸和3β-羟基-5-胆甾酸；④*CYP7B1*基因纯合或复合杂合变异。

SPG5A诊断需结合临床、血代谢组学及基因检测，诊断要点如下：①缓慢进展的以步态共济失调为主的痉挛性截瘫症状，伴有感觉障碍；②血浆和脑脊液中氧固醇7α氧化酶底物（25-OHC、27-OHC和3β-CA）升高；③*CYP7B1*基因纯合或复合杂合变异。

（五）治疗

CBAS3患者使用熊去氧胆酸治疗效果不佳。1例患者对胆酸治疗效果不佳，3例患者采用鹅去氧胆酸治疗后完全康复。肝移植被认为是药物治疗后未康复的CBAS3患者的唯一选择，但术后并发症、感染、移植物抗宿主病、长期使用免疫抑制剂的副作用会影响预后。共有4例CBAS3患者接受了肝移植，其中1例患者术后第20天死于EB病毒相关的播散性淋巴增殖性疾病，另1例患者术后第17天死于肠穿孔和败血症。

迄今为止，尚无有效的治疗方法可以改善SPG5A患者的神经系统症状，多项研究表明3-羟基-3-甲戊二酸单酰辅酶A（HMG-CoA）还原酶抑制剂治疗可能会降低SPG5A患者病理性升高的氧甾醇水平，但鉴于SPG5A进展缓慢，需对患者进行长期随访，进一步证实HMG-CoA还原酶抑制剂的临床效果。有研究发现对基因敲除小鼠静脉注射人*CYP7B1*基因mRNA，可降低肝脏和血清中的氧甾醇水平，重复注射以后可降低脑内神经毒性氧甾醇水平，由此认为mRNA注射是一种非常有潜力的治疗方案。

（六）典型病例

1.病例1介绍　患儿，男，5个月7天，因"皮肤黄染4个月余"入院。患儿系第2

胎第2产，孕39周顺产，出生体重3.15kg，无窒息抢救史。生后1个月出现皮肤黄染，给予熊去氧胆酸5mg/（kg·d）利胆，更昔洛韦抗巨细胞病毒，以及补充免疫球蛋白、白蛋白和富含中链脂肪酸配方奶粉后，患儿皮肤黄染仍加重，进展至肝衰竭，其间两次患肺炎。全外显子组测序显示 *CYP7B1* 基因 c.187C＞T（p.R63X）/c.334C＞T（p.R112X）两个杂合变异。

入院查体：体重8.0kg（第50～75百分位数），身高65cm（第50～75百分位数），神志清楚，精神反应尚可。全身皮肤重度黄染。前囟平软，无特殊面容，口唇红。呼吸急促，双肺可闻及喘鸣音及痰鸣音。心音有力，心前区未闻及杂音。腹部膨隆，肝肋下3cm，质韧，脾肋下4cm，质韧，移动性浊音阳性，肠鸣音尚可。神经系统检查正常。

完善检查：TBIL 300μmol/L，DBIL 150.4μmol/L，ALT 133U/L，AST 206U/L，GGT 27U/L，TBA 100.9μmol/L，ALB 33g/L；INR 2.59，PT 29秒，APTT 75.1秒，FIB 1.42g/L；AFP 241 863ng/ml；血常规、血涂片、肾功能、电解质均正常；HAV、HBV、HCV、HIV、梅毒抗体未见异常；腹部超声显示肝脾大和大量腹水。

尿液胆汁酸谱分析显示二羟基、三羟基和四羟基胆酸的甘氨酸和硫酸盐结合物升高，以及存在几种非典型 3β－羟基－Δ5 胆汁酸，*m/z* 为453、462、480和510的离子分别是 CYP7B1 缺乏的特征性生物标志物（图6-11）。

病例1父母 *CYP7B1* 基因 Sanger 测序验证表明父母均为杂合变异携带者（表6-16）。

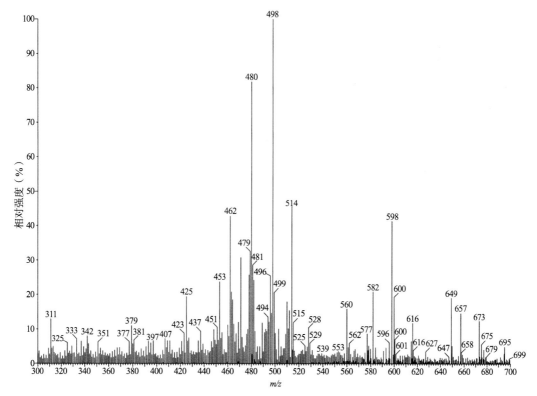

图6-11 病例1尿液胆汁酸谱分析

表6-16 父母*CYP7B1*基因Sanger测序

基因变异信息	合子类型	变异来源
exon2 c.187C > T（p.R63X）	杂合	母源
exon3 c.334C > T（p.R112X）	杂合	父源

资料来源：Tang YP, Gong JY, Setchell KDR, et al. 2021. Successful treatment of infantile oxysterol 7α-hydroxylase deficiency with oral chenodeoxycholic acid. BMC Gastroenterol，21（1）：163。

确定诊断：先天性胆汁酸合成障碍3型，肝衰竭。

治疗与转归：因大量腹水和低蛋白血症补充白蛋白（7.5g），并口服补充脂溶性维生素；采用抗生素、甲泼尼龙2mg/（kg·d）、雾化治疗肺炎。停熊去氧胆酸3天后收集尿液样本进行胆汁酸分析，予口服鹅去氧胆酸6mg/（kg·d）治疗。2周后患儿凝血好转，胆红素明显下降，肺炎缓解出院。出院后，甲泼尼龙逐渐减停，继续口服鹅去氧胆酸，8个月后患儿肝功能、凝血功能恢复正常。最近一次随访时，患儿23月龄，生长发育正常，肝功能、凝血指标正常。

2.病例2介绍 追问病例1家族史时发现，她有一个15岁的哥哥在读初中，13岁时出现步态异常，体育成绩下降，逐渐发展为步态轻瘫，但没有智力或心理问题。神经系统检查显示下肢反射亢进、肌痉挛，提示上运动神经元受损。其肝功能指标、血脂、凝血功能和全血细胞计数均正常。根据临床表现、查体、影像结果（图6-12）和尿液胆汁酸谱结果（图6-13），怀疑诊断为SPG5A。Sanger测序验证表明，病例2存在*CYP7B1*基因复合杂合变异，与病例1基因型相同，确诊为SPG5A，采用鹅去氧胆酸6mg/（kg·d）治疗，并进行康复训练。开始治疗后，病例2第二次胆汁酸谱分析显示接近正常，但步态异常、体育课成绩并没有得到改善，而且经常跌倒。随访中，父母拒绝给病例2继续服用鹅去氧胆酸治疗，遂2个月后终止服药。

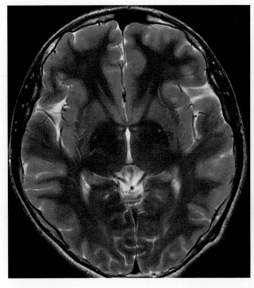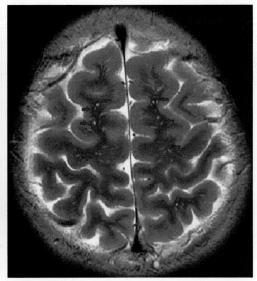

图6-12 病例2影像结果

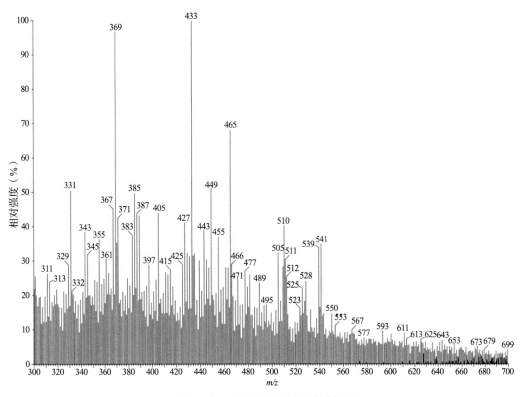

图6-13 病例2尿液胆汁酸谱结果

3.讨论 病例1为迄今为止报道的对鹅去氧胆酸治疗有效的第3例患者。此外，该家庭中先证者生后1月龄出现肝内胆汁淤积，而具有相同基因变异的哥哥则表现为SPG5A的典型临床特征，并没有肝脏病变表现，表明*CYP7B1*基因变异的临床表型是高度变异的，即使在同胞兄弟姐妹中也是如此。但也有报道成年后被诊断为SPG5A的患者，既往有新生儿黄疸消退延迟病史。因此，在鹅去氧胆酸治疗后存活的胆汁酸合成障碍3型婴儿后期可能发展为SPG5A。病例1的15岁哥哥接受鹅去氧胆酸治疗仅2个月，尽管他的第二次尿胆汁酸谱接近正常，但神经系统症状有所进展，这表明鹅去氧胆酸治疗SPG5A至少在短期内没有疗效。

（赵　静　王建设）

第五节 胆汁酸运输障碍

一、家族性肝内胆汁淤积1型

家族性肝内胆汁淤积1型，又称ATP8B1缺陷病。根据临床表现不同，可分为两种表型：进行性家族性肝内胆汁淤积1型（progressive familial intrahepatic cholestasis type 1，PFIC1）和良性复发性肝内胆汁淤积1型（benign recurrent intrahepatic cholestasis type 1，BRIC1）。其中，PFIC1以持续性肝内胆汁淤积、黄疸伴瘙痒为特征，通常在1岁之前发病，随着病情进展，最终发展为肝纤维化、肝硬化和肝衰竭。

（一）发病机制

家族性肝内胆汁淤积1型是常染色体隐性遗传病，致病基因是*ATP8B1*基因，该基因位于染色体18q21—q22，编码FIC1蛋白。FIC1（ATP8B1）是P型ATP酶4型亚家族（P4 ATPase）成员，表达于上皮细胞的顶膜，包括肝细胞的毛细胆管膜。ATP8B1介导磷脂酰丝氨酸由细胞外膜向内膜转位，其引起胆汁淤积的机制尚不完全清楚，可能和肝细胞毛细胆管膜上胆固醇和磷脂的比例降低，导致ABCB11功能下降有关。ATP8B1在多种器官组织表达，包括肝脏、胰腺、肾脏和小肠。因此，部分患者可出现胰腺炎、腹泻、甲状腺功能减退和听力损害等肝外表现，严重病例肝移植后可出现慢性难治性腹泻。

（二）临床表现

*ATP8B1*变异可引起两种形式的胆汁淤积，PFIC1和BRIC1。PFIC1患者病情呈持续性、进行性，最终发展为终末期肝病，而BRIC1患者可反复发作胆汁淤积，可自发缓解，不遗留严重的肝损害，发作间期无症状。

1.黄疸伴瘙痒 PFIC1以进行性胆汁淤积、黄疸伴瘙痒为特征，通常1岁之前发病，平均发病年龄为3月龄，少数患儿在新生儿期起病，部分可到青春期才出现胆汁淤积。PFIC1患者可以在儿童早期迅速进展到终末期肝病，也可以在十几岁时缓慢进展为肝硬化，少数患者不经治疗可存活至二十几岁。瘙痒是大多数PFIC1患儿最明显的临床特征，其严重程度与黄疸程度不成正比。6月龄以下的患儿瘙痒不易被发现，但瘙痒患儿比较烦躁，易激惹，夜间睡眠差。一项国际多中心研究显示，本病基因型和肝脏表型之间无明确关联。

2.生长发育障碍 是PFIC1患儿另一主要特征。多数患儿身材矮小（小于第15百分位数），对于未经移植而能够存活至青少年期的患者，其青春期及性征发育延迟。患儿出生后前几个月，腹泻、营养物质吸收障碍及生长发育障碍较常见，脂溶性维生素吸收障碍可以导致维生素K缺乏性出血、维生素E缺乏性神经肌肉功能异常等。

3.肝外表现 由于FIC1在多种组织中广泛存在，故PFIC1临床表现多种多样。最常见的肝外临床表现包括复发性胰腺炎、腹泻、感音神经性听力损害、慢性咳嗽或喘息、甲状腺功能低下等。此外，患儿还会出现肝脾大，随着肝损害进展，逐渐出现肝衰竭及门静脉高压。

4. BRIC1 *ATP8B1*基因变异的杂合子或者对蛋白功能损害较轻的变异纯合子可表现为BRIC1，本病可反复发作胆汁淤积，首次黄疸可出现于1～50岁，多数在20岁之前发病，通常会有2～4周以乏力、食欲减退及瘙痒为特征的黄疸前期，但无明显的发作诱因，黄疸期可持续1～18个月，以2～3个月常见。在黄疸期，患者常出现体重下降及腹泻，生化检查可见血清胆汁酸、胆红素及碱性磷酸酶升高，而GGT正常。肝组织活检提示良性改变。目前，尚无有效的预防或者缩短黄疸发作期的方法。在无症状期，本病患者临床表现、生化指标及肝组织病理均无异常。部分患者反复发作，可进展为慢性持续性肝病。

（三）辅助检查

1.实验室检查　家族性肝内胆汁淤积1型患者血清GGT在正常范围内。PFIC1患者刚出生时碱性磷酸酶、胆红素、胆汁酸正常或接近正常，随着病情进展，出现血清直接胆红素、转氨酶升高及凝血异常，但转氨酶一般不会高于正常值的两倍。晚期这些指标变化与其他胆汁淤积性疾病相似。胆汁中初级胆汁酸降低。由于胆汁检查的标本不易获得，临床上不易推广。BRIC1患者在黄疸发作期，血清胆汁酸、胆红素及碱性磷酸酶升高，但在无症状期生化指标恢复正常。PFIC1患者多数会出现脂溶性维生素缺乏，血清维生素D、维生素K及维生素E下降。

2.影像学检查　本病患者在影像学上无明显异常，肝脏超声、MRI或CT一般显示胆管无扩张，肝胆系统无畸形。

3.肝组织病理改变　早期可见轻微的肝细胞及毛细胆管胆汁淤积，少数肝细胞呈巨细胞转化及肝细胞气球样变；肝巨细胞转化多见于婴儿期，随着年龄增长逐渐复原。婴儿期胆道损伤轻微，随时间推移逐渐明显，最终可出现胆管缺如。76%的患儿到2岁时会出现肝纤维化，纤维化最初可见于小叶中央和（或）汇管区，纤维化持续进展，最终发展为肝硬化。免疫组化常可发现肝细胞毛细胆管膜上GGT表达缺失，而多药耐药蛋白（MRP）2和BSEP正常表达。

4.基因检测　*ATP8B1*基因变异是诊断本病的重要依据，对于临床怀疑本病的患者，建议行基因检测。

（四）诊断

临床上对于不明原因的血清GGT正常的胆汁淤积性肝病，需考虑家族性肝内胆汁淤积1型的可能。主要诊断依据：①病史，表现为持续或反复发作的黄疸或严重瘙痒；②排除肝外胆道疾病，B超、同位素显像或MRCP显示肝外胆管通畅；③肝脏病理检查显示无明显的胆管增生和（或）严重脂肪变性；④生化指标，病程中血清胆汁酸升高，而GGT正常；⑤PFIC1多在新生儿或婴儿期起病，婴儿期或儿童期发展为肝硬化和（或）肝衰竭。BRIC1可在任何年龄起病。免疫组化有助于分型，明确诊断需行*ATP8B1*基因检测。

（五）治疗

1.药物治疗　熊去氧胆酸（UDCA）可促进胆汁排出，减少体内胆汁含量，缓解胆汁淤积对肝细胞的损害，肝功能可得到改善，但是对于改善瘙痒效果不明显。

2.补充维生素及热量　适当补充脂溶性维生素D、维生素K、维生素E及中链脂肪酸，满足患儿生长发育所需。

3.胆汁分流术　PFIC1患者可行胆汁分流术，有报道多数患者术后肝功能指标恢复正常或改善，且组织学显示改善或进展停止。

4.肝移植　由于PFIC1患者常伴有肝外表现，肝移植后并不能改善肝外病变，并且移植肝可发生脂肪变，进一步发展为肝硬化，因此目前不推荐PFIC1患者进行肝移植治疗。

5.治疗研究进展 4－苯基丁酸（4-phenylbutyrate，4-PB）是一种分子伴侣，可稳定由错义变异导致的蛋白质异常折叠，促进某些错义变异在体外细胞的蛋白表达。已有日本学者将4-PB应用于PFIC1患者，瘙痒症状明显好转。随着 *ATP8B1* 变异谱的扩展及常见变异对蛋白表达或功能损害的研究进展，根据患者基因型的特异性进行个体化治疗将成为趋势之一。

（六）典型病例

1.病例介绍 患儿，女，1岁，因"发现皮肤、巩膜黄染9个月，加重1周"入院。患儿3月龄时出现皮肤、巩膜黄染，未予重视。6月龄时黄染加重，伴瘙痒，小便深黄色，大便颜色时黄时白。感冒或腹泻时大便为白色，小便深黄色。就诊于当地医院，检测肝功能提示胆红素明显升高，给予抗感染及退黄治疗，皮肤黄染减轻。院外间断口服消炎利胆药物，皮肤、巩膜黄染未消退。1周前（1岁）患儿出现发热、腹泻，皮肤黄染加重，大便白色，就诊于当地医院，诊断为梗阻性黄疸，给予抗感染、保肝治疗，效果差。遂转至笔者所在医院治疗。患儿系第1胎第1产，足月剖宫产，出生时体重3.5kg，父母均体健，非近亲结婚。

入院后查体：神志清楚，精神反应可。全身皮肤及巩膜中度黄染。心肺听诊未见异常。腹软，未触及包块，肝肋下4cm、剑突下4cm，质韧。脾肋下2cm，质软。四肢活动可，肌力、肌张力正常。颈软，神经系统检查未见异常。

入院后初步诊断：胆汁淤积症（低GGT）。

入院后完善检查：血WBC $8.0×10^9$/L，HGB 102g/L，PLT $174×10^9$/L；ALT 13U/L，AST 52U/L，GGT 17U/L，TBIL 195.8μmol/L，DBIL 159.9μmol/L，TBA 120.8μmol/L，ALB 37.5g/L。腹部B超：肝大、质地欠佳；胆总管未见局灶性扩张。基因检测：*ATP8B1*（NM_005603）：患儿，c.1799G＞A/p.Arg600Gly（纯合，来自父亲和母亲）。

确定诊断：进行性家族性肝内胆汁淤积1型（PFIC1）。

治疗及转归：入院后完善辅助检查，明确诊断，给予熊去氧胆酸利胆、复方甘草酸苷保肝等对症支持治疗，黄疸未见好转。13月龄时行胆汁内分流术，术后皮肤黄染较前减轻，口服熊去氧胆酸及保肝药物治疗。20月龄时患儿发热、咳嗽，皮肤黄染加重，经抗感染治疗后，黄染仍进行性加重，伴瘙痒。口服熊去氧胆酸、考来烯胺治疗，效果欠佳。患儿病情持续进展，2岁时行肝移植术，肝移植后出现慢性腹泻，半年后发现肝脂肪变。

2.讨论 不明原因的低GGT肝内胆汁淤积症，需考虑家族性肝内胆汁淤积1型的可能。在胆汁淤积情况下，血清GGT正常较少见。鉴别诊断中需要与先天性胆汁酸合成缺陷相鉴别。PFIC和BRIC患儿的血清初级胆汁酸明显升高，而胆汁酸合成缺陷患儿的血清中虽有异常的胆汁酸前体，但无初级胆汁酸，血清总胆汁酸不升高，且本病患儿很少表现为瘙痒，基因检测可以进一步明确诊断。此外，在家族性肝内胆汁淤积症中，除3型外，其他5型家族性肝内胆汁淤积症均表现为低GGT胆汁淤积症，根据临床表现和常规生化检测结果难以鉴别，可选用包含胆汁淤积症致病基因的高通量测序进行检测。建议对先证者家系其他无症状女性成员进行携带者检测。有下一胎生育需求的高危家庭可对变异已知家系通过第三代试管婴儿技术进行着床前遗传筛查，或在妊娠期经羊膜腔穿刺或经绒毛膜绒毛取样提取胎儿细胞DNA进行产前诊断。

二、家族性肝内胆汁淤积2型

家族性肝内胆汁淤积2型，又称ABCB11缺陷病，以肝内胆汁淤积为主要表现，可反复发生或持续进展。根据临床表现的差异，持续进展的病例又称进行性家族性肝内胆汁淤积2型（progressive familial intrahepatic cholestasis type 2，PFIC2），轻症可表现为良性复发性肝内胆汁淤积2型（benign recurrent intrahepatic cholestasis type 2，BRIC2），部分患儿可表现为婴儿暂时性胆汁淤积症（transit neonatal cholestasis，TNC）。PFIC2多在婴儿早期发病，以黄疸和皮肤瘙痒为主要表现，病情进展多较PFIC1迅速。

（一）发病机制

ABCB11缺陷病的致病基因是*ABCB11*，该基因位于染色体2q24，编码BSEP蛋白。BSEP是肝细胞毛细胆管膜胆盐转运蛋白，属ABC（ATP-binding cassette）转运蛋白超家族成员，是位于肝细胞毛细胆管面分泌胆汁酸的运载体，目前在人类尚未发现替代途径。人类胆汁流的形成75%是胆盐依赖性的，分泌至毛细胆管的胆盐是形成胆汁流的主要驱动力。BSEP蛋白的表达水平和（或）功能损害会严重影响胆盐的分泌，进而影响胆汁流的形成，导致胆汁淤积；胆汁酸在肝细胞内蓄积，损伤肝细胞，引起炎症和纤维化，所以该蛋白的表达水平和功能与淤胆性疾病的关系甚为密切。*ABCB11*基因插入、缺失、无义和经典剪切位点变异均可导致BSEP蛋白功能严重缺陷，肝细胞毛细胆管膜几乎没有BSEP蛋白表达。

由于变异类型和严重程度的差异，*ABCB11*基因变异可表现为PFIC2、BRIC2或TNC。在临床症状较轻的患者中，错义变异更为多见。*ABCB11*基因型与表型之间存在一定的关联。

（二）临床表现

1.**黄疸伴瘙痒** PFIC2通常在新生儿期起病，表现为进行性胆汁淤积，如不治疗，病情进展为肝硬化较快。临床表现为黄疸和皮肤瘙痒、肝脾大、生长迟缓，病情呈进行性发展，多在10岁前进展为肝硬化，发生肝衰竭。

2.**胆结石** 可伴发胆结石，无肝外表现，但是发生肝癌和胆管癌的风险较大。

3.**脂溶性维生素缺乏** 与PFIC1相比较，本病患儿易激惹，维生素K缺乏性出血较多见。

4. **BRIC2** 主要表现为黄疸和瘙痒反复发作。首次起病可发生在任何年龄，但多数在20岁之前发病。病程可持续数周至数月。发作期间本病患者的生化指标变化与PFIC2相似。发病间期肝功能指标多在正常范围。大多数患者可自行缓解。BRIC2的肝组织病理主要表现为胆汁淤积，肝脏组织结构一般无异常，很少见肝硬化。部分患者胆汁淤积持续或反复发作，可进展为PFIC2。

5. **TNC** 主要表现为黄疸和瘙痒。首次起病多在半岁以内，病程可持续数周至数月，患者的生化指标变化与PFIC2相似。但经治疗后，随着时间的推移，患者生化指标逐渐恢复正常，在随访期内未观察到黄疸复现或生化指标异常。该类患者以后是否会发展为BRIC2需要更多的临床观察研究。

（三）辅助检查

1.常规实验室检查　GGT正常；刚出生碱性磷酸酶、胆红素、胆汁酸正常，后期这些指标变化与其他胆汁淤积性疾病相似；外周血白细胞计数升高；转氨酶一般高于正常值的5倍以上。胆汁中初级胆汁酸下降。血清维生素D、维生素K及维生素E等下降。

2.影像学检查　家族性肝内胆汁淤积2型可有胆结石表现，肝脏超声、MRI或CT一般显示胆管无扩张，肝胆系统无畸形。

3.肝组织病理改变　PFIC2主要表现为巨细胞性肝炎、慢性炎症及纤维化，肝细胞内胆汁淤积严重，小胆管内存在胆汁淤积，肝细胞排列紊乱。多快速进展为肝硬化，一般无小胆管增生表现。免疫组化常可发现肝细胞毛细胆管膜上BSEP表达缺失，而GGT和同源转运体MRP2正常表达。BRIC2发作期肝组织活检提示良性改变，发作间期肝组织病理无异常。

4.基因检测　*ABCB11*基因变异是诊断本病的重要依据，对于临床怀疑本病的患者，建议行基因检测。

（四）诊断

诊断依据与PFIC1相似，主要根据临床表现、病理特征、免疫组化和基因诊断进行分型。需与家族性肝内胆汁淤积1型、TJP2缺陷病、NR1H4缺陷病、MYO5B缺陷引起的家族性肝内胆汁淤积及先天性胆汁酸合成缺陷等鉴别。

（五）治疗

目前对于本病保守的治疗方法是用UDCA等药物治疗，但效果不佳。胆汁分流手术疗效多不理想，在携带对蛋白功能损害较轻的错义变异患者中效果相对好。因为PFIC2无肝外长期病变，并有很高的肝癌发生率，所以应该密切随访，及时进行肝移植。由于BSEP蛋白只表达于肝脏，患者无肝外表现，肝移植治疗效果确切。

分子伴侣4-苯基丁酸（4-PB）、依伐卡托（ivacaftor）可稳定由错义变异导致的蛋白质异常折叠，促进某些错义变异在体外细胞的蛋白表达。已有临床病例报道，4-PB可改善这类错义变异导致的PFIC2及BRIC2患者的肝功能指标及瘙痒症状。对于无义变异，一些小分子（如庆大霉素）能够促进"读通"（readthrough），从而显示出治疗潜力。随着对不同致病基因的不同变异对蛋白结构或功能影响机制的深入研究，相信将来会有更多变异特异性的靶向药物用于治疗，依据患者基因型特异性的个体化治疗将成为趋势。

通过外科手术阻断肠肝循环已证明对减轻部分遗传性肝内胆汁淤积症的胆汁淤积有效，但手术属创伤性，且存在长期复发问题。考来烯胺也属于阻断肠肝循环的药物，但口感差、需要多次服用造成依从性差，副作用较多。已知胆汁酸从胆囊进入肠道后，大部分通过顶膜钠离子依赖性胆汁酸转运体（apical sodium-dependent bile acid transporter, ASBT）被肠道黏膜细胞吸收，经肠肝循环进入肝脏，因此靶向ASBT特异性阻断胆汁酸的肠肝循环是近年的研究热点之一，在国外已有批准用于进行性家族性肝内胆汁淤积。

（六）典型病例

1.病例介绍 患儿，男，5月龄，因"发现皮肤、巩膜黄染5个月"入院。患儿5个月前（生后5天）出现皮肤、巩膜黄染，尿色黄，未予重视。1月龄时查肝功能异常，于当地医院进行抗感染治疗，效果差。出院后进行保肝利胆治疗，皮肤黄染进行性加重，遂转至笔者所在医院。患儿系第2胎第1产，足月剖宫产，父母均体健，非近亲结婚。

入院后查体：神志清楚，精神反应可。全身皮肤中度黄染，巩膜中度黄染。心肺未见异常。腹软，未触及包块，肝肋下4cm，质韧，脾肋下3cm，质软。四肢活动可，肌力、肌张力正常。颈软，神经系统检查未见异常。

入院后初步诊断：肝内胆汁淤积症（低GGT）。

入院后辅助检查：血WBC $7.3×10^9$/L，HGB 90g/L，PLT $415×10^9$/L；ALT 248U/L，AST 385U/L，GGT 34U/L，TBIL 151.5μmol/L，DBIL 112.8μmol/L，TBA 270.9μmol/L，ALB 48.9g/L。腹部B超：肝大，质地欠佳；脾大；双肾结构清晰；腹腔内淋巴结肿大；双侧肾上腺区、后腹膜未见明显局灶性占位。肝组织免疫组化：BSEP蛋白表达缺失；基因检测*ABCB11*（NM_003742）：c.3457C > T/p.Arg1153Cys（杂合，来源于父亲）/c.3623A > G/p.Tyr1208Cys（杂合，来源于母亲）。

确定诊断：进行性家族性肝内胆汁淤积2型（PFIC2）。

治疗及转归：入院后完善辅助检查，明确诊断，给予熊去氧胆酸利胆、复方甘草酸苷保肝等对症支持治疗，黄疸未见好转。6月龄时行胆汁内分流术，术后皮肤黄染较前减轻，继续口服熊去氧胆酸及保肝药物治疗。13月龄时患儿皮肤黄染加重，伴瘙痒。口服熊去氧胆酸、考来烯胺退黄治疗，效果差。患儿病情持续进展，家属因个人因素未考虑肝移植，17月龄时出现肝硬化、肝衰竭死亡。

2.讨论 不明原因的低GGT肝内胆汁淤积症，需要考虑家族性肝内胆汁淤积2型的可能。需与表现为低GGT胆汁淤积的家族性肝内胆汁淤积1型、TJP2缺陷病、NR1H4缺陷病、MYO5B缺陷引起的家族性肝内胆汁淤积症及先天性胆汁酸合成缺陷等鉴别。除临床表现和常规生化特点外，可选用包含胆汁淤积症致病基因的高通量测序进行检测。另外，对于确诊的PFIC2患者，可根据其基因型及肝组织BSEP蛋白表达情况对预后进行预测，选择个体化治疗手段。

（李丽婷 王建设）

三、家族性肝内胆汁淤积3型

进行性家族性肝内胆汁淤积3型（progressive familial intrahepatic cholestasis type 3，PFIC3）是由编码多药耐药蛋白3（multidrug resistance protein 3，MRP3）的*ABCB4*变异引起的一种遗传性疾病。PFIC3通常发生于婴幼儿后期（约30%）至成年早期，临床表现复杂，主要表现为黄疸、瘙痒、肝脾大、胆道纤维化或肝硬化、门静脉高压症、脂肪泻、生长发育迟缓。

（一）发病机制

本病为常染色体隐性遗传病，致病基因*ABCB4*位于染色体7q21.1，大小为74kb，包含27个外显子，编码MRP3。MDR3蛋白又称为P型糖蛋白3，属于ABC超家族成员，位于肝细胞毛细胆管膜上，为磷脂输出泵，将磷脂从肝细胞转运到胆管中，是胆管中磷脂分泌的限速步骤。正常情况下，肝细胞合成的磷脂通过MRP3转运到胆汁中，与胆盐共同形成微粒，使胆盐亲水性增加，减轻胆盐的去垢作用，保护胆管细胞免受胆盐的毒性损伤。*ABCB4*发生变异可导致与胆管中磷脂分泌相关的MRP3蛋白表达水平降低或功能障碍，胆汁中磷脂缺乏，混合微粒不能形成，胆盐游离，对毛细胆管膜发生毒性去垢作用，使胆管细胞发生损伤，出现胆汁淤积、小胆管增生、炎症浸润，逐渐进展为汇管区纤维化、肝硬化及门静脉高压，最后发展为终末期肝病。目前已知PFIC3相关*ABCB4*基因变异达300多个，PFIC3患者的基因型可为一种致病变异的纯合子或两种不同致病变异的复合杂合子。目前研究认为携带*ABCB4*纯合或复合杂合变异的患者更易进展为肝硬化或终末期肝病，而携带杂合变异患者可临床症状轻微或无症状，也有进展为胆汁性肝硬化的报道。PFIC3患者中基因型－表型关系尚未完全阐明。

（二）临床表现

PFIC3发病年龄差异较大，从生后1月龄至20.5岁不等，以婴幼儿发病多见。临床表现复杂，通常由伴或不伴黄疸的慢性胆汁淤积逐渐进展为肝硬化、门静脉高压和肝衰竭。本病与其他型PFIC的主要区别在于其血清GGT升高及肝组织病理表现为明显的小胆管增生。

1.黄疸伴瘙痒　PFIC3的常见临床表现，婴儿多以黄疸、瘙痒、白陶土样便为首发症状，且常在儿童期就进展为肝硬化，常需接受肝移植；瘙痒通常于2～3岁出现。与PFIC1和PFIC2相比，PFIC3瘙痒程度较轻。严重的瘙痒会导致皮肤抓伤、睡眠不足、易怒、注意力不集中和学习成绩下降，查体可见皮肤抓痕。缓解瘙痒通常是早期的治疗目标。

2.肝脾大、肝硬化或门静脉高压　年龄相对较大的儿童或成人常以肝脾大、胃肠道出血等肝硬化及门静脉高压表现为首发症状，多经药物治疗后病情得到改善。

3.脂肪泻、生长发育迟缓　由于胆汁中缺乏磷脂，脂溶性维生素及营养物质吸收不良，常可继发腹泻、生长发育迟缓。

4.胆石症　可伴有胆石症。

5.肝胆恶性肿瘤　比较少见，包括肝细胞癌、肝内胆管癌和胆囊癌。

本病患者父母常有泥沙样胆结石和（或）妊娠期胆汁淤积症表现。

（三）辅助检查

1.实验室检查　早期可仅为ALT、GGT、TBA、DBIL中的一项或几项轻度升高；晚期常表现为ALT、GGT、ALP、TBA及DBIL明显升高，甚至可达正常的十余倍以上，并可出现凝血功能障碍，而总胆固醇正常。还可通过十二指肠引流或胆囊穿刺获取胆汁以进行胆汁成分分析：胆汁中磷脂浓度明显降低（小于总脂质的15%，正常范围为19% ～ 24%）且胆汁盐浓度正常是PFIC3的典型特征。与携带轻度致病变异患者的磷脂浓度相比（大于2%），携带严重变异患者的磷脂浓度极低（小于2%）。同时，胆盐/磷脂值升高大于5倍。若胆汁中磷脂浓度大于总胆脂质的7%则提示熊去氧胆酸治疗效果可。

2. 影像学检查 PFIC3患者可有胆石症表现。腹部超声或磁共振胰胆管成像有助于排除原发性和继发性硬化性胆管炎及肝外因素引起的胆汁淤积。

3. 肝脏活检 PFIC3的肝脏组织病理学表现差异较大，主要包括门静脉区炎性浸润，伴有明显的门静脉周围胆管反应和纤维化，通常进展为胆汁性肝硬化、肝小叶紊乱、肝细胞巨细胞转化和肝小管胆汁淤积，偶尔可见胆管内胆固醇晶状体和慢性胆管病的形态学特征。免疫组化可发现肝细胞毛细胆管膜上MRP3蛋白表达减少或完全缺失，但MRP3正常表达仍不能排除PFIC3。在超微结构上，胆汁致密且无定形，偶尔伴有胆固醇结晶裂隙。

4. 基因检测 基因检测有助于PFIC3患者的早期诊断和治疗。当检测到单个纯合子或两个复合杂合子致病变异时可明确诊断。*ABCB4*基因变异以错义变异为主，目前已知PFIC3相关致病变异达300多个。

（四）诊断

PFIC的临床表现差异很大，需要结合临床特征、家族史、实验室检查和基因检测确定诊断。临床对血清GGT升高的原因不明的胆汁淤积性肝病，需考虑PFIC3的可能，但首先需除外已知引起胆汁淤积的疾病，如胆道闭锁、阿拉杰里综合征等。明确诊断需进行*ABCB4*检测。

（五）治疗

PFIC3患者需要进行全面的临床管理以缓解症状、改善营养状况、延缓疾病进展及并发症的发生。目前主要的治疗方法分为营养管理、药物治疗和手术治疗。

1. 营养管理 多数PFIC3患者存在营养不良，应在首次就诊时进行详细的营养评估，给予达到理想身高体重所需的能量。每日总热量摄入应为推荐热量的125%。膳食脂肪应以中链甘油三酯为主。患者还应口服补充脂溶性维生素，尤其是维生素D，以满足生长发育需要。开始可经验性补充维生素A（5000 ～ 10 000IU/d）、维生素D（2000 ～ 5000IU/d）、维生素E（50 ～ 400IU/d）、维生素K（从5mg/周至5mg/d），之后根据监测结果调整剂量。

2. 药物治疗

（1）熊去氧胆酸（ursodeoxycholic acid，UDCA）：属于亲水性胆汁酸，可增加循环胆汁酸池的亲水性指数，减轻疏水性胆汁酸的细胞毒性作用，同时还有免疫调节、抗炎和抗凋亡作用，是PFIC3的一线治疗药物。剂量为10 ～ 30mg/（kg·d）。口服UDCA可缓解症状及延缓肝硬化进展，但其仅对残留磷脂分泌或MRP3蛋白表达的轻型患者有效，对MRP3表达极低或完全缺失的患者往往无明显治疗效果。治疗反应因人而异，可出现肝功能指标完全恢复正常，长期无病生存，也可出现肝功能指标始终异常，最终进展为终末期肝病，需接受肝移植治疗。

（2）考来烯胺：是一种阴离子交换树脂，属于胆酸螯合剂，与肠内胆酸结合，阻碍胆酸重吸收。考来烯胺是胆汁淤积性瘙痒的一线治疗药物。剂量为240～500mg/（kg·d）。应空腹口服，与其他药物间隔4小时使用。依从性差的主要因素是口感差，可以与果汁混合口服。不良反应包括脂肪吸收不良、便秘、厌食和胃肠道不适。

（3）利福平：是一种孕烷X受体（pregnane X-receptor，PXR）激动剂，也是CYP3A4表达的强诱导剂，可增加胆汁盐的6α-羟基化，将其葡萄糖醛酸化后从尿中排出，还可催化尿苷二磷酸葡萄糖醛酸转移酶（UGT）1A1，增加胆红素结合和排泄。利福平可改善胆汁淤积性瘙痒，是UDCA治疗无效患者的二线治疗药物。剂量为5～10mg/（kg·d），从小剂量开始逐步加量。不良反应包括恶心、食欲减退、溶血性贫血、肝脏或肾脏毒性。

（4）其他：其他可用于缓解瘙痒的药物包括阿片受体拮抗剂、盐酸舍曲林和抗组胺药，但尚缺乏针对性的疗效研究。新型治疗药物包括药物分子伴侣、核和膜受体激动剂、囊性纤维化跨膜电导调节剂增效剂、内质网相关降解抑制剂，通常与UDCA联合使用。

3.手术治疗

（1）胆汁分流术：主要包括部分胆管外引流术和内引流术，可减少肠肝循环和毒性胆汁盐的积累，PFIC3相关研究有限，有患者死于严重腹泻和脱水。

（2）肝移植：是目前治疗PFIC3最有效的方法，目前PFIC3相关报道不多。肝移植的中位年龄是9.6岁（2～33岁）。肝移植治疗的指征包括严重瘙痒、明显生长发育迟缓、肝硬化及肝衰竭。PFIC3患者的活体肝移植生存率超过80%，有些达100%。约1/3的患者出现术后并发症，包括感染和胆道并发症。

4.基因治疗 随着CRISPR/CAS9技术和载体改造技术的日臻成熟，基因治疗逐渐走向成熟，并开始进入临床应用阶段。虽然现在遗传性肝病领域还没有药物被最终批准应用于临床，但有多个药物在不同的临床试验阶段。对于遗传性胆汁淤积，已有多项利用非整合的AAV载体对PFIC3动物模型进行基因矫正的论文发表，提示基因治疗是有效的，可望在未来用于遗传性胆汁淤积症。

（六）典型病例

1.病例介绍 患儿，女，2岁3个月，因"发现尿色黄2年余，皮肤瘙痒15个月"入院。患儿2年余前（生后1个月）出现尿色黄，未予重视。1岁出现皮肤瘙痒，体重不增，就诊于当地医院发现肝脾大，行基因检测排除戈谢病、尼曼-皮克病，现为进一步明确诊断转至笔者所在医院。患儿系第2胎第2产，孕35周剖宫产，生后混合喂养，现生长发育正常，否认长期或特殊药物服用史，否认过敏史。父母非近亲结婚，母亲孕期有皮肤瘙痒病史，父亲体健，有一姐姐生后出现进行性加重黄疸，3岁时因肝硬化死亡。

入院后查体：神志清楚、反应可，全身皮肤、巩膜轻度黄染。肝掌明显。心肺未见异常。腹软，未触及包块，肝肋下4cm、剑突下6cm，质韧。脾脐下1cm，质韧。颈软，四肢活动可，肌力、肌张力正常，双下肢无水肿。神经系统未见异常。

入院后初步诊断：肝内胆汁淤积症（高GGT），肝脾大。

入院后完善检查：血WBC 5.5×10^9/L，HGB 103g/L，PLT 115×10^9/L；ALT 80U/L，AST 199U/L，GGT 98U/L，TBIL 29.7μmol/L，DBIL 19.2μmol/L，TBA 172.5μmol/L，ALB 45.3g/L。腹部B超：肝大，肝内多发小占位；巨脾，脾内多发条状占位。病毒学标志物HAV、HBV、HCV、HEV、EBV、CMV均阴性。自身免疫指标阴性。免疫球蛋白均正常。铜蓝蛋白0.41g/L。基因检测：*ABCB4*（NM_018849）：c.344＋2_＋3insT（杂合，来自父亲），c.2078delC/p.Pro693Hisfs6Ter（杂合，来自母亲）。

确定诊断：进行性家族性肝内胆汁淤积3型（PFIC3）。

治疗及转归：入院后完善辅助检查，明确诊断，给予熊去氧胆酸利胆、复方甘草酸苷保肝等对症支持治疗，黄疸及瘙痒未见好转。患儿出院后给予保肝利胆治疗，病情继续进展，6岁时出现肝硬化、肝衰竭行亲体肝移植术。

2.讨论　临床对血清GGT升高的原因不明的胆汁淤积性肝病，需考虑PFIC3的可能，但首先需除外其他引起胆汁淤积的疾病，如胆道闭锁、阿拉杰里综合征、α$_1$-抗胰蛋白酶缺乏症、囊性纤维化、硬化性胆管炎及肝外胆管阻塞等。约1/3的PFIC3患者早期会被误诊，本病确诊仍有赖于基因检测。*ABCB4*变异中70%为错义变异。已有研究根据体外实验中*ABCB4*错义变异对蛋白表达的影响进行分级，并且观察不同变异与疾病严重程度、药物治疗反应及非移植生存期的关系，为将来根据PFIC3患儿基因型的特异性制定个体化治疗方案提供一定的科学依据。

（李忠蝶　李丽婷　王建设）

四、其他家族性肝内胆汁淤积症

家族性肝内胆汁淤积（familial intrahepatic cholestasis）是一组常染色体隐性遗传病，以肝内胆汁淤积为主要表现，可反复发生或持续进展。近10年来，随着新一代高通量测序技术的应用，一系列新的更罕见的胆汁淤积症致病基因，如*TJP2*、*NR1H4*、*MYO5B*等陆续被鉴定，它们所引起的疾病也分别被称为家族性肝内胆汁淤积4～6型。

（一）发病机制

1. TJP2缺陷病　又称家族性肝内胆汁淤积4型，2014年由英国学者首次报道。其致病基因是位于染色体9q21.11的*TJP2*基因，编码紧密连接蛋白2。紧密连接是参与上皮细胞间和内皮细胞间连接的结构，肝细胞之间通过紧密连接使胆汁中高浓度的物质局限于毛细胆管内，不能反流进入血液。*TJP2*变异可导致紧密连接蛋白功能异常，但出现胆汁淤积的具体机制不清。

2. NR1H4缺陷病　又称家族性肝内胆汁淤积5型，其致病基因是位于染色体12q23.1的*NR1H4*基因，编码法尼醇X受体（FXR）蛋白。FXR是核受体蛋白家族成员之一，受胆汁酸信号激活并进行反馈调节，是维持体内胆汁酸稳态最重要的核受体蛋白。FXR在肝脏、小肠上皮细胞、肾脏特异性表达，当胆汁酸分泌增多时，FXR激活并反馈性抑制胆汁酸从头合成途径中的限速酶，并促进胆汁酸向小肠分泌。在药物损伤、炎症、脂肪肝等情况下，FXR激活并在转录、蛋白水平调控胆汁组分转运体ABCB11/BSEP、ABCB4/MDR3、ABCC2/MRP2的表达以减轻肝损害（这些转运体本身的缺陷将导致胆汁淤积或胆红素代谢障碍发生）。虽然对FXR的重要性早有推测，但由于罕见，该缺陷病直到2015年才由北美的多中心研究组在两个家系中得以鉴定。本病的鉴定为FXR在人类胆汁酸池调控中的重要性提供了有力依据。

3. MYO5B缺陷引起的家族性肝内胆汁淤积症　又称家族性肝内胆汁淤积6型。2017年，笔者课题组和法国研究者分别独立鉴定了一种新的家族性肝内胆汁淤积，本病致病基因是 *MYO5B*，位于染色体18q21.1，编码MYO5B蛋白。MYO5B隶属于5型肌球蛋白家族，主要由Motor、IQ、Coiled Coil及Globular tail四个功能结构域组成，参与细胞内囊泡运输。MYO5B在各种细胞内广泛表达，参与细胞内物质运输，以及细胞膜-细胞器膜的囊泡循环，其与Rab家族蛋白的相互作用在小肠上皮细胞微绒毛面形成、肝细胞毛细胆管面形成过程中至关重要。MYO5B参与BSEP在肝细胞毛细胆管面的正确定位。基因型-表型关系研究发现MYO5B相关的胆汁淤积症患者至少具有一个非零效（主要是错义）*MYO5B*致病变异，而双等位基因均为零效变异的患者临床表现为微绒毛包涵体病。在正常MYO5B功能缺失的情况下，非零效（常常是错义）*MYO5B*致病变异能够结合包含BSEP的囊泡，造成BSEP蛋白积存于肝细胞内，不能运输到毛细胆管膜正确定位，从而引起胆汁淤积症。

（二）临床表现

1. TJP2缺陷病　主要表现为慢性持续性直接胆红素升高的黄疸，可呈进行性加重，伴瘙痒，儿童生长发育迟缓等，临床表现及生化特征与PFIC1相似。部分患者可有听力损害等。严重病例肝组织免疫组化可见TJP2蛋白表达缺失，常导致死亡或需要肝移植才能长期存活。本病也可表现为轻重不等的连续的表型，有明显的基因型表型关系，错义或非经典剪切变异常和较轻的临床表型相关。

2. NR1H4缺陷病　可表现为严重的新生儿胆汁淤积及早发型非维生素K依赖性凝血障碍，迅速发展至终末期肝病。本病ALT、AST及AFP升高明显，肝组织病理显示为肝细胞巨细胞变伴胆汁淤积及胆管增生，免疫组化可见BSEP表达完全缺失，多需要早期肝移植才能存活。

3. MYO5B缺陷引起的家族性肝内胆汁淤积症　主要表现包括复发性及进行性胆汁淤积，伴瘙痒，儿童生长发育迟缓，血清GGT水平正常等。部分病例可伴有腹泻或稀便等肠道症状。复发性病例可先有腹泻或稀便，腹泻好转后出现胆汁淤积。肝组织病理表现为肝细胞巨细胞样变，肝细胞内及毛细胆管内胆汁淤积，免疫荧光示BSEP定位异常。

（三）辅助检查

1. 实验室检查　血清GGT多在正常范围或大致正常，胆汁酸和转氨酶升高，多数伴有血清直接胆红素及碱性磷酸酶升高。BRIC患者在黄疸发作期，血清胆汁酸、胆红素及碱性磷酸酶升高，在无症状期生化指标恢复正常。多数PFIC患儿会出现脂溶性维生素缺乏，血清维生素D、维生素K及维生素E下降。

2. 影像学检查　在影像学上无明显异常，肝脏超声、MRI或CT一般显示胆管无扩张，肝胆系统无畸形。

3.基因检测　可选用包含胆汁淤积症致病基因的高通量测序进行检测，基因检测是确诊和分型最重要的依据。

（四）诊断

原因不明的血清GGT正常或轻度升高的肝内胆汁淤积症患儿需考虑家族性肝内胆汁淤积的可能，需与家族性肝内胆汁淤积1型、家族性肝内胆汁淤积2型及先天性胆汁酸合成障碍等鉴别。

（五）治疗

胆汁淤积常规采用对症治疗，如药物治疗、补充维生素及热量等，必要时进行肝移植手术。

（六）典型病例

1.病例介绍

病例1　患儿，男，11月龄，因"皮肤黄染9个月余"入院。患儿2月龄时出现皮肤、巩膜黄染，尿色加深，未予重视。5月龄时因"支气管炎"于当地医院住院，检测肝功能示直接胆红素升高，给予抗感染及退黄治疗，皮肤黄染未见好转。11月龄时因皮肤黄染持续不消退，就诊于笔者所在医院肝病科。患儿系第1胎第1产，足月顺产，出生时体重3.1kg，父母均体健，非近亲结婚。

入院后查体：神志清楚，精神反应可，全身皮肤、巩膜轻度黄染，心肺未见异常。腹平软，未见腹壁静脉曲张，未扪及包块，肝肋下2cm、剑突下1cm，质软，脾肋下2cm，质软。四肢活动可，肌力、肌张力正常。颈软，神经系统检查阴性。

入院后初步诊断：胆汁淤积症。

入院后完善检查：血WBC 7.8×10^9/L，HGB 95g/L，PLT 254×10^9/L；ALT 93U/L，AST 164U/L，GGT 94U/L，TBIL 120.1μmol/L，DBIL 84.3μmol/L，TBA 220.2μmol/L，ALB 44.9g/L。腹部B超：肝脏质地欠佳，胆总管未见局灶性扩张。基因检测 *TJP2*（NM_004817）：患儿，c.1234C＞T/p.Arg412*（杂合），c.115-2A＞C（杂合）。父母未做验证。听力检查无异常。

确定诊断：TJP2缺陷病。

治疗及转归：入院后完善辅助检查，明确诊断，给予熊去氧胆酸利胆，患儿皮肤瘙痒明显，加用考来烯胺对症治疗，患儿皮肤黄染较前稍有减轻。出院后，患儿门诊规律随访，口服熊去氧胆酸等药物治疗，黄疸持续不消退，生化检查提示胆红素持续异常。

病例2　患儿，男，2个月25天，因"皮肤、巩膜黄染2个月余"入院。患儿生后5天出现皮肤、巩膜黄染，大便色黄，未做特殊处理。1月龄时因皮肤黄染持续不消退就诊于当地医院，查肝功能提示直接胆红素明显升高，予熊去氧胆酸治疗，患儿黄疸稍有减退，未规律复查。2月龄时因"呕吐2天"就诊于当地医院，查生化示胆红素明显升高，白蛋白降低，血氨升高，遂转入笔者所在医院诊治。患儿系第5胎第4产，足月顺产，出生时体重3.5kg，父母均体健，非近亲结婚。大姐15岁，二姐12岁，哥哥8岁，均体健。

入院后查体：神志清楚，精神反应可，全身皮肤、巩膜中度黄染，心肺未见异常。

腹部膨隆，腹围50cm，腹壁静脉显露，肝脾触诊不清，叩诊呈浊音，移动性浊音阳性，肠鸣音不清。四肢活动可，肌力、肌张力正常。颈软，神经系统检查阴性。

入院后初步诊断：胆汁淤积症（低GGT）、腹水。

入院后完善检查：血WBC 11.3×10^9/L，HGB 106g/L，PLT 413×10^9/L。ALT 117.6U/L，AST 211.1U/L，GGT 26.7U/L，TBIL 180.5μmol/L，DBIL 118.1μmol/L，TBA 21.0μmol/L，ALB 32.9g/L；PT 21.1秒，INR 1.78。腹部B超：肝损伤，胆囊内壁增厚，胆总管内壁增厚；脾大；大量腹水。基因检测*NR1H4*（NM_005123）：c.505T > A/p.Cys169Ser（杂合，来源于父亲），c.688C > T/p.Arg230*（杂合，来源于母亲）。

确定诊断：NR1H4缺陷病，肝衰竭。

治疗及转归：入院后完善辅助检查，明确诊断，给予熊去氧胆酸利胆、考来烯胺对症治疗。行腹腔穿刺放腹水，给予螺内酯及氢氯噻嗪利尿。输注冷沉淀、纤维蛋白原及口服维生素K_1纠正凝血功能。患儿病情稳定后出院。出院后门诊规律随访，口服药物治疗，患儿皮肤黄染进行性加重。4月龄时再次入院行肝移植前评估，随后行肝移植手术治疗。

病例3　患儿，男，4岁2个月，因"皮肤、巩膜黄染4年余"就诊。5～6月龄时出现皮肤黄染，伴尿黄，大便色淡，先后就诊于多家医院，予熊去氧胆酸等治疗，病程中黄疸有消退，但病情反复，伴明显瘙痒及腹泻。9月龄时发现双侧听力重度损伤。为进一步诊治，就诊于笔者所在医院。患儿系第2胎第1产，出生时体重3.3kg，父母均体健，非近亲结婚。G1自然流产。

入院后查体：神志清楚、反应可，消瘦，全身皮肤、巩膜中度黄染，双手足皮肤可见抓痕。心肺未见异常。腹平软，未见腹壁静脉曲张，未扪及包块，肝肋下4cm、剑突下4.5cm，质韧，脾肋下3cm，质韧。四肢活动可，肌力、肌张力正常。颈软，神经系统检查阴性。

入院后初步诊断：胆汁淤积症，听力损伤。

入院后完善检查：血WBC 8.0×10^9/L，HGB 145g/L，PLT 246×10^9/L；ALT 30U/L，AST 68U/L，GGT 16U/L，TBIL 94.9μmol/L，DBIL 74.4μmol/L，TBA 417.0μmol/L，ALB 42.9g/L。腹部B超：肝脾大，胆囊内实性占位，胆总管未见局灶性扩张，胰腺、双肾未见局灶性占位。基因检测*MYO5B*（NM_001080467）：患儿，c.796T > C/p.Cys266Arg（纯合）；父亲，c.796T > C/p.Cys266Arg（杂合）；母亲，c.796T > C/p.Cys266Arg（杂合）。

确定诊断：MYO5B缺陷引起的家族性肝内胆汁淤积症，听力重度损伤（双侧）。

治疗及转归：入院后完善辅助检查，明确诊断，给予熊去氧胆酸利胆、考来烯胺对症治疗。患儿皮肤黄染较前稍有减轻，偶有瘙痒。门诊规律随访，口服熊去氧胆酸，补充脂溶性维生素等药物治疗，黄疸持续不消退，生化检查提示总胆红素在90～180μmol/L。体格发育落后，身高及体重均低于同年龄同性别人群的第3百分位数。

2.讨论　不明原因的血清GGT正常或基本正常的肝内胆汁淤积症均需考虑家族性肝内胆汁淤积症可能。其中，NR1H4缺陷病起病年龄早，病情进展迅速，应高度警惕。确诊需要结合病史、查体及基因检测报告。TJP2缺陷病和MYO5B缺陷引起的家族性肝内胆汁淤积症，部分患者可出现听力损伤，需监测随访。对于持续进展的病例，肝移植是最终干预手段。

五、阿拉杰里综合征

阿拉杰里综合征（Alagille syndrome，ALGS）是一种常染色体显性遗传病，由Daniel Alagille等于1969年首次报道。发病率为1/50 000～1/30 000，无明显性别差异。本病患者多系统受累，主要临床特征有慢性胆汁淤积、心脏杂音、蝴蝶椎骨、角膜后胚胎环、特殊面容和肾脏畸形，是儿童慢性胆汁淤积的常见原因之一。

（一）发病机制

ALGS由NOTCH信号通路缺陷导致。NOTCH信号通路高度保守，调控细胞、组织发育、稳态和修复。已知NOTCH信号通路存在5种配体（JAG1、JAG2、DLL1、DLL3和DLL4）和4种受体（NOTCH1、NOTCH2、NOTCH3和NOTCH4）。94%～96%的ALGS由JAG1基因变异所致，2%～3%由NOTCH2基因变异引起，尚有2%～4%未找到致病变异基因。JAG1、NOTCH2在人体发育的各个阶段及多种组织中均有表达。在人类胚胎的肺动脉、主动脉、心脏远端流出道、后肾、胰腺、神经管视泡及耳泡均可检测到JAG1表达。由于JAG1表达广泛，其功能缺陷可导致相应器官出现临床表型。NOTCH信号通路在肝内胆道系统的形态发生和功能成熟过程中发挥至关重要的作用，而JAG1-NOTCH2信号轴对正常胆管的形成十分必要。JAG1或NOTCH2基因变异引起的该信号通路功能缺陷可导致胆管形成障碍，所以ALGS患者肝组织活检病理的典型表现是小叶间胆管减少或缺失。

（二）临床表现

ALGS是一种常染色体显性遗传病，显性率达98%左右，但个体的表现度可有很大差别，因此表型有高度变异性。它可累及多个部位，临床以肝脏、心脏、骨骼、眼睛异常及特殊面容表现最常见。多项临床研究显示基因型与表型之间无显著关联。

1.肝脏表现　常表现为不同程度的胆汁淤积，导致胆汁淤积性慢性肝病。黄疸是本病最主要的表现之一，多数在婴儿早期，尤其在新生儿期即可出现高直接胆红素血症，呈阻塞性黄疸表现。大约一半患者黄疸持续整个婴儿期，部分患儿黄疸可随年龄增长逐渐缓解。瘙痒是ALGS的突出表现。ALGS患者可有严重的高脂血症，以血清中胆固醇升高最明显。严重者可见多发性黄瘤，通常在生后数年内逐渐增多，随胆汁淤积改善可消失。凝血功能障碍常见，多数给予维生素K_1可纠正。肝脏表型的严重程度是影响ALGS患者预后的主要原因。

2.心脏表现　心脏杂音是ALGS患者的常见体征，杂音主要由肺动脉流出道或外周肺动脉狭窄引起。肺动脉狭窄可单独存在，也可合并法洛四联症、室间隔缺损、房间隔缺损等。

3.骨骼表现　ALGS患者可有脊椎异常，主要表现为蝴蝶椎骨，多见于胸椎。蝴蝶椎骨通常不出现临床不适症状。33%～87%的患者可出现特征性的蝴蝶椎骨。其他骨骼异常包括尺桡骨融合、椎体中央透亮等。此外，ALGS患者可发生代谢性骨病、骨质疏松症及病理性骨折。

4. 眼部表现　角膜后胚胎环是凸出中心位的Schwalbe环，常出现在角膜内皮和色素层小梁组织的交界处，是最具有特征性的眼部表现。角膜后胚胎环可见于56%～95%的患者，但是8%～15%的正常人也可出现，所以后胚胎环单独出现的诊断价值有限。其他眼部异常包括青光眼、角膜巩膜发育不全、中胚层发育不全、视神经盘异常等。本病患者的眼部异常很少出现临床症状。

5. 面部表现　ALGS患者的面部特征为前额突出、眼球深陷伴眼距中度增宽、尖下颌、鞍形鼻伴前端肥大等。小婴儿以前额突出多见，随着年龄增长，其他各项特征逐渐突出。在成年人，前额突出不太明显，但下颌突出更明显。其他面部特征还有耳大等。

6. 肾脏表现　ALGS患者可有孤立肾、小型肾、多囊肾等肾脏发育异常，部分患儿可出现肾小管性酸中毒。

7. 其他表现　ALGS患者可出现血管发育异常，可表现为烟雾病及肾动脉、腹腔动脉、肠系膜上动脉、锁骨下动脉等异常。有研究证实超过30%的ALGS患者头颅MRI提示血管异常，这些患者大多无任何症状。其他异常有声音尖、音调单一等。

许多患者的父亲或母亲可表现出ALGS的1项或1项以上临床特征，其中以角膜后胚胎环和心脏杂音最为常见，也有表现为婴儿期短暂的胆汁淤积、蝴蝶椎骨等。

（三）辅助检查

1. 常规实验室检查　多数ALGS患者肝功能化验中可见血清胆红素、胆汁酸升高，GGT明显升高，血中转氨酶水平也不同程度升高，但肝脏合成功能常不受影响。部分患者肝脏表型轻，血清胆红素可在正常范围内，以转氨酶升高为主。凝血功能障碍常见，但多在注射维生素K后可纠正。本病患者多伴有严重的高脂血症，尤其以血中胆固醇升高明显。部分患者尿常规及血气分析可见肾小管性酸中毒表现。

2. 影像学检查　部分患者腹部B超检查可见肾脏发育不良、孤立肾等异常。超声心动图检查可见肺动脉狭窄等畸形。部分患者头颅MRA可见动静脉畸形。

3. 肝组织病理　肝脏活检病理发现小叶间胆管减少或缺乏曾被认为是ALGS最重要的特征。研究发现有些患儿在婴儿早期可无小叶间胆管消失或减少，其小叶间胆管消失是在生后逐渐发生的。6月龄前进行肝脏穿刺活检，仅有约60%的患儿有小叶间胆管缺乏；6月龄后进行肝活检，95%的患儿可表现为小叶间胆管缺乏。有些病例可表现为汇管区减少，部分病例汇管区可有炎症细胞浸润，早期纤维化常不明显。若有早期纤维化，则可表现为窦旁纤维化，而非汇管区纤维化。少部分病例在疾病早期可有小胆管增生，此时和胆道闭锁鉴别非常困难。

（四）诊断

本病的临床诊断依赖于综合判断。经典的诊断标准为肝组织活检有肝内小叶间胆管数量减少或缺如，具有包括慢性胆汁淤积、心脏杂音、蝴蝶椎骨、角膜后胚胎环和特殊面容等5个主要临床表现中的至少3个，并排除其他可能原因。现在肾脏异常也被列为主要异常之一。如果肝活检不表现为肝内小叶间胆管数量减少或缺如，或由于某些轻症成人患者并未进行肝活检，修订的诊断标准认为符合4个或4个以上主要标准也可诊断。如果已知有*JAG1/NOTCH2*基因变异或阳性家族史，2个主要标准通常即可确诊。

（五）治疗

目前尚无特异性治疗手段，主要采用支持治疗和对症处理。由于本病有多个系统受累，因此良好的管理需要多学科专科医师参与。肝病方面主要面临的是胆汁淤积及其并发症，包括脂溶性维生素缺乏。常规补充脂溶性维生素，如维生素D 400～600IU，每日一次口服；维生素E 100IU，每日一次口服；维生素K_1 10mg，每周一次口服。维生素D和维生素E的营养状态可通过血药浓度检测获得，维生素K_1的营养状态可通过凝血酶原时间检测获得。利胆药可选用熊去氧胆酸，20～30mg/（kg·d），分次口服。定期监测肝功能，必要时行肝移植术。

（六）典型病例

1.病例介绍　患儿，女，3个月26天，因"皮肤、巩膜黄染3个月余"入院。患儿生后2天出现皮肤、巩膜黄染，就诊于当地医院，查肝功能提示间接胆红素明显升高，经光疗等治疗后，黄疸较前好转。出院后患儿黄疸反复，复查肝功能提示直接胆红素升高，大便颜色偏浅，给予熊去氧胆酸利胆治疗。为求进一步诊治，转入笔者所在医院。患儿系第1胎第1产，足月顺产，出生时体重3.25kg，父母均体健，非近亲结婚。

入院后查体：神志清楚、反应可，全身皮肤、巩膜中度黄染，前额突出，眼窝凹陷，小下颌。两肺未闻及干湿啰音。心音有力、心律齐，心前区可及Ⅱ/Ⅵ级杂音。腹平软，未见腹壁静脉显露，肝肋下1.5cm、剑突下1.5cm，质软，脾肋下未触及。叩诊呈鼓音，移动性浊音阴性，肠鸣音3～5次/分。四肢活动可，肌张力正常。颈软，神经系统检查阴性。

入院后初步诊断：胆汁淤积症（高GGT），阿拉杰里综合征？

入院后完善检查：血WBC $9.64×10^9$/L，HGB 113g/L，PLT $458×10^9$/L。ALT 293.9U/L，AST 271.3U/L，GGT 431.3U/L，TBIL 115.3μmol/L，DBIL 96.5μmol/L，TBA 99.8μmol/L，ALB 39.8g/L；PT 14.8秒，INR 1.14。腹部B超：肝脏质地欠佳，胆囊充盈欠佳，内壁毛糙增厚，胆总管未见局灶性扩张；左肾肾盂轻度增宽，右肾未见局灶性占位。超声心动图：卵圆孔未闭。胸片：T_7、T_8蝴蝶椎骨。眼科检查：未见角膜后胚胎环。基因检测：*JAG1*（NM_000214），c.1455del/p.R486Efs*12（杂合，来源于父亲）。

确定诊断：阿拉杰里综合征。

治疗及转归：入院后完善辅助检查，明确诊断，给予熊去氧胆酸利胆、考来烯胺对症治疗，补充维生素D、维生素E、维生素K_1、维生素AD治疗。患儿皮肤黄染较前减轻。出院后门诊规律随访，口服上述药物治疗，仍有皮肤、巩膜轻度黄染。身高位于同年龄同性别人群第20百分位数，体重位于同年龄同性别人群第10百分位数。

2.讨论　婴儿期高GGT胆汁淤积症均需考虑ALGS的可能。ALGS患者血清GGT升高明显，因此需要和伴有GGT升高的各种婴儿期胆汁淤积症相鉴别。由于ALGS患者脊椎、眼睛和肾脏异常多无显著临床表现，特征性面容在婴儿早期也不显著等原因，ALGS与其他原因引起的胆汁淤积症鉴别也有一定的难度。ALGS早期诊断面临的最大挑战是如何与胆道闭锁相鉴别。由于胆道闭锁需要尽早手术治疗，而有报道若将ALGS误诊而进行肝门-空肠吻合手术会使预后变差，因此及时进行鉴别诊断尤为重要。高GGT胆汁淤积症患儿行脊柱摄片、超声心动图及眼科检查对于鉴别ALGS与胆道闭锁非常必要。此外，肝穿刺活组织检查对鉴别诊断也有很大帮助。胆道闭锁的特征是小胆管显著增生，而ALGS虽然在早期可不存在肝内胆管消失或减少，但也少见显著小胆管增生。

（李丽婷　王建设）

六、钠-牛磺胆酸共转运多肽缺陷病

钠-牛磺胆酸共转运多肽（Na⁺-taurocholate cotransporting polypeptide，NTCP）缺陷病是由于*SLC10A1*基因变异，肝细胞基侧膜上转运蛋白NTCP的胆汁酸盐摄取功能受损而引起的一种遗传代谢病。NTCP缺陷病以儿童期显著而持续的高胆汁酸血症为主要临床特征，并可能参与新生儿高胆红素血症、婴儿早期胆汁淤积症和妊娠胆汁淤积症的形成。NTCP缺陷病在我国，至少在广东人群中可能并不罕见。有研究发现，*SLC10A1*基因变异c.800C＞T（p.Ser267Phe）在中国、韩国和越南人群中的等位基因频率分别达到了7.4%（23/312）、3.1%（9/294）和9.2%（28/306）。

（一）发病机制

胆汁酸在肝细胞内由胆固醇合成，经胆道系统排入肠腔，超过90%的胆汁酸盐在回肠末端被重吸收入血，再经过NTCP摄取入肝，以上步骤循环进行，构成了胆汁酸肠肝循环。肝细胞分泌的胆汁酸盐仅有不到10%由肝细胞从头合成，绝大部分来自再循环池。

NTCP缺陷病患儿由于*SLC10A1*基因变异，影响NTCP从血浆中摄取胆汁酸盐的功能，导致胆汁酸在血液中大量堆积，形成临床上显著而顽固的高胆汁酸血症。本病患者胆汁酸在肝细胞内的合成、在毛细胆管的跨膜分泌、在肝内外胆道中的流动，在小肠肠腔内生理作用的发挥，以及回肠末端的重吸收等环节均未受到直接影响，因此除了严重的高胆汁酸血症，患者其他临床表现可能不甚明显。

（二）临床特征

1.儿童期显著而持续的高胆汁酸血症　目前已报道的NTCP缺陷病患者共同临床特点为高胆汁酸血症，遗传方式为常染色体隐性遗传。NTCP缺陷病儿童患者的高胆汁酸血症，可能随着年龄增长而逐渐改善，到成人期接近正常，甚至在空腹等特定条件下偶尔出现正常检查结果。这是由于胆汁酸由血浆转运至肝细胞除了通过NTCP这个途径外，还存在有机阴离子转运多肽（organic anion transporting polypeptide，OATP）等非钠依赖的转运蛋白代偿途径。OATP的发育成熟在人类呈明显的年龄依赖性，从新生儿期到婴儿期再到儿童期其表达量逐渐增多，并在7岁后稳定于成人水平。随着这一代偿途径的发育成熟，高胆汁酸血症可得到改善。另外，值得注意的是，NTCP缺陷病患者存在高胆汁酸血症，却并没有皮肤瘙痒的表现。这一现象表明，胆汁淤积症患者的瘙痒原是结合胆汁酸以外的其他因素（如溶血磷脂酸）引起。

2.新生儿期高间接胆红素血症　已报道的NTCP缺陷病新生儿患者均存在高间接胆红素血症。一方面，新生儿期胆红素来源非常丰富且肝功能不成熟；另一方面，高胆汁酸可能影响胆红素代谢。实际上，OATP除了负责将血浆胆红素（直接和间接胆红素）

转运至肝细胞，还具有将胆汁酸摄取到肝细胞内的功能。因此，NTCP缺陷患者血浆胆汁酸升高会竞争性地抑制OATP摄取直接和间接胆红素的功能，导致新生儿高间接胆红素血症或婴儿胆汁淤积性黄疸。

3.婴儿早期胆汁淤积症 NTCP缺陷病患者在婴儿早期的胆汁淤积往往是暂时性的。随着OATP的发育成熟，其转运胆红素的能力增强，且新生儿期后胆红素的来源减少，肝功能逐渐成熟，胆汁淤积逐渐得到改善。

4.妊娠胆汁淤积症 NTCP缺陷病女性患者妊娠期由于高胆汁酸血症，容易被诊断为妊娠肝内胆汁淤积症（intrahepatic cholestasis of pregnancy，ICP），甚至增加剖宫产和早产发生率。但是，这类高胆汁酸血症可能有别于传统意义上的ICP，其对胎儿发育、孕母健康及妊娠结局的影响也值得深入研究。

（三）辅助检查

1.生化检查

（1）血清总胆汁酸显著而持续性增高，且与其他肝功指标变化趋势不同步、不平行是NTCP缺陷病生化检查的显著特点。新生儿期血清总胆汁酸≥40μmol/L，新生儿期后血清总胆汁酸≥10μmol/L。个别患儿可能出现ALT、AST和GGT升高，但大部分可在6月龄后逐渐改善。

（2）新生儿期高间接胆红素血症：排除任何有胆汁淤积性黄疸或溶血性疾病如葡萄糖-6-磷酸脱氢酶（G6PD）缺乏、红细胞增多症、地中海贫血或ABO血型不合的患者，符合以下条件之一，①生后24小时内出现黄疸；②血清总胆红素值达到相应日龄及危险因素下光疗干预标准，或每日上升＞85μmol/L，或每小时上升＞8.5μmol/L；③黄疸持续时间长，足月儿＞2周，早产儿＞4周。

（3）婴儿期暂时性胆汁淤积：血清总胆红素≤85μmol/L，直接胆红素＞17.1μmol/L，或血清总胆红素＞85μmol/L，直接胆红素占总胆红素比例＞20%。

2.基因检测 可采用Sanger测序、聚合酶链反应-限制性片段长度多态性（polymerase chain reaction-restriction fragment length polymorphism，PCR-RFLP）、二代测序等检测手段行*SLC10A1*基因检测。*SLC10A1*基因双等位基因致病性变异是本病确诊的可靠依据。目前已报道的引起NTCP缺陷病的变异有c.800C＞T、c.755G＞A、c.263T＞C、c.595A＞C、c.776G＞A、c.615-618del、c.374dupG、c.682-683del、c.812A＞G等9种。在我国，变异c.800C＞T最常见，在*SLC10A1*变异谱中占据绝对优势。

3.其他 部分患者可有25-羟维生素D降低。

（四）诊断与鉴别诊断

NTCP缺陷病目前缺乏成熟的临床和生化诊断标准。在新生儿期高胆红素血症和婴儿早期胆汁淤积症基础上显著而持续的高胆汁酸血症提示本病，确诊依赖*SLC10A1*基因检测发现双等位基因致病性变异。

本病应注意与生理性淤胆相鉴别。生理性淤胆是指新生儿甚至婴儿血清总胆汁酸水平高于健康成人的现象。人类NTCP分子翻译后的糖基化过程大约在出生后满1岁时才能完成，而糖基化对于NTCP在肝细胞基侧膜的正确定位至关重要，这被认为是对生理性淤胆的科学解释。

某些乙肝病毒携带者血清总胆汁酸水平升高，但*SLC10A1*基因分析并不支持NTCP缺陷病诊断。乙肝病毒标志物检测和*SLC10A1*基因分析，可有效区分NTCP缺陷病患儿和乙肝病毒携带者状态。有研究发现，人类*SLC10A1*基因高频变异c.800C＞T不但导致NTCP无法摄取胆汁酸，而且降低了乙肝或丁肝病毒感染肝细胞的能力，说明以上病毒感染肝细胞与NTCP摄取胆盐具有重叠的分子基础，而病毒携带状态可能干扰NTCP的正常功能。

此外，伴有显著而持续性高胆汁酸血症的新生儿高胆红素血症、婴儿早期胆汁淤积症和妊娠胆汁淤积症患者，均有必要通过*SLC10A1*基因分析，排除NTCP缺陷病可能。

（五）治疗

目前NTCP缺陷病尚缺乏特异性治疗药物，对症支持治疗是主要措施，一般不需要创伤性的检查或治疗。部分患儿存在锌和维生素D缺乏，需要及时纠正。本病新生儿期高胆红素血症是以间接胆红素升高为主，光疗等常规治疗方法效果理想。婴儿早期胆汁淤积症多为暂时性，会随着年龄增长而逐渐消失。本病在部分妊娠期女性表现为妊娠胆汁淤积症，但剖宫产的必要性需要谨慎评估。

（六）典型病例

1.病例介绍　患儿，男，5个月19天，因"发现皮肤、巩膜黄染5.5个月，肝功能异常4个月余"在当地某医院就诊。生后第2天即出现皮肤、巩膜黄染，经皮测胆红素值为13mg/dl，经光疗后好转。出院后黄疸一直未消退，但未予积极检查和治疗。出生后1个月13天时因皮肤、巩膜黄染，大便色浅而小便深黄就诊于当地医院，查肝功能发现TBIL 118.4μmol/L，DBIL 71.0μmol/L，IBIL 47.4μmol/L，TBA 144.1μmol/L。遂以"胆汁淤积症"收住该院儿内科。住院期间经酶活性分析确诊G6PD缺陷病，地中海贫血基因变异筛查阳性。给予还原型谷胱甘肽护肝、益生菌调整肠道微生态等治疗十余天，黄疸无消退，肝功能复查无好转。2月龄时转小儿外科行剖腹探查＋胆囊造瘘＋胆道造影术，术中发现肝脏呈淤胆样改变，质地软，表面未见明显结节；胆囊充盈欠佳，内积少量黏稠胆汁；造影显示胆道通畅。诊断"浓缩胆汁综合征"。术后黄疸逐渐消退，复查肝功能提示总胆红素和直接胆红素也逐渐降至正常，但转氨酶和总胆汁酸水平反而进行性升高（表6-16）。为明确病因而到笔者所在医院就诊。发病以来食欲、睡眠可，无皮肤瘙痒症状。

患儿系第1胎第1产，足月顺产，出生体重3.4kg，身长50cm。父母体健，非近亲婚配。其母体检发现总胆汁酸也有轻微升高，为19.5μmol/L（0～10μmol/L），而其父各项指标正常（表6-16）。否认乙肝等传染病接触史及遗传病家族史。

查体：头围41.5cm，体重7.5kg，身长67.5cm。一般状况可，皮肤、巩膜无黄染。头颅五官无畸形。双肺呼吸音清，心音有力，各瓣膜区未闻及病理性杂音。右上腹壁可见一条3cm长手术瘢痕，肝右肋下2cm，质软，脾肋下未触及。四肢肌张力正常，腹壁、膝腱和跟腱反射可引出，布鲁津斯基征和巴宾斯基征均阴性。

辅助检查：血生化指标中ALT、AST和TBA升高，其余正常。血清锌8.80μmol/L

（11.47～25.5μmol/L）。25－羟维生素D为23.7ng/ml（30～100ng/ml）。尿液有机酸分析及纸片血氨基酸和酰基肉碱检测均未发现特定遗传代谢病依据。*SLC10A1*基因分析结果证实患儿及其母亲都是变异c.800C＞T（p.S267F）的纯合子，而其父亲为携带者。

确定诊断：NTCP缺陷病，G6PD缺陷病，锌缺乏症，维生素D缺乏症。

治疗及转归：补充维生素D和锌剂治疗，并定期门诊复查。目前随访已2年余，维生素D和锌缺乏逐渐纠正，转氨酶亦逐渐恢复正常，总胆汁酸虽呈下降趋势，但一直高于正常（表6-17）。

表6-17　患儿肝功能指标动态变化及其父母体检结果

检测指标	患儿年龄														母亲 24Y	父亲 33Y
	1M13D	1M18D	2M3D	2M10D	3M14D	4M7D	5M19D*	1Y	2Y	2Y2M	2Y4M	2Y6M	2Y8M	2Y10M		
ALT（5～40，U/L）	53	82	86	139	194	234	149	32	33	16	29	17	22	37	8	20
AST（5～40，U/L）	41	—	61	101	—	156	75	36	38	31	37	32	38	36	16	18
GGT（8～50，U/L）	52	—	163	125	—	—	30	10	15	13	14	12	18	14	16	19
ALP（20～500，U/L）	416	—	468	444	—	—	340	306	185	170	197	186	165	277	50	80
TP（60.0～83.0，g/L）	55.5	48.1	60.2	60.0	70.3	63.0	65.0	68.8	68.1	68.7	69.2	71.4	—	71.4	87.8	75.0
ALB（35.0～55.0，g/L）	35.0	30.2	40.6	41.6	46.1	42.0	45.4	45.7	42.5	43.7	42.6	42.7	—	48.4	52.6	49.9
GLB（20.0～30.0，g/L）	20.5	17.9	19.6	18.4	24.2	21.0	19.6	23.1	25.6	25.0	26.6	28.3	—	23.0	35.2	25.1
TBIL（2～19，μmol/L）	118.4	96.5	48.1	28.9	8.8	11.0	4.1	4.8	8.8	10.5	8.6	6.8	11.3	4.1	7.5	8.9
DBIL（0～6，μmol/L）	71.0	61.5	36.1	22.4	2.4	6.5	2.1	1.5	2.3	1.7	0.8	1.4	2.6	0.7	2.2	1.5
IBIL（2.56～20.9，μmol/L）	47.4	35.0	12.0	6.5	6.4	4.5	2.0	3.3	6.5	8.8	7.8	5.4	8.7	3.4	5.3	7.4
TBA（0～10，μmol/L）	144.1	110.1	85.1	95.9	265.8	277.7	159.4	23.6	102.2	107.9	63.0	69.2	79.7	35.6	19.5	8.0

注：—表示未检测。各生化指标后括号中为参考范围。表中年龄一栏中的Y、M和D分别表示年、月和日龄。
*笔者所在医院首诊时间。

2.讨论　NTCP缺陷病是近几年发现的一种以儿童期显著而持续的高胆汁酸血症为主要特征的遗传代谢病，临床上缺乏明显的阳性症状和体征。患儿往往存在新生儿期高胆红素血症和（或）婴儿期胆汁淤积性黄疸；黄疸消退后高胆汁酸血症仍持续存在，但无瘙痒症状；胆汁酸升高与其他肝功能指标变化趋势不同步、不平行等特点。*SLC10A1* 基因分析发现双等位基因致病变异可确诊NTCP缺陷病。

（宋元宗）

参 考 文 献

曹金俊，邱文娟，章瑞南，等，2015. 极长链酰基辅酶A脱氢酶缺乏症11例的临床和ACADVL基因突变谱分析. 中华儿科杂志，53（4）：262-267.

代东伶，文飞球，周少明，等，2016. 合并重度脂肪肝的迟发型多种酰基辅酶A脱氢酶缺乏症的临床表现及基因分析. 中华医学遗传学杂志，33（2）：191-194.

范歆，陈少科，沈亦平，等，2018. SLC25A20基因c.199-10T＞G纯合变异致肉碱−酰基肉碱移位酶缺乏症四例分析. 中华儿科杂志，56（7）：545-549.

方玲娟，王建设，2010. 先天性胆汁酸合成障碍与胆汁淤积性肝病. 临床肝胆病杂志，26（6）：585-588.

丰利芳，陈晓红，李东晓，等，2018. 上呼吸道感染患儿口服尼美舒利后发生瑞氏综合征及猝死样症状. 中国当代儿科杂志，20（11）：944-949.

顾学范，2015. 临床遗传代谢病. 北京：人民卫生出版社.

韩连书，2015. 三功能蛋白缺乏症//顾学范. 临床遗传代谢病. 北京：人民卫生出版社.

韩连书，2015. 长链3−羟酰基辅酶A脱氢酶缺乏症//顾学范. 临床遗传代谢病. 北京：人民卫生出版社.

韩连书，2015. 中链酰基辅酶A脱氢酶缺乏症//顾学范. 临床遗传代谢病. 北京：人民卫生出版社.

陆妹，杨艳玲，2019. 线粒体脂肪酸氧化代谢病与猝死. 中国实用儿科杂志，34（7）：551-555.

王建设，王晓红，王中林，等，2007. Alagille综合征五例临床和病理特点. 中华儿科杂志，45（4）：308-309.

于玥，沈凌花，邱文娟，等，2021. 肉碱棕榈酰转移酶1A缺乏症患儿六例临床特征及基因突变分析. 中华医学杂志，101（14）：1041-1044.

郑静，张玉，洪芳，等，2017. 浙江省新生儿脂肪酸氧化代谢疾病筛查及随访分析. 浙江大学学报（医学版），46（3）：248-255.

Adamopoulos PG，Kontos CK，Scorilas A，2019. Molecular characterization, genomic structure and expression analysis of a gene（CATL1/CPT1C）encoding a third member of the human carnitine acyl-transferase family. Genomics，7543（18）：30715-30718.

Agnetti A，Bitton L，Tchana B，et al，2013. Primary carnitine deficiency dilated cardiomyopathy：28 years follow-up. Int J Cardiol，162（2）：e34-e35.

Alam S，Lal BB，2022. Recent updates on progressive familial intrahepatic cholestasis types 1，2 and 3：Outcome and therapeutic strategies. World J Hepatol，14（1）：98-118.

Almannai M，Alfadhel M，El-Hattab AW，2019. Carnitine inborn errors of metabolism. Molecules，24（18）：3251.

Andresen BS，Bross P，Vianey-Saban C，et al，1996. Cloning and characterization of human very-long-chain acyl-CoA dehydrogenase cDNA, chromosomal assignment of the gene and identification in four patients of nine different mutations within the VLCAD gene. Hum Mol Genet，5（4）：461-472.

Angelini C，2015. Spectrum of metabolic myopathies. Biochim Biophys Acta，1852（4）：615-621.

Angelini C，Pennisi E，Missaglia S，et al，2019. Metabolic lipid muscle disorders：biomarkers and treatment. Ther Adv Neurol Disord，12：1756286419843359.

Antoon JW, Chakraborti C, 2011. Corticosteroids in the treatment of alcohol-induced rhabdomyolysis. Mayo Clin Proc, 86（10）: 1005-1007.

Aoyama T, Uchida Y, Kelley RI, et al, 1993. A novel disease with deficiency of mitochondrial very-long-chain acyl-CoA dehydrogenase. Biochem Biophys Res Commun, 191（3）: 1369-1372.

Arnold GL, Van Hove J, Freedenberg D, et al, 2009. A Delphi clinical practice protocol for the management of very long chain acyl-CoA dehydrogenase deficiency. Mol Genet Metab, 96（3）: 85-90.

Barile M, Giancaspero TA, Leone P, et al, 2016. Riboflavin transport and metabolism in humans. J Inherit Metab Dis, 39（4）: 545-557.

Bentler K, Zhai S, Elsbecker SA, et al, 2016. 221 newborn-screened neonates with medium-chain acyl-coenzyme A dehydrogenase deficiency: findings from the inborn errors of metabolism collaborative. Mol Genet Metab, 119（1-2）: 75-82.

Biterova EI, Isupov MN, Keegan RM, et al, 2019. The crystal structure of human microsomal triglyceride transfer protein. Proc Natl Acad Sci U S A, 116（35）: 17251-17260.

Bonnefont JP, Bastin J, Laforêt P, et al, 2010. Long-term follow-up of bezafibrate treatment in patients with the myopathic form of carnitine palmitoyltransferase 2 deficiency. Clin Pharmacol Ther, 88（1）: 101-108.

Bonnefont JP, Djouadi F, Prip-Buus C, et al, 2004. Carnitine palmitoyltransferases 1 and 2: biochemical, molecular and medical aspects. Mol Aspects Med, 25（5-6）: 495-520.

Boonsimma P, Crosby K, Mohan P, et al, 2021. A patient with atypical presentation of chronic hepatosteatosis harboring a novel variant in the CPT1A gene. Eur J Med Genet, 64（1）: 104034.

Bredefeld C, Peretti N, Hussain MM, 2021. New classification and management of abetalipoproteinemia and related disorders. Gastroenterology, 160（6）: 1912-1916.

Carpenter CD, Linscott LL, Leach JL, et al, 2018. Spectrum of cerebral arterial and venous abnormalities in Alagille syndrome. Pediatr Radiol, 48（4）: 602-608.

Chen YC, Chien YH, Chen PW, et al, 2013. Carnitine uptake defect（primary carnitine deficiency）: risk in genotype-phenotype correlation. Hum Mutat, 34（4）: 655.

Chien YH, Lee NC, Chao MC, et al, 2013. Fatty acid oxidation disorders in a Chinese population in Taiwan. JIMD Rep, 11: 165-172.

Clayton PT, 2011. Disorders of bile acid synthesis. J Inherit Metab Dis, 34（3）: 593-604.

Clemente FJ, Cardona A, Inchley CE, et al, 2014. A selective sweep on a deleterious mutation in CPT1A in arctic populations. Am J Hum Genet, 95（5）: 584-589.

Coates PM, Hale DE, Stanley CA, et al, 1984. Systemic carnitine deficiency simulating Reye syndrome. J Pediatr, 105（4）: 679.

Collins SA, Sinclair G, McIntosh S, et al, 2010. Carnitine palmitoyltransferase 1A（CPT1A）P479L prevalence in live newborns in Yukon, Northwest Territories, and Nunavut. Mol Genet Metab, 101（2-3）: 200-204.

Connor SE, Hewes D, Ball C, et al, 2002. Alagille syndrome associated with angiographic moyamoya. Childs Nerv Syst, 18（3-4）: 186-190.

Console L, Scalise M, Giangregorio N, et al, 2020. The link between the mitochondrial fatty acid oxidation derangement and kidney injury. Front Physiol, 11: 794.

Corti S, Bordoni A, Ronchi D, et al, 2008. Clinical features and new molecular findings in carnitine palmitoyltransferase Ⅱ（CPT Ⅱ）deficiency. J Neurol Sci, 266（1-2）: 97-103.

Crefcoeur LL, Visser G, Ferdinandusse S, et al, 2022. Clinical characteristics of primary carnitine deficiency: a structured review using a case-by-case approach. J Inherit Metab Dis, 45（3）: 386-405.

Crosnier C, Attié-Bitach T, Encha-Razavi F, et al, 2000. JAGGED1 gene expression during human embryogenesis elucidates the wide phenotypic spectrum of Alagille syndrome. Hepatology, 32（3）: 574-581.

Dagher R, Massie R, Gentil BJ, 2021. MTP deficiency caused by HADHB mutations: pathophysiology and clinical manifestations. Mol Genet Metab, 133（1）: 1-7.

Dai D, Mills PB, Footitt E, et al, 2014. Liver disease in infancy caused by oxysterol 7α-hydroxylase deficiency: successful treatment with chenodeoxycholic acid. J Inherit Metab Dis, 37（5）: 851-861.

Deng K, Zhu J, Yu E, et al, 2021. Incidence of inborn errors of metabolism detected by tandem mass spectrometry in China: a census of over seven million newborns between 2016 and 2017. J Med Screen, 28（3）: 223-229.

Deng LJ, Ouyang WX, Liu R, et al, 2021. Clinical characterization of NTCP deficiency in paediatric patients: a case-control study based on SLC10A1 genotyping analysis. Liver Int, 41（11）: 2720-2728.

Deng M, Mao M, Guo L, et al, 2016. Clinical and molecular study of a pediatric patient with sodium taurocholate cotransporting polypeptide deficiency. Exp Ther Med, 12（5）: 3294-3300.

Denkboy Öngen Y, Eren E, Sağlam H, 2023. Maltodextrin may be a promising treatment modality after near-total pancreatectomy in infants younger than six months with persistent hyperinsulinism: a case report. J Clin Res Pediatr Endocrinol, 15（1）: 103-107.

Derks TG, Touw CM, Ribas GS, et al, 2014. Experimental evidence for protein oxidative damage and altered antioxidant defense in patients with medium-chain acyl-CoA dehydrogenase deficiency. J Inherit Metab Dis, 37（5）: 783-789.

Dernoncourt A, Bouchereau J, Acquaviva-Bourdain C, et al, 2019. Myogenic disease and metabolic acidosis: consider multiple acyl-coenzyme a dehydrogenase deficiency. Case Rep Crit Care, 2019: 1598213-1598213.

DeWard, Stephanie, McCracken, et al, 2015. Long-term major clinical outcomes in patients with long chain fatty acid oxidation disorders before and after transition to triheptanoin treatment—a retrospective chart review. Mol Genet Metab, 116（3）: 221.

Diebold I, Schön U, Horvath R, et al, 2019. HADHA and HADHB gene associated phenotypes—identification of rare variants in a patient cohort by Next Generation Sequencing. Mol Cell Probes, 44: 14-20.

Diekman EF, Ferdinandusse S, van der Pol L, et al, 2015. Fatty acid oxidation flux predicts the clinical severity of VLCAD deficiency. Genet Med, 17（12）: 989-994.

Dowsett L, Lulis L, Ficicioglu C, et al, 2017. Utility of genetic testing for confirmation of abnormal newborn screening in disorders of long-chain fatty acids: a missed case of carnitine palmitoyltransferase 1A（CPT1A）deficiency. Int J Neonatal Screen, 3（2）: 10.

Du SH, Zhang F, Yu YG, et al, 2017. Sudden infant death from neonate carnitine palmitoyl transferase Ⅱ deficiency. Forensic Sci Int, 278: e41-e44.

Edmondson AC, Salant J, Ierardi-Curto LA, et al, 2017. Missed newborn screening case of carnitine palmitoyltransferase-Ⅱ deficiency. JIMD Rep, 33: 93-97.

El-Hattab AW, Li FY, Shen J, et al, 2010. Maternal systemic primary carnitine deficiency uncovered by newborn screening: clinical, biochemical, and molecular aspects. Genet Med, 12（1）: 19-24.

Emerick KM, Krantz ID, Kamath BM, et al, 2005. Intracranial vascular abnormalities in patients with Alagille syndrome. J Pediatr Gastroenterol Nutr, 41（1）: 99-107.

Evans M, Andresen BS, Nation J, et al, 2016. VLCAD deficiency: follow-up and outcome of patients diagnosed through newborn screening in Victoria. Mol Genet Metab, 118（4）: 282-287.

Fang LJ, Wang XH, Knisely AS, et al, 2012. Chinese children with chronic intrahepatic cholestasis and high γ-glutamyl transpeptidase: clinical features and association with ABCB4 mutations. J Pediatr Gastroenterol Nutr, 55 (2): 150-156.

Fanin M, Anichini A, Cassandrini D, et al, 2012. Allelic and phenotypic heterogeneity in 49 Italian patients with the muscle form of CPT- II deficiency. Clin Genet, 82 (3): 232-239.

Filippo CA, Ardon O, Longo N, 2011. Glycosylation of the OCTN2 carnitine transporter: study of natural mutations identified in patients with primary carnitine deficiency. Biochim Biophys Acta, 1812 (3): 312-320.

Fiorucci S, Distrutti E, 2019. Chenodeoxycholic acid: an update on its therapeutic applications. Handb Exp Pharmacol, 256: 265-282.

Frederick JS, Shikha SS, Benjamin LS, 2014. Familial hepatocellular cholestasis//Frederick JS, Ronald JS, William FB. Liver disease in children. 4th ed. New York: Cambridge University Press.

Frigeni M, Balakrishnan B, Yin X, et al, 2017. Functional and molecular studies in primary carnitine deficiency. Hum Mutat, 38 (12): 1684-1699.

Fukao T, Watanabe H, Orii KE, et al, 2001. Myopathic form of very-long chain acyl-coa dehydrogenase deficiency: evidence for temperature-sensitive mild mutations in both mutant alleles in a Japanese girl. Pediatr Res, 49 (2): 227-231.

Gan Y, Yu F, Fang H, 2021. Novel mutation in carnitine palmitoyltransferase 1A detected through newborn screening for a presymptomatic case in China: a case report. Ital J Pediatr, 47 (1): 192.

Geisler F, Nagl F, Mazur PK, et al, 2008. Liver-specific inactivation of Notch2, but not Notch1, compromises intrahepatic bile duct development in mice. Hepatology, 48 (2): 607-616.

Gessner BD, Gillingham MB, Birch S, et al, 2010. Evidence for an association between infant mortality and a carnitine palmitoyltransferase 1A genetic variant. Pediatrics, 126 (5): 945-951.

Gessner BD, Gillingham MB, Johnson MA, et al, 2011. Prevalence and distribution of the c.1436C→T sequence variant of carnitine palmitoyltransferase 1A among Alaska Native infants. J Pediatr, 158 (1): 124-129.

Gillingham MB, Heitner SB, Martin J, et al, 2017. Triheptanoin versus trioctanoin for long-chain fatty acid oxidation disorders: a double blinded, randomized controlled trial. J Inherit Metab Dis, 40 (6): 831-843.

Gomez-Ospina N, Potter CJ, Xiao R, et al, 2016. Mutations in the nuclear bile acid receptor FXR cause progressive familial intrahepatic cholestasis. Nat Commun, 7: 10713.

Gong JY, Setchell KDR, Zhao J, et al, 2017. Severe neonatal cholestasis in cerebrotendinous xanthomatosis: genetics, immunostaining, mass spectrometry. J Pediatr Gastroenterol Nutr, 65 (5): 561-568.

Gonzales E, Grosse B, Schuller B, et al, 2015. Targeted pharmacotherapy in progressive familial intrahepatic cholestasis type 2: evidence for improvement of cholestasis with 4-phenylbutyrate. Hepatology, 62 (2): 558-566.

Gonzales E, Matarazzo L, Franchi-Abella S, et al, 2018. Cholic acid for primary bile acid synthesis defects: a life-saving therapy allowing a favorable outcome in adulthood. Orphanet J Rare Dis, 13 (1): 190.

Gonzales E, Taylor SA, Davit-Spraul A, et al, 2017. MYO5B mutations cause cholestasis with normal serum gamma-glutamyl transferase activity in children without microvillous inclusion disease. Hepatology, 65 (1): 164-173.

Greenberg CR, Dilling LA, Thompson GR, et al, 2009. The paradox of the carnitine palmitoyltransferase type I a P479L variant in Canadian Aboriginal populations. Mol Genet Metab, 96 (4): 201-207.

Gregersen N, Andresen BS, Pedersen CB, et al, 2008. Mitochondrial fatty acid oxidation defects—

Remaining challenges. J Inherit Metab Dis, 31（5）: 643-657.

Guffon N, Mochel F, Schiff M, et al, 2021. Clinical outcomes in a series of 18 patients with long chain fatty acids oxidation disorders treated with triheptanoin for a median duration of 22 months. Mol Genet Metab, 132（4）: 227-233.

Hale DE, Batshaw ML, Coates PM, et al, 1985. Long-chain acyl coenzyme A dehydrogenase deficiency: an inherited cause of nonketotic hypoglycemia. Pediatr Res, 19（7）: 666-671.

Han L, Wang F, Wang Y, et al, 2014. Analysis of genetic mutations in Chinese patients with systemic primary carnitine deficiency. Eur J Med Genet, 57（10）: 571-575.

Han LS, Ye J, Qiu WJ, et al, 2012. Primary carnitine deficiency in 17 patients: diagnosis, treatment and follow up. Zhonghua Er Ke Za Zhi, 50（6）: 405-409.

Hasegawa Y, Hayashi H, Naoi S, et al, 2014. Intractable itch relieved by 4-phenylbutyrate therapy in patients with progressive familial intrahepatic cholestasis type 1. Orphanet J Rare Dis, 9: 89.

Hayashi H, Naoi S, Hirose Y, et al, 2016. Successful treatment with 4-phenylbutyrate in a patient with benign recurrent intrahepatic cholestasis type 2 refractory to biliary drainage and bilirubin absorption. Hepatol Res, 46（2）: 192-200.

Hayashi H, Sugiyama Y, 2007. 4-phenylbutyrate enhances the cell surface expression and the transport capacity of wild-type and mutated bile salt export pumps. Hepatology, 45（6）: 1506-1516.

Heubi JE, Setchell KDR, Bove KE, 2018. Inborn errors of bile acid metabolism. Clin Liver Dis, 22（4）: 671-687.

Hissink-Muller P, Lopriore E, Boelen C, et al, 2009. Neonatal carnitine palmitoyltransferase Ⅱ deficiency: failure of treatment despite prolonged survival. BMJ Case Rep, 2009.

Hui J, Tang NL, Li CK, et al, 2014. Inherited metabolic diseases in the Southern Chinese population: spectrum of diseases and estimated incidence from recurrent mutations. Pathology, 46（5）: 375-382.

Iacobazzi V, Invernizzi F, Baratta S, et al, 2004. Molecular and functional analysis of SLC25A20 mutations causing carnitine-acylcarnitine translocase deficiency. Hum Mutat, 24（4）: 312-320.

Ibdah JA, Dasouki MJ, Strauss AW, 1999. Long-chain 3-hydroxyacyl-CoA dehydrogenase deficiency: variable expressivity of maternal illness during pregnancy and unusual presentation with infantile cholestasis and hypocalcaemia. J Inherit Metab Dis, 22（7）: 811-814.

Ishige M, Fuchigami T, Furukawa M, et al, 2019. Primary carnitine deficiency with severe acute hepatitis following rotavirus gastroenteritis. J Infect Chemother, 25（11）: 913-916.

Janeiro P, Jotta R, Ramos R, et al, 2019. Follow-up of fatty acid β-oxidation disorders in expanded newborn screening era. Eur J Pediatr, 178（3）: 387-394.

Joshi PR, Deschauer M, Zierz S, 2012. Clinically symptomatic heterozygous carnitine palmitoyltransferase Ⅱ（CPT Ⅱ）deficiency. Wien Klin Wochenschr, 124（23-24）: 851-854.

Joshi PR, Deschauer M, Zierz S, 2014. Carnitine palmitoyltransferase Ⅱ（CPT Ⅱ）deficiency: genotype-phenotype analysis of 50 patients. J Neurol Sci, 338（1-2）: 107-111.

Joshi PR, Deschauer M, Zierz S, 2019. Phenotype of carnitine palmitoyltransferase Ⅱ（CPT II）deficiency: a questionnaire-based survey. J Clin Neurosci, 59: 32-36.

Joshi PR, Zierz S, 2020. Muscle carnitine palmitoyltransferase Ⅱ（CPT Ⅱ）Deficiency: a conceptual approach. Molecules, 25（8）: 1784.

Kaku N, Ihara K, Hirata Y, et al, 2018. Diagnostic potential of stored dried blood spots for inborn errors of metabolism: a metabolic autopsy of medium-chain acyl-CoA dehydrogenase deficiency. J Clin Pathol, 71（10）: 885-889.

Kamath BM, Spinner NB, Emerick KM, et al, 2004. Vascular anomalies in Alagille syndrome: a significant cause of morbidity and mortality. Circulation, 109（11）: 1354-1358.

Knottnerus SJG, Bleeker JC, Wüst RCI, et al, 2018. Disorders of mitochondrial long-chain fatty acid oxidation and the carnitine shuttle. Rev Endocr Metab Disord, 19（1）: 93-106.

Kormanik K, Kang H, Cuebas D, et al, 2012. Evidence for involvement of medium chain acyl-CoA dehydrogenase in the metabolism of phenylbutyrate. Mol Genet Metab, 107（4）: 684-689.

L IJ, Ruiter JP, Hoovers JM, et al, 1996. Common missense mutation G1528C in long-chain 3-hydroxy-acyl-CoA dehydrogenase deficiency. Characterization and expression of the mutant protein, mutation analysis on genomic DNA and chromosomal localization of the mitochondrial trifunctional protein alpha subunit gene. J Clin Invest, 98（4）: 1028-1033.

Lee J, Hegele RA, 2014. Abetalipoproteinemia and homozygous hypobetalipoproteinemia: a framework for diagnosis and management. J Inherit Metab Dis, 37（3）: 333-339.

Lehmann D, Motlagh L, Robaa D, et al, 2017. Muscle carnitine palmitoyltransferase II deficiency: a review of enzymatic controversy and clinical features. Int J Mol Sci, 18（1）: 82.

Li FY, El-Hattab AW, Bawle EV, et al, 2010. Molecular spectrum of SLC22A5（OCTN2）gene mutations detected in 143 subjects evaluated for systemic carnitine deficiency. Hum Mutat, 31（8）: E1632-E1651.

Li L, Deheragoda M, Lu Y, et al, 2015. Hypothyroidism associated with ATP8B1 deficiency. J Pediatr, 167（6）: 1334-1339.

Li L, Dong J, Wang X, et al, 2015. JAG1 mutation spectrum and origin in Chinese children with clinical features of Alagille syndrome. PLoS One, 10（6）: e0130355.

Li LT, Li ZD, Yang Y, et al, 2020. ABCB11 deficiency presenting as transient neonatal cholestasis: correlation with genotypes and BSEP expression. Liver Int, 40（11）: 2788-2796.

Lindner M, Hoffmann GF, Matern D, 2010. Newborn screening for disorders of fatty-acid oxidation: experience and recommendations from an expert meeting. J Inherit Metab Dis, 33（5）: 521-526.

Liu LY, Wang XH, Wang ZL, et al, 2010. Characterization of ATP8B1 gene mutations and a hot-linked mutation found in Chinese children with progressive intrahepatic cholestasis and low GGT. J Pediatr Gastroenterol Nutr, 50（2）: 179-183.

Liu LY, Wang ZL, Wang XH, et al, 2010. ABCB11 gene mutations in Chinese children with progressive intrahepatic cholestasis and low gamma glutamyltransferase. Liver Int, 30（6）: 809-815.

Longo N, 2016. Primary carnitine deficiency and newborn screening for disorders of the carnitine cycle. Ann Nutr Metab, 68 Suppl 3: 5-9.

Longo N, Frigeni M, Pasquali M, 2016. Carnitine transport and fatty acid oxidation. Biochim Biophys Acta, 1863（10）: 2422-2435.

Lotz-Havla AS, Röschinger W, Schiergens K, et al, 2018. Fatal pitfalls in newborn screening for mitochondrial trifunctional protein（MTP）/long-chain 3-Hydroxyacyl-CoA dehydrogenase（LCHAD）deficiency. Orphanet J Rare Dis, 13（1）: 122.

Luque Linero P, Castilla-Guerra L, Rojas Marcos Rodriguez I, et al, 2022. Hypercholesterolaemia treatment in a patient with family hypercholesterolaemia and myopathy due to carnitine palmitoyltransferase II deficiency with PCSK9 inhibitors. Neurologia（Engl Ed）, 37（3）: 231-232.

Madsen KL, Preisler N, Rasmussen J, et al, 2018. L-carnitine improves skeletal muscle fat oxidation in primary carnitine deficiency. J Clin Endocrinol Metab, 103（12）: 4580-4588.

Maguolo A, Rodella G, Dianin A, et al, 2020. Diagnosis, genetic characterization and clinical follow up of mitochondrial fatty acid oxidation disorders in the new era of expanded newborn screening: a single centre experience. Mol Genet Metab Rep, 24: 100632.

Mahapatra S，Ananth A，Baugh N，et al，2018. Triheptanoin：a rescue therapy for cardiogenic shock in carnitine-acylcarnitine translocase deficiency. JIMD Rep，39：19-23.

Manspeaker S，Henderson K，Riddle D，2016. Treatment of exertional rhabdomyolysis in athletes：a systematic review. JBI Database System Rev Implement Rep，14（6）：117-147.

McCormick BJ，Chirila RM，2021. Carnitine palmitoyltransferase-Ⅱ deficiency：case presentation and review of the literature. Rom J Intern Med，59（4）：420-424.

Mehl A，Bohorquez H，Serrano MS，et al，2016. Liver transplantation and the management of progressive familial intrahepatic cholestasis in children. World J Transplant，6（2）：278-290.

Mereis M，Wanders R，Schoonen M，et al，2020. Disorders of flavin adenine dinucleotide metabolism：MADD and related deficiencies. Int J Biochem Cell Biol，132：105899.

Merritt JL，Vedal S，Abdenur JE，et al，2014. Infants suspected to have very-long chain acyl-CoA dehydrogenase deficiency from newborn screening. Mol Genet Metab，111（4）：484-492.

Miller MJ，Burrage LC，Gibson JB，et al，2015. Recurrent ACADVL molecular findings in individuals with a positive newborn screen for very long chain acyl-CoA dehydrogenase（VLCAD）deficiency in the United States. Mol Genet Metab，116（3）：139-145.

Millington DS，Kodo N，Norwood DL，et al，1990. Tandem mass spectrometry：a new method for acylcarnitine profiling with potential for neonatal screening for inborn errors of metabolism. J Inherit Metab Dis，13（3）：321-324.

Missaglia S，Tavian D，Angelini C，2021. ETF dehydrogenase advances in molecular genetics and impact on treatment. Crit Rev Biochem Mol Biol，56（4）：360-372.

Mitchell E，Gilbert M，Loomes KM，2018. Alagille syndrome. Clin Liver Dis，22（4）：625-641.

Mizuochi T，Kimura A，Suzuki M，et al，2011. Successful heterozygous living donor liver transplantation for an oxysterol 7α-hydroxylase deficiency in a Japanese patient. Liver Transpl，17（9）：1059-1065.

Nie S，Chen G，Cao X，et al，2014. Cerebrotendinous xanthomatosis：a comprehensive review of pathogenesis，clinical manifestations，diagnosis，and management. Orphanet J Rare Dis，9：179.

Niu DM，Chien YH，Chiang CC，et al，2010. Nationwide survey of extended newborn screening by tandem mass spectrometry in Taiwan. J Inherit Metab Dis，33（Suppl 2）：S295-S305.

Norris MK，Scott AI，Sullivan S，et al，2021. Tutorial：triheptanoin and nutrition management for treatment of long-chain fatty acid oxidation disorders. JPEN J Parenter Enteral Nutr，45（2）：230-238.

Okamura N，Ohnishi S，Shimaoka H，et al，2006. Involvement of recognition and interaction of carnitine transporter in the decrease of L-carnitine concentration induced by pivalic acid and valproic acid. Pharm Res，23（8）：1729-1735.

Olsen RKJ，Koňaříková E，Giancaspero TA，et al，2016. Riboflavin-responsive and -non-responsive mutations in FAD synthase cause multiple acyl-CoA dehydrogenase and combined respiratory-chain deficiency. Am J Hum Genet，98（6）：1130-1145.

Orngreen MC，Madsen KL，Preisler N，et al，2014. Bezafibrate in skeletal muscle fatty acid oxidation disorders：a randomized clinical trial. Neurology，82（7）：607-613.

Palmieri F，Scarcia P，Monné M，2020. Diseases caused by mutations in mitochondrial carrier genes SLC25：a review. Biomolecules，10（4）：655.

Pan W，Song IS，Shin HJ，et al，2011. Genetic polymorphisms in Na^+-taurocholate co-transporting polypeptide（NTCP）and ileal apical sodium-dependent bile acid transporter（ASBT）and ethnic comparisons of functional variants of NTCP among Asian populations. Xenobiotica，41（6）：501-510.

Pena LD，van Calcar SC，Hansen J，et al，2016. Outcomes and genotype-phenotype correlations in 52 individuals with VLCAD deficiency diagnosed by NBS and enrolled in the IBEM-IS database. Mol Genet

Metab，118（4）：272-281.

Peng L，Zhao Q，Li Q，et al，2015．The p.Ser267Phe variant in SLC10A1 is associated with resistance to chronic hepatitis B．Hepatology，61（4）：1251-1260.

Pfister ED，Dröge C，Liebe R，et al，2022．Extrahepatic manifestations of progressive familial intrahepatic cholestasis syndromes：presentation of a case series and literature review．Liver Int，42（5）：1084-1096.

Qiu YL，Gong JY，Feng JY，et al，2017．Defects in myosin VB are associated with a spectrum of previously undiagnosed low γ-glutamyltransferase cholestasis．Hepatology，65（5）：1655-1669.

Rabenstein M，Weis J，Abicht A，et al，2020．Multiple acyl-CoA dehydrogenase deficiency/glutaric aciduria type 2：difficult diagnosis，easy to treat．Nervenarzt，91（4）：349-352.

Rasmussen J，Dunø M，Lund AM，et al，2020．Increased risk of sudden death in untreated primary carnitine deficiency．J Inherit Metab Dis，43（2）：290-296.

Redshaw C，Stewart C，2014．Anesthetic agents in patients with very long-chain acyl-coenzyme A dehydrogenase deficiency：a literature review．Paediatr Anaesth，24（11）：1115-1119.

Roe CR，Mochel F，2006．Anaplerotic diet therapy in inherited metabolic disease：therapeutic potential．J Inherit Metab Dis，29（2-3）：332-340.

Rose EC，di San Filippo CA，Ndukwe Erlingsson UC，et al，2012．Genotype-phenotype correlation in primary carnitine deficiency．Hum Mutat，33（1）：118-123.

Rovelli V，Manzoni F，Viau K，et al，2019．Clinical and biochemical outcome of patients with very long-chain acyl-CoA dehydrogenase deficiency．Mol Genet Metab，127（1）：64-73.

Rubio-Gozalbo ME，Bakker JA，Waterham HR，et al，2004．Carnitine-acylcarnitine translocase deficiency，clinical，biochemical and genetic aspects．Mol Aspects Med，25（5-6）：521-532.

Ryder B，Inbar-Feigenberg M，Glamuzina E，et al，2021．New insights into carnitine-acylcarnitine translocase deficiency from 23 cases：management challenges and potential therapeutic approaches．J Inherit Metab Dis，44（4）：903-915.

Salen G，Steiner RD，2017．Epidemiology，diagnosis，and treatment of cerebrotendinous xanthomatosis（CTX）．J Inherit Metab Dis，40（6）：771-781.

Sambrotta M，Strautnieks S，Papouli E，et al，2014．Mutations in TJP2 cause progressive cholestatic liver disease．Nat Genet，46（4）：326-328.

Sambrotta M，Thompson RJ，2015．Mutations in TJP2，encoding zona occludens 2，and liver disease．Tissue Barriers，3（3）：e1026537.

Schimmenti LA，Crombez EA，Schwahn BC，et al，2007．Expanded newborn screening identifies maternal primary carnitine deficiency．Mol Genet Metab，90（4）：441-445.

Schöls L，Rattay TW，Martus P，et al，2017．Hereditary spastic paraplegia type 5：natural history，biomarkers and a randomized controlled trial．Brain，140（12）：3112-3127.

Sharp LJ，Haller RG，2014．Metabolic and mitochondrial myopathies．Neurologic Clinics，32（3）：777-799.

Shelihan I，Rossignol E，Décarie JC，et al，2022．Infantile onset carnitine palmitoyltransferase 2 deficiency：cortical polymicrogyria，schizencephaly，and gray matter heterotopias in an adolescent with normal development．JIMD Rep，63（1）：3-10.

Shibata N，Hasegawa Y，Yamada K，et al，2018．Diversity in the incidence and spectrum of organic acidemias，fatty acid oxidation disorders，and amino acid disorders in Asian countries：selective screening vs．expanded newborn screening．Mol Genet Metab Rep，16：5-10.

Shiraishi H，Yamada K，Oki E，et al，2019．Open-label clinical trial of bezafibrate treatment in patients with fatty acid oxidation disorders in Japan：2nd report QOL survey． Mol Genet Metab Rep，20：100496．

Somagutta MR，Pagad S，Sridharan S，et al，2020． Role of bicarbonates and mannitol in rhabdomyolysis：a comprehensive review． Cureus，12（8）：e9742．

Souri M，Aoyama T，Orii K，et al，1996． Mutation analysis of very-long-chain acyl-coenzyme A dehydrogenase（VLCAD）deficiency：identification and characterization of mutant VLCAD cDNAs from four patients． Am J Hum Genet，58（1）：97-106．

Spiekerkoetter U，Lindner M，Santer R，et al，2009． Management and outcome in 75 individuals with long-chain fatty acid oxidation defects：results from a workshop． J Inherit Metab Dis，32（4）：488-497．

Spiekerkoetter U，Lindner M，Santer R，et al，2009． Treatment recommendations in long-chain fatty acid oxidation defects：consensus from a workshop． J Inherit Metab Dis，32（4）：498-505．

Stanley CA，Hale DE，Berry GT，et al，1992． Brief report：a deficiency of carnitine-acylcarnitine translocase in the inner mitochondrial membrane． N Engl J Med，327（1）：19-23．

Sticova E，Jirsa M，2020． ABCB4 disease：many faces of one gene deficiency． Ann Hepatol，19（2）：126-133．

Stiles AR，McDonald JG，Bauman DR，et al，2009． CYP7B1：one cytochrome P450，two human genetic diseases，and multiple physiological functions． J Biol Chem，284（42）：28485-28489．

Tajima G，Hara K，Yuasa M，2019． Carnitine palmitoyltransferase II deficiency with a focus on newborn screening． J Hum Genet，64（2）：87-98．

Tajima G，Sakura N，Shirao K，et al，2008． Development of a new enzymatic diagnosis method for very-long-chain acyl-CoA dehydrogenase deficiency by detecting 2-hexadecenoyl-CoA production and its application in tandem mass spectrometry-based selective screening and newborn screening in Japan． Pediatr Res，64（6）：667-672．

Takahashi M，Okazaki H，Ohashi K，et al，2021． Current diagnosis and management of abetalipoproteinemia． J Atheroscler Thromb，28（10）：1009-1019．

Tang YP，Gong JY，Setchell KDR，et al，2021． Successful treatment of infantile oxysterol 7α-hydroxylase deficiency with oral chenodeoxycholic acid． BMC Gastroenterol，21（1）：163．

Tonazzi A，Giangregorio N，Console L，et al，2021． The mitochondrial carnitine acyl-carnitine carrier（SLC25A20）：molecular mechanisms of transport，role in redox sensing and interaction with drugs． Biomolecules，11（4）：521．

Tougeron D，Fotsing G，Barbu V，et al，2012． ABCB4/MDR3 gene mutations and cholangiocarcinomas． J Hepatol，57（2）：467-468．

Tucci S，Behringer S，Spiekerkoetter U，2015． *De novo* fatty acid biosynthesis and elongation in very long-chain acyl-CoA dehydrogenase-deficient mice supplemented with odd or even medium-chain fatty acids． Febs J，282（21）：4242-4253．

Tucci S，Wagner C，Grünert SC，et al，2021． Genotype and residual enzyme activity in medium-chain acyl-CoA dehydrogenase（MCAD）deficiency：are predictions possible？ J Inherit Metab Dis，44（4）：916-925．

Tyni T，Pihko H，1999． Long-chain 3-hydroxyacyl-CoA dehydrogenase deficiency． Acta Paediatr，88（3）：237-245．

Uppala R，Dudiak B，Beck ME，et al，2017． Aspirin increases mitochondrial fatty acid oxidation． Biochem Biophys Res Commun，482（2）：346-351．

Van Calcar SC，Sowa M，Rohr F，et al，2020． Nutrition management guideline for very-long chain acyl-

CoA dehydrogenase deficiency（VLCAD）：an evidence- and consensus-based approach．Mol Genet Metab，131（1-2）：23-37．

van ISCD，Li Q，Qiu YL，et al，2020．Unequal effects of myosin 5B mutations in liver and intestine determine the clinical presentation of low-gamma-glutamyltransferase cholestasis．Hepatology，72（4）：1461-1468．

van Rijt WJ，Ferdinandusse S，Giannopoulos P，et al，2019．Prediction of disease severity in multiple acyl-CoA dehydrogenase deficiency：a retrospective and laboratory cohort study．J Inherit Metab Dis，42（5）：878-889．

van Rijt WJ，Jager EA，Allersma DP，et al，2020．Efficacy and safety of D, L-3-hydroxybutyrate（D, L-3-HB）treatment in multiple acyl-CoA dehydrogenase deficiency．Genet Med，22（5）：908-916．

van Wessel DBE，Thompson RJ，Gonzales E，et al，2020．Genotype correlates with the natural history of severe bile salt export pump deficiency．J Hepatol，73（1）：84-93．

van Wessel DBE，Thompson RJ，Gonzales E，et al，2021．Impact of genotype，serum bile acids，and surgical biliary diversion on native liver survival in FIC1 Deficiency．Hepatology，74（2）：892-906．

Varma S，Revencu N，Stephenne X，et al，2015．Retargeting of bile salt export pump and favorable outcome in children with progressive familial intrahepatic cholestasis type 2．Hepatology，62（1）：198-206．

Vasiljevski ER，Summers MA，Little DG，et al，2018．Lipid storage myopathies：Current treatments and future directions．Prog Lipid Res，72：1-17．

Vatanavicharn N，Yamada K，Aoyama Y，et al，2015．Carnitine-acylcarnitine translocase deficiency：two neonatal cases with common splicing mutation and in vitro bezafibrate response．Brain Dev，37（7）：698-703．

Vitoria I，Martín-Hernández E，Peña-Quintana L，et al，2015．Carnitine-acylcarnitine translocase deficiency：experience with four cases in Spain and review of the literature．JIMD Rep，20：11-20．

Vockley J，Burton B，Berry G，et al，2021．Effects of triheptanoin（UX007）in patients with long-chain fatty acid oxidation disorders：results from an open-label，long-term extension study．J Inherit Metab Dis，44（1）：253-263．

Vockley J，Marsden D，McCracken E，et al，2015．Long-term major clinical outcomes in patients with long chain fatty acid oxidation disorders before and after transition to triheptanoin treatment—A retrospective chart review．Mol Genet Metab，116（1-2）：53-60．

Wanders RJ，L IJ，Poggi F，et al，1992．Human trifunctional protein deficiency：a new disorder of mitochondrial fatty acid beta-oxidation．Biochem Biophys Res Commun，188（3）：1139-1145．

Wang L，Qiu YL，Xu HM，et al，2022．MYO5B-associated diseases：novel liver-related variants and genotype-phenotype correlation．Liver Int，42（2）：402-411．

Wang Z，Yang F，Wang J，et al，2016．A novel mutation of ABCB4 in progressive familial intrahepatic cholestasis 3：like mother，like daughter．J Clin Gastroenterol，50（4）：353-354．

Wehbe Z，Alatibi K，Jellusova J，et al，2019．The fate of medium-chain fatty acids in very long-chain acyl-CoA dehydrogenase deficiency（VLCADD）：a matter of sex? Biochim Biophys Acta Mol Cell Biol Lipids，1864（11）：1591-1605．

Welty FK，2014．Hypobetalipoproteinemia and abetalipoproteinemia．Curr Opin Lipidol，25（3）：161-168．

Welty FK，2020．Hypobetalipoproteinemia and abetalipoproteinemia：liver disease and cardiovascular disease．Curr Opin Lipidol，31（2）：49-55．

Whitaker CH，Felice KJ，Silvers D，et al，2015．Fulminant lipid storage myopathy due to multiple acyl-coenzyme a dehydrogenase deficiency．Muscle Nerve，52（2）：289-293．

Wieser T, Deschauer M, Olek K, et al, 2003. Carnitine palmitoyltransferase Ⅱ deficiency: molecular and biochemical analysis of 32 patients. Neurology, 60（8）: 1351-1353.

Wood JC, Magera MJ, Rinaldo P, et al, 2001. Diagnosis of very long chain acyl-dehydrogenase deficiency from an infant's newborn screening card. Pediatrics, 108（1）: E19.

Yamada K, Kobayashi H, Bo R, et al, 2016. Clinical, biochemical and molecular investigation of adult-onset glutaric acidemia type Ⅱ: characteristics in comparison with pediatric cases. Brain Dev, 38（3）: 293-301.

Yamada K, Kobayashi H, Bo R, et al, 2017. Efficacy of bezafibrate on fibroblasts of glutaric acidemia type Ⅱ patients evaluated using an *in vitro* probe acylcarnitine assay. Brain Dev, 39（1）: 48-57.

Yamada K, Osawa Y, Kobayashi H, et al, 2019. Serum C14: 1/C12: 1 ratio is a useful marker for differentiating affected patients with very long-chain acyl-CoA dehydrogenase deficiency from heterozygous carriers. Mol Genet Metab Rep, 21: 100535.

Yamada K, Shiraishi H, Oki E, et al, 2018. Open-label clinical trial of bezafibrate treatment in patients with fatty acid oxidation disorders in Japan. Mol Genet Metab Rep, 15: 55-63.

Yamada K, Taketani T, 2019. Management and diagnosis of mitochondrial fatty acid oxidation disorders: focus on very-long-chain acyl-CoA dehydrogenase deficiency. J Hum Genet, 64（2）: 73-85.

Yamaguchi S, 2008. Newborn screening in Japan: restructuring for the new era. Ann Acad Med Singap, 37（Suppl 12）: 13-5.

Yamaguchi S, Li H, Purevsuren J, et al, 2012. Bezafibrate can be a new treatment option for mitochondrial fatty acid oxidation disorders: evaluation by *in vitro* probe acylcarnitine assay. Mol Genet Metab, 107（1-2）: 87-91.

Yan HM, Hu H, Ahmed A, et al, 2017. Carnitine-acylcarnitine translocase deficiency with c.199-10 T＞G and novel c. 1A＞G mutation: two case reports and brief literature review. Medicine（Baltimore）, 96（45）: e8549.

Yang H, Zhao C, Tang MC, et al, 2019. Inborn errors of mitochondrial acyl-coenzyme a metabolism: acyl-CoA biology meets the clinic. Mol Genet Metab, 128（1-2）: 30-44.

Yang J, Yuan D, Tan X, et al, 2022. Analysis of a family with mitochondrial trifunctional protein deficiency caused by HADHA gene mutations. Mol Med Rep, 25（2）: 47.

Yıldız Y, Talim B, Haliloglu G, et al, 2019. Determinants of riboflavin responsiveness in multiple acyl-CoA dehydrogenase deficiency. Pediatr Neurol, 99: 69-75.

Yotsumoto Y, Hasegawa Y, Fukuda S, et al, 2008. Clinical and molecular investigations of Japanese cases of glutaric acidemia type 2. Mol Genet Metab, 94（1）: 61-67.

Zach C, Unterkofler K, Fraunberger P, et al, 2019. Unrecognized high occurrence of genetically confirmed hereditary carnitine palmitoyltransferase Ⅱ deficiency in an austrian family points to the ongoing underdiagnosis of the disease. Front Genet, 10: 497.

Zhang J, Liu LL, Gong JY, et al, 2020. TJP2 hepatobiliary disorders: novel variants and clinical diversity. Hum Mutat, 41（2）: 502-511.

Zhang MH, Setchell KD, Zhao J, et al, 2019. Δ4-3-oxosteroid-5β-reductase deficiency: responses to oral bile acid therapy and long-term outcomes. World J Gastroenterol, 25（7）: 859-869.

Zhao J, Setchell KDR, Gong Y, et al, 2021. Genetic spectrum and clinical characteristics of 3β-hydroxy-Δ5-C27-steroid oxidoreductase（HSD3B7）deficiency in China. Orphanet J Rare Dis, 16（1）: 417.

Zhou D, Cheng Y, Yin X, et al, 2022. Newborn screening for mitochondrial carnitine-acylcarnitine cycle disorders in Zhejiang province, China. Front Genet, 13: 823687.

第七章　四吡咯代谢紊乱的遗传代谢性肝病

第一节　血红素代谢紊乱

一、卟啉代谢紊乱

卟啉病（porphyria）是血红素合成途径中任意一种酶活性缺陷引起的代谢障碍性疾病，8种催化酶存在于细胞质及线粒体中，任一酶编码基因变异将导致酶活性缺乏或降低，使卟啉和（或）其前体物质在皮肤、肝脏、神经系统等部位沉积，出现相应的临床表现。

（一）流行病学

卟啉病临床少见，可发生于任何年龄，现有病例报道表明其患病率及常见类型存在地域差异。欧洲以迟发性皮肤卟啉病（porphyria cutanea tarda，PCT）常见（1/100 000），其次为急性间歇性卟啉病（acute intermittent porphyria，AIP）、红细胞生成性原卟啉病（erythropoietic protoporphyria，EPP），患病率分别为1/20 000、1/75 000～1/50 000，而遗传性粪卟啉病（hereditary coproporphyria，HCP）、5－氨基乙酰丙酸（5-aminolevulinic acid，ALA）脱水酶缺乏卟啉病（ALA dehydratase deficiency porphyria，ADP）、X连锁原卟啉病（X-linked protoporphyria，XLPP）、先天性红细胞生成性卟啉病（congenital erythropoietic porphyria，CEP）则罕见（＜0.09/100 000）。美国症状性PCT患病率为40/1 000 000。国内报道的卟啉病以AIP常见。

（二）发病机制

本病为血红素合成途径中8种催化酶的编码基因变异引起，变异类型包括杂合型、复合杂合型和纯合型，可为遗传性或获得性，前者如常染色体显性遗传[AIP、变异性卟啉病（variegate porphyria，VP）、HCP、家族性PCT]、常染色体隐性遗传（ADP、CEP、EPP）、X染色体连锁遗传（XLPP），后者如散发性PCT。卟啉病的编码基因名称及位点见表7-1（相关基因变异在HGMD内皆有收录）。

进行血红素合成的细胞主要位于骨髓（约80%）及肝脏（约15%），另有约5%在肾脏及其他组织。8种催化酶的编码基因变异将引起酶活性降低或缺失，致血红素合成障碍，代谢终产物——卟啉和（或）其前体物质积聚于骨髓、肝脏等部位，出现相应组织损伤表现。例如，AIP患者体内积聚的卟啉前体物质[ALA及卟胆原（PBG）]可通过血脑屏障作用于神经细胞引起神经精神症状；卟啉分子沉积于肝组织可导致肝细胞坏死、门静脉周围纤维化、胆汁淤积乃至肝硬化；紫外线照射下的卟啉分子可产生过氧化物自由基，引起膜结构上的脂质分子损伤、溶酶体破裂等，出现皮肤光敏性损害（疱疹、溃烂等）、尿液光照后变色等临床特征。除此之外，血红素也是肌红蛋白、细胞色素、过氧化物酶、过氧化氢酶等物质合成代谢过程中所需的辅基，酶活性缺失将引起相应分子代谢紊乱，出现相应临床表现。

表7-1 卟啉病的遗传学列表

卟啉病	遗传类型	编码基因	基因位点
肝卟啉病			
急性肝卟啉病			
AIP	常染色体显性	*PBGD*	11q23.3
VP	常染色体显性	*PPOX*	1q22
HCP	常染色体显性	*CPOX*	3q12
ADP	常染色体隐性	*ALAD*	9q33.1
非急性肝卟啉病			
PCT	常染色体显性	*UROD*	1p34
红细胞生成性卟啉病			
CEP	常染色体隐性	*UROS*	10q25.2—q26.3
EPP	常染色体隐性	*FECH*	18q21.3
XLPP	X染色体连锁	*ALAS2*	Xp11.21

（三）分类

根据发生活性缺陷的催化酶种类，可将卟啉病分8种类型（图7-1）。

（1）X连锁原卟啉病（X-linked protoporphyria，XLPP）。

（2）5－氨基乙酰丙酸（5-aminolevulinic acid，ALA）脱水酶缺乏卟啉病（ALA dehydratase deficiency porphyria，ADP）。

（3）急性间歇性卟啉病（acute intermittent porphyria，AIP）。

（4）先天性红细胞生成性卟啉病（congenital erythropoietic porphyria，CEP）。

（5）迟发性皮肤卟啉病（porphyria cutanea tarda，PCT）。

（6）遗传性粪卟啉病（hereditary coproporphyria，HCP）。

（7）变异性卟啉病（variegate porphyria，VP）。

（8）红细胞生成性原卟啉病（erythropoietic protoporphyria，EPP）。

根据卟啉及其前体物质异常合成的主要部位，可将上述卟啉病分为肝卟啉病（hepatic porphyria）和红细胞生成性卟啉病（erythropoietic porphyria）。肝卟啉病包括ADP、AIP、PCT、HCP、VP，又可根据起病特点分为急性肝卟啉病（acute hepatic porphyria，AHP）与非急性肝卟啉病（non-acute hepatic porphyria），除PCT外的肝卟啉病均以急性发作的神经系统症状为主要表现，属于AHP。红细胞生成性卟啉病包括XLPP、

CEP、EPP。

　　根据主要的临床表现可将上述卟啉病分为皮肤型、神经症状型及混合型。皮肤型以光敏性皮肤损害为主要表现，包括PCT、CEP、EPP、肝细胞生成性卟啉病（HEP）、XLPP；神经症状型以发作性神经精神性症状为主要表现，包括AIP、ADP；混合型包括VP、HCP，同时具有皮肤表现及神经精神症状。肝功能异常可见于任一类型的卟啉病患者，但以皮肤型卟啉病更为常见，临床特点多样，可为肝细胞损伤、胆管细胞损伤、胆汁淤积、胆结石等，肝脏病理可见特征性折光结晶。

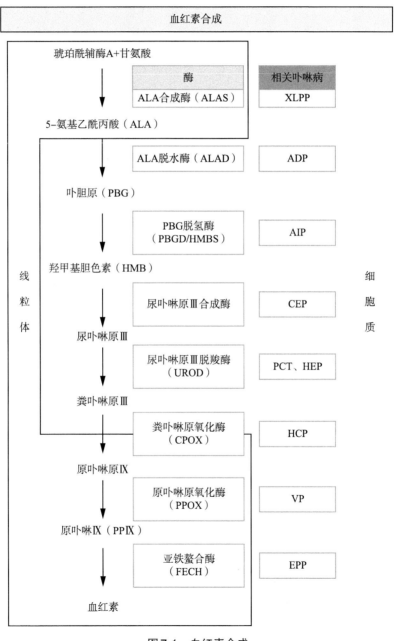

图7-1　血红素合成

二、常见致肝损伤卟啉病

（一）迟发性皮肤卟啉病（PCT）

1.病因 肝脏尿卟啉原Ⅲ脱羧酶（UROD）的编码基因变异引起酶活性降低或缺失，当其活性低于正常水平20%时可出现临床表现。

根据基因变异特点可将PCT分为散发性PCT和家族性PCT：

（1）散发性PCT：占PCT患者75%，多为男性，仅肝细胞内UROD酶活性降低。

（2）家族性PCT：占PCT患者25%，为常染色体显性遗传，所有参与血红素合成的组织细胞内酶活性均降低（如肝脏、骨髓等），起病多存在其他诱发因素，如酒精、HBV/HIV感染、铁离子或雌激素过量、血色素沉着病等，以上诱发因素可通过多种途径使酶活性进一步降低。

（3）家族性PCT的特殊类型：当UROD编码基因发生纯合变异或复合杂合变异时出现，患者多于儿童期起病，病情重，又称HEP。

除基因因素外，酒精、HBV、HCV、HIV、铁离子、雌激素、血色素沉着病等因素可诱导UROD酶活性进一步降低，出现明显的临床症状和体征。

2.临床表现

（1）慢性光敏性皮肤损害：病灶多位于阳光暴露处，如面部、手足伸侧、四肢裸露处等。形态多样，可为水疱、粟粒疹、溃烂、色素沉着异常、多毛等，偶可见瘢痕增厚和钙化，破溃处多继发感染。

（2）肝损害：肝脏生化指标异常升高可为肝损害的早期表现，病程长者可出现肝硬化，甚至肝癌、胆管癌等。亚临床阶段或早期PCT患者可无皮肤表现，仅表现为不明原因肝脏生化指标异常。

3.辅助检查

（1）血液及尿液卟啉检测：血浆中卟啉升高（正常<1.0μg/dl）；尿液中卟啉或羧基化卟啉明显升高（正常<300nmol/24h或30μg/h）；尿PBG正常，ALA正常或仅轻度升高。

（2）血浆荧光发射峰检测：患者血浆荧光峰值在接近620nm波长处，可用于与VP、EPP等鉴别。

（3）肝组织病理：组织学可见偏光显微镜下特征性的双折光性质，为尿卟啉和七羧基卟啉沉积，除此之外可伴随不同程度铁沉积、脂肪变性、局灶性小叶坏死、门静脉周围纤维化等非特异性表现。

（4）基因检测：大部分PCT患者基因检测结果正常，但家族性PCT患者通常存在*UROD*杂合变异，HEP患者则有*UROD*双等位基因变异。

4.治疗 迟发性皮肤卟啉病的治疗重点在于去除诱因，减少卟啉前体物在组织的沉积，如避免阳光直晒，戒烟酒（可上调CYP450表达），女性若病情允许可停用性激素相关的替代治疗。小剂量羟基氯喹、氯喹可促进卟啉前体物从肝脏中排出，使酶活性提升至95%左右，达到临床缓解，但用药前3个月内可能出现皮肤症状恶化，尿液检测可见尿中卟啉排泄浓度升高两倍以上。复方甘草酸苷、多烯磷脂酰胆碱等保肝药物或可改善肝功能，但尚缺乏充分的临床证据。应用抗病毒药物清除HCV、HBV或控制病毒复制，有助于减少继发性肝细胞损伤。除此之外，伴有血色病或体内铁过载者可尝试间断静脉切开治疗。

（二）红细胞生成性原卟啉病（EPP）和X连锁原卟啉病（XLPP）

1.病因　EPP是红细胞生成性卟啉病中最常见的一种，也是儿童最多发的卟啉病，属常染色体隐性遗传病，由亚铁螯合酶（FECH）编码基因变异致酶缺陷，引起原卟啉Ⅸ积聚所致。高浓度的原卟啉Ⅸ通过胆管排泄，可导致不同程度的肝损害；而其积聚于皮肤及血管时，可在紫外线照射下进行分子结构转换，促进膜结构脂质过氧化和蛋白质及核酸的氧化反应，最终导致光感性皮肤损害。

XLPP是红细胞特异性ALAS2基因变异引起的X染色体遗传病，源于ALAS2基因的C端缺失，临床上易与EPP混淆，因其基因变异会导致ALAS2活性升高，使未结合金属的原卟啉Ⅸ及锌-原卟啉Ⅸ升高。

2.临床表现

（1）光敏性皮损：不同于PCT的慢性光敏性皮损，EPP及XLPP患者的皮损为急性疼痛性，一般发病较早，多为童年早期或婴儿期，表现为暴露于阳光后数分钟出现的非水疱性痛性皮损，局部疼痛伴灼热、红肿、瘙痒等，亦有少数（约10%）患者出现水疱、大疱等。皮疹可逐渐演变为瘢痕、色素沉着或色素减退、皮肤蜡样增厚、蜡样指关节病变、口周放射性萎缩、掌部角化等改变。

（2）肝损害：约有1/4的患者存在肝脏受累，可表现为肝酶升高、肝内胆汁淤积、胆石症、肝硬化等，有文献报道其发生率分别为25%、5%～20%、8%、2%～5%。其中部分患者可表现为急性或快速进展的胆汁淤积性肝病、致死性肝衰竭。

（3）其他：少数患者可出现与皮肤症状伴随的腹部疼痛或胃肠自主神经功能紊乱，后者如恶心、呕吐、便秘等，需注意与其他急腹症鉴别。部分患者存在铁缺乏、小细胞性贫血及维生素D水平降低。

3.辅助检查

（1）卟啉检测：EPP患者红细胞内游离原卟啉升高，XLPP患者游离原卟啉Ⅸ和锌结合原卟啉Ⅸ均升高，但锌结合原卟啉/游离原卟啉＞25%。因原卟啉仅经胆管排泄，故便中可测得原卟啉升高，而尿中卟啉浓度一般正常。

（2）血浆荧光发射峰检测：峰值在接近634nm波长处。

（3）病理检查：①肝脏病理，HE染色光镜下可见门静脉汇管区沉积的双折光性褐色物质，偏振光下呈特征性马耳他十字。约23%的EPP患者可发生含卟啉原的胆结石，重者肝脏组织学可见细胞坏死、肝门和门静脉周围纤维化、胆汁淤积等表现。②皮肤病理，可见真皮上层和乳头层血管壁及其周围有无定形玻璃样嗜酸性物质沉积（PAS阳性和耐淀粉酶）。

（4）基因检测：迄今为止已有180余种FECH基因变异、4种ALAS2基因变异被发现。大部分EPP患者具有FECH基因的致病变异和同一染色体上另一基因的低表达（IVS3＋1G→A，IVS3-48T/C），二者共同作用可使酶活性降低至15%～25%。而仅有FECH基因变异的患者其酶活性可达到50%，为无症状携带者，不出现卟啉病相关临床症状。

4. 治疗

（1）光防护：充分避免阳光直晒对EPP及XLPP患者依然至关重要。由于紫外线引起的急性光敏性皮损是400nm左右的蓝光导致的，因此建议应用氧化锌或氧化钛膏。β-胡萝卜素或可轻度提高皮肤的阳光耐受能力。α-黑素肽可促进皮肤黑色素沉着，改善皮肤状态，提高其对阳光直晒的耐受力。

（2）肝损害治疗：考来烯胺、活性炭可通过与原卟啉结合中断其肠肝循环，促进原卟啉从粪便排出，进而缓解症状并减轻肝损害。浓缩红细胞输注、血浆置换、肝移植可延缓肝功能失代偿；造血干细胞移植可使EPP患者酶活性提升至85%，改善肝脏炎性损害。

（3）铁替代：铁离子是FECH所催化化学反应的第二底物，可促进毒性原卟啉IX向血红素转换。铁替代疗法可降低原卟啉IX浓度，改善XLPP患者的临床症状。但EPP患者无法从中受益，与之相反，铁离子会促进骨髓红细胞ALAS2酶的活性，致使EPP患者病情恶化，故轻度铁缺乏可缓解EPP患者症状。

（4）基因治疗：是正在研究的前沿领域，可从根本上去除病因，已知反义寡核苷酸可防止FECH mRNA的异常剪接、提高FECH酶活性，是临床研究的新方向。

（三）先天性红细胞生成性卟啉病（CEP）

1. 病因　CEP是常染色体隐性遗传病，由尿卟啉原III合成酶（UROS）编码基因变异所致。羟甲基胆色素（HMB）在UROS酶缺失的情况下可自发环化形成尿卟啉原I并在UROD作用下形成粪卟啉原I，后二者无法进一步生成原卟啉IX，自发氧化形成尿卟啉I及粪卟啉I，广泛沉积于成熟红细胞、尿液、粪便、牙齿、骨骼、肝脏等，随尿液和粪便排出。

2. 临床表现　CEP患者以婴幼儿、儿童多见，临床表现主要为光敏感性皮损、慢性溶血、脾功能亢进、肝功能异常等。

光敏性皮损表现为阳光直射部位皮肤水疱、大疱、增厚、点状色素沉着和色素缺失，以面颊及四肢末端增生为典型表现，二次感染和骨质再吸收可导致患者出现手部畸形、面部形态特征缺失等。CEP患者可出现"吸血鬼面容"，显著表现为牙齿红棕色变色，又称"红牙"。

有研究指出，贫血、肝功能异常、脾大在CEP患者的发生率分别为62%、38%、38%。除此之外，大部分患者存在红色尿，偶可见骨髓增生伴骨质丢失、双眼炎症反应等。

3. 辅助检查　患者血浆卟啉水平常高于正常水平上限的40～50倍，尿、粪便中尿卟啉和粪卟啉明显升高。基因检测或UROS酶活性检测有助于诊断。此外，母亲羊水中的卟啉含量、羊水细胞或绒毛膜中UROS活性检测有助于未出生患儿的诊断。

4. 治疗　避免阳光照射、补充维生素D可缓解皮损。异基因造血干细胞移植是目前最有效的治疗方法。

三、急性卟啉病

AIP、HCP、VP及ADP统称为急性卟啉病（AHP），主要表现为发作性急性神经精神症状，由卟啉前体物质（ALA、PBG）积聚引起。其中HCP及VP患者同时具有神经精神症状及皮肤表现，又称混合型卟啉病。

（一）病因

AIP、HCP、VP及ADP分别是PBGD、CPOX、PPOX、ALAD酶活性缺陷所致。AHP患者的ALA合成酶1（ALAS1）在多种因素作用下可出现活性升高，性激素、吸烟、饥饿、炎症等可通过CYP450对ALAS1活性产生影响，如炎症等可通过促进血红素分解代谢减少其对ALAS1的负反馈抑制作用，巴比妥类、甲吡酮类等药物可直接激活ALAS1转录，以上因素可加剧卟啉前体物质积聚，导致临床症状加重。除此之外，粪卟啉原和原卟啉原对PBGD的变构抑制作用亦可促进卟啉前体物质（ALA、PBG）生成。

ADP作为一种罕见的常染色体隐性遗传病，极易被铅诱导出现急性发作，酶编码基因杂合变异的患者只需少量铅就可导致酶活性降低50%。

（二）临床表现

1.神经内脏症状　呈间歇性急性发作，由一种或多种因素诱发，如药物、酒精、性激素、应激等。大部分患者发作前常伴非特异性前驱症状，如行为改变、焦虑、失眠或坐立不安等。发作期可出现下述表现：

（1）急性腹痛：多表现为绞痛，以中腹部多见，但一般难以定位。疼痛可进行性加重，持续数小时至数天不等，伴或不伴腹肌紧张、压痛或反跳痛，部分患者可放射至胸、背、四肢等部位，可伴有腹胀、恶心、呕吐甚至肠梗阻。

（2）周围神经受累：周围神经症状主要表现为感觉运动神经病变及多发性周围神经病，如感觉减退、肌无力或肌肉疼痛，或从上肢近端发展至手及前臂的伸肌麻痹，重者可致四肢瘫、呼吸骤停。

（3）中枢神经受累：系统症状可表现为轻度精神症状、定向力障碍、癫痫、可逆性后部脑病综合征、局部性中枢神经系统缺陷等，部分患者存在抗利尿激素（ADH）分泌失调综合征（SIADH）。

（4）自主神经受累：可表现为心动过速、高血压、低热、出汗、震颤等，亦可出现排尿困难、尿潴留、尿失禁等神经源性膀胱功能障碍表现。

（5）神经精神症状：程度不一，可为焦虑、失眠、抑郁等轻度精神状态改变，也可出现幻觉、错觉、癔症等严重表现。

2.皮肤症状　HCP、VP患者由于同时存在卟啉积聚，可出现皮肤光敏感（急性发作期和非发作期皆可存在），而AIP患者只有进展至严重肾损伤时才可能出现皮肤表现。

3.其他　急性发作期时患者尿液可呈红棕色，是卟啉（淡红色）和PBG聚合降解产物（棕色）所致。部分患者可出现肝功能异常、溶血性贫血，或高血压、慢性肾功能不全等并发症。

（三）辅助检查

AIP、VP、HCP急性发作期血浆或尿液中ALA、PBG明显升高，尿中无色的PBG经光照可转变为有色卟啉化合物，故新鲜尿液置于阳光下数小时可呈棕红或酒红色。

AIP急性发作期HMBS酶活性明显下降，平均下降程度达50%，PBG可升高达20～200mg/L。而ADP患者尿液ALA≥10倍正常值，PBG正常或仅轻度升高。VP和HCP患者粪便中卟啉明显升高，为特征性改变。

血浆荧光发射峰检测可见VP患者峰值接近626nm，AIP、HCP患者峰值接近620nm。基因检测可明确具体变异基因，进而确定卟啉病类型，二代测序可全面且快速地检测相关基因变异，但当临床上无明确生化证据支持时，临床医生需慎重考虑基因型与表型的相关性。

（四）治疗

1.一般治疗 需严格规避能诱发或加剧病情的外界因素，急性肝卟啉病患者需平衡膳食，避免长期饥饿或暴饮暴食，避免巴比妥类、镇静剂、避孕药等药物摄入（可参考急性卟啉病药物数据库http://www.drugs-porphyria.org）。

2.发作期

（1）静脉输注高铁血红素：急性卟啉病发作时的首选治疗，可抑制ALAS1并减少血红素前体及副产物积聚，快速降低血浆及尿液ALA、PBG。确诊后应立即开始给药，早期注射可使病情于48小时内开始好转，3～6天可出现生化指标下降。用量为3～4mg/（kg·d），连用4天，必要时可延长治疗时间。建议将高铁血红素与人血清白蛋白复溶后静脉滴注（血红素降解产物可与内皮细胞、血小板和凝血因子结合，致静脉炎乃至静脉闭塞，与人血清白蛋白联合输注可减少副作用）。如用药后效果欠佳需考虑剂量不足［＜3mg/（kg·d）］、慢性卟啉病病理改变（如不可逆性神经损伤）或非卟啉病相关症状等，应及时调整治疗方案。

（2）热量支持：为基础治疗，尤其适用于低热量摄入引起的急性发作，可减少过氧化物酶体增殖物激活受体γ共激活因子1α（PGC1-α），介导肝脏ALAS1下调并减少卟啉前体物质生成。用法可采取口服或静脉给予葡萄糖300～400g/d。

（3）其他对症治疗：疼痛可引起神经内分泌反应，促进肝ALAS1活性，从而加剧症状，故应选用耐受性良好且不会上调ALAS1的药物，如吗啡、芬太尼等。癫痫患者可给予加巴喷丁、苯二氮䓬类和氨己烯酸治疗。对自主神经功能紊乱引起的心动过速和高血压可给予β受体阻滞剂。低钠血症患者在补充葡萄糖液后可能出现病情恶化。

3.发作间期 每年发作三次及以上的患者常需接受预防性血红素治疗，建议注射血红素至少每周一次（＜250mg/次，否则会导致血红素加氧酶1过表达，致使血红素分解过快反而丧失其对ALAS1的负反馈抑制作用）。高铁血红素长期使用易致铁过载，引起肝损害、肝纤维化，应注意监测血清铁含量，以每3～6个月一次为佳。

4.其他 对于高铁血红素治疗仍难控制的急性肝卟啉病患者，肝移植可能获益，但晚期神经疾病、四肢麻痹、呼吸麻痹并非肝移植的良好适应证，已出现以上表现的患者，是否予以移植应综合考虑。造血干细胞移植对肝卟啉病患者无效。有研究表明，AHP肝癌发生率是非卟啉病患者的36倍，故患者需定期随访，加强对原发性肝癌的监测。

四、典型病例

（一）病例介绍

患者，女，43岁，主因"发现脾大13年，加重伴皮疹3年"入院。患者2003年体检发现脾大（4cm×12cm），2013年始无诱因出现全身间断丘疹伴瘙痒、轻微疼痛，无水疱、破溃，可自行消退，部分残留色素沉着。此后3年内多次进行血液检测提示肝功能异常（ALT 140U/L，AST 240U/L，GGT约500U/L，ALP约200IU/L，TBIL最高达68.6μmol/L）及血细胞减少（WBC 3.62×10⁹/L，HGB 78g/L，PLT 45×10⁹/L），间断口服熊去氧胆酸、西替利嗪等，症状仍反复。2016年7月查腹部超声提示肝硬化、脾大（5.2cm×19.5cm）、腹腔液性暗区（深6.0cm）、门静脉内径1.2cm、胃底静脉曲张。2个月内体重下降3.5kg，自幼紫外线照射后出现皮疹，否认关节痛、晨僵、口干等，否认长期或特殊药物服用史，否认过敏史。育有1女体健，母亲、哥哥均有哮喘，父亲有可疑皮疹情况，30余岁时因意外死亡，其余家族史无特殊。

入院查体：体温36.6℃、心率99次/分、呼吸12次/分、血压108/69mmHg。全身皮肤、巩膜黄染，可见散在分布的丘疹、色素沉着，以手背和上肢、面部为主。浅表淋巴结多处肿大，无触痛，直径不足1cm。心肺查体无特殊；肝肋下5cm，质韧，表面不光滑，无触痛；脾肋下6cm，肝肾区无叩痛，移动性浊音（－）。双下肢无水肿。

入院初步诊断：肝脾大原因待查，肝功能异常，三系减低。

入院后完善检查：血常规WBC 3.20×10⁹/L，HGB 79g/L，PLT 37×10⁹/L，Ret 74.20×10⁹/L；肝功能ALT 156U/L，AST 268U/L，ALB 36.1g/L，ALP 105U/L，GGT 217U/L，TBIL 79.3μmol/L，Cr 71.00μmol/L，NH₃ 83.0μmol/L；凝血项PTA 51%；ESR 33mm/h。病毒学标志物：HBV DNA、HCV RNA、CMV/EBV DNA（血清及淋巴细胞）均阴性。自身免疫病相关指标：抗骨骼肌抗体1∶100阳性，其余可溶性抗原（ENA）谱、ANCA、肝抗原谱、类风湿抗体谱、肌炎抗体谱均阴性；IgG 19.00g/L，IgA 5.06g/L，IgM 2.28g/L，C3 0.758g/L，C4 0.115g/L，抗链球菌溶血素O（ASO）50.60IU/ml，CRP 10.30mg/L，CER 243.00mg/L。骨髓穿刺：骨髓增生，以巨核系及红系增生为主，可见噬血细胞。PET/CT检查：惰性血液肿瘤可能性大（卡斯尔曼病？）；肝大，形态不规则，葡萄糖代谢不均匀增高；脾脏明显增大，多发副脾结节，胃周、肝门区、腹主动脉旁多发淋巴结肿大，胸腔、腹腔、盆腔多发积液，葡萄糖代谢均未见增高。

腹部CT检查：提示肝大，形态不规则，脾脏明显增大，多发副脾结节，胃周、肝门区、腹主动脉旁多发淋巴结肿大（图7-2）。

皮肤活检：表皮轻度乳头瘤样增生，真皮浅层散在噬黑色素细胞，真皮浅中层血管周围灶状淋巴细胞浸润。

肝脏活检（2016-08-02）：肝细胞、扩张的毛细胆管、肝窦库普弗细胞及汇管区内可见大小不等的棕褐色团块状或颗粒样沉积物，偏振光下见马耳他十字结构；汇管区扩

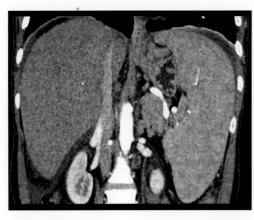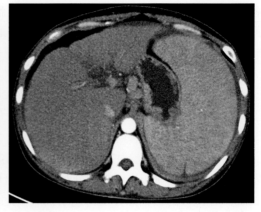

图7-2　腹部CT影像

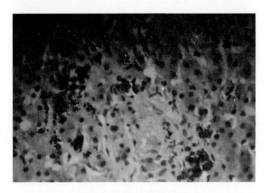

图7-3　肝脏活检病理

肝细胞、扩张的毛细胆管、肝窦库普弗细胞及汇管区内可见大小不等的棕褐色团块状或颗粒样沉积物，偏振光下见马耳他十字结构（HE，×400）

大、纤维组织沉积、细胆管反应性增生呈枝芽状；CK-7免疫染色显示较多肝细胞呈阳性反应（图7-3）。

尿液：尿卟胆原阴性、尿卟啉阴性。

红细胞内锌卟啉：62.1μg/gHb（参考范围0～4.7μg/gHb）。

血浆荧光发射峰检测：峰值634nm左右。

基因检测：c1706-1709 del. AGTG（患者），其母亲、弟弟、女儿均阴性。

诊断依据：自幼光敏性皮疹，存在肝功能异常，肝脏病理提示原卟啉沉积，尿中卟啉阴性，红细胞内锌结合卟啉升高，血浆荧光发射光谱检测可见峰值位于634nm左右，基因检测可见 *ALAS2* 基因变异。

确定诊断：X连锁原卟啉病（XLPP），肝硬化失代偿期、门静脉高压、食管胃底静脉曲张、脾大、脾功能亢进，腹水。

治疗及转归：精氨酸血红素、碳水化合物负荷治疗（Glu 300g/d），熊去氧胆酸、还原型谷胱甘肽等保肝治疗，辅以注射用重组人白细胞介素－11、琥珀酸亚铁片、维生素K$_1$、新鲜冰冻血浆支持治疗。2个月后随访患者病情稳定，复查ALT 11U/L，GGT 179U/L，HGB 94g/L。

（二）讨论

X连锁原卟啉病是红细胞特异性*ALAS2*基因变异引起的卟啉代谢障碍性疾病，基因变异导致ALAS2活性升高，使红细胞内游离原卟啉Ⅸ及锌－原卟啉Ⅸ升高，原卟啉生成与代谢失衡，继而出现皮肤、肝脏等相应临床表现，常见如非水疱性痛性皮疹、肝功能异常，可伴胆汁淤积，但合并肝硬化患者在世界范围内少有报道。因此提高对卟啉病临床特征的认识至关重要，尤其在不明原因肝硬化患者中，胆汁淤积性肝病伴皮肤病变可能是卟啉病的第一线索，对于无条件性行肝穿刺活检的患者如失代偿期肝硬化者，应行红细胞内游离原卟啉Ⅸ和（或）锌-原卟啉Ⅸ浓度、血浆荧光发射峰检测及基因检测明确诊断。

（赵　鸿）

第二节　胆红素代谢紊乱

一、吉尔伯特综合征

吉尔伯特综合征（Gilbert syndrome，GS）由 Gilbert 和 Lereboullet 于1901年首次报道，是一种常染色体隐性遗传病。本病是由编码尿苷二磷酸葡萄糖醛酸转移酶1A1（uridine diphosphate glucuronosyl transferase type 1A1，UGT1A1）的基因 *UGT1A1* 变异，致使UGT1A1活性降低，从而导致血中间接胆红素升高。临床表现为间歇性、非溶血性、非结合性高胆红素血症。

（一）流行病学

吉尔伯特综合征在一般人群中的患病率估计为3%～12%，但也存在明显的种族差异。非洲人群发病率最高，为15%～25%；白种人的患病率为2%～10%；南亚、中东地区吉尔伯特综合征患病率高达20%。中国尚缺乏相应的流行病学数据，参考日本吉尔伯特综合征患病率12.5%，估计中国与此数据相近。吉尔伯特综合征以青壮年男性多见，男女之比为（1.5～10）∶1。常有阳性家族史。

（二）发病机制

参与胆红素代谢的 *UGT1A1* 基因位于染色体2q37（OMIM PS237450），该基因的变异致使UGT1A1活性降低至正常的30%左右，导致胆红素与葡萄糖醛酸结合形成的直接胆红素减少，从而表现为非结合性高胆红素血症。

迄今已发现170余个 *UGT1A1* 突变位点。*UGT1A1**28是高加索人、非洲人最主要的致病位点，而亚洲人群中则以 *UGT1A1**6多见。

（三）临床表现

本病通常临床症状轻微，主要表现为轻度、波动性黄疸，可伴有乏力、食欲减退、右上腹不适等非特异表现，常因饥饿、过度劳累、受凉、饮酒、感染、情绪波动而加重。查体除皮肤、巩膜黄染外，一般无阳性体征。

（四）实验室检查

血清总胆红素升高，以间接胆红素升高为主，可高达17.1～102.6μmol/L。转氨酶等肝功能指标大多正常。UGT1A1酶活性常为正常值的30%左右。

（五）病理检查

吉尔伯特综合征患者的肝穿刺活组织检查肉眼无明显异常。镜下可见肝组织结构正常，中央静脉周围肝细胞内脂褐素聚集，汇管区无明显炎症。超微结构显示肝细胞内滑面内质网肥大。

（六）诊断

吉尔伯特综合征无特异性临床表现，诊断吉尔伯特综合征主要基于以下几点：①临床表现为间歇性或长期反复出现的黄疸；②实验室检查显示以间接胆红素升高为主的高胆红素血症，转氨酶正常；③除外溶血性因素及肝胆系统其他疾病；④苯巴比妥试验及低热量试验能协助诊断；⑤*UGT1A1*测序是吉尔伯特综合征诊断的金标准。

（七）治疗

吉尔伯特综合征患者除胆红素升高外，无特殊临床表现，且肝功能正常，一般不需要特殊治疗。苯巴比妥能暂时降低血清胆红素水平。

（八）用药注意事项

UGT1A1也是一种重要的Ⅱ相代谢酶，参与多种代谢过程，其可以通过增加许多内源性代谢产物和外源性物质的水溶性而促进其排泄。诸多证据表明，UGT1A1缺陷病患者在接受某些药物治疗后，可能更容易出现药物性肝损伤。因此，患者携带*UGT1A1*基因变异被视为出现药物毒性的潜在危险因素。

目前有足够的证据证明UGT1A1活性与伊立替康和贝利司他的代谢有关。对于*UGT1A1*28*纯合变异的患者使用伊立替康应谨慎，可从标准剂量的70%开始；而贝利司他可能导致血药浓度升高，增加不良反应风险，可将起始剂量减少到750mg/m^2。此外，也有相关数据表明UGT1A1活性对尼洛替尼、帕唑帕尼、埃罗替尼、阿扎那韦、茚地那韦、洛匹那韦-利托那韦、酮康唑、黄芩素等药物安全性或反应有潜在影响，尚需进一步临床观察和验证。

（九）预后

吉尔伯特综合征为先天性良性疾病，预后好。

（十）典型病例

1.病例介绍 患者，男，31岁，主因"发现胆红素升高多年"就诊。患者多年前体检时发现TBIL升高（具体不详），无不适，未诊治。此后间断复查TBIL，波动在30～50μmol/L，转氨酶正常。生长发育无异常，无乏力、皮肤瘙痒、灰白色大便等表现。现为进一步诊治入院。患者自6年前开始因慢乙肝长期口服抗病毒药至今，否认其余特殊药物服用史，否认过敏史。家族史：患者父亲有黄疸，未明确诊断，平时身体状况良好。

查体：体温36.6℃，心率70次/分，血压120/70mmHg，身高178cm，体重78kg。

神志清楚，精神可，面色可，肝掌阴性，蜘蛛痣阴性。心肺查体未见异常。腹部饱满、软，全腹无压痛、反跳痛，肝脾肋下、剑突下未触及，肝浊音界大致正常，肝区无叩痛。双下肢不肿。神经系统检查未见异常。

入院初步诊断：黄疸原因待查，慢性乙型病毒性肝炎。

入院后完善检查：网织红细胞＋血常规，显示 WBC 5.75×10^9/L，HGB 147g/L，PLT 224×10^9/L，Ret 1.41%；外周血细胞形态分析红细胞形态、着色大致正常。肝功能：ALT 21U/L，AST 30U/L，TBIL 35.5µmol/L，DBIL 11.3µmol/L，ALB 48.4g/L；空腹血糖、血脂正常；心肌酶谱＋同型半胱氨酸（HCY）：LDH 141U/L；细胞角蛋白（CK）116U/L；HCY 9.70；Coombs 试验阴性；乙肝六项：乙肝表面抗原（HBsAg）1103IU/ml（＋），乙肝 e 抗原（HBeAg）174.000 COI（＋），乙肝核心抗体（抗 HBc）0.006 COI（＋）。HBV DNA 90IU/ml。自身抗体：免疫球蛋白、补体、铜蓝蛋白等均正常。腹部超声显示弥漫性肝病表现，门静脉增宽。肝脏弹性测定：CAP（受控衰减系数）234dB/m，E（肝脏硬度值）5.1kPa。

对该患者进行 *UGT1A1* 基因测序，发现两种纯合变异，分别为 A（TA）7TAA（UGT1A1*28）和 c. - 3279T > G。

确定诊断：吉尔伯特综合征，慢性乙型病毒性肝炎。

嘱患者避免劳累、饮酒、饥饿、滥用药物及精神紧张，一般不需特殊治疗。若血清胆红素明显上升，可试用苯巴比妥治疗。继续乙肝规范抗病毒治疗。

2. 讨论　吉尔伯特综合征是一种临床较为常见的以胆红素代谢紊乱为主要表现的遗传代谢性肝病，呈良性过程。患者通常无特殊临床表现，常因健康体检发现间接胆红素升高就诊。其特征为总胆红素轻度升高，以间接胆红素升高为主，转氨酶等其他肝功能指标正常，进一步检查可除外溶血及其他原因的胆红素升高。

本例患者同时合并慢乙肝，对于此类同时存在其他病因的肝病患者，应仔细甄别肝功能异常原因，不能用一元论解释时（如本患者的胆红素升高不能用乙肝解释），应注意有无其他合并病因。吉尔伯特综合征患者可在饥饿、劳累、感染及应用某些药物后出现黄疸加重，如某些中草药、苯甲酸雌二醇、乙炔基雌二醇、甲苯磺丁脲、非甾体抗炎药、他汀类药物、蛋白酶抑制剂等。吉尔伯特综合征患者应避免使用上述药物或在专科医生指导下减量使用。吉尔伯特综合征通常不需要特殊治疗。若血清胆红素明显上升，在去除诱因的基础上，可试用苯巴比妥治疗。

（白　丽　孔　明）

二、克里格勒-纳贾尔综合征

克里格勒-纳贾尔综合征（Crigler-Najjar syndrome，CNS）由 Crigler-Najjar 于 1952 年报道，又称为先天性葡萄糖醛酸转移酶缺乏症、先天性非梗阻性非溶血性黄疸、伴有胆红素脑病（核黄疸）的先天性非溶血性黄疸，是一种少见的常染色体隐性遗传病，表现为高间接胆红素血症。根据肝细胞内葡萄糖醛酸转移酶的缺乏程度和胆红素代谢障碍的严重程度，CNS 又分为 Ⅰ 型和 Ⅱ 型。

（一）流行病学

CNS可发生于婴幼儿和成人，其发病率极低，根据国家罕见疾病组织发布的数据，估计发病率为1/（750 000～1 000 000）。在新生儿中比例少于1/1 000 000。常有家族史。

（二）发病机制

CNS与吉尔伯特综合征均是由*UGT1A1*基因变异所致，该基因位于染色体2q37（OMIM 218800）。根据该基因指导合成的UGT活性丧失程度分为Ⅰ型（酶活性完全丧失）和Ⅱ型（酶活性部分丧失）。基因变异可发生在*UGT1A1*基因5个外显子中的任意一个，引起翻译提前终止或移码变异，导致氨基酸序列改变或缺失，酶活性丧失。UGT活性丧失可致直接胆红素形成障碍，血清中间接胆红素明显升高。过高的脂溶性间接胆红素易透过尚未发育成熟的血-脑脊液屏障，引发胆红素脑病。

（三）临床表现

CNS Ⅰ型：一般在出生后第3～4天出现显著、持续的重度黄疸，患儿可在2周内出现痉挛、角弓反张等症状，绝大多数患儿在出生后18个月死于核黄疸。

CNS Ⅱ型：由Arias于1962年报道，故又称Arias综合征（Arias syndrome）。此型患者多于出生后不久出现黄疸，但有时直到儿童或青春期才出现，症状多缺如或轻微，核黄疸罕见。尽管成人核黄疸罕见，但CNS患者有出现核黄疸的风险，尤其胆红素-白蛋白摩尔比（BAMR）＞0.8时需警惕。

（四）辅助检查

CNS Ⅰ型患者UGT1A1活性大多缺失或低于正常人的1%，血清间接胆红素高达342～769.5μmol/L。CNS Ⅱ型患者UGT1A1活性约为正常人的10%，血清间接胆红素浓度为102.6～342μmol/L。

病理：光镜可见毛细胆管、肝细胞或库普弗细胞内亮黄色胆汁样色素，电镜见肝细胞内少量淤胆颗粒，毛细胆管内可见胆栓。

（五）诊断和鉴别诊断

CNS主要根据血清胆红素水平、对苯巴比妥治疗的反应情况及*UGT1A1*测序来诊断。CNS Ⅰ型患者血清间接胆红素高达342～769.5μmol/L，肝功能及肝穿刺活组织检查正常，对苯巴比妥治疗无反应。CNS Ⅱ型患者血清间接胆红素浓度为102.6～342μmol/L，用苯巴比妥治疗可降低血清胆红素浓度。*UGT1A1*测序是CNS诊断的金标准。

鉴别诊断：需与感染、新生儿ABO溶血病、Rh溶血病等所引起的新生儿溶血性黄疸等高间接胆红素血症鉴别。

（六）治疗

CNS Ⅰ型患者应用苯巴比妥治疗无效，光疗辅以胆红素结合剂（磷酸钙和奥利司他）和血红素加氧酶抑制剂（锡原卟啉和锌原卟啉）能部分控制间接胆红素水平，暂时改善症状；人工肝血浆置换疗法可降低血浆中间接胆红素的浓度，防止脑组织损伤和胆红素脑病发生，可使部分患者生存至青春期。CNS Ⅱ型患者用苯巴比妥等药物可降低血清中胆红素浓度，光照疗法也有一定效果；应避免使用阿司匹林等药物。CNS Ⅱ型预后虽然也差，但可生存至成年。本病根治需肝移植。基因治疗有一定的前景，但尚未广泛应用于临床。

（七）用药指导

由于本病与吉尔伯特综合征同为 *UGT1A1* 基因病，用药指导同吉尔伯特综合征用药指导部分。

（八）预后

CNS需要终身治疗。CNS Ⅱ型患者通过苯巴比妥治疗或者光照疗法，一般预后较好，少数患者可进展为肝纤维化。CNS Ⅰ型患者容易出现胆红素脑病，预后差，目前CNS Ⅰ型唯一的根治手段是肝移植。

（九）典型病例

1.病例介绍　患者，男，35岁，主因"尿黄、眼黄30年余，神志改变3天"入院。患者自出生起即有间断黄疸表现，生长发育无异常，无乏力、皮肤瘙痒、灰白色大便等表现。幼年时血清TBIL维持在70～80μmol/L，曾在多家三甲医院排除了溶血性黄疸。成年后血清TBIL可高达300μmol/L。4年前患者无明显诱因出现右上腹痛和黄疸加重，血清TBIL升至500μmol/L以上，完善检查后，诊断为胆囊结石、胆囊炎。经保肝、退黄、头孢类抗生素及口服苯巴比妥治疗后，患者腹痛减轻，血清TBIL降至300μmol/L左右。后该患者反复出现腹痛、发热、严重黄疸，约每年出现一次。今年发作较频繁，2～3个月发作一次。3周前患者于发热后出现嗜睡、反应迟钝，呼之可睁眼，但不能言语对答。随后患者间断出现牙关紧闭、口吐白沫，伴四肢抽搐、小便失禁，无口眼歪斜及角弓反张，持续约2分钟后自行缓解，就诊于其他医院，查血清TBIL最高为550μmol/L，PTA 43.2%，INR 1.55，血氨67.3μg/dl，头颅CT未见异常，行保肝、退黄、抗感染治疗，效果欠佳。现为进一步诊治入院。患者自发病来精神差，入院时为镇静状态，带入的气管插管、鼻胃管及尿管均通畅。否认长期或特殊药物服用史，否认过敏史。

入院后查体：体温38.5℃，心率116次/分，血压122/72mmHg。气管插管呼吸机辅助通气，指氧饱和度100%。昏迷状态，双侧瞳孔等大等圆，直径约1mm，对光反射灵敏，压眶反射消失，球结膜无明显水肿，皮肤、巩膜重度黄染，心律齐，双肺呼吸音清，未闻及明显干湿啰音，腹部饱满，质韧，肝脾肋下未触及，其余查体不能配合，双下肢不肿，踝阵挛阴性。

入院初步诊断：黄疸原因待查，慢加亚急性肝衰竭，肝性脑病Ⅲ期？胆囊结石，胆囊炎。

入院后完善检查：血常规WBC 12.77×10⁹/L，HGB 116g/L，N% 88.1%，PLT 237×10⁹/L；肝功能：ALT 57U/L，AST 222U/L，TBIL 417.4μmol/L，DBIL 195μmol/L，ALB 21.5g/L，K⁺ 3.26mmol/L；NH₃ 41μg/dl；空腹血糖、血脂正常。凝血功能：PTA

45%，INR 1.77；Coombs试验阴性。病毒学标志物：HAV、HBV、HCV、HEV、EBV、CMV均阴性。自身抗体谱、抗中性粒细胞胞质抗体、免疫球蛋白均为正常。CER 0.84g/L。腰椎穿刺脑脊液结果未提示中枢神经系统感染。腹部超声显示胆囊结石、胆囊炎及脾大。头颅CT平扫未见异常。

对该患者进行*UGT1A1*基因Sanger测序，共发现三种杂合变异，分别为p.Gly71Arg（c.211G＞A）、p.Arg209Trp（c.625C＞T）和p.Met391Lys（c.1172T＞A）（图7-4）。其中p.Gly71Arg和p.Arg209Trp均位于*UGT1A1*基因的1号外显子，并且已被证明与CNSⅡ型密切相关。p.Met391Lys为新发变异，以前未见报道。利用7种软件预测该变异的致病性。如表7-2所示，所有软件均显示变异p.Met391Lys具有致病性。而且该变异PhastCons评分为1，PhyloP评分为2.307，提示该氨基酸具有高度的保守性。根据美国医学遗传学与基因组学学会（ACMG）和美国分子病理学协会（AMP）的变异分类标准，我们认为新发变异p.Met391Lys是致病变异，有临床意义。

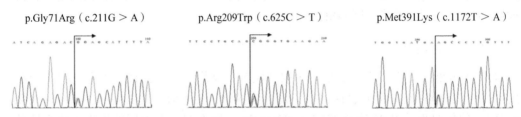

p.Gly71Arg（c.211G＞A）　　　p.Arg209Trp（c.625C＞T）　　　p.Met391Lys（c.1172T＞A）

图7-4　患者*UGT1A1*基因Sanger测序结果

表7-2　新发变异p.Met391Lys（c.1172T＞A）的致病性预测

软件	评分	预测结果
PolyPhen2	0.799	可能有害（Possibly damaging）
SIFT	0.001	有害（Damaging）
PROVEAN	−4.08	有害（Deleterious）
MutationTaster	88	可能有害（Disease causing）
FATHMM	0.06	无害（Tolerated）
InterVar	—	可能致病（Likely pathogenic）
MutPred2	0.734	—

经过MDT会诊，结合患者自出生后即出现间断黄疸，且排除了溶血性黄疸及其他原因胆红素升高，基因检测考虑CNSⅡ型。患者脑病表现，排除了脑血管病、中枢神经系统感染、肝性脑病等，结合病史，考虑核黄疸所致。

确定诊断：克里格勒-纳贾尔综合征Ⅱ型（CNSⅡ型），慢加亚急性肝衰竭，肝性脑病Ⅲ期，低蛋白血症，神经系统功能障碍，成人核黄疸，胆囊炎，胆囊结石。

该患者接受了抗生素、肌内注射苯巴比妥、补充白蛋白及双重血浆分子吸附系统（DPMAS）联合血浆置换（PE）模式的人工肝支持治疗后，神志逐渐恢复正常。建议患者进行肝移植手术。

患者的生化检查结果见表7-3和图7-5。

表7-3 患者的生化检查结果

指标	入院后天数							
	1	4	5[a]	7[b]	8[b]	9	12[b]	13
TBIL（μmol/L）	417.4	527.7	547.3	448.9	432.5	342.1	486.2	257.1
IBIL（μmol/L）	222.4	320	360	322.8	322.9	260.4	361.8	217.5
DBIL（μmol/L）	195	207.7	187.3	126.1	109.6	81.7	124.4	39.6
ALB（g/L）	21.5	31.7	32.8	32.1	35	29.6	33.4	26.7
BAMR	1.3	1.1	1.1	0.9	0.8	0.8	1.0	0.6
ALT（U/L）	57	58	59	58	63	71	88	63
AST（U/L）	222	249	233	171	160	171	191	169
GGT（U/L）	—	78	76	73	74	—	112	
ALP（U/L）	—	513	460	327	282	—	334	—
TBA（μmol/L）	—	159.1	148.9	137.4	136.6	—	133.8	
WBC（×10⁹/L）	12.77	5.56	6.22	8.35	9.46	6.24	10.6	—
N%（%）	88.1	76.6	79.9	79.8	84.7	79	86.7	—
HGB（g/L）	116	108	105	102	102	93	93	—
PLT（×10⁹/L）	237	161	176	176	188	156	173	—
NH₃（μg/dl）	41	107	116	81	74	108	75	89

a患者接受了双重血浆分子吸附系统治疗。b患者接受了血浆置换。

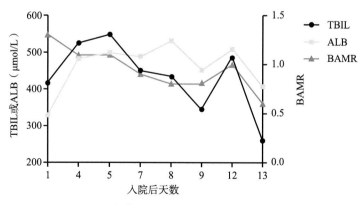

图7-5 患者入院后的胆红素-白蛋白摩尔比

2.讨论 CNS是由 *UGT1A1* 基因变异导致，使用苯巴比妥治疗可在一定程度上降低胆红素水平。但严重的高胆红素血症，尤其是合并感染等情况，出现肝衰竭时病情会进一步加重。尽管成人核黄疸罕见，但CNS患者有患核黄疸的风险，尤其BAMR＞0.8时需警惕。因此，CNS患者出现神经精神症状时，在除外脑血管病变、中枢神经系统感染基础上，亦应注意甄别肝性脑病或核黄疸。诊治过程中，还应注意维持正常的血清白蛋白水平，避免感染、肝损害和溶血等诱因。一旦患者出现核黄疸，可采取去除诱因、补充白蛋白和人工肝支持等综合治疗。即使在人工肝支持治疗的情况下，短时间内肝细胞再生不足，胆红素水平仍有波动，因此仍可能导致核黄疸复发。对于严重CNS患者，肝移植仍是目前唯一确定有效的根治性治疗。基因治疗已有报道，有待进一步深入研究。

（孔　明　白　丽）

三、杜宾-约翰逊综合征

杜宾-约翰逊综合征（Dubin-Johnson syndrome，DJS）由Dubin和Johnson在1954年报道，是由编码多药耐药蛋白2（multidrug resistance protein，MRP2）的*ABCC2*基因变异引起的胆红素转运异常、肝内色素沉积疾病，属于常染色体隐性遗传病。本病患病率约为1/300 000，在波斯犹太人中可高达1/1300。临床表现为以直接胆红素升高为主的慢性特发性黄疸，无明确损伤，为良性疾病。

（一）发病机制

杜宾-约翰逊综合征是由位于染色体10q24.2上的*ABCC2*基因发生致病变异，引起该基因编码的MRP2发生功能障碍所导致。MRP2蛋白又称毛细胆管多特异性有机阴离子转运蛋白（canalicular multispecific organic anion transporter，cMOAT），含有17个跨膜螺旋构成的3个跨膜区域，表达在极性化细胞的顶端膜上，如肝细胞膜的毛细胆管侧、肾脏近曲小管上皮细胞、近端肠上皮细胞等，血脑屏障内皮细胞也有MRP2表达。肝细胞胆管侧的MRP2与ATP水解偶联，可介导多种内源性和外源性＜1000Da的有机阴离子主动转运分泌进入胆小管。MRP2的内源性配体包括胆红素葡萄糖醛酸苷、谷胱甘肽和白三烯、前列腺素类及几种激素的葡萄糖醛酸苷或谷胱甘肽结合物，外源性配体包括各种药物、化学物质和重金属，因此参与调节许多药物的药代动力学。*ABCC2*变异时肝细胞膜上MRP2蛋白缺失或功能障碍，导致患者肝细胞中双葡萄糖苷酸胆红素转运异常，直接胆红素及其他内源性和外源性非胆汁酸有机阴离子向毛细胆管排泄发生障碍，反流入血，引起血清直接胆红素升高，从而导致杜宾-约翰逊综合征。MRP2转运功能障碍还可能影响一些药物的吸收、器官分布和清除。目前已报道杜宾-约翰逊综合征相关的*MRP2*基因变异达50余种，变异类型繁杂，包括单核苷酸缺失或变异导致氨基酸替代、过早截断或外显子缺失等，较为常见的错义变异R393W、R768W等均会导致该基因功能缺陷。还有些变异可能会导致MRP2糖基化受损、成熟前蛋白酶体降解等。

（二）临床表现

杜宾-约翰逊综合征大多在青春期后发病，儿童、老年人也可发病，临床表现多为持续性或间歇性轻度黄疸和尿色变深，部分可伴有其他非特异性消化道症状，右上腹隐痛、乏力、恶心或呕吐，可能为焦虑等精神因素所致，偶可有肝大。血清胆红素通常在

34.2 ~ 85.5μmol/L，最高可达342 ~ 427.5μmol/L。血清总胆汁酸水平及其他肝功能指标正常，无瘙痒症状。高胆红素血症可因口服避孕药、妊娠或其他并发疾病而恶化，有时首发于妇女口服避孕药或妊娠时。

（三）辅助检查

1.血清学检测 缺乏特异的血清学标志物。血清胆红素水平通常在34.2 ~ 85.5μmol/L，最高可达427.5μmol/L，其中直接胆红素占50%以上。有时血清胆红素水平也可能正常。肝功能其他指标正常。

2.尿液检测 尿常规胆红素阳性，尿胆原可增加。患者尿中粪卟啉排泄总量正常（正常24小时排泄总量为200mg），但异构体测定显示Ⅰ型占80%，Ⅲ型占20%，与正常人Ⅲ型占75%、Ⅰ型占25%刚好相反。这是由于肝内粪卟啉代谢异常导致的尿内粪卟啉Ⅰ、Ⅲ型异构体比例倒置。

3.磺溴酞钠（BSP）潴留试验 45分钟时轻度潴留，但120分钟时呈第2次上升现象。

4.胆囊造影 由于非胆汁酸有机阴离子的小管运输异常，即使口服双倍剂量胆囊造影剂也不能显示胆囊。然而，静脉内造影剂给药后4小时可能出现胆囊显影。

5.肝活检病理检查 患者肝脏外观呈黑色、黑绿色或灰褐色，因此杜宾-约翰逊综合征又称为黑肝综合征。镜下绝大多数杜宾-约翰逊综合征肝脏结构正常，小叶结构保存，肝实质及汇管区病变较轻，仅表现为中央静脉周围肝细胞胞质内深棕色颗粒聚集，大小不等，以小叶中心最明显。

6.基因检测 基因测序发现*ABCC2*基因复合杂合或纯合变异有助于诊断杜宾-约翰逊综合征。由于本病为常染色体隐性遗传，复合杂合或纯合变异才有诊断价值。

（四）诊断

根据以直接胆红素升高为主的慢性特发性黄疸、肝功能其他指标正常，肝组织活检有特征性的小叶中心区肝细胞内棕色素颗粒，可基本做出诊断。但须除外其他可引起直接胆红素升高的遗传代谢性疾病，如罗托综合征等。

罗托综合征是由于溶质载体有机阴离子载体1B1/3（*SLCO1B1/3*）双等位基因变异，导致有机阴离子转运多肽1B（OATP1B）功能缺陷的疾病，因需要双基因同时变异才会发病，故本病发病率极低（1/100万）。罗托综合征临床表现与杜宾-约翰逊综合征类似，但有如下特征可区别：①溴磺酞钠排泄试验90分钟后没有双相峰；②24小时尿总粪卟啉水平上升2 ~ 5倍，其中Ⅰ型粪卟啉占65%以上；③肝脏病理检查肝细胞内无颗粒状色素沉着；④基因检测示*SLCO1B1/3*双等位基因变异。由于目前粪卟啉检测在多数实验室很少开展，故主要依靠基因检测和特异性病理表现鉴别。

（五）治疗

杜宾-约翰逊综合征预后良好，一般不需要任何治疗，但应早期诊断，避免一切可能加重肝细胞损伤的不良因素，如口服避孕药等。此外，*ABCC2*基因与药物代谢及药物毒性密切相关，确诊本病的患者在使用抗生素、抗肿瘤药物、降脂药物时应谨慎。黄疸明显时，可考虑口服熊去氧胆酸对症治疗。

（六）典型病例[①]

1.病例介绍 患者，男，15岁，因"间断尿黄、眼黄10年余，加重2个月余"入院。患者自4岁左右起间断出现尿黄，偶有眼黄，间断腹部隐痛，伴食欲减退，自行口服健胃消食片、促消化药物及中药汤剂（具体不详）等治疗，似可缓解，未诊治。2个月余前自觉尿黄加重，色如茶水，伴间断腹痛、食欲减退、便秘。于当地医院查肝功能：ALT 3U/L，AST 11U/L，TBIL 99.39μmol/L，DBIL 55.26μmol/L，IBIL 44.13μmol/L。上腹部CT示胃小弯侧胃壁增厚。腹部超声：脾大。胃镜：慢性非萎缩性胃炎，幽门螺杆菌（＋＋＋）。给予泮托拉唑40mg/d，硫糖铝1g、每日2次，阿莫西林1g、每日2次，克拉霉素0.5g、每日2次，共2周。仍有间断腹痛、食欲减退，为进一步明确病因来院，门诊以"黄疸原因待查"收入院。发病以来无发热、乏力、皮肤瘙痒、白陶土样大便、腹泻等症状，生长、发育未见异常。否认长期其他特殊药物服用史，否认过敏史。

入院后查体：体温36.2℃，心率103次/分，呼吸20次/分，血压115/77mmHg，营养中等。神志清楚，精神可。皮肤、巩膜轻度黄染，未见肝掌、蜘蛛痣。浅表淋巴结无肿大。心肺未见异常。腹平软，未见腹壁静脉曲张，无压痛、反跳痛，肝脾肋下未触及，墨菲征阴性，移动性浊音阴性。双下肢无水肿。生理反射存在，病理征未引出，扑翼样震颤阴性。

入院初步诊断：黄疸原因待查，先天性胆红素代谢异常？梗阻性黄疸？病毒性肝炎？

入院后完善检查：WBC 4.11×10⁹/L，N% 46.50%，HGB 136.0g/L，PLT 321×10⁹/L；ALT 7U/L，AST 14U/L，TBIL 84.8μmol/L，DBIL 55.7μmol/L，GGT 10U/L，TBA 7μmol/L，GLU 4.7mmol/L，电解质及肾功能基本正常；CER 0.25g/L，Cu 11.9μmol/L；PT 12.9秒，PTA 82.1%；尿便常规未见异常。HAV、HBV、HCV、HEV均阴性，抗HIV、梅毒螺旋体血凝试验（TPHA）均阴性；自身抗体及抗核抗体谱、抗中性粒细胞胞质抗体均正常。胸片：双肺未见明确病变。肝脏硬度：5.2kPa，脂肪衰减：234dB/m。心电图：窦性心律不齐；不完全性右束支传导阻滞。腹部超声：肝实质弥漫性损害、脾大（肋间厚3.9cm、长径12.8cm）。呼气试验：幽门螺杆菌（＋）。肠镜：未见明显异常。病理结果回报：（肝脏穿刺）条形组织1条，黑褐色，大小1.5cm×0.1cm×0.1cm。肝细胞区域性水样变性，大量较粗大的棕色颗粒沉积，以中央静脉周围为著，少数点灶状坏死；窦周炎不显著；汇管区轻度扩大，纤维组织略增生，少量炎症细胞浸润，未见明确界面炎。具体见图7-6。免疫组化结果：HBsAg（－），乙肝核心抗原（HBcAg）（－），CK7（胆管＋），CK19（胆管＋），Mum-1（散＋），CD34（血管＋），CD68（散＋），CD10（＋）。特殊染色：D-PAS（－），铜染色（－），铁染色（－）。分子病理检查结果：EBER-EBER（－）。诊断：考虑杜宾-约翰逊综合征，并完善基因检测（表7-4）。

结合临床症状及基因检测结果，杜宾-约翰逊综合征诊断成立。

---

①资料来源：Wang NL，Lu Y，Gong JY，et al. 2020. Molecular findings in children with inherited intrahepatic cholestasis. Pediatr Res，87（1）：112-117。

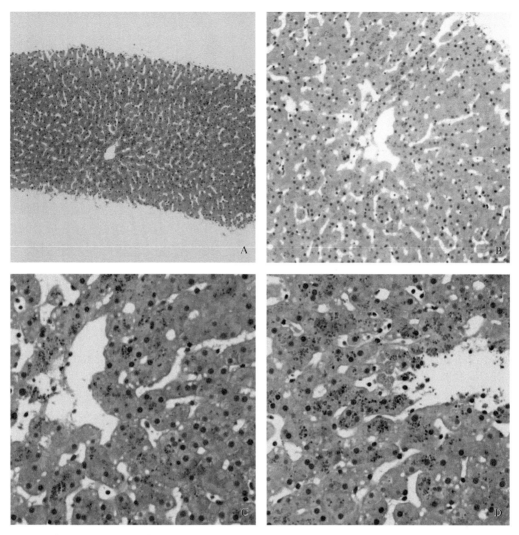

图7-6　病理显示杜宾－约翰逊综合征肝组织不同放大倍数（HE染色）病理改变，小叶中心区肝细胞内棕色颗粒沉积

A.×100；B.×200；C、D.×400

确定诊断：杜宾－约翰逊综合征。

治疗及转归：本病呈良性临床过程，无须治疗。嘱患者放松心情，劳逸结合，定期随访复查。

表7-4　患儿及父母ABCC2基因测序

基因ABCC2变异位点	患儿	患儿父亲（未发病）	患儿母亲（未发病）
c.4239_4240dup chr10-101606808　p.H1414Lfs*18，纯合变异，ACMG变异评级：可能致病	纯合变异	杂合携带	杂合携带

2.讨论 患者为青年男性，自幼出现慢性黄疸，病程隐匿，化验提示胆红素升高，以直接胆红素为主，转氨酶在正常范围，腹部超声提示肝实质弥漫性损害。肝穿刺病理组织为黑褐色，肝细胞区域性水样变性，大量较粗大的棕色颗粒沉积，以中央静脉周围为著，少数点灶状坏死；病理诊断杜宾-约翰逊综合征，并建议行基因检测明确。基因检测结果为ABCC2基因纯合变异，且该变异有致病报道，符合诊断。

杜宾-约翰逊综合征为肝细胞胆色素代谢异常所致的慢性黄疸。与其他类型先天性胆红素代谢异常相比，特点为以直接胆红素升高为主，可能伴有非特异性消化道症状，病理可见肝细胞内有特征性的胆色素颗粒沉积，使肝脏外观呈黑色。临床容易做出正确诊断，但确定诊断的金标准应为肝穿刺及基因检测。本病一般预后良好，无须特殊治疗。本例患者进入青春期后存在显性黄疸，虽为良性疾病，但心理负担重，有多种症状。针对患者间断腹痛、食欲减退等消化道症状，采取适当的对症处理，并嘱患者定期随访，有不适可随诊。对于此类患者除充分解释告知病情，还应给予适当心理支持。

（张　敏）

四、罗托综合征

罗托综合征（Rotor syndrome，RS；OMIM 237450）又称遗传性结合性胆红素增高Ⅱ型，属于罕见的常染色体隐性遗传病。罗托综合征主要是由于肝细胞对胆红素和有机阴离子的摄取、储存和排泄障碍，导致血清直接胆红素和间接胆红素均升高，故其临床特点与杜宾-约翰逊综合征非常相似。此病1948年由Rotor医生在德国首次报告，此后在多个人种中均有报道。

（一）发病机制

直接胆红素排泄入胆汁的过程中，一部分向肝细胞血窦面弥散，另一部分向肝细胞胆小管面弥散。在肝细胞胆小管面，直接胆红素可通过ABCC2/MRP2和ABCG2/BCRP转运蛋白有效排入胆汁。由于直接胆红素向毛细胆管分泌是胆红素排泄过程的限速步骤，故排泄过程中可能出现饱和现象。肝细胞通过血窦面的ATP水解依赖泵ABCC3将直接胆红素转运回肝血窦内，可增加肝脏排泄胆红素的能力。位于12号染色体的两个相邻基因SLCO1B1和SLCO1B3分别编码有机阴离子转运蛋白OATP1B1和OATP1B3，肝血窦下游的肝细胞通过这两种转运蛋白再次摄取胆红素。该过程使得肝血窦下游更多的肝细胞参与胆红素的转运，从而增加了肝脏排泄胆红素的能力。由于蛋白OATP1B1和OATP1B3功能有重叠，单一SLCO1B1或SLCO1B3变异不会导致黄疸，只有SLCO1B1和SLCO1B3基因均变异才会导致罗托综合征。

（二）流行病学

罗托综合征是由SLCO1B1和SLCO1B3双等位基因变异导致的OATP1B1和OATP1B3功能缺陷，需要双基因同时变异才会发病，故本病发病率极低，约1/100万。目前暂无特定地区及国家的流行病学数据，研究以个案报道为主。

（三）临床表现

罗托综合征患者的发病年龄几乎都在20岁以下，最初出现黄疸的年龄多为11～19岁，男女无差别。患者的主要表现为黄疸，除了有时易疲劳、食欲减退、腹痛之外，一般没有其他症状。黄疸可在感染、饮酒、妊娠和口服避孕药物等诱因下出现。

（四）辅助检查

1.肝功能指标 罗托综合征患者肝功能指标的典型表现为血清总胆红素升高，通常在50～100μmol/L（2～5mg/dl），有时甚至更高，其中直接胆红素占50%以上。其他肝功能指标，如血清ALP、ALT、AST和GGT的水平正常。

2.溴磺酞钠（BSP）排泄试验 罗托综合征患者BSP排泄试验可见肝摄取染料延迟，45分钟储留率可高达50%～60%，且在90分钟后没有双相峰。与之不同的是杜宾－约翰逊综合征患者的血浆BSP清除会出现特征性的双峰：染料注射后45分钟时储留情况接近正常，但在90分钟时会再次出现高峰。BSP转运试验显示罗托综合征患者对该化合物的最大转运量降低了50%，而杜宾－约翰逊综合征患者胆道转运BSP的能力几乎完全丧失。罗托综合征患者口服胆囊造影剂后，胆囊通常可显影，据此与杜宾－约翰逊综合征相鉴别。另外，罗托综合征患者静脉注射间接胆红素和吲哚菁绿（ICG）后，这两种物质在体内的储留时间延长。

3.粪卟啉尿液排泄 罗托综合征患者24小时尿液总粪卟啉水平上升2～5倍，其中65%以上为Ⅰ型粪卟啉。杂合个体的尿液粪卟啉排泄模式介于罗托综合征患者和正常受试者之间。而杜宾－约翰逊综合征患者的尿液粪卟啉排泄总量正常，但80%为Ⅰ型粪卟啉（正常受试者尿中卟啉75%为Ⅲ型粪卟啉）。

4.肝活检 罗托综合征患者肝脏大体形态正常，镜下显示肝组织结构正常，肝细胞内无颗粒状色素沉着，免疫组化显示OATP1B1和OATP1B3蛋白染色阴性。杜宾－约翰逊综合征患者肝穿刺活组织检查时，肝组织常呈墨褐色或墨绿色线条样，镜下显示肝组织结构正常，肝细胞内有棕褐色颗粒沉着，多位于肝小叶中央区的溶酶体内。

5.基因检测 SLCO1B1和SLCO1B3基因测序有助于进一步明确罗托综合征的诊断，较常见的变异位点为SLCO1B1基因的错义变异c.757C＞T、c.1738C＞T和SLCO1B3基因的IVS13＋1G＞A。

（五）诊断

罗托综合征的基本诊断思路为排除性诊断：婴幼儿或青少年（包括青年）以间歇性或长期黄疸为主要表现，无皮肤瘙痒，实验室检查结果以单纯胆红素升高为主，而不伴随ALT、AST、ALP、GGT等其他酶学异常，进一步排除肝胆系统疾病和溶血性疾病后，即可初步诊断为先天性高胆红素血症。若胆红素升高以直接胆红素为主，则初步诊断为杜宾－约翰逊综合征或罗托综合征。以上两种综合征鉴别诊断如下：

（1）尿中粪卟啉的排泄模式有助于诊断罗托综合征和鉴别这两种疾病，杜宾－约翰逊综合征患者的尿液粪卟啉排泄总量正常，但80%为Ⅰ型粪卟啉（正常受试者尿中75%的卟啉为Ⅲ型粪卟啉）。而罗托综合征患者的尿液粪卟啉总量增加至正常值的

250%～500%，约65%为Ⅰ型粪卟啉。

（2）通过血浆BSP清除能力来鉴别这两种疾病，但该法在临床上不再常规使用。杜宾-约翰逊综合征患者的血浆BSP清除会出现特征性的双峰，注射后45分钟时染料储留情况接近正常，但在90分钟时会再次出现高峰。而罗托综合征患者静脉注射45分钟时染料储留水平偏高，且无二次升高现象。

（3）两者的诊断均无须肝活检，但若存在其他临床指征可考虑肝活检，杜宾-约翰逊综合征患者的肝脏可见密集的色素沉着，由此可将其与罗托综合征相鉴别。

（4）进行针对性的基因检测，对位于12号染色体的*SLCO1B1*和*SLCO1B3*基因进行测序，若两者同时变异，可进一步明确罗托综合征的诊断。由于目前很多实验室已不开展粪卟啉检测，血浆BSP清除能力在临床也不常规使用，因此基因检测是这两种疾病鉴别的有效且无创的手段。

（六）治疗

罗托综合征是良性疾病，不会发展为肝纤维化与肝硬化，一般不需要治疗。此病明确诊断的价值主要在于与其他肝胆疾病鉴别。但应注意OATP1B蛋白还负责一些内源性或外源性化合物及药物的清除，其作为一种药物转运蛋白，对药代动力学也有影响，尤其是青霉素类、他汀类、利福平和甲氨蝶呤等药物。*SLCO1B*基因的任一有害变异，即使没有罗托综合征的临床表现，也可能会增加药物使用毒性风险。因此，罗托综合征患者使用OATP1B蛋白转运的药物时应格外谨慎。

（七）典型病例

1. 病例介绍　患者，女，20岁，因"皮肤、巩膜黄染10年"入院。患者10年前无明显诱因出现皮肤黄染，伴灰白色便，无乏力、消瘦、发热。就诊于当地医院，诊断为"黄疸型肝炎"，给予保肝等对症治疗（具体诊疗不详），病情好转。患者仍反复出现皮肤、巩膜黄染，间断服用保肝药物。9天前患者于当地医院复查，肝功能ALT 61U/L，AST 45U/L，TBIL 77μmol/L，为明确诊断收入院。患者平素健康状况良好，父母体健，否认肝病家族史。

入院后查体：体温36.3℃，血压115/65mmHg，心率70次/分，呼吸21次/分，神志清楚，皮肤、巩膜中度黄染，肝掌、蜘蛛痣阴性，心肺查体未见异常，腹部平坦，腹壁柔软，无肌紧张，无压痛、反跳痛，墨菲征阴性，肝脏、脾脏未触及，移动性浊音阴性，无肝区叩痛，肝上界位于右锁骨中线第5肋间，肠鸣音3次/分，无下肢水肿，踝阵挛阴性，扑翼样震颤阴性。

入院初步诊断：黄疸原因待查。

入院后完善检查，血常规：WBC $6.76×10^9$/L，RBC $4.14×10^{12}$/L，HGB 126g/L，HCT 38.2%，PLT $201×10^9$/L；肝功能：ALT 35.2U/L，AST 26.2U/L，ALP 57.5U/L，TBIL 61.6μmol/L，DBIL 50.4μmol/L，GGT 18.1U/L，TBA 33.3μmol/L，ALB 41.7g/L；HBsAg阴性。彩超检查：弥漫性肝病表现，胆囊壁毛糙，未探及腹水。腹部CT三维成像：未见明显异常。穿刺活检：轻度非特异性肝炎。

患者基因检测结果（表7-5），患者及父母基因测序结果（图7-7～图7-9）：患者基

表7-5 基因检测结果（临床表型高度相关且致病性证据充分的基因变异）

变异基因	核酸/氨基酸变化	RS/HGMD-ID	Hom/Het	ACMG 分类等级	临床表型
UGT1A1 NM_000463 chr2: 233757013	Promoter c.-3263（-3279）T＞G	rs4124874	Het	致病性	1.吉尔伯特综合征－AR
UGT1A1 NM_000463 chr2: 233760233 -233760234	Promoter c.A(TA)₆TAA ＞A(TA)₇TAA	rs34983651	Het	致病性	2.克里格勒-纳贾尔综合征－AR 3.高胆红素血症－AR
SLCO1B3（NM_019844） exon6	缺失		Hom	致病性（PVS1）	高胆红素症，罗托型－DR

注：Hom，纯合突变；Het，杂合突变；AR，常染色体隐性遗传；DR，双基因隐性。

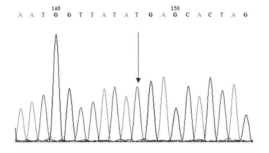

图7-7 患者：*SLCO1B1*-exon13-c.1738C＞T（p.Arg580Term）纯合变异

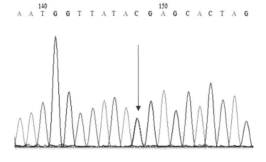

图7-8 患者父亲：*SLCO1B1*-exon13-c.1738C＞T（p.Arg580Term）杂合变异

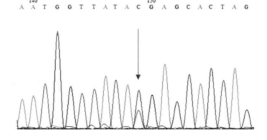

图7-9 患者母亲：*SLCO1B1*-exon13-c.1738C＞T（p.Arg580Term）杂合变异

因检测结果为*UTG1A1*基因启动子2处杂合变异：c.-3263（-3297）T＞G、c.A(TA)$_6$TAA＞A(TA)$_7$TAA，*SLCO1B3*缺失。因患者临床表现为直接胆红素升高为主，与UGT1A1病不符，可疑罗托综合征，但二代测序仅检出*SLCO1B3* 6号外显子的纯合致病变异，故针对*SLCO1B1*又进行Sanger测序，发现*SLCO1B1*的13号外显子c.1738C＞T（p.Arg580Term）。

诊断：罗托综合征。

治疗：暂不需要特殊治疗。保持乐观健康心态，避免情绪紧张、过度忧虑、易怒等不良情绪。建议门诊定期复查。

2.讨论 患者为青年女性，以黄疸为主要临床表现，无不适主诉，查体未见特殊，胆红素升高以直接胆红素为主，基本排除溶血性疾病及遗传性非结合性高胆红素血症。本例患者乙肝阴性，否认药物、酒精接触史，肝功能显示ALT、AST及ALB正常，肝细胞性黄疸可能性不大；ALP和GGT无升高，超声和CT未见肝内、肝外梗阻，胆汁淤积性黄疸可能性亦不大。行超声引导下肝穿刺，病理提示轻度非特异性肝炎，结合临床怀疑遗传性高胆红素血症。对患者进行基因检测，*UTG1A1*基因启动子存在2处不同的杂合变异（对应常染色体隐性遗传的吉尔伯特综合征、克里格勒-纳贾尔综合征），*SLCO1B3*的6号外显子存在纯合变异（对应罗托综合征），ACMG分级均为致病。吉尔伯特综合征和克里格勒-纳贾尔综合征胆红素升高以间接胆红素为主，与患者临床表现不符。此外，患者虽明确有*SLCO1B3*基因的纯合致病变异，但*SLCO1B3*、*SLCO1B1*双基因纯合变异才会导致罗托综合征。为了明确和验证二代测序结果，对患者及其父母进行了相关基因的Sanger测序，发现其父存在*SLCO1B1*-exon13-c.1738C＞T（p.Arg580Term）杂合变异，其母存在*SLCO1B1*-exon13-c.1738C＞T（p.Arg580Term）杂合变异，患者为*SLCO1B1*基因相同位点的纯合变异。结合二代测序和Sanger测序结果，确定该患者存在*SLCO1B3*和*SLCO1B1*双基因的纯合变异，支持罗托综合征的诊断。本病例提示：二代测序未必完全可靠，一次二代测序结果为阴性不可轻易排除诊断，必要时可复查二代测序或者行Sanger测序以验证。罗托综合征是良性疾病，未来不会发展为肝纤维化与肝硬化，故该患者无须特殊治疗，门诊定期复查即可。

（魏乔欣　刘　梅）

参 考 文 献

白洁，郑素军，段钟平，2019. 4种常见先天性高胆红素血症的临床特征及诊断思路. 临床肝胆病杂志，35（8）：1680-1683.

井艳华，贾彦焘，2018. Rotor综合征2例报道. 中西医结合肝病杂志，28（6）：374.

李嘉雯，张驰，吴朝，等，2022. 卟啉病相关肝脏表现的诊治进展. 中华肝脏病杂志，30（6）：663-666.

舒赛男，黄志华，2020. 胆红素代谢及其异常相关疾病. 中国小儿急救医学，27（7）：481-485.

赵畅，关结霞，钟碧，等，2021. Dubin-Johnson综合征临床及病理特征分析. 中华病理学杂志，50（8）：929-933.

中华医学会血液学分会红细胞疾病（贫血）学组，2020. 中国卟啉病诊治专家共识（2020年）. 中华医学杂志，100（14）：1051-1056.

Bai J，Li L，Liu H，et al，2021．UGT1A1-related bilirubin encephalopathy/kernicterus in adults．J Clin Transl Hepatol，9（2）：180-186．

Balwani M，Desnick RJ，2012．The porphyrias：advances in diagnosis and treatment．Hematology Am Soc Hematol Educ Program，2012：19-27．

Bhandari J，Thada PK，Yadav D，2022．Crigler Najjar Syndrome．Treasure Island（FL）：StatPearls Publishing．

Bissell DM，Anderson KE，Bonkovsky HL，2017．Porphyria．N Engl J Med，377（9）：862-872．

Blackmer AB，Btaiche IF，Arnold MA，et al，2014．Parenteral nutrition-associated liver disease in pediatric patients：strategies for treatment and prevention．New York：Springer．

Borlak J，Thum T，Landt O，et al，2000．Molecular diagnosis of a familial nonhemolytic hyperbilirubinemia（Gilbert's syndrome）in healthy subjects．Hepatology，32（4 Pt 1）：792-795．

D'Silva S，Colah RB，Ghosh K，et al，2014．Combined effects of the UGT1A1 and OATP2 gene polymorphisms as major risk factor for unconjugated hyperbilirubinemia in Indian neonates．Gene，547（1）：18-22．

Dong XQ，Li J，Liu H，et al，2018．Hepatobiliary and pancreatic：a rare cause of decompensated liver cirrhosis．J Gastroenterol Hepatol，33（11）：1820．

Dubin IN，Johnson FB，1954．Chronic idiopathic jaundice with unidentified pigment in liver cells：a new clinicopathologic entity with a report of 12 cases．Medicine（Baltimore），33（3）：155-197．

Ebrahimi A，Rahim F，2018．Crigler-Najjar syndrome：current perspectives and the application of clinical genetics．Endocr Metab Immune Disord Drug Targets，18（3）：201-211．

Erlinger S，Arias IM，Dhumeaux D，2014．Inherited disorders of bilirubin transport and conjugation：new insights into molecular mechanisms and consequences．Gastroenterology，146（7）：1625-1638．

Fretzayas A，Koukoutsakis P，Moustaki M，et al，2001．Coinheritance of Rotor syndrome，G-6-PD deficiency，and heterozygous beta thalassemia：a possible genetic interaction．J Pediatr Gastroenterol Nutr，33（2）：211-213．

Fretzayas A，Moustaki M，Liapi O，et al，2012．Gilbert Syndrome．Treasure Island（FL）：StatPearls Publishing．

Kawasaki H，Kimura N，Irisa T，et al，1979．Dye clearance studies in Rotor's syndrome．Am J Gastroenterol，71（4）：380-388．

Luzzatto L，Arese P，2018．Favism and Glucose-6-phosphate dehydrogenase deficiency．N Engl J Med，378（1）：60-71．

Memon N，Weinberger BI，Hegyi T，et al，2016．Inherited disorders of bilirubin clearance．Pediatr Res，79（3）：378-386．

Moiz B，Nasir A，Khan SA，et al，2012．Neonatal hyperbilirubinemia in infants with G6PD c.563C＞T Variant．BMC Pediatr，12：126．

Pereira Lima JE，Utz E，Roisenberg I，1966．Hereditary nonhemolytic conjugated hyperbilirubinemia without abnormal liver cell pigmentation—a family study．Am J Med，40（4）：628-633．

Puy H，Gouya L，Deybach JC，2010．Porphyrias．Lancet，375（9718）：924-937．

Shimizu Y，Naruto H，Ida S，et al，1981．Urinary coproporphyrin isomers in Rotor's syndrome：a study in eight families．Hepatology，1（2）：173-178．

Sticova E，Lodererova A，van de Steeg E，et al，2015．Down-regulation of OATP1B proteins correlates with hyperbilirubinemia in advanced cholestasis．Int J Clin Exp Pathol，8（5）：5252-5262．

Stölzel U，Doss MO，Schuppan D，2019．Clinical guide and update on porphyrias．Gastroenterology，157（2）：365-381．

Strauss KA，Ahlfors CE，Soltys K，et al，2020. Crigler-Najjar syndrome type 1：pathophysiology，natural history，and therapeutic frontier. Hepatology，71（6）：1923-1939.

Togawa T，Mizuochi T，Sugiura T，et al，2018. Clinical，pathologic，and genetic features of neonatal dubin-johnson syndrome：a multicenter study in Japan. J Pediatr，196：161-167.

van de Steeg E，Stránecký V，Hartmannová H，et al，2012. Complete OATP1B1 and OATP1B3 deficiency causes human Rotor syndrome by interrupting conjugated bilirubin reuptake into the liver. J Clin Invest，122（2）：519-528.

VanWagner LB，Green RM，2015. Evaluating elevated bilirubin levels in asymptomatic adults. JAMA，313（5）：516-517.

Wang NL，Lu Y，Gong JY，et al，2020. Molecular findings in children with inherited intrahepatic cholestasis. Pediatr Res，87（1）：112-117.

Wolkoff AW，Wolpert E，Pascasio FN，et al，1976. Rotor's syndrome. A distinct inheritable pathophysiologic entity. Am J Med，60（2）：173-179.

Wolpert E，Pascasio FM，Wolkoff AW，et al，1977. Abnormal sulfobromophthalein metabolism in Rotor's syndrome and obligate heterozygotes. N Engl J Med，296（19）：1099-1101.

Wu L，Zhang W，Jia S，et al，2018. Mutation analysis of the ABCC2 gene in Chinese patients with Dubin-Johnson syndrome. Exp Ther Med，16（5）：4201-4206.

第八章 蓄积障碍的遗传代谢性肝病

第一节 鞘脂类、胆固醇酯代谢紊乱

一、戈谢病

戈谢病（Gaucher disease，GD）是一种常染色体隐性遗传的溶酶体贮积病。GD是由于葡萄糖脑苷脂酶基因变异导致机体葡萄糖脑苷脂酶（glucocerebrosidase，GBA，也被称为葡萄糖基神经酰胺酶或者酸性β-葡萄糖苷酶）活性缺乏或降低，造成其底物葡萄糖脑苷脂（glucocerebroside，GC）在肝、脾、肾、骨骼、肺、脑等器官的巨噬细胞中贮积，形成戈谢细胞，主要表现为肝脾大、骨痛、贫血、血小板减少、神经系统症状，也可出现其他系统受累表现，并呈进行性加重。

（一）流行病学及分类

GD全球患病率为1/57 000～1/140 000，全球各地区的GD发病率不尽相同，其中有德系犹太人血统的人群发病率最高。根据是否累及神经系统及疾病进展速度，GD分为3种类型：Ⅰ型，非神经病变型，最常见，无原发性中枢神经系统受累表现；Ⅱ型，急性神经病变型，一般于出生后1年内发病，患儿大多于2岁前死亡；Ⅲ型，慢性神经病变型，其发病率较Ⅱ型高，常于儿童期发病，病情进展相对缓慢。全球统计数据显示，Ⅰ型患者约占95%，Ⅱ型仅占1%，Ⅲ型占2%～3%。但在东北亚地区，包括中国、日本、韩国，Ⅱ、Ⅲ型比例较高。

（二）发病机制

本病为常染色体隐性遗传病。致病基因*GBA*位于染色体1q21，编码GBA。该酶可催化GC水解为神经酰胺和葡萄糖。GC是细胞的组成成分之一，生理情况下，来源于衰老组织细胞的GC被单核-吞噬细胞系统吞噬后，在溶酶体内被GBA水解。*GBA*基因变异时，GBA活性降低、水解功能减弱，使其底物GC不能被降解而在肝、脾、骨骼、肺的巨噬细胞溶酶体中累积，导致多器官受损。目前，*GBA*基因已鉴定出400多种变异，特定人群中主要变异不同，在犹太人群及高加索人群GD患者中，N370S、84GG、L444P、IVS2＋1G＞A这4种变异最为常见。而在亚洲人群GD患者中，L444P、F213I、RecNciI这3种变异最为常见。GD临床表型与基因型间的关系尚不明确。

GD的病理生理机制尚未完全阐明，目前已经发现GBA在单核-吞噬细胞系统的过多积聚导致组织损伤、病灶血管压迫和巨噬细胞活化，以及血清白细胞介素（IL）-1β、

IL-6、肿瘤坏死因子（TNF）-α、IL-10和M-CSF升高（提示其参与组织炎症反应和细胞凋亡），但这些都不足以解释疾病的全部表现，推测仍有其他类型细胞参与其病理过程。

（三）临床表现

GD多于幼年发病，常有多脏器受累的表现，但轻重程度差异很大，重者可在围产期致死，轻者可无症状，主要取决于受影响的器官，可表现为不明原因的脾大、肝大、贫血、血小板减少、骨痛、神经系统症状等。

1.消化系统表现 肝脾大是GD消化系统受累的主要表现，脾大最为常见，最高可增大至75倍，平均增大15倍。脾大可继发脾功能亢进，可出现巨脾、脾梗死、脾破裂等。部分患者可有肝纤维化，肝衰竭、肝硬化和门静脉高压不常见，但在脾切除术后发生率可增加。

2.血液系统表现 由于骨髓戈谢细胞浸润、脾功能亢进及骨髓纤维化和骨质硬化导致局部造血功能下降，可引起血小板减少和贫血，表现为出血倾向（皮肤和牙龈出血、月经量增多）、瘀斑、紫癜，面色苍白，易疲劳。部分患者可出现白细胞减少，淋巴细胞减少较中性粒细胞减少更常见，同时伴有凝血功能异常。血小板减少在未行脾切除术的患者中更常见，其发生早于贫血和白细胞减少。GD患者贫血和血小板减少程度与是否接受过脾切除术治疗有关。

3.骨骼系统表现 GD可累及全身骨骼，受侵犯部位早期主要包括腰椎、长骨干骺端、骨干，中后期主要为骨骺。约1/3的患者存在多个部位不同程度骨坏死，最常见于股骨头。超过80%的Ⅰ型和Ⅲ型GD患者会出现骨病的临床表现，轻重程度不一。轻者仅表现为无症状性骨量减少，多数患者常有急性或慢性骨痛、病理性骨折和退行性关节炎等，严重者出现骨危象（严重骨痛急性发作，伴发热及白细胞增多、红细胞沉降率加快）。骨骼病变不仅影响日常活动，严重时可致残。76%～94%的Ⅰ型患者有骨病的影像学表现，包括骨髓浸润、烧瓶样畸形和骨坏死等。

4.神经系统表现 Ⅱ型及Ⅲ型GD伴有神经系统受累，属于神经病变型，表现为眼球运动障碍和球部麻痹，之后出现进行性加重的肌张力增高、强直、角弓反张、吞咽障碍、呼吸困难、癫痫发作、共济失调、认知障碍、发育迟缓及智力落后。Ⅰ型无原发性神经病变，但骨病和由凝血障碍引起的骨髓出血等常会引起继发性的神经系统并发症，如脊髓或神经根受压等病变。

5.生长发育延迟 30%～80%儿童/青少年起病的GD患者出现生长发育障碍，且与原发病病情密切相关，表现为与同种族、性别、年龄正常儿童/青少年相比，生长速度减慢，身高低于遗传靶身高甚至低于正常人群身高2个标准差。起病越早，身高受损越明显。2/3的GD患者存在青春期发育延迟，但对成年后的生育功能无显著影响。

6.呼吸系统表现 Ⅰ型和Ⅲ型GD可累及呼吸系统，主要表现为肺动脉高压、间质性肺病。因肺外脏器受累相关症状明显，呼吸系统症状易被忽视。c.1448T＞C（p.Leu483Pro）变异的GD患者容易出现呼吸系统受累。

7.恶性肿瘤风险增加 GD患者的恶性肿瘤发病率较普通人群高，尤其是血液系统恶性肿瘤，如淋巴瘤、白血病和多发性骨髓瘤。此外，常见单/多克隆免疫丙种球蛋白病、浆细胞疾病的发病率增加。推测修饰基因的变异可能是导致此类患者癌症易感性增加的基础。

8.其他表现 Ⅰ型GD患者合并胆石症风险增加。此外，GD患者因脑干神经病变，可出现听觉神经通路损伤，罕有传导性听力减退表现。眼部受累可表现为眼底改变（黄斑及视网膜沉积物）、角膜混浊、葡萄膜炎、结膜改变及眼球运动障碍。GD心脏受累罕见，肾脏受累亦少见，目前仅有个案报道。心脏受累可表现为心力衰竭、心律失常及心房扩大时血栓栓塞事件发生率升高；肾脏受累可出现蛋白尿、镜下血尿、肾小管功能损伤、肾功能不全甚至衰竭。

（四）临床分型

1.Ⅰ型 非神经病变型，最常见，无原发性中枢神经系统受累表现，但一些Ⅰ型GD患者随着疾病进展可能继发出现神经系统临床表现。各年龄段均可发病，约2/3患者在儿童期发病。内脏受累主要表现为肝脾大，脾大最为常见，常伴脾功能亢进，甚至出现脾梗死、脾破裂。血液系统受累主要表现为血小板减少和贫血，部分患者白细胞减少，可伴有凝血功能异常。多数患者有骨骼受累，但轻重不一，常有急性或慢性骨痛。部分患者可出现病理性骨折，严重者出现骨危象。部分患者可有肺部受累，主要表现为间质性肺病、肺实变、肺动脉高压等。此外，患者还会出现糖和脂类代谢异常、胆石症、免疫系统异常、单克隆M蛋白血症、多发性骨髓瘤等恶性肿瘤发病风险增高等表现。

2.Ⅱ型 急性神经病变型，发病早，一般在出生后1年内发病。Ⅱ型患者除有与Ⅰ型相似的肝脾大、贫血、血小板减少等表现外，主要为迅速进展的延髓麻痹、动眼障碍、癫痫发作、角弓反张及认知障碍等急性重度神经系统受累表现，伴运动发育落后。患儿大多于2岁前死亡。

3.Ⅲ型 慢性神经病变型，发病较Ⅱ型晚，患病率高于Ⅱ型。Ⅲ型早期表现与Ⅰ型相似，在未出现神经系统症状前很难与Ⅰ型鉴别。Ⅲ型患者常于儿童期发病，逐渐出现神经系统受累表现，病情进展缓慢，生存时间可较长。患者常有动眼神经受侵、眼球运动障碍，并有共济失调、角弓反张、癫痫、肌阵挛，伴发育迟缓、智力落后。Ⅲ型可分为3种亚型：Ⅲa型，以较快进展的神经系统症状（眼球运动障碍、小脑共济失调、痉挛、肌阵挛及痴呆）及肝脾大为主要表现；Ⅲb型，以肝脾大及骨骼受累为主要表现而中枢神经系统症状较少；Ⅲc型：也称心血管型，以心脏瓣膜钙化及角膜混浊为特征性表现，主要出现在德鲁兹人群，神经系统受累较晚，进展程度不一，表现为核上性凝视麻痹。

（五）辅助检查

1.酶活性检测 GBA活性检测是GD诊断的金标准。一般来说，当患者外周血白细胞或皮肤成纤维细胞中GBA活性降至正常值的30%以下时，即可确诊GD。值得注意的是，少数患者虽然具有GD的临床表现，但其GBA活性处于正常值的30%与正常值低限之间时，需参考外周血生物学标志物结果（如壳三糖酶活性等），进一步做基因检测以确诊。

壳三糖酶是由活化的巨噬细胞在特殊环境下产生的，GD患者的结果通常较正常人升高数百或上千倍。在应用酶替代治疗（enzyme replacement therapy，ERT）后，治疗有效的患者壳三糖酶活性显著下降，能够辅助诊断GD并作为监测治疗效果的生物学标志物。但当编码壳三糖酶的基因存在重复变异时，可导致壳三糖酶活性降低或缺失，导致评估结果不准确。此外，并非所有GD患者均有该酶活性的异常，所以壳三糖酶活性正常不能排除GD的可能。

2.骨髓形态学检查 部分（30%左右）GD患者骨髓形态学检查能发现特征性细胞，即戈谢细胞，该细胞胞体大，是红细胞的5～6倍，呈卵圆形或多边不规则形，胞质量丰富，含大量与细胞长轴平行的粗暗的紫蓝色洋葱皮样条纹结构，交织成网，核偏心，呈圆或椭圆形，1～3个，染色质粗糙，PAS染色强阳性，过氧化物酶（POX）染色阴性。戈谢细胞在肝、脾、淋巴结活检时也可见到。戈谢细胞亦可见于一些血液系统疾病及感染性疾病，此时称为类戈谢细胞，在慢性粒细胞白血病、地中海贫血、骨髓增生异常综合征、多发性骨髓瘤、华氏巨球蛋白血症、霍奇金淋巴瘤、其他淋巴瘤伴单克隆免疫球蛋白血症甚至非典型分枝杆菌感染中均可能出现这种类戈谢细胞。因此，当骨髓中存在戈谢细胞时，虽应高度怀疑GD，但需进一步行GBA活性测定以确诊。

3.基因检测 *GBA*双等位基因致病变异可致常染色体隐性遗传的GD，目前已发现400多种不同的*GBA*基因变异。*GBA*基因变异型同样表现出种族差异，并与临床表型相关。目前已发现中国人GD基因变异类型约40种，以c.1448T＞C（L444P）最常见，可出现在有神经系统症状及无神经系统症状的GD各型患者中，其次为F213I、N188S、V375L和M416V变异类型。基因诊断并不能完全代替酶活性测定的生化诊断，但可作为诊断的补充依据并能明确对杂合子的诊断。c.1226A＞G（N370S）变异的患者不会出现神经系统症状；具有c.1297G＞T（V394L）、c.1246G＞A（G377S）和c.680A＞G（N188S）变异的纯合子患者均为Ⅰ型，临床表现较轻；c.1448T＞c（L444P）变异虽然在各型GD患者中都曾检出，但纯合子患者多表现为慢性神经病变型（Ⅲ型）。如果已通过酶学检测确诊GD，可进行基因分子检测，以预测患慢性神经型GD的风险。

4.其他检查 GD患者常有多器官受累，因此还应完善影像学检查，包括肝脾超声或CT、MRI检查，骨骼系统的X线、MRI检查，X线检查主要用于对骨骼系统的评估，GD的典型征象是弥漫性骨质疏松和股骨远端膨大呈烧瓶样改变。脑电图有助于临床分型，以及早期发现神经系统受累。在神经系统症状出现前即有广泛异常波形，如出现慢波、棘波等。

（六）诊断与鉴别诊断

对于不明原因的脾大和（或）血小板减少患者，需结合临床症状，在排除恶性肿瘤等疾病后，进行葡萄糖脑苷脂酶活性检测以确诊或排除GD。脾大是GD的主要特征，需引起关注。但并非所有的GD患者都伴脾大。骨髓检出或未检出戈谢细胞都需要通过酶活性测定以确诊。确诊后建议加做脑电图和腹部MRI检查，以确定分型，减少Ⅲ型漏诊。本病需与其他引起肝脾大的疾病鉴别：尼曼-皮克病、白血病、淋巴瘤、多发性骨髓瘤、免疫性血小板减少症、地中海贫血等。

（七）治疗

1.特异性治疗 主要包括酶替代治疗（ERT）和底物抑制疗法（substrate reduction therapy，SRT）。目前仅推荐ERT用于Ⅰ型和Ⅲ型戈谢病患者，Ⅱ型戈谢病患者ERT效果差，仅行非特异性治疗。

（1）ERT：可使肝脾体积回缩，改善贫血、血小板减少，缓解骨痛，但不能透过血脑屏障，无法改善神经系统症状。从胎盘中提取的GBA（阿糖苷酶）疗效确切，但目前逐渐被基因重组技术制备的新型ERT药物取代。伊米苷酶（imiglucerase）是以基因重组方法研制的GBA，于1994年被美国FDA批准用于 I 型GD的ERT；于2009在中国上市，治疗 I 型GD，并于2017年获批 Ⅲ 型GD适应证。

应根据患者的严重程度、病情进展、并发症的发生等情况对患者进行疾病风险评估，并确定伊米苷酶ERT的剂量（表8-1）。高风险患者的推荐初始剂量为60U/kg，低风险患者的初始剂量为30 ～ 45U/kg，均为每2周1次静脉滴注。规律治疗1 ～ 2年后应达以下目标：血红蛋白＞110g/L（女性），男性为＞120g/L，血小板计数≥100×10⁹/L，无出血现象；无骨危象、无骨痛；脾脏体积≤正常体积的2 ～ 8倍、无脾功能亢进、脾大症状缓解、避免脾切除（除非出现危及生命的出血事件）；肝脏体积≤正常体积的1.5倍；2 ～ 3年内生活质量改善。对病情稳定者可酌情减少伊米苷酶治疗剂量并进行维持治疗。病情严重的高风险成人患者，伊米苷酶长期维持剂量不应＜30U/kg，每2周1次。而低风险成人患者的长期维持剂量不应＜20U/kg，每2周1次。除伊米苷酶外，ERT药物还包括FDA 2010年批准的Velaglucerase alfa和2012年批准的Taliglucerase alfa，仅可用于确诊患有 I 型GD的成人及4岁以上的儿童患者，以上两种药物目前在中国均尚未上市。

表8-1　GD患者风险评估及伊米苷酶替代治疗推荐剂量

内容	高风险患者	低风险患者
推荐治疗量	初始剂量为60U/kg，每2周1次 维持剂量最低为30U/kg，每2周1次	初始剂量为30 ～ 45U/kg，每2周1次 维持剂量最低为20U/kg，每2周1次
成人风险标准	至少有以下一种表现： 　有症状的骨骼疾病 　中或重度骨密度减低 　慢性骨痛 　无血管性坏死 　病理性骨折 　关节置换 　由GD导致生活质量严重下降 　心肺疾病（包括肺动脉高压） 　血小板计数≤20×10⁹/L或异常出血 　有症状的贫血或血红蛋白≤60g/L 　依赖输血 　严重脾脏疾病 　脾梗死 　脾脏体积≥健康人的15倍 　严重肝脏疾病 　门静脉高压 　肝脏体积≥健康人的2.5倍	符合以下所有表现： 　心、肺、肝、肾功能正常 　生活质量稍下降 　无明显和近期疾病快速进展表现 　轻度骨密度下降和烧瓶样畸形 　血红蛋白＞105g/L（女性）或＞115g/L（男性） 　（不低于同年龄及性别正常值20g/L） 　3次血小板计数＞20×10⁹/L 　脾脏体积＜健康人的15倍 　肝脏体积＜健康人的2.5倍

（2）SRT：通过抑制葡萄糖脑苷脂合成酶（glucosylceramide synthetase）的活性，降低葡萄糖脑苷脂合成，少量的葡萄糖脑苷脂能被变异后残存的活性酶分解，不再在细胞内大量积聚，从而使病情稳定。该疗法适用于有残存酶活性的GD患者。美格鲁特（miglustat）是一种葡萄糖脑苷脂合成酶抑制剂，可减少戈谢细胞GC的合成，于2003年被FDA批准上市，作为不能耐受ERT的成年Ⅰ型GD患者的二线用药。美格鲁特推荐起始剂量为每次100mg，每日3次口服给药。美格鲁特的不良反应包括腹泻、体重减轻、震颤和可疑的周围神经病变。依利格鲁司特（eliglustat）结构上与GC神经酰胺部分相似，可有效竞争性抑制葡萄糖脑苷脂合成酶的活性，显著减少GC的合成，于2014年被FDA、2015年被欧盟批准用于成年Ⅰ型GD患者。依利格鲁司特主要由CYP2D6（其次为CYP3A4）代谢，不适用于CYP2D6超快代谢者，因其体内不能达到有效药物治疗浓度。CYP2D6中、快代谢者的推荐剂量为84mg×2次/日；CYP2D6慢代谢者为84mg×1次/日。以上两种SRT药物目前在中国均尚未获批用于治疗GD。

2.其他特异性治疗

（1）造血干细胞移植（hematopoietic stem cell transplantation，HSCT）：通过移植健康供体的造血干细胞，用产生GBA的造血干细胞替代有缺陷的单核细胞，从而纠正患者的酶缺陷，改善血小板减少和贫血，使肝脾体积缩小，改善骨骼变化。HSCT对非神经型GD有确切疗效，脾切除联合HSCT的疗法也被用于神经型GD的治疗。此外，也有报道ERT序贯HSCT的方法治疗神经型GD。为提高移植成功率，减少并发症，建议在移植前和过程中使用ERT。

（2）基因治疗：早先报道采用逆转录病毒载体将 *GBA1* 基因插入造血细胞，然后将造血细胞输入Ⅰ型GD患者体内，但是GBA活性太低难以显示临床效果。近年来，采用自灭活慢病毒携带人细胞启动子驱动 *GBA* 基因表达成功治愈小鼠Ⅰ型GD。该方法是否可用于人类GD的治疗有待进一步研究。

（3）分子伴侣的使用：近10余年来，氨溴索（ambroxol，ABX）被证明可作为由基因变异致分子错误折叠GBA的分子伴侣，用于GD的治疗。ABX是一种黏痰溶解药，其适应证主要为气管和肺疾病黏痰不易咳出；本药除妊娠妇女、哺乳期妇女和青光眼患者列为禁忌证外，其他人群均可使用。应用本药仅少数人有胃肠道不良反应，如胃部不适、腹痛和腹泻等，偶见皮疹等过敏反应，应立即停药。临床实践表明ABX可提高部分GD患者的GBA活性，进而使GD患者血红蛋白和血小板升高、增大的肝脾体积回缩。日本一项采用口服ABX治疗合并神经病变GD患者的临床研究，ABX初始剂量3mg/（kg·d），最大剂量25mg/（kg·d）或者1300mg/d持续数月甚至4年，结果显示口服大剂量ABX的GD患者具有良好的安全性和耐受性，并且ABX可显著提高淋巴细胞GBA活性。一项采用小剂量（525mg/d）或者大剂量（1050mg/d）ABX治疗75位GBA1相关帕金森病的Ⅱ期单中心临床试验目前正在进行。由于ERT和SRT费用高昂，GD患者难以普遍使用。建议在有经验的医生指导下，从小剂量开始尝试ABX对GD的治疗效果。

3.对症治疗　可根据患者相应的症状和特征选择。如贫血患者可补充铁剂及维生素，必要时输注红细胞或血小板改善贫血和血小板减少。脾切除目前主要在其他治疗方法无法控制、威胁生命的血小板减少合并出血风险高的患者中施行，因为脾切除术后大量葡萄糖脑苷脂在其他网状内皮系统的过量沉积，可加速肝脏增大和骨破坏。对于骨质疏松症患者可用阿仑膦酸钠和其他双膦酸盐治疗。对于合并骨病变者，可予以镇痛、理疗、骨折固定术、关节置换术。

（八）遗传咨询与产前诊断

当父母一方或双方均有 *GBA* 基因变异时，若双方均为杂合子，后代有25%的概率患GD，若一方为GD发病，另一方为杂合子，则后代患GD概率为50%。产前诊断可选择早孕期11～13周取绒毛，直接检测绒毛组织中的GBA活性，亦可选择中孕期17～20周取羊水，经羊水细胞培养后，检测经培养的羊水细胞中GBA的活性。无论取绒毛还是羊水进行检测，均需同时进行基因分析。

（九）典型病例

1.病例介绍　患者，男，36岁，因"肝脾大34年、食管静脉曲张1年"入院。患者34年前发现肝脾大，自发性脾破裂行脾切除术。11年前出现TBIL反复升高，最高达50μmol/L。1年前因上腹部不适胃镜提示轻度食管静脉曲张，慢性萎缩性胃炎伴糜烂，未予药物治疗。2个月前患者CT提示肝体积增大，肝硬化，门静脉主干增宽（12mm×22mm，图8-1A）伴侧支开放。胃镜提示重度食管胃底静脉曲张（图8-2），行食管胃底静脉曲张套扎术。患者被疑为遗传代谢性疾病。

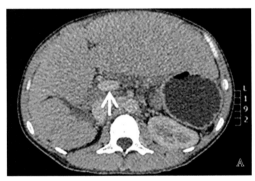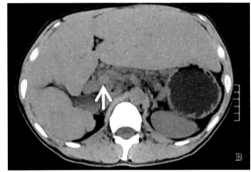

图8-1　腹部CT表现

既往史：无烟酒嗜好；有磺胺和青霉素过敏史。

入院查体：神志清楚，皮肤、巩膜轻度黄染，无肝掌及蜘蛛痣。心肺未见异常。腹壁无静脉曲张，肝肋下未触及、剑突下10cm，质硬，移动性浊音阴性。四肢肌力正常，双膝腱反射正常，巴宾斯基征阴性。

入院后完善辅助检查：WBC 5.3×10⁹/L，RBC 2.87×10¹²/L，HGB 96g/L，PLT 98×10⁹/L。PT 17.6秒，INR 1.5，PTA 56%。肝功能：AST 51.8U/L，CHE 2819U/L，ALB 35g/L，GLO 51.8g/L，A/G 0.68，TBIL 42μmol/L，DBIL 9.1μmol/L，GGT 52U/L，ALP 87U/L。血清HAV、HBV、HCV和HEV标志物均阴性，铜蓝蛋白和血清铜正常；

血清免疫学抗AMA阴性，抗ANA 1∶100阳性。超声弹性成像47.2kPa。

末梢血干血斑GBA活性1.8pmol/（punch·h）［参考范围5.5～21.6pmol/（punch·h）］。

骨髓穿刺标本涂片HE染色可见戈谢细胞，图中显示巨大戈谢细胞，呈双核（图8-3）。

医学全外显子组基因测序结果显示GBA基因检出两个已知致病变异，分别为NM_001005741.2（GBA）∶c.1240G＞C和NM_001005741.2（GBA）∶c.703T＞C，符合戈谢病。

患者入院第3天行肝穿刺活检，肝组织HE染色显示肝腺泡结构紊乱，可见大量胞质淡染和皱褶的戈谢细胞，汇管区扩张及纤维化，桥接纤维化，假小叶形成，符合戈谢病相关结节性肝硬化（图8-4）。

临床诊断：Ⅰ型戈谢病相关肝硬化。

入院后给予丁二磺酸腺苷蛋氨酸保肝治疗1周，复查肝功能：AST 42.0U/L和TBIL 38.2μmol/L，较入院时稍下降，其他指标无改善出院。出院后患者服用ABX 90mg，每日2次，持续2周；后改为330mg，每日2次，患者用药期间无腹痛、腹泻消化道症状。6个月后，复查GBA 3.75pmol/（punch·h）；血常规RBC $4.03×10^{12}$/L，其余项正常；肝功能：CHE 4182U/L，ALB 36g/L，GLO 54.9g/L，TBIL 28.3μmol/L。超声弹性成像38.4kPa。复查肝脏CT提示门静脉主干10mm，未见增宽（图8-1B），食管静脉无明显曲

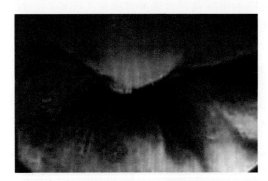

图8-2　胃镜下表现

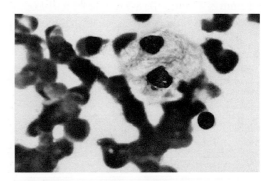

图8-3　骨髓穿刺组织HE染色（×400）

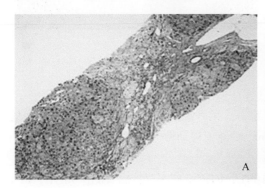

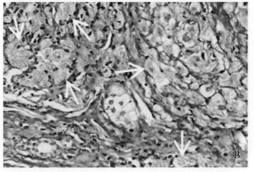

图8-4　肝穿刺组织HE染色

A.×100；B.×400，白色箭头为戈谢细胞

张。ABX治疗2年后复查肝功能GLO 52.3g/L，TBIL31.3μmol/L，其余项正常；超声弹性成像21.7kPa。

2.讨论 肝纤维化是戈谢病相关肝硬化、门静脉高压症和肝细胞癌发生的主要驱动环节。尽管戈谢病相关肝硬化和门静脉高压症罕见报道，但随着无创性和可精确评价肝纤维化的超声弹性成像与磁共振弹性成像被广泛应用，近来报道戈谢病相关肝纤维化发生率高达20%～50%。

本例患者2岁时不明原因肝脾大、脾破裂。近年来出现肝功能受损，逐步进展为肝硬化门静脉高压，而无神经系统受累的临床表现。肝活检组织发现戈谢细胞、明显的纤维化和假小叶形成。结合GBA活性下降和*GBA*基因检出两个已知致病变异，诊断考虑Ⅰ型戈谢病及其相关肝硬化和门静脉高压症。

本例患者采用ABX（660mg/d）治疗6个月，与用药前基线相比GBA的活性增加，超声弹性成像值下降，门静脉主干直径减小，因此长期服用ABX可能通过提高GBA活性，降低底物GC在戈谢细胞溶酶体的沉积，减少戈谢细胞在肝实质的浸润，进而减轻肝纤维化和门静脉高压症，其确切的作用和机制有待深入研究。

（王晓晓 高润平）

二、尼曼-皮克病

尼曼-皮克病（Niemann-Pick disease，NPD）也被称为鞘磷脂胆固醇脂沉积症，是一组常染色体隐性遗传、多系统受累的疾病，主要表现为肝脾大、各种神经功能障碍及鞘磷脂贮积。尼曼-皮克病在临床上主要分为4种类型：A型、B型、C型和D型。NPD-A和NPD-B即酸性鞘磷脂酶缺乏症，是由鞘磷脂磷酸二酯酶-1（sphingomyelin phosphodiesterase-1，SMPD1）基因变异所致，根据临床表现，可分为早期有神经系统累及的NPD-A（OMIM 257200）和无明显神经系统累及的NPD-B（OMIM 607616），部分B型患者在2岁以后可显现轻度神经系统症状。NPD-C和NPD-D分别是由*NPC1*（OMIM 257220）和*NPC2*（OMIM 601015）基因变异导致的胆固醇转运障碍。NPD表现为神经系统受累、肝脾增大、黄疸，神经系统症状主要为共济失调、进行性智力运动倒退、学习困难、痴笑猝倒、精神症状等。

NPD-A在德系犹太人（中欧和北欧）中的发病率高于其他人种，约为1/40 000。阿拉伯人、土耳其人和葡萄牙人中NPD-B患者相对较多。NPD-A、NPD-B的整体发病率约为1/250 000。NPD-C发病率约为1/120 000，但认为NPD-C的发病率远高于NPD-A和NPD-B的总和。NPD-D也是由*NPC1*基因变异所导致的，所占比例小，称为Nova-Scotia型，被认为是一种具有加拿大新斯科舍血统的患者类型。由于临床表现多样，并且诊断技术较复杂，国内目前确诊的病例数有限，缺乏准确的发病率调查。

（一）发病机制

本病为常染色体隐性遗传病。NPD-A/B的致病基因*SMPD1*位于染色体11p15.1—p15.4，含6个外显子，编码含629个氨基酸的糖蛋白。酸性鞘磷脂酶最早在大鼠肝脏中提纯，为可溶性溶酶体酶，分子量约为70kDa，能剪切掉鞘磷脂的磷酸胆碱残基。酸性鞘磷脂酶缺乏导致其底物鞘磷脂在单核-吞噬细胞系统及脑组织贮积。该基因已被发现有近百种变异，部分种族有热点变异。部分变异与A型或者B型有明确关联。例如，德系犹太人热点变异为p.Arg498Leu、p.Leu304Pro、p.Phe333SerfsX50，热点变异占全部变异的90%，且与A型相关；其他种族绝大多数患者为B型，热点变异p.Arg608del在不同人群占12%～38%。

NPD-C/D主要由以下两种基因变异导致：NPC1和NPC2，95%的NPD-C患者为NPC1变异，4%的患者为NPC2变异。目前国际上报道的NPC1变异多达300个，NPC2基因变异有30个。NPC1位于染色体18q11—q12，含25个外显子。其中p.I1061T变异最为常见，20%～25%的英国、法国患者为此变异型。科罗拉多及新墨西哥州的西班牙裔美国人中也常见此变异，但葡萄牙、西班牙和意大利等国家则比较少见。欧洲另外一个常见的NPC1变异为p.P1007A，也是轻型患者的常见基因变异类型。p.G992W见于加拿大新斯科舍地区患者（NPD-D），其他人种罕见。NPC2基因位于染色体14q24.3，含5个外显子。

外源性的胆固醇以酯化的形式摄入，进入溶酶体后经酸性酯酶脱脂后形成游离胆固醇，游离胆固醇须经NPC1和NPC2的共同作用转运出溶酶体，然后在内质网酯化后转运至细胞膜、线粒体及其他部位供利用。NPC1或NPC2基因变异后，游离的胆固醇在溶酶体内沉积。NPD-C患者脑组织除了游离胆固醇聚集外，葡萄糖神经酰胺、乳糖苷神经酰胺、GM2和GM3神经节苷脂也在脑中贮积。脑组织病理类似于阿尔茨海默病，可见神经元轴突萎缩、神经纤维结节等。

（二）分型及临床表现

1. NPD-A：急性神经型或婴儿型　临床多见，为最严重型。多在出生3～6个月发病，少数在出生后几周或1岁后发病。最早出现的症状是腹部膨隆，肝脾增大。少部分患儿有新生儿水肿和胎儿水肿。由于孕期脂质已经沉积在胎儿肝、脑、肾和胎盘组织中，部分患儿出生时即可发现肝脾大，孕期超声也可发现胎盘增大。部分患儿可能出现生理性黄疸消退延迟，也可能出现急性黄疸。由于脂质肺浸润、患者抵抗力低下，部分患儿会反复出现呼吸道感染。有些患儿可能会出现不明原因的发热。多数患儿在添加辅食以后出现喂养困难，体重停止增长，常合并腹泻或便秘。患儿神经系统症状严重。神经系统症状的最初表现为肌张力低下，运动发育迟缓，抬头、翻身、坐、爬、站、走的发育均落后于同龄儿童。部分患儿在6个月甚至12个月前的运动发育正常，但是正常发育一般不会超过1岁，1岁后运动智力发育明显倒退。神经变性最后进展为痉挛强直状态，对外界刺激无反应，抽搐不常见。

患儿脑电图大多正常。50%的患儿可见眼底樱桃红斑（图8-5），而多焦视网膜电图（electroretinogram，ERG）正常。患儿病情进展迅速，大多于2～4岁死亡。

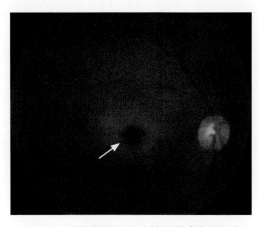

图8-5　眼底樱桃红斑（神经鞘磷脂沉积）

2. NPD-B型：非神经型或内脏型　患者可以在各个年龄阶段因为脾大而被发现。发病早的在新生儿期即可发现脾大，病情较轻的在成人期才发现脾大，骨髓或组织中可发现泡沫细胞或海蓝细胞。因为脾功能亢进可能出现全血细胞减少，部分患者可能出现肝硬化、脾破裂。一些患者在2岁以后可能出现轻度神经系统症状，如锥体外束症状、智力低下、小脑共济失调，可归为中间型。部分患者可能有眼底樱桃红斑或灰色斑点，一般没有明显神经系统症状，但有报道这些患者也有由脂肪贮积导致的神经系统受累。NPD-B患者常常出现肺功能异常，患者胸片可以发现肺部弥漫性浸润，严重者出现血氧分压降低。患者多有生长发育障碍，身高和体重均低于第5百分位数，骨龄落后。最近国外的一项回顾性研究显示，NPD-B患者的平均死亡年龄为15.5岁，大多数患者21岁前死亡。

3. NPD-C　临床表现多样，特异性不高，且症状出现时间及持续时间不定，给疾病诊断带来困难，许多患者是在成年后才得到正确诊断（最晚70岁左右）。临床常将NPD-C分为婴儿型、青少年型及成人型，不同年龄患者表现有所不同，主要包括神经、精神症状及其他系统表现。各个时期患者的临床表现见表8-2。

表8-2　不同年龄段患者主要临床表现

分型	起病时间	神经精神系统症状	其他系统症状
围产期型	产前及围产期（≤3个月）	通常不明显	新生儿水肿、肝脾大、腹水、胆汁淤积、呼吸衰竭、肝脏衰竭
早期婴儿型	婴幼儿期（3个月至2岁）	中枢性肌张力减低，听力减退	肝脾大
晚期婴儿型	幼儿期至学龄前（2～6岁）	进行性活动障碍、共济失调、构音困难、吞咽障碍、肌张力障碍、中枢性肌张力减低、听力减退、癫痫发作、痴笑猝倒、垂直型核上性麻痹	经常出现脏器肿大
青少年型	青少年（6～15岁）	学习障碍、行为障碍、进行性共济失调、构音困难、吞咽障碍、肌张力障碍、近视、猝倒发作、癫痫发作、垂直型核上性麻痹（常出现）	多数患者出现脏器肿大
成人型	青春期后期至成人期（>15岁）	痴笑猝倒、精神异常（精神分裂、抑郁）、认知减退、痴呆、学习不能、垂直型核上性麻痹（常出现）、近视、癫痫发作、行为笨拙、慢性进行性活动障碍	少数出现脾大

（1）系统症状：NPD-C是造成婴儿胆汁淤积性肝病的重要原因，对于围产期出现水肿、腹水及胆汁淤积的胎儿应警惕有无NPD-C。因泡沫细胞可使肺滤过功能受损，可能出现呼吸衰竭。儿童患者主要表现为肝脾大，以脾大为主。如患儿有不能解释的肝脾大，应考虑NPD-C可能。较晚发病的患者肝脾大较轻，不易识别，此时应行超声检查确定有无器官增大及增大程度。

（2）眼科异常：眼球运动异常（saccadic eye movement，SEM）是NPD-C患者最早

出现的神经系统症状。其中垂直型核上性麻痹（vertical supranuclear gaze palsy，VSGP）被认为是NPD-C的特征性表现（图8-6），几乎出现于所有青少年及大部分成人患者。多数患者首先出现眼球垂直运动障碍，之后发展为水平运动障碍，最终出现完全性核上性麻痹，表现为阅读、表达及交流能力受限。视网膜色素异常是溶酶体贮积病的重要特点，但NPD-C患者无此表现。

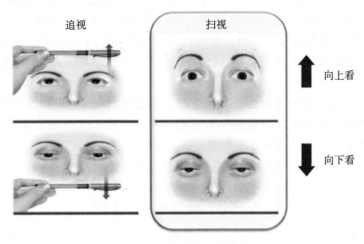

图8-6　垂直型核上性麻痹

（3）神经精神症状：出现时间不同，甚至可以在新生儿晚期开始出现。青少年患者（6～15岁）出现学习障碍和进行性智力倒退，还可以伴有吞咽和构音障碍、共济失调等表现，进行性加重。成人患者出现学习障碍、认知减退、痴呆。特定的心理测试有助于发现早期表现轻微的认知障碍。神经系统症状出现得越早，疾病进展越快。

（4）其他：部分患者出现听力检测异常。头颅MRI和CT一般正常，后期可有脑皮质萎缩，部分患者可出现白质改变。

4. NPD-D　称为新斯科舍型，被认为是一种具有加拿大新斯科舍血统的患者类型，临床进展较为缓慢，有明显黄疸、肝脾大和神经系统症状，多于12～24岁死亡。

（三）辅助检查

1.常规检查　脾功能亢进患者可出现血小板减少，甚至出现全血细胞减少。大部分患者肝脏转氨酶轻度至中度升高，甘油三酯轻中度升高，高密度脂蛋白胆固醇降低。

2.酸性鞘磷脂酶/壳三糖苷酶活性检测　外周血淋巴细胞或皮肤成纤维细胞培养，测酸性鞘磷脂酶活性低于正常下限的30%可以确诊NPD-A/B。血浆壳三糖苷酶由活化的巨噬细胞合成，戈谢病患者该酶明显升高，NPD-C患者壳三糖苷酶活性可轻度升高。

3.影像学检查　肝脏和脾脏B超、CT和MRI可见不同程度的肝大、脾大或肝硬化表现；胸部CT可见肺小叶间隔增厚、毛玻璃密度影和钙化等；NPD-A患者头颅MRI可正常，也可表现为脑萎缩，可出现白质T_2高信号。

4.病理组织学检查　在开展基因检测以后，病理组织检查的重要性降低。神经鞘磷脂来源于各种细胞膜和红细胞基质等，在细胞代谢衰老过程中被巨噬细胞吞噬。由于溶酶体神经鞘磷脂水解酶的先天性缺陷，神经鞘磷脂不能水解为神经酰胺及磷脂胆碱，并沉积于人体各组织中，尤其是单核-吞噬细胞系统的细胞内。骨髓、脾、肝、肺及淋巴结组织标本，光镜下可以看到富含神经鞘磷脂的巨噬细胞，也称泡沫样细胞（图8-7）。该细胞直径20～100μm，胞核较小，呈圆形或卵圆形，多为单核；胞质丰富，充满圆滴状透明小泡，呈桑葚状或泡沫样。电镜下显示小泡周围有部分膜层结构环绕。位相显微镜观察可见未染色标本细胞质内呈小泡状。在偏光下观察，小泡呈双折射性；在紫外线下荧光呈黄绿色。生化特点为PAS反应呈弱阳性，胞质内的小泡壁呈阳性，小泡中心呈阴性；酸性磷酸酶、碱性磷酸酶、苏丹黑染色均呈阴性。临床分型中的B型和C型，用吉姆萨染色在胞质中可找到有较多海蓝色颗粒的海蓝细胞。肝、脾和淋巴结活检均可见到弥漫性泡沫细胞浸润。对于一些长期存活的病例，由于充脂性组织细胞在骨骼内大量增殖，可表现为骨质疏松、骨皮质变薄、髓腔增宽等，甚至长骨可出现局灶性破坏区，但无骨骼膨大畸形改变。肺部可见类似组织细胞增生症的表现，但缺乏特异性。

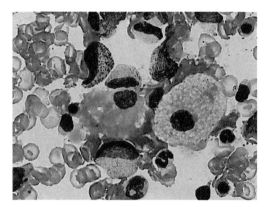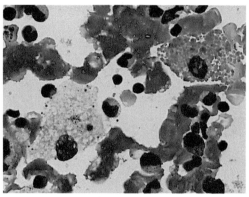

图8-7 泡沫样细胞

胞核小、偏位，染色质呈粗网状，胞质非常丰富，充满大小不一的透明泡沫样或桑葚状磷脂颗粒；尼曼-皮克细胞实为胞质内沉积大量神经鞘磷脂的吞噬细胞（瑞氏-吉姆萨染色，×400）

5.成纤维细胞相关检查

（1）Filipin染色：Filipin能与游离胆固醇特异性结合，荧光显微镜下可见核周溶酶体强荧光信号（即游离胆固醇），为NPD-C阳性细胞，是确诊NPD-C的方法。85%的NPD-C病例可以观察到这种典型表现，另有15%的病例仅可看到低水平荧光表达，即变异型表达。

（2）LDL-C介导的胆固醇酯化率的检测：是实验室常用的第二个针对NPD-C型的检查方法。具有经典表型的细胞胆固醇酯化率明显降低甚至为零，而变异型患者的细胞只有轻度酯化受损。对于这一类患者，基因诊断更加重要。

6.基因检测 检出2个等位基因已知致病变异可以确诊。

（四）诊断及鉴别诊断

根据患者的临床表现、实验室检测指标及基因检测结果，可以做出明确诊断。部分患者家族中可有类似病例。NPD的诊治流程见图8-8。

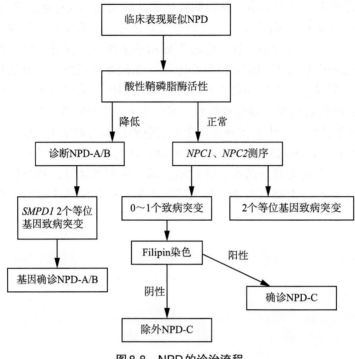

图8-8 NPD的诊治流程

1. **NPD-A/B** 婴幼儿出现肝脾大、发育迟缓、眼底樱桃红斑、间质性肺病，应怀疑NPD-A/B型。其有典型的临床表现，酸性神经鞘磷脂酶（ASM）活性分析（外周血淋巴细胞或培养的皮肤成纤维细胞）＜正常对照的30%以下即可确诊本病。分子遗传学检测，出现两个SMPD1等位基因致病变异即可确诊，但基因诊断不能完全替代酶学检测。根据是否出现神经系统症状来区分本病为NPD-A还是NPD-B。其他检查有助于寻找诊断线索：骨髓形态学显示有尼曼－皮克细胞，可有三系减少，肝损害，肺部呈粟粒样或网状浸润。B超检查有肝脾病变，部分患者脑部MRI可见脑萎缩。

2. **NPD-C** 诊断主要依据临床表现及实验室检查，确诊需成纤维细胞Fillipin染色及基因诊断。

3. **鉴别诊断**

（1）NPD-A/B：主要与其他溶酶体贮积病进行鉴别，如戈谢病、黏多糖贮积症、糖原贮积症、NPD-C等。鉴别诊断主要依据检测白细胞中的鞘磷脂酶活性。由于NPD-A/B患儿可以出现眼底樱桃红斑，需与GM2神经节苷脂贮积症变异（Tay-Sachs病）鉴别，后者患儿出生后6个月内可出现严重的智力及精神运动发育落后、易激惹、失明、强直性痉挛、惊厥，最终出现去大脑强直并在3岁左右死亡。两者致病基因不同，通过检测相应的溶酶体酶活性即可鉴别。

（2）NPD-C：①围产期发病的患者，需与下述疾病鉴别：胆道闭锁；感染（TORCH感染）、α₁-抗胰蛋白酶缺乏症、酪氨酸血症、恶性肿瘤（如白血病、淋巴瘤）、其他溶酶体贮积病（如戈谢病、NPD-A/B），尤其是表现为黄疸的胆汁淤积婴儿应注意排除NPD-C。②儿童期发病的患者，需与下述疾病鉴别：松果体或中脑的肿瘤、脑积水、GM2神经节苷脂病、线粒体病、枫糖尿病、注意缺陷障碍、特发性扭转性肌张力障碍、多巴反应性肌张力障碍、肝豆状核变性、神经元蜡样质脂褐质沉积症、亚急性硬化性全脑炎及周期性瘫痪。③青春期及成人期发病的患者需要与痴呆或精神类疾病鉴别，如阿尔茨海默病、额颞叶痴呆症、进行性核上性麻痹（又称为Steele-Richardson-Olszewski综合征）、晚发型溶酶体贮积病。

（五）治疗

本病目前尚无特殊疗法，以对症治疗为主。

1.一般治疗　以对症支持治疗为主，必要时行胃管喂食以确保营养，可长期服用抗氧化剂，控制肺部感染，给予镇静治疗克服睡眠障碍，使用如抗癫痫药、抗胆碱能药或抗抑郁药以减轻如震颤、肌张力失调或抽搐发作等症状。脾功能亢进者或肝功能严重损害者可行脾切除术或肝移植术，从而改善临床症状，但该手术并不能控制疾病进展。低胆固醇膳食：给予低胆固醇膳食，也可使用如洛伐他汀、考来烯胺和烟酸等药物降低血浆和肝脏胆固醇水平，或使用二甲基亚砜，有助于胆固醇的转运。然而这些一般治疗对于神经系统症状的进展是无效的。对有严重神经系统症状者，给予康复和物理疗法将有助于改善病情。

2.基因治疗　此病为单基因变异所致，理论上可通过基因编辑使患者细胞重新开始生成缺失的蛋白酶，为患者提供一个根治的方法。动物实验中，转导正常小鼠骨髓细胞的逆转录病毒载体可以过表达和释放人的ASM，但ASM活性无法持久。

3.酶替代治疗　一种称为Xenpozyme（olipudase alfa）的人重组酸性神经鞘磷脂酶替代疗法，有望治疗NPD-A/B，目前正分别在儿童和成人患者中进行Ⅱ期和Ⅱ/Ⅲ期临床试验。我国研究者正进行一项针对NPD-B的酶替代治疗研究，根据以往酶替代治疗溶酶体贮积病的经验，其可有效改善肺部浸润和肝脾大。但也存在局限性：①因酶不能通过血脑屏障，不能纠正中枢神经系统损害；②输注时会发生如皮疹、发热和支气管痉挛等超敏反应；③长期酶替代可产生抗体而影响疗效；④酶制剂价格高，我国大多数患者家庭难以承受。

4.减少底物沉积　适用于NPD-C。该方法采用葡萄糖苷酰鞘氨醇合成酶（美格鲁特）抑制鞘糖脂合成，催化沉积在患者体内的糖苷神经鞘脂类，从而减少溶酶体贮积。该药能通过血脑屏障，延迟神经系统症状出现，适用于儿童晚期发作者或成人患者。目前在欧洲、加拿大和日本已经应用于临床，部分地区仍处于研究阶段。此药有一定的不良反应，如腹泻、腹胀及体重减轻。

5.异基因造血干细胞移植　采用异基因造血干细胞移植（allogeneic hematopoietic stem cell transplantation，allo-HSCT），可以有效提高NPD-A/B患者体内ASM浓度，缓解肝脾大、间质性肺部病变，但对神经系统症状改善不明显。

（六）典型病例

1.病例介绍　患者，男，30岁，主因"双下肢水肿1个月余"入院。患者1个月余前无明显诱因出现双下肢轻度可凹性水肿，当地诊断肝硬化、低蛋白血症，给予对症治疗，效果不佳，遂就诊于笔者所在医院急诊，检查提示 ALT/AST 44/59U/L，TBIL 73μmol/L，ALB 23g/L，PTA 30%，胸片提示"肺炎"，考虑诊断"肝硬化，低蛋白血症"，给予保肝、抗感染治疗。25年前因肝脾大行脾切除术，术中输血，量不详。饮酒15年，主要饮啤酒，1次/月，平均8瓶/次，戒酒1个月。有1个弟，儿时亦因"脾大"行脾切除术，已故于"肝腹水"。

入院后查体：体温36.3℃，心率85次/分，呼吸21次/分，血压115/68mmHg。神志清楚、精神可，皮肤、巩膜轻度黄染，K-F环阴性，无肝掌，面颈部、前胸、上肢可见蜘蛛痣，呼吸音正常，心率92次/分，心律齐，腹软，无肌紧张，无压痛、反跳痛，墨菲征阴性，肝脏肋下4cm，移动性浊音阳性，双侧下肢水肿。神经系统检查未见异常。

入院初步诊断：肝硬化原因待查，遗传代谢性肝病待除外；腹水；肺部感染。

入院后完善检查：血常规 WBC $8.24×10^9$/L，HGB 98g/L，RBC $2.87×10^{12}$/L，PLT $107×10^9$/L；肝功能 ALT 42U/L，AST 57U/L，TBIL 71μmol/L，DBIL 45.5μmol/L，DBIL/TBIL（D/T）0.64，GGT 18.7U/L，ALP 235U/L，TBA 179.1μmol/L，CHE 1430U/L，ALB 24.5g/L；血生化估算肾小球滤过率（eGFR）124.58ml/（min·1.73m²），K^+ 3.46mmol/L，Na^+ 137.5mmol/L。凝血项：PT 26.7秒，PTA 32%，INR 2.41。尿常规、便常规未见异常。病毒学标志物：HAV、HBV、HCV、HEV、EBV、CMV 均阴性。自身抗体：ANA 1:320，其余自身抗体阴性；免疫球蛋白：IgG 30g/L，IgA 8.9g/L，IgM 正常。AFP、NH_3、CER 正常。贫血症三项：维生素 B_{12} > 1476pmol/L，铁蛋白531.8ng/ml，叶酸11.84nmol/L。Coombs试验阳性。肝储备 ICG（15分钟）58.3%。

腹部B超：考虑酒精性肝硬化可能，脾切除术后，胆囊壁水肿，双肾结石（左肾多发），少量腹水；心脏超声：主动脉瓣反流（少量）；胃镜：食管静脉曲张（中度），门静脉高压性胃病；腹部CT（图8-9A）：肝硬化伴多发再生结节形成，脾切除术后，侧支循环形成；肝左叶局灶性灌注异常，建议随诊复查；肝脏钙化灶，双肾多发结石可能性大；腹腔多发淋巴结增大，考虑反应性增生可能。胸部CT（图8-9B）：两肺间质性炎症可能，建议治疗后复查。

头颅MRI（图8-10A）：T_1WI双侧苍白球及中脑大脑脚见片状对称性高信号改变；骨髓涂片（图8-10B）：尼曼-皮克细胞约占1%；一类呈圆形或者不规则形细胞；细胞核多为1个，染色质粗糙、浓染，核仁不明显；胞质丰富，充满圆形脂滴，呈空泡状，部分胞质中含有数量不等的紫红色颗粒。

肝穿刺（图8-11）：肝实质被分隔，结节状再生，间隔或胶原沉积或淡染；肝细胞弥漫性肿胀、淡染，夹杂泡沫样细胞；CD68（＋）证实泡沫样细胞为库普弗细胞、巨噬细胞。患者基因全外显子组测序（表8-3）证实为两个 *SMPD1* 等位基因变异：c.C1454G（p.P485R），杂合变异（不确定）；c.A1565G（p.N522S），杂合变异（致病）。未对该患者父母进行基因测序，故不知其变异来源。

根据患者：①成年男性，有相关疾病家族史（1个弟，儿时亦因"脾大"行脾切除术，已故于"肝腹水"）；②肝脾大，血常规提示"三系减少"，肝硬化及肝功能轻度异常；③肺部CT提示肺间质性病变；④骨髓找到泡沫细胞；⑤肝组织活检找到典型的

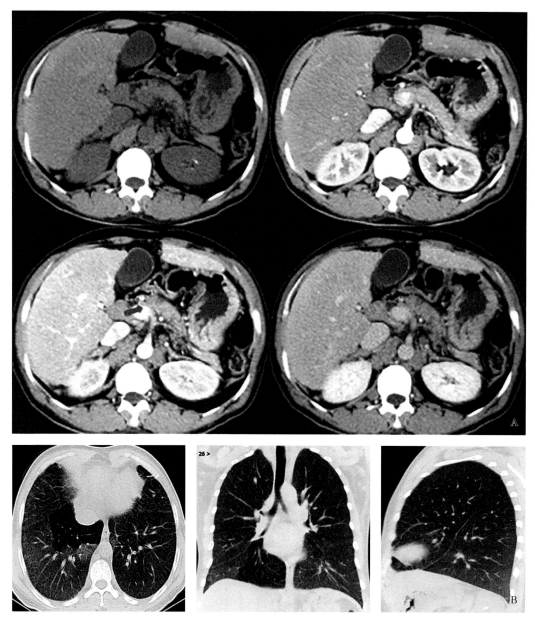

图8-9 腹部CT（A）及胸部CT（B）表现

尼曼-匹克细胞；⑥ *SMPD1*基因分析：检出2个等位基因变异，其中c.A1565G为已知致病变异，c.C1454G尽管致病性为"不确定"，但结合临床，综合考虑患者可以确诊为NPD-B。

确定诊断：NPD-B；慢性肝衰竭；肝硬化失代偿期，合并腹水，侧支循环形成，低蛋白血症；慢性肺间质性病变。

治疗及转归：经休息、低胆固醇膳食、营养支持指导，以及控制肺部感染、保肝、补充蛋白、利尿等综合对症治疗，2周后患者肝功能好转，腹水明显消退，拟进行肝移植。目前正在进一步随访中。

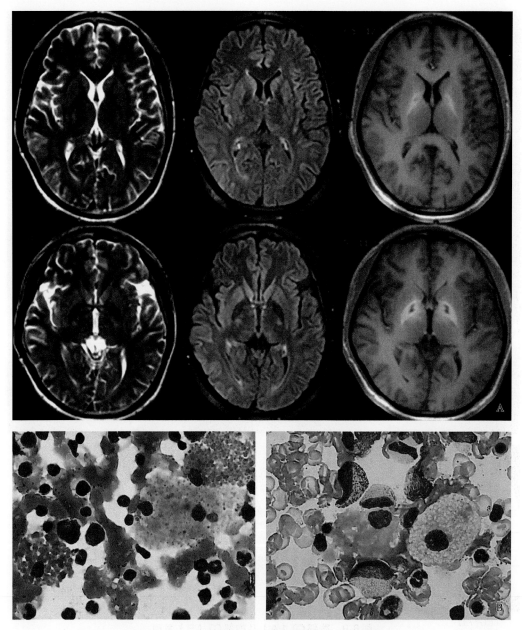

图8-10　头颅MRI（A）及骨髓涂片（B）表现

　　2.讨论　对原因不明的幼年时即开始出现肝脾大，但肝功能轻微异常的患者（尤其是有相关症状的家族史），不论是否伴有神经系统症状，都应考虑本病的可能性，尤应注意同时伴有肺部反复感染者。肝脾大、早期出现神经系统症状和骨髓涂片找到典型的泡沫细胞即可对A型患儿做出初步诊断，但确诊仍需依据酶活性检测。由于正常白细胞中的鞘磷脂酶活性亦比较低，因此通常采用培养皮肤成纤维细胞作为检测材料。目前已可通过二代测序确诊A、B型患者。对C型患者则必须用特殊方法检测其细胞内胆固醇酯化能力方可确诊。基因变异分析也可帮助确诊。NPD-A患者预后较差，多因进行性神经退行性病变及肺部感染在3岁内死亡。部分NPD-B患者可存活至成人期，但部

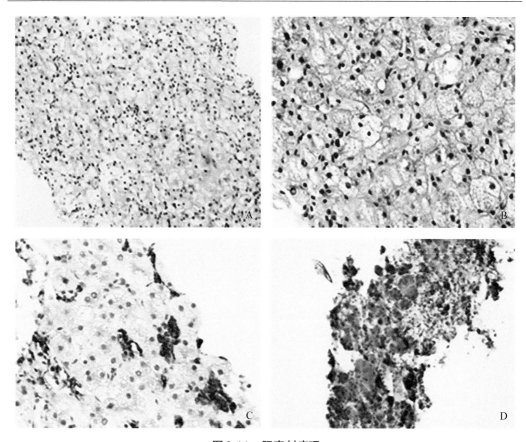

图8-11　肝穿刺病理

A、B.HE 染色：肝细胞弥漫肿胀淡染，夹杂泡沫样细胞；C、D.CD68 免疫组化染色证实泡沫样细胞为库普弗细胞、巨噬细胞（×100）

表8-3　基因全外显子组测序

变异基因	染色体位置	核酸/氨基酸变化	RS/HGMD-ID	Hom/Het/Hemi	ACMG 分类等级
UGT1A1（NM_000463）promoter	chr2：233757013	c.−3263（−3279）T＞G	rs4124874	Het	致病
UGT1A1（NM_000463）promoter	chr2：233760233-233760234	c.A(TA)₆TAA＞A(TA)₇TAA	rs34983651	Het	致病
SMPD1 NM_000543 exon5	chr11：6415239	c.C1454G p.P485R	rs1406869342	Het	不确定
SMPD1 NM_000543 exon6	chr11：6415506	c.A1565G p.N522S	CM102286	Het	致病
GLA NM_000169.2 exon2	chrX：100658816	c.C352T p.R118C	rs148158093	Hemi	不确定

注：Hom，纯合突变；Het，杂合突变；Hemi，半合子。

分NPD-B患者因出现严重脾功能亢进而无法存活。尽早行allo-HSCT可明显改善预后。NPD-C患者常在5～15岁死亡，成人期若发病者可长期存活。未来研究方向主要集中在治疗方面，如通过研究基因治疗载体有利于基因治疗方法的发展；重组小分子结构的ASM，有助于将酶转运至患者大脑组织，从而改善神经系统症状。近年来，随着移植水平的不断提高，移植成功率明显提高。但关于NPD移植治疗，在如何确定移植适应证及移植时机等方面，仍存在争议。

另外，通过提高对新生儿和家族史的筛查，做到早期筛查、早期诊治。希望通过多学科如遗传学、血液学和移植医生的合作，争取对此类患者尽早确诊、尽早治疗，降低其肝脏和大脑终末期纤维化的损伤，改善预后。

（任　姗　刘燕敏）

第二节　黏多糖贮积症

黏多糖贮积症是溶酶体贮积病中的主要类型，是由于溶酶体内降解氨基葡聚糖的水解酶功能缺陷，黏多糖不能被降解代谢，贮积在体内，导致多脏器疾病。

一、Hurler综合征

Hurler综合征是黏多糖贮积症Ⅰ型（mucopolysaccharidosis type Ⅰ，MPS1；OMIM 607014）中最严重的一个亚型（MPS ⅠH），是由于编码α－L－艾杜糖苷酶的 *IDUA* 基因（OMIM 252800）变异所致的遗传代谢病。Hurler综合征发病早、症状重，部分患者伴脑损害。黏多糖贮积症Ⅰ型的发病率约为1/100 000，无明显的国家和地区差异。我国还没有较确切的发病率研究。

（一）发病机制

Hurler综合征为常染色体隐性遗传病。α-L－艾杜糖苷酶的作用是水解硫酸皮肤素及硫酸类肝素末端的艾杜糖苷酸醛基，*IDUA* 变异导致α-L－艾杜糖苷酶活性缺乏，硫酸皮肤素及硫酸类肝素累积于全身组织，导致骨骼、肝脾、皮肤、心脏瓣膜及脑组织等多脏器损害，并从尿中排出大量黏多糖。

（二）临床表现

患儿出生时一般无明显颜面特征，常在婴儿期出现脐疝和腹股沟疝，易反复发作呼吸道感染。半岁以后可见脊柱后凸，1岁左右逐渐出现丑陋面容，1.5岁左右智力发育落后明显，2～3岁长骨线性生长停止，智力损害逐渐加重。如不进行有效治疗，一些患者将在儿童或青少年时期死于心脏病及呼吸衰竭。

1.粗糙面容　头大、呈舟形头，前额突出，眉毛浓密，眼球突出、眼睑肿胀，鼻梁低平、鼻孔上翻，嘴唇大而厚，舌大，易伸出口外，牙龈增生，牙齿细小且间距宽。皮肤厚，汗毛多，头发浓密、粗糙，发际低。

2.角膜混浊　随着疾病的进展，角膜混浊逐渐明显，严重时可致失明。

3.关节僵硬　常累及大关节，如肘关节、肩关节及膝关节，受累关节活动受限。手关节受累，显示出"爪形手"的特征。

4.身材矮小 颈部短，脊柱胸腰段后凸，2～3岁长骨线性生长几乎停止。少数患者身高能超过100cm。

5.肝脾大 腹部膨隆，肝脾大，质地硬。由于腹腔压力大导致脐疝和腹股沟疝。

6.智力落后 多在1岁左右出现智力落后的表现，智力发育水平可能达到2～4岁水平，随后病情加重，智力倒退。

7.心脏损害 大部分患者在疾病的后期心脏受累，常见瓣膜病，主动脉瓣、二尖瓣和三尖瓣进行性损害，严重时导致淤血性心力衰竭。少数患者合并心肌病和心内膜弹力纤维增生症。

8.耳鼻喉部疾病 黏多糖贮积导致扁桃体和腺样体肥大、气道狭窄、声带增厚、舌大，患者常有慢性复发性鼻炎，呼吸音粗，语音粗，睡眠时打鼾，有慢性阻塞性呼吸暂停。由于声音传导性障碍或感音性障碍，常有慢性听力缺失。

（三）辅助检查

1.尿液黏多糖定性、定量和电泳实验 建议采集晨尿，尿甲苯胺蓝试验呈阳性或强阳性。定量分析可以发现黏多糖排出量增加。电泳可见硫酸皮肤素和硫酸类肝素条带。

2.α-L－艾杜糖苷酶活性测定 可采用外周血白细胞、皮肤成纤维细胞、干血滤纸片，患者α-L－艾杜糖苷酶活性明显降低。

3.基因分析 *IDUA*基因定位于4p16.3，国内外已报道多种致病变异。

（四）诊断

根据患儿的临床表现、特征性的影像学异常、尿液硫酸皮肤素和硫酸类肝素增加、外周血白细胞或皮肤成纤维细胞α－L－艾杜糖苷酶活性明显降低，可以确诊Hurler综合征，*IDUA*基因检出双杂合致病变异可以明确分子诊断，指导遗传咨询及下一个同胞的产前诊断。

（五）治疗

1.造血干细胞移植 对于3岁前诊断的Hurler综合征，首选造血干细胞移植，尽早移植能改变疾病的自然进程，促进身高的长骨线性增加，改善多脏器贮积症状，特别是神经系统受益较大，但对已发生的心脏瓣膜病变、角膜病变改善不明显。

2.酶替代治疗 静脉输注经生物工程研制的艾杜糖苷酶进行替代治疗，优点是安全性好，但费用高昂，不能逆转已经受损的瓣膜、骨骼及神经系统病变。所有黏多糖贮积症Ⅰ型患者均可受益于酶替代治疗。轻型患者首选酶替代治疗，重型患者在造血干细胞移植的围手术期间也应该进行酶替代治疗。

3.对症治疗 康复训练、心脏瓣膜置换、肠疝修补术、人工耳蜗、角膜移植等，可改善患者的生活质量。

（六）典型病例

1.病例介绍　患者，女，6岁，主因"生长发育缓慢伴关节活动受限5年"入院。患儿1岁后生长发育缓慢，双手指关节伸展困难，全身各关节增粗，肩、肘、膝关节活动逐渐受限，无关节肿胀和疼痛，可以扶走，语言落后，学习困难。患儿经常无明显诱因发热，并伴有夜间打鼾、呼吸困难。格塞尔（Gesell）法评估智力发育商50分。3岁时于外院诊断为黏多糖贮积症，未治疗。

查体：身高86cm，体重18.5kg，头围53cm，心率122次/分，左上肢血压85/55mmHg。神志清楚，吐字不清，轻度面容粗陋，前额窄，听觉未见异常。下颌大而前突，唇厚，舌大而宽，颈短，无颈蹼。胸廓畸形、鸡胸，双肺呼吸音粗糙。心律齐，叩诊发现心界扩大，心尖部可闻及较局限的低调、隆隆样递增型舒张期杂音和吹风样递减型收缩期杂音；胸骨左缘第2肋间可闻及粗糙响亮的喷射性收缩期杂音和叹气样舒张期杂音。腹部略膨隆，可见脐疝，腹围53.5cm，腹部触诊平软，肝肋下3cm、剑突下3cm，脾肋下2cm。脊柱后凸成角畸形，双手掌指及指关节几乎完全不能活动，呈爪形手，双侧大鱼际肌消失，双拇指外展及对掌不能，腿部肌肉萎缩，无感觉障碍，肩、肘、膝及髋关节活动受限，不能下蹲，轻度"O"形腿，弓形足，足跖宽大，站立约5分钟后小腿抽搐，休息后缓解。四肢肌腱反射正常，未引出病理反射。

骨骼X线平片：左手腕骨骨龄3岁。双手指骨骨质疏松，呈子弹头样改变，第2～5掌骨近端变尖，第2～5近节及远节指骨末端稍变尖。左侧桡骨远端可见骨骺影，骨骺影较小，左侧尺骨远端未见骨骺影，第1掌骨近端可见骨骺影（图8-12A）。脊柱骨质疏松，腰椎生理曲度稍直，椎体扁平，第1腰椎椎体稍前移，部分胸腰椎体上下缘膨隆，部分椎体前下角呈唇样改变（图8-12B）。

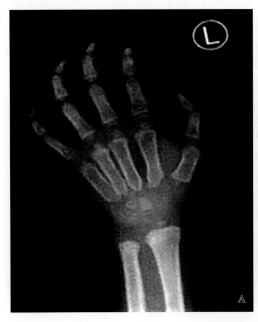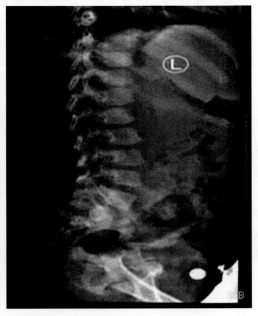

图8-12　Hurler综合征患儿骨骼X线平片表现

A. 左手腕骨；B. 脊柱

超声检查：腹部B超显示肝脾增大。超声心动图提示心脏双房稍大，其余室腔大小、形态正常，二尖瓣轻至中度狭窄，伴轻至中度反流，二尖瓣后叶脱垂。主动脉瓣增厚，反光增强，轻度钙化，轻中度狭窄，轻度反流。三尖瓣受累轻度反流。少量心包积液。

临床诊断：黏多糖贮积症，代谢性骨病，智力运动发育迟滞，二尖瓣狭窄，二尖瓣关闭不全，二尖瓣脱垂，主动脉瓣狭窄，主动脉瓣关闭不全，三尖瓣关闭不全。

辅助检查：

（1）尿甲苯胺蓝试验强阳性，黏多糖排出增加，电泳可见硫酸皮肤素和硫酸类肝素条带。

（2）外周血白细胞α-L－艾杜糖苷酶活性明显降低。

（3）*IDUA*基因分析：检出已知复合杂合致病变异，分别来自父母。

确诊：黏多糖贮积症Ⅰ型（Hurler综合征），代谢性骨病，智力运动落后，心脏瓣膜病。

治疗：对症治疗，建议酶替代治疗或造血干细胞移植。

2.讨论 黏多糖贮积症可引起脑、骨骼、心脏、肝脾等多器官损害，根据临床症状、遗传特征和生化改变，黏多糖贮积症可分7型。本例为Hurler/Scheie型，大量黏多糖堆积在骨骼、脑及心脏瓣膜，导致骨关节、脑、心脏瓣膜形态和功能进行性损害，通常在多年后才出现临床症状。本例患者虽已出现双心房增大，但体征不明显。心瓣膜改变在临床检查中表现为心音改变，影像学检查发现二尖瓣脱垂、主动脉瓣肥厚和瓣膜弹性改变。黏多糖贮积在心脏心肌细胞内，造成心肌肥厚、心功能受损，因此患者应定期接受超声心动图检查，以及时发现心脏受损。黏多糖在肺组织中贮积，使肺组织弹性变差，反复肺部感染，患者心功能也会受影响，最终可能发生肺心病。国外报道曾采用心脏干细胞移植和酶替代疗法治疗这类患者，但疗效欠佳。心瓣膜功能受损严重的患者需进行心瓣膜置换术。黏多糖贮积症累及多个器官，术前应正确评估并慎重考虑手术风险。

二、Hunter综合征

Hunter综合征是黏多糖贮积症Ⅱ型（mucopolysaccharidosis type Ⅱ，MPSⅡ；OMIM 309900），为X连锁遗传病，是由于编码艾杜糖醛酸－2－硫酸酯酶（iduronate-2-sulfatase，IDS；OMIM 300823）的*IDS*基因致病变异导致艾杜糖醛酸－2－硫酸酯酶缺乏。1917年，Hunter医生首次报道了患本病的两兄弟，故黏多糖贮积症Ⅱ型被命名为Hunter综合征。不同国家和地区的Hunter综合征发病率有差异，白种人发病率约在1/166 000；亚洲国家黏多糖贮积症Ⅱ型发病率较其他型高，约占全部黏多糖贮积症患者的50%。

（一）发病机制

艾杜糖醛酸－2－硫酸酯酶功能缺乏导致未能完全降解的硫酸皮肤素及硫酸类肝素贮积在溶酶体内，累及骨骼、肝、脾、脑等多种器官，部分硫酸皮肤素及硫酸类肝素可以从尿液排出。

（二）临床表现

根据患者有无神经系统损害或智力障碍，将黏多糖贮积症Ⅱ型分为2种亚型，即有神经系统症状或智力落后的严重型和无神经系统症状或智力正常的轻型。重型患者临床表现类似Hurler综合征，与Hurler综合征不同的是，Hunter综合征患者的角膜没有明显浑浊，病情进展稍慢，有多动及攻击性行为。

1.典型面容　具有黏多糖贮积症的典型粗陋面容、鼻梁低平、唇厚、牙龈增生、多毛、发际低、大头。通常在18个月及4岁左右明显。

2.皮肤　皮肤结节状或鹅卵石样改变是本病患者的特征性皮肤异常，以肩胛部、上臂及大腿两侧明显。

3.身高　在疾病早期，患者的身高增长大致正常，5岁左右开始身高增长缓慢，此后身高较同龄儿明显偏低。

4.眼部　患者一般无明显角膜混浊。在裂隙灯下可以发现角膜轻微病变，不影响视力。眼底检查可发现少部分患者由于颅内压升高导致视神经盘水肿、视神经萎缩及视网膜病变，视觉诱发电位可见视网膜功能降低。

5.耳鼻喉部　如舌大、腺样体及扁桃体增生。由于颞颌关节僵硬，患者张口受限，喉部糖胺聚糖贮积，导致声音粗糙。骨硬化引起传导性障碍及耳蜗神经受挤压、耳蜗神经节细胞及毛细胞减少，导致神经传导性障碍，听力降低。

6.关节及骨骼　手指关节僵硬是Hunter综合征的早期诊断线索之一，与其他类型的黏多糖骨病类似，出现脊柱椎体鸟嘴样突起、骨化中心不规则、长骨特别是肋骨骨皮质增厚、髋关节发育不良等。

7.神经系统　患者早期运动发育正常，神经系统受累的首要线索是大运动及智力发育落后，逐渐进展，多在5岁后智力运动倒退，并出现其他神经精神症状，如行为及认知障碍、多动、攻击性行为及不受规则纪律的约束。

8.腕管综合征　是Hunter综合征的常见并发症。儿童无典型的症状，如针刺样疼痛、神经传导检查异常。

9.心脏　绝大部分Hunter综合征患者心脏受累，有心血管疾病的症状和体征，包括心脏瓣膜病、心肌病、心动过速、高血压、心律失常、淤血性心力衰竭及周围血管病变。一些患者有心脏杂音，按瓣膜受损的概率由大到小为二尖瓣、主动脉瓣、三尖瓣及肺动脉瓣损害。

10.呼吸系统　患者早期有反复呼吸道感染。糖胺聚糖在舌、咽喉部软组织、气管贮积，导致气道阻塞、呼吸道分泌物稠厚、胸壁僵硬、肝脾增大。随着疾病进展，会发生呼吸暂停，需要正压通气，严重时需要气管切开维持呼吸。

11.其他　如慢性交通性脑积水、脊柱椎管狭窄，特别是颈椎部分的椎管狭窄是常见的并发症。

（三）辅助检查

1.尿液黏多糖定性、定量实验　与Hurler综合征类似，患者尿液中会出现大量硫酸皮肤素和硫酸类肝素。

2.艾杜糖醛酸-2-硫酸酯酶活性测定 外周血白细胞、皮肤成纤维细胞和血浆中艾杜糖醛酸-2-硫酸酯酶活性明显降低。

3.基因分析 *IDS*位于染色体Xq28，已报道几百种致病变异，包括点变异、大片段缺失和真假基因重组。

（四）诊断

根据患者黏多糖贮积症的表现、尿液黏多糖增多、白细胞艾杜糖醛酸-2-硫酸酯酶活性明显降低及*IDS*基因致病变异，即可诊断本病。

（五）治疗

1.酶替代治疗 补充生物合成的艾杜糖醛酸-2-硫酸酯酶是Hunter综合征轻型的理想治疗方法，能使肝脾缩小，增加关节的活动性，减少呼吸道感染发生率。早期治疗可以避免或减轻患者骨骼、心脏、脑等损害。

2.造血干细胞移植 适用于尚无神经系统损害的患者，可有效改善骨骼、肝脾等神经系统外的损害。

3.对症治疗 如心脏瓣膜置换、人工耳蜗等，以改善患者的生活质量。

（六）典型病例

1.病例介绍 两患者系同胞兄弟，就诊时4.5岁和2岁9个月，分别因"发现双手指粗短伴伸直困难4年、9个月"入院。在长子0.5岁、次子2岁时家长发现其双手指粗短胖，伸直困难，双肘、膝等关节亦出现伸直障碍，并进行性加重。

家族史（图8-13）：患者的3个舅舅也有类似表现，其中2个分别于5岁和16岁病故，另一舅舅现在20岁，病危；尚有一表舅于16岁病故，另一远房表弟也患病，症状与两患者相似。

入院查体：两患者身高均低于同龄儿，语言发育迟缓。弟弟颈部、躯干及上肢皮肤布满针尖大小红色丘疹，压之不褪色。头大，面容粗陋，眼距稍宽，发际偏低，鼻梁轻塌，颈短。哥哥腹部膨隆明显，1岁时因双侧腹股沟斜疝行修补术。两患者肝脏均增大，

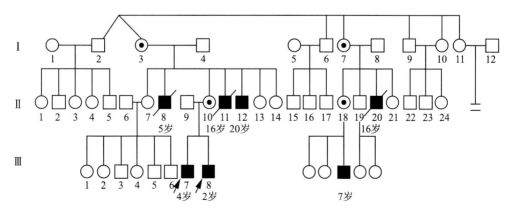

图8-13 Hunter综合征家系图

双手指、足趾粗短，掌指关节、肘关节与膝关节伸直稍困难。

辅助检查：

（1）腹部B超检查：兄弟二人肝脏增大，兄右肋下4cm，弟右肋下3cm，肝实质回声均匀，未见占位病变。

（2）心脏彩色超声检查：兄主动脉无冠瓣脱垂，左房稍大，室间隔稍厚，二尖瓣前叶脱垂并轻度二尖瓣反流、三尖瓣反流；弟弟左房稍大，室间隔与左室后壁稍厚，二尖瓣后叶脱垂并轻度二尖瓣反流、轻度主动脉瓣反流、极轻度三尖瓣反流。

（3）骨、关节X线检查：哥哥胸椎及腰椎椎体较小，上下缘呈双凸畸形，以胸腰段为著（图8-14），双侧肋骨呈膨胀性改变，可见飘带征。弟弟第2腰椎椎体前下缘凸出，呈鸟嘴样，双侧第10、11肋骨中段呈膨胀性改变，似飘带征。

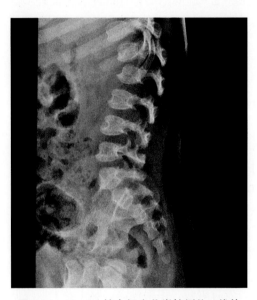

图8-14 Hunter综合征患儿脊柱侧位X线片

（4）头颅MRI：两兄弟双侧侧脑室周围及半卵圆中心脑白质变性。

（5）白细胞艾杜糖醛酸-2-硫酸酯酶活性测定：哥哥为4.5nmol/（4h·ml），弟弟为3.9nmol/（4h·ml）[参考范围317～668.2nmol/（4h·ml）]，均显著降低。

（6）尿甲苯胺蓝试验：两兄弟结果均为阳性。

（7）基因分析：两兄弟IDS基因9号外显子移码变异，确诊为黏多糖贮积症Ⅱ型。父亲IDS基因检测未发现变异，母亲携带IDS基因杂合变异。

2.讨论 黏多糖贮积症是一组严重的遗传代谢病，由于溶酶体中酶缺乏，使不同的酸性黏多糖降解障碍，导致不同种类的黏多糖在各组织内沉积。根据临床表现和酶的缺陷不同，黏多糖贮积症分为7型。

黏多糖贮积症Ⅱ型即Hunter综合征，为黏多糖贮积症中唯一的X连锁遗传病，患者多为男性，女性多为无症状携带者，少数女性发病。

黏多糖贮积症的诊断主要根据临床表现、骨骼X线检查、酶学分析和IDS基因分析。黏多糖贮积症的确诊需依赖白细胞或皮肤成纤维细胞特异的酶活性测定。黏多糖贮积症Ⅱ型是由于IDS基因缺陷导致艾杜糖醛酸-2-硫酸酯酶活性缺失，引起硫酸皮肤素和硫酸类肝素沉积。根据临床表现，黏多糖贮积症Ⅱ型可分为重型（经典的Hunter综合征）和轻型。重型患者常有面容粗糙、身材矮小、骨发育不良、关节强直、肝脾大和小肠疝，严重者合并智力损害，多无角膜混浊，听力丧失较常见，皮肤常有小丘疹，分布于肩、背部，可有心血管疾病，寿命可达20岁以上。黏多糖贮积症Ⅱ型轻型与重型临床表现相似，但寿命较长，可存活到40多岁。黏多糖沉积在气管和支气管，可引起呼吸道阻塞和心力衰竭，这是绝大多数患者的死因。

IDS基因位于染色体Xq28，由9个外显子编码，其跨度近24kb。迄今已发现数百种不同的变异，包括碱基缺失、插入、点变异和剪接位点变异，此病例两兄弟为*IDS*基因移码变异致病。

目前，黏多糖贮积症Ⅱ型的主要治疗方法为酶替代治疗和异基因造血干细胞移植。酶替代治疗能够有效改善部分患者的临床症状，但是由于酶不能透过血脑屏障，对患者中枢神经系统症状的改善作用有限。并且，酶替代治疗费用高昂，需要终身维持给药，应用受限。异基因造血干细胞移植疗效显著，国内外取得了成熟的经验，应及早争取治疗，避免神经精神损害及骨骼损害。

对于先证者基因诊断明确的家庭，母亲再孕时应进行产前诊断，在孕9～14周采取胎盘绒毛，或者孕16～20周抽取羊水，分离羊水细胞，进行胎儿*IDS*基因分析，或培养羊水细胞进行酶活性分析，可进行胎儿诊断。

对于患者的同胞、父母及其他家庭成员，应进行携带者筛查及遗传咨询，早期发现无症状或轻症患者，及早干预。

（王怡珍 杨艳玲）

三、Sanfilippo综合征

Sanfilippo综合征是黏多糖贮积症Ⅲ型（mucopolysaccharidosis type Ⅲ，MPSⅢ），是较少见的黏多糖贮积症，为常染色体隐性遗传病。

根据病因不同，MPSⅢ分为5个亚型：MPSⅢA（OMIM 252900）是由于*SGSH*基因（OMIM 605270）变异引起的溶酶体乙酰肝素-*N*-硫酸酯酶缺乏；MPSⅢB（OMIM 252920）是由于*NAGLU*基因（OMIM 609701）变异引起的*N*-乙酰氨基葡萄糖苷酶缺乏；MPSⅢC（OMIM 252930）是由于*HGSNAT*（OMIM 610453）基因变异导致的乙酰辅酶A-α-葡萄糖胺-*N*-乙酰转移酶缺乏；MPSⅢD（OMIM 252940）是由于*GNS*基因（OMIM 607664）变异引起的*N*-乙酰-氨基葡萄糖苷-6-硫酸酯酶缺乏。MPSⅢE（OMIM 618144）是由于*ARSG*基因（OMIM 610008）变异引起的*N*-葡萄糖胺3-*O*-硫酸脂酶缺乏。其中MPSⅢA和MPSⅢB相对常见，A型相对较重。

（一）发病机制

乙酰肝素-*N*-硫酸酯酶、*N*-乙酰氨基葡萄糖苷酶、乙酰辅酶A-α-葡萄糖胺-*N*-乙酰转移酶及*N*-乙酰-氨基葡萄糖苷-6-硫酸酯酶分别参与了硫酸类肝素的级联降解。与其他黏多糖贮积症病因相似，不能完全降解的硫酸类肝素聚积在患者全身组织，导致脑、骨骼、肝脾等多部位损害。

（二）临床表现

仅从临床表现上不能明显区分MPSⅢ型的5个亚型。一般来讲ⅢA型相对较重，发病时间较早，病情恶化速度快，寿命相对较短。

1.神经系统损害 病程分为三期：

第一期：患儿在围产期及1岁内基本正常，1～4岁出现明显的发育落后，语言落后较运动落后更明显，部分患儿出现精神行为问题，类似孤独症谱系障碍。

第二期：多在3～4岁出现严重的行为问题，进行性智力倒退，特别是在运动能力倒退前出现语言能力倒退。

第三期：患儿的主动行为消失，行为问题逐渐消退，运动障碍逐渐加重，包括吞咽困难，直至强直性痉挛性瘫痪，对外界刺激无反应。多数患者在青年期死亡。

2. 畸形 大部分患者面部异常不明显，不易识别。粗陋面容较轻，舟状头，前额较窄，多毛，头发浓密，眉毛浓，或者连眉。嘴唇及耳轮较厚，鼻圆钝。年龄越大，粗陋面容越明显。肘关节可能出现轻度挛缩。儿童期头大，至成年后头围达正常范围；12岁以上患者中有半数身高落后于同龄儿。

3. 肝脾大 大部分患者肝脏增大，脾脏增大少见，常见脐疝及腹股沟疝。

4. 其他系统损害 年幼儿常合并反复呼吸道感染、腹泻，大年龄患者常有便秘、癫痫发作。部分患者伴听力、视力下降。

（三）辅助检查

1. 尿液黏多糖定性和电泳实验 可检出较多硫酸类肝素及硫酸皮肤素。

2. 外周血白细胞酶活性检查 建议先检测乙酰肝素-N-硫酸酯酶及N-乙酰氨基葡萄糖苷酶，其缺陷分别导致较常见的MPS Ⅲ A和MPS Ⅲ B。

3. 骨骼X线检查 类似黏多糖贮积症Ⅰ型骨骼改变，但一般较轻。

4. 基因分析 MPS Ⅲ 5种亚型相关的基因分别为 *SGSH*、*NAGLU*、*HGSNAT*、*GNS*、*ARSG*，分别定位于17q25、17q21、8p11.21、12q24、17q24.2，检测出纯合或复合杂合变异，对患者有诊断价值。

（四）诊断

根据患儿对应的临床表现，尿液检测到硫酸类肝素增加，外周血白细胞或者皮肤成纤维细胞检测到导致MPS Ⅲ的四种酶中的任一种缺乏，即可诊断。

（五）治疗

目前尚无有效的针对病因的特异性治疗，酶替代治疗及基因治疗尚处于研究阶段。

（六）典型病例

1. 病例介绍 患儿，男，6岁2个月，主因"发现 *NAGLU* 基因纯合变异8个月、发育迟滞4年"就诊。

病史：患儿为第2胎第2产，出生顺利，无缺氧窒息史。新生儿期无异常。1岁时发现小肠疝，行手术治疗。3岁时又出现小肠疝，再次手术治疗。1岁后患儿头围测量值较同龄儿童偏大，智力运动发育迟滞。3岁后情绪不稳定、易怒，不爱说话，头发颜色逐渐变黄。饮食及睡眠正常，痰多，大便干燥，2～3天排便一次，小便正常。5.5岁时因"语言减少、易怒"于当地医院就诊，经基因检测发现 *NAGLU* 纯合变异，诊断"黏多糖贮积症Ⅲ B型"，给予盐酸氨溴索和维生素D治疗，患儿情绪较前好转，头发颜色逐渐转黑，便秘好转。

查体：身高120cm，体重24kg，头围54.7cm。营养状态一般，精神可，面容无异常，巩膜无黄染，耳郭无畸形，皮肤温湿度正常，皮肤黏膜无出血点及皮疹，浅表淋巴结无肿大，心肺听诊未闻及异常，肝脾大，四肢肌力肌张力正常，神经系统检查无异常。

一般检查：血、尿常规正常，血清转氨酶稍升高，肾功能正常，血清25-羟维生素D不足。

血液氨基酸及酰基肉碱谱分析：血液氨基酸、脂酰肉碱谱大致正常。

尿有机酸分析：未见明显异常。

尿黏多糖定性分析：2＋。

外周血白细胞酶活性检查：N-乙酰氨基葡萄糖苷酶活性显著降低。

骨骼X线检查：骨龄4岁，左手指骨、掌骨骨骺接近或大于1/2干骺端，未见明确骨质异常。双髋正位、胸腰段正侧位片未见骨质破坏征象。

超声检查：腹部超声示肝脏、脾脏增大。心脏超声未见明显异常。

基因分析：NAGLU基因纯合变异，为已知致病变异。

诊断：MPS Ⅲ B型，智力运动落后，行为异常，肝脾大。

治疗及随访：给予对症及盐酸氨溴索、维生素D等支持治疗，运动发育缓慢进步，智力无改善。患儿现7岁，病情未见明显进展。

2.讨论 MPS Ⅲ 是一种罕见、严重的黏多糖贮积症，我国研究较少，发病率不详。MPS Ⅲ A属于Ⅲ型中最严重的类型，由于SGSH缺陷使硫酸乙酰肝素不能降解，在细胞内积聚，从而导致多系统进行性损害，特点为发病早、生存期短、病情恶化快。患者通常在2～6岁发病，主要临床表现为智力运动严重退化，但只有轻微的躯体障碍，大多数患者在6～10岁时会出现严重的神经精神退化。MPS Ⅲ B临床表现与MPS Ⅲ A相似，但症状较MPS Ⅲ A轻。本研究明确了患儿的致病变异，临床表型与MPS Ⅲ B相符。酶学检查是确诊本病的关键，基因分析进一步明确了诊断。

本例患儿表现为头围大，发育迟滞，语言减少，智力倒退，情绪不稳定，易怒，这些临床表型均为非特异性表现，外周血白细胞酶学分析发现N-乙酰氨基葡萄糖苷酶活性降低，是诊断本病的金标准，基因分析发现NAGLU基因纯合变异，进一步验证了MPS Ⅲ B诊断。基因检测可以用于有症状的个体及家系检测，明确变异来源，有助于判断预后，指导遗传咨询及父母再生育时的产前诊断。而对于没有特异性临床表现，也没有家族史的患者，临床诊断很难，基因分析则可能成为确诊的首选方法。对于诊断明确的患者，其母亲再次妊娠时，可进行胚胎植入前诊断及胎盘绒毛或羊水细胞基因分析，明确胎儿是否为MPS Ⅲ患者，从而有效避免该家系再次出生相同疾病的患者。

（马　雪　王怡珍　杨艳玲）

参 考 文 献

北京协和医院罕见病多学科协作组，2020. 戈谢病多学科诊疗专家共识（2020）. 协和医学杂志，11（6）：682-697.

程璐，徐盈，郑娇，等，2018. 我国SMPD1基因突变与尼曼匹克病的研究进展. 中国优生与遗传杂志，26（1）：6-7，103.

冯瑜妤，2017. 22例戈谢病患者GBA基因突变分析及新突变的功能学研究. 广东：广州医科大学.

顾学范，2015. 临床遗传代谢病. 北京：人民卫生出版社.

潘丽，苏文，林道彬，2020. 一个罕见黏多糖贮积症Ⅲ型家系的诊断及产前诊断. 海南医学，31（15）：1941-1944.

唐湘凤，2019. 尼曼-匹克病诊治进展. 传染病信息，32（2）：154-157.

张惠文，王瑜，叶军，等，2009. 黏多糖贮积症47例的常见酶学分型. 中华儿科杂志，47（4）：276-280.

张为民，施惠平，孟岩，等，2008. 黏多糖贮积症Ⅲ型的鉴别诊断与产前诊断. 中华儿科杂志，46（6）：407-410.

中华医学会儿科学分会内分泌遗传代谢学组，2021. 黏多糖贮积症Ⅱ型临床诊断与治疗专家共识. 中华儿科杂志，59（6）：446-451.

中华医学会儿科学分会血液学组，2017. 异基因造血干细胞移植治疗黏多糖贮积症儿科专家共识. 中国小儿血液与肿瘤杂志，22（5）：227-230.

中华医学会儿科学分会遗传代谢内分泌学组，中华医学会儿科学分会血液学组，中华医学会血液学分会红细胞疾病（贫血）学组，2015. 中国戈谢病诊治专家共识（2015）. 中华儿科杂志，53（4）：256-261.

中华医学会血液学分会红细胞疾病（贫血）学组，2020. 中国成人戈谢病诊治专家共识（2020）. 中华医学杂志，100（24）：1841-1849.

邹垚，连冬梅，孙静，等，2022. 黏多糖贮积症Ⅰ型患儿酶替代治疗一例. 临床药物治疗杂志，20（5）：72-74.

Carubbi F，Cappellini MD，Fargion S，et al，2020. Liver involvement in Gaucher disease：a practical review for the hepatologist and the gastroenterologist. Dig Liver Dis，52（4）：368-373.

de Ru MH，Boelens JJ，Das AM，et al，2011. Enzyme replacement therapy and/or hematopoietic stem cell transplantation at diagnosis in patients with mucopolysaccharidosis type Ⅰ：results of a European consensus procedure. Orphanet J Rare Dis，6（1）：55.

Gheldof A，Seneca S，Stouffs K，et al，2019. Clinical implementation of gene panel testing for lysosomal storage diseases. Mol Genet Genomic Med，7（2）：e00527.

Hampe CS，Eisengart JB，Lund TC，et al，2020. Mucopolysaccharidosis type Ⅰ：a review of the natural history and molecular pathology. Cells，9（8）：1838.

Han TU，Sam R，Sidransky E，2020. Small molecule chaperones for the treatment of gaucher disease and GBA1-associated parkinson disease. Front Cell Dev Biol，8：271.

Martins AM，Dualibi AP，Norato D，et al，2009. Guidelines for the management of mucopolysaccharidosis type Ⅰ. J Pediatr，155（4 Suppl）：S32-S46.

Mercati O，Pichard S，Ouachée M，et al，2017. Limited benefits of presymptomatic cord blood transplantation in neurovisceral acid sphingomyelinase deficiency（ASMD）intermediate type. Eur J Paediatr Neurol，21（6）：907-911.

Quarello P，Spada M，Porta F，et al，2018. Hematopoietic stem cell transplantation in Niemann-Pick disease type B monitored by chitotriosidase activity. Pediatr Blood Cancer，65（2）.

Scarpa M，Almássy Z，Beck M，et al，2011. Mucopolysaccharidosis type Ⅱ：European recommendations for the diagnosis and multidisciplinary management of a rare disease. Orphanet J Rare Dis，6：72.

Spahiu L，Behluli E，Peterlin B，et al，2021. Mucopolysaccharidosis Ⅲ：molecular basis and treatment. Pediatr Endocrinol Diabetes Metab，27（3）：201-208.

Stirnemann J，Belmatoug N，Camou F，et al，2017. A review of gaucher disease pathophysiology，clinical presentation and treatments. Int J Mol Sci，18（2）：441.

第九章 过氧化物酶体合成紊乱的遗传代谢性肝病

过氧化物酶体是绝大多数真核细胞中存在的一种膜结合细胞器，起源于内质网。过氧化物酶体中多个*PEX*基因编码的过氧化物蛋白参与过氧化物酶体的形成和（或）蛋白运输，在生理上起着关键作用。哺乳动物细胞的过氧化物酶体基质中含有70多种不同的酶，主要代谢功能包括超长链脂肪酸（very long chain fatty acid，VLCFA）的β氧化、支链脂肪酸的α氧化、醚磷脂合成、胆汁酸的生物合成和乙醛酸解毒。多种参与信号转导途径的代谢物需要过氧化物酶体维持体内平衡，如初级胆汁酸、血小板活化因子、缩醛磷脂、*N*-酰基甘氨酸、*N*-酰基牛磺酸、二十二碳六烯酸和多种前列腺素等。

*PEX*基因的变异可导致功能性过氧化物酶体的缺失、减少或嵌合模式（即具有功能性过氧化物酶体的细胞和没有功能性过氧化物酶体的细胞的混合群体），多种代谢途径受损（包括分解代谢和合成代谢）。患者常表现为多系统受累，组织、血浆和尿液生化异常，如血浆中VLCFA升高和红细胞中缩醛磷脂降低。

Zellweger谱系障碍

Zellweger谱系障碍（Zellweger spectrum disorder，ZSD）是一组罕见的常染色体隐性遗传病，临床表型包括最严重的Zellweger综合征（Zellweger syndrome，ZS，又称为脑肝肾综合征）、较轻的新生儿肾上腺脑白质营养不良（neonatal adrenoleukodystrophy，NALD）和较轻的婴儿Refsum病（infantile Refsum disease，IRD）。其中，由*PEX1*和*PEX6*基因变异引起的ZSD最常见，占所有病例的70%以上。

（一）发病机制

ZSD是由于13种*PEX*基因之一——*PEX1*、*PEX2*、*PEX3*、*PEX5*、*PEX6*、*PEX10*、*PEX11B*、*PEX12*、*PEX13*、*PEX14*、*PEX16*、*PEX19*、*PEX26*变异导致过氧化物酶体生物合成、组装和功能缺陷，导致细胞内功能性过氧化物酶体的缺失、减少所致。已发现部分基因变异导致的ZSD存在一定的基因型-表型相关性，如*PEX1*（NM_000466.2）的c.2097dupT（p.Ile700TyrfsTer42）纯合变异与更严重的临床表型相关，而c.2528G＞A（p.Gly843Asp）纯合变异与较轻的临床表型相关。

目前ZSD具体发病机制尚不清楚，很多患者存在过氧化物酶体β氧化和缩醛磷脂合成功能障碍。在小鼠（缩醛磷脂合成缺陷）中研究表明小脑髓鞘形成受损可能由两种不同机制引起：由于小脑中缩醛磷脂介导的胆固醇稳态受损和缩醛磷脂介导的少突胶质细胞膜包裹启动能力降低，编码髓鞘所需的髓鞘碱性蛋白和髓鞘结合脂蛋白1的mRNA转录减少。此外，过氧化物酶体在肝脏胆固醇生物合成胆汁酸中起重要作用，胆汁酸合成的最后步骤发生在过氧化物酶体内，其中C_{27}-胆汁酸中间体二羟基胆甾烷酸（dihydroxycholanic acid，DHCA）和三羟基胆甾烷酸（trihydroxycholanic acid，THCA）的侧链被β氧化缩短，形成成熟的C_{24}-胆汁酸、鹅去氧胆酸（CDCA）和胆酸（CA）。在功能性过氧化物酶体缺乏或减少时，C_{24}-胆汁酸减少，C_{27}-胆汁酸中间体积累，这些胆汁酸中间体主要以非结合形式存在，难以排泄至小胆管，导致肝毒性。

（二）临床表现

ZSD临床表现具有高度异质性，根据疾病严重程度分为重型、中间型和轻型。

1.重型ZSD 经典的ZS临床表现，通常在新生儿期即出现肝损害、严重的肌张力减退与发育迟缓，表现为黄疸消退延迟和喂养困难，还会出现面部畸形（如扁平脸、大前囟、前额突出、鼻梁扁平和小颌骨）、新生儿癫痫发作、喉软化和其他呼吸功能障碍、肾囊肿、长骨/软骨发育不良。很多患者存在感觉神经性耳聋和眼部异常，如视网膜萎缩、色素性视网膜病变和白内障，首诊时不易识别。重型ZSD预后较差，多数1岁内死于呼吸系统疾病。

2.中间型/轻型ZSD 临床表现多样，包括NALD和IRD。可在新生儿期起病，但通常在后期因生长发育迟缓、眼部异常、听力障碍、肝损害、神经系统病变等就诊。面部畸形往往不如重型ZSD明显。眼部异常包括视网膜色素变性、白内障和青光眼，通常导致早期失明和管状视野。感觉神经性耳聋往往是通过听觉筛查发现的，可出现不同程度的肝损害。部分维生素K_1缺乏相关凝血障碍可导致不同程度的出血。患者还可出现肾草酸钙结石、肾上腺功能不全或恒牙牙釉质发育不全。部分患者出现癫痫发作，因早发性进行性脑白质营养不良出现发育迟缓。神经系统进行性脱髓鞘病变是弥漫性的，影响大脑、中脑和小脑，累及齿状核门和周围的白质。除不同程度脑白质发育迟缓外，通常还存在其他神经系统异常：周围神经病变体征、小脑共济失调和锥体束体征。视力与听力障碍可逐渐加重。部分患者病情缓慢进展，可存活至成年。

3.ZSD的产前表现 ZSD患者产前超声检查在妊娠晚期可发现异常，如脑室扩大、长骨缩短和中面发育不全。胎儿MRI可提示多小脑回和生发中心性溶解性囊肿。

（三）辅助检查

1. VLCFA检测 空腹血浆中$C_{26:0}$和$C_{26:1}$升高，$C_{24:0}/C_{22:0}$和$C_{26:0}/C_{22:0}$升高，与过氧化物酶体脂肪酸β氧化缺陷一致。白天随机抽取的血浆标本可出现模棱两可的结果，如出现$C_{26:0}$升高、$C_{24:0}/C_{22:0}$和$C_{26:0}/C_{22:0}$正常或接近正常，总脂肪酸含量升高的情况，应在禁食过夜后重复抽血检测。生酮饮食的患者可出现假阳性结果。

2.胆汁酸谱分析 由于正常C_{24}-胆汁酸在肝脏过氧化物酶体合成障碍，血浆和尿液中C_{27}-胆汁酸中间体DHCA和THCA升高。

3.其他生化指标 植烷酸与降植烷酸升高，红细胞缩醛磷脂降低。新生儿期易出现尿液哌可酸异常，年龄增长后易出现血浆中哌可酸异常。

4.皮肤成纤维细胞培养 用于生化检测与明确过氧化物酶体基质蛋白（如过氧化氢酶）的亚细胞定位。生化检测包括植烷酸和降植烷酸氧化、VLCFA的累积或氧化及缩醛磷脂生物合成。

5.基因检测　对于临床症状和生化符合ZSD的患者，最终诊断依赖基因检测。随着二代测序技术的广泛应用，基因panel可包括编码过氧化物酶体生物合成、组装及过氧化物酶的所有基因。家系全外显子组测序或家系全基因组测序可用于过氧化物酶体基因panel检测阴性但仍高度怀疑ZSD的患者。

6.其他　头颅MRI可表现为皮质发育不良（尤其是外侧裂多小脑回）、白质体积普遍减少、髓鞘形成延迟、双侧脑室扩张或生发中心性溶解性囊肿。下肢X线检查可见髌骨点状钙化或其他长骨点状骨质增生。超声可见肝大、肾囊肿等。

（四）诊断

有以下临床表现的儿童，应怀疑ZSD：新生儿期出现肌张力减退、喂养困难、特殊面容、大脑畸形、癫痫发作、肾囊肿、胆汁淤积、肝大或髌骨和其他长骨点状骨质增生，婴儿期或儿童期出现伴或不伴肌张力减退的发育迟缓、生长迟缓、听力障碍、视力障碍、肝功能异常、肾上腺功能不全、脑白质营养不良、外周神经病变和共济失调。

如果临床怀疑ZSD，首先采集血液和尿液标本进行以下生化指标检测，包括血浆VLCFA、DHCA、THCA、支链脂肪酸植烷酸和降植烷酸、哌可酸、红细胞缩醛磷脂，还可以分析尿液中的胆汁酸。需注意的是，轻型ZSD患者的血浆和尿液生化指标可能正常或接近正常。如果临床高度怀疑ZSD，但血液和尿液中生化指标正常，建议培养成纤维细胞进行生化检测。对所有患者进行*PEX*基因检测以明确诊断。对本病的检出基因检测有可能会早于生化检测，但仍然需要对血液和（或）成纤维细胞进行生化检测，以确认已鉴定变异的致病性，并确定功能性过氧化物酶体减少的程度。

（五）治疗

目前没有针对ZSD患者的治愈性方法，以对症支持治疗为主，如喂养困难者鼻饲或行胃造口术，高植烷酸血症者需限制植烷酸饮食，高草酸尿症者口服柠檬酸盐并保证足够的液体摄入，听力障碍者选择助听器或人工耳蜗，白内障者可手术治疗，癫痫者口服抗癫痫药物，凝血障碍者补充维生素K_1，肾上腺功能不全者可补充氢化可的松，脂溶性维生素吸收不良者口服补充，牙釉质发育不全者建议口腔科就诊，视力障碍者配眼镜进行矫正。

CA是目前唯一被美国FDA批准用于治疗ZSD的药物。CA一种人体的正常C_{24}初级胆汁酸，由C_{27}-胆汁酸中间体THCA通过一个过氧化物酶体β氧化循环形成。有病例报道ZS患儿口服胆酸后，肝功能好转，生长追赶，脂溶性维生素水平升高，血浆和尿液中DHCA/THCA排泄减少。口服CA疗法在ZSD动物模型中的试验表明，效果最显著的是*PEX2*基因敲除小鼠。CA治疗对ZSD患者疗效的临床数据有限，不足以得出CA治疗对ZSD患者有益的结论，目前CA治疗ZSD患者的大型临床试验正在进行。

二十二碳六烯酸（docosahexaenoic acid，DHA）是一种长链多不饱和脂肪酸，对视网膜和大脑功能很重要，由二十四碳六烯酸在过氧化物酶体内经β氧化转化为DHA。当功能性过氧化物酶体缺乏或减少时，DHA降低，因此补充DHA是一种可能的治疗方法。然而，一项随机双盲安慰剂对照试验表明，补充DHA治疗虽然可使血浆中DHA升高，但对视力和生长发育并没有明显改善。

洛伦佐油（Lorenzo oil，即三油酸甘油酯和三芥酸甘油酯的4∶1混合物）最初用于治疗单一过氧化物酶体酶缺乏症、X连锁肾上腺脑白质营养不良（X-linked adrenoleukodystrophy，X-ALD）。有病例报道洛伦佐油可降低ZSD婴儿血浆中的VLCFA水平，但对疾病进展没有影响。

肝移植可以纠正部分毒性代谢物水平，有报道3例轻型ZSD患者接受肝移植治疗，其中2例存活（分别随访17年、9个月），肝功能、血浆植烷酸、降植烷酸和哌可酸水平恢复正常，听力和视力功能未见加重，较其患病同胞，神经发育改善显著。虽然骨髓移植是一种治疗儿童期X-ALD的方法，但尚无关于ZSD患者骨髓移植的报道。

（六）典型病例

1.病例介绍　患儿，女，3个月16天，因"生后皮肤黄染3个月余"入院。患儿系第2胎第2产，足月顺产，出生体重2.25kg，生后2天曾因"食欲、反应差1天"于当地住院，吸吮能力差，其间肝功能TBIL 252.6μmol/L，ALT 65U/L，AST 112U/L，脑干诱发电位左耳未通过，其他检查发现双侧室管膜下囊肿、卵圆孔未闭，给予抗感染、光疗，10天后皮肤黄染明显好转出院。患儿出院后皮肤黄染加重，自行口服茵栀黄未见好转。生后49天再次至当地医院就诊，查肝功能：TBIL 114μmol/L，DBIL 76.3μmol/L，ALT 42U/L，AST 113U/L，GGT 85U/L，TBA 295.2μmol/L，ALB 39.5g/L；超声：肝内外胆管壁增厚、回声增强，胆囊壁稍增厚、毛糙，给予口服熊去氧胆酸、复方甘草酸苷、泼尼松（5mg，每天1次），多次随访，患儿皮肤黄染未见明显好转。患儿近3月龄复查肝功能：TBIL 105.4μmol/L，DBIL 80.8μmol/L，ALT 39U/L，AST 57U/L，GGT 64U/L，TBA 311.7μmol/L，ALB 45.8g/L；血质谱酪氨酸、甲硫氨酸等多种氨基酸含量明显升高；尿有机酸分析见少量4-羟基苯乳酸及中量4-羟基苯丙酮酸，希特林缺陷所致新生儿肝内胆汁淤积症（NICCD）相关基因检测未见异常，10天前换无乳糖、强化中链甘油三酯奶粉喂养。为进一步诊治，至笔者所在医院门诊，拟"胆汁淤积症"收入院。

患儿无窒息抢救史。生后普通配方奶粉喂养，入院前10天改无乳糖、强化中链甘油三酯奶粉喂养。生长发育史：3月龄抬头。家族史：父亲体健，母亲HBV携带者，母亲孕产史：2-0-0-2，G1哥哥体健。否认近亲结婚及家族遗传病史。

查体：神志清楚，精神反应可，全身皮肤、巩膜中度黄染。双手肝掌，无通贯掌。前囟平软2cm×2.5cm，无特殊面容，口唇红。心肺无特殊，腹部稍膨隆，未见腹壁静脉显露，肝肋下3.5cm、剑突下3cm，质软，脾肋下未触及，肠鸣音正常。四肢肌张力尚可，可伸展，末梢暖，CRT<2秒。

初步诊断：胆汁淤积症（低GGT）。

完善检查：血常规WBC 7.3×10⁹/L，PLT 582×10⁹/L，HGB 115g/L，CRP<8mg/L；肝功能TBIL 169μmol/L，DBIL 95.5μmol/L，ALT 98U/L，AST 163U/L，GGT 51U/L，TBA 154.9μmol/L，ALB 46g/L，CHOL 3.66mmol/L，TG 0.66mmol/L；凝血功能INR 1.11，PT 12.6秒，APTT 37.4秒，FIB 4.68g/L。TORCH IgM均阴性；HBV、HCV、HIV、梅毒血清学均阴性；AFP 70 641.9ng/ml，25-羟维生素D₃ 17.51ng/ml，GLU 5.43mmol/l，酮体0.2mmol/L，LAC 1.8mmol/L，NH₃ 53mmol/L。血质谱分析显示多种氨基酸及肉碱升高。尿有机酸分析显示辛二酸及葵二酸升高，可能与脂肪酸氧化代谢增强有关；甲状腺功能

在正常范围。B超：肝、脾、双肾未见明显异常，胆囊、胰腺显示不清。

尿液胆汁酸谱分析（FAB-MS，停熊去氧胆酸5天后）显示非典型C_{27}-胆汁酸结合物显著升高，m/z 556和572处的离子代表C_{27}三羟基和四羟基胆甾烷酸牛磺酸结合物，这些长链胆汁酸中间产物升高提示存在过氧化物酶体疾病（图9-1）。进一步完善先证者临床外显子组检测及父母Sanger测序验证证实为PEX1基因复合杂合变异（表9-1）。

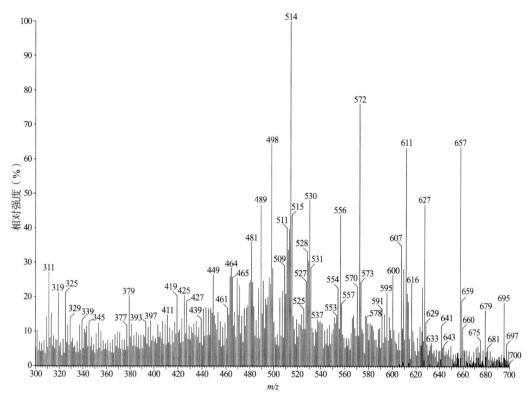

图9-1　尿液胆汁酸谱分析（FAB-MS，停熊去氧胆酸5天后）

表9-1　患儿及父母PEX1基因（NM_000466.2）检测结果

基因变异信息	合子类型	变异来源
exon14 c.2391_2392del（p.Arg798Serfs*35）	杂合	母源
exon17 c.2966T＞C（p.Ile989Thr）	杂合	父源

确定诊断：Zellweger谱系障碍（PEX1基因缺陷）。

治疗及转归：继续无乳糖、强化中链甘油三酯奶粉喂养，给予鹅去氧胆酸利胆［12.5mg每日2次，4.8kg，相当于5.2mg/（kg·d）］，补充维生素AD、维生素D、维生素E、维生素K_1治疗，皮肤黄染逐渐消退。4个月后胆红素正常，转氨酶轻度升高。目前患儿3岁4月龄，体重13kg（第3～10百分位数），肝功能正常，语言、运动发育同同龄儿。

2.讨论　该患儿新生儿期发病，表现为肝损害与喂养困难，特殊面容与肌张力障碍不明显，结合尿胆汁酸谱与基因检测结果，诊断 Zellweger 谱系障碍。鹅去氧胆酸是除胆酸外的另一种初级胆汁酸，经复旦大学附属儿科医院伦理委员会批准，对 Zellweger 谱系障碍患者试用鹅去氧胆酸。该患儿口服鹅去氧胆酸后，肝功能逐渐恢复正常，随访显示非典型 C_{27} - 胆汁酸结合物显著下降。该患儿预后尚可，目前身高、语言、运动发育未见明显落后，体重为正常范围偏低（第 3 ～ 10 百分位数），推测一方面患儿的变异中有一个是错义变异，另一方面得益于早期诊断与长期坚持口服鹅去氧胆酸，但后续仍需密切随访。

（赵　静　王建设）

参 考 文 献

Anderson JN，Ammous Z，Eroglu Y，et al，2021. Cholbam® and Zellweger spectrum disorders：treatment implementation and management. Orphanet J Rare Dis，16（1）：388.

Braverman NE，Raymond GV，Rizzo WB，et al，2016. Peroxisome biogenesis disorders in the Zellweger spectrum：an overview of current diagnosis，clinical manifestations，and treatment guidelines. Mol Genet Metab，117（3）：313-321.

Cheillan D，2020. Zellweger syndrome disorders：from severe neonatal disease to atypical adult presentation. Adv Exp Med Biol，1299：71-80.

Honsho M，Okumoto K，Tamura S，et al，2020. Peroxisome biogenesis disorders. Adv Exp Med Biol，1299：45-54.

Klouwer F，Berendse K，Ferdinandusse S，et al，2015. Zellweger spectrum disorders：clinical overview and management approach. Orphanet J Rare Dis，10：51.

Wanders RJ，2013. Peroxisomes in human health and disease：metabolic pathways，metabolite transport，interplay with other organelles and signal transduction. Subcell Biochem，69：23-44.

第十章　先天性糖基化障碍的遗传代谢性肝病

第一节　先天性 N-连接糖基化障碍

糖基化是通过酶的催化，糖和蛋白质（或脂肪）结合形成糖蛋白（或糖脂）的生物化学过程。糖与蛋白质结合（或脂肪）后使蛋白质（或脂肪）与相应器官组织链接，保证其功能正常运行。糖基化过程在正常器官及神经系统发育过程中至关重要。先天性 N-连接糖基化障碍（congenital disorder of N-linked glycosylation，CDG-N-linked）是一组由于 N-连接寡糖合成缺陷所引起的疾病。本节介绍PMM2先天性糖基化障碍（PMM2-CDG）及MPI先天性糖基化障碍（MPI-CDG）。

一、PMM2先天性糖基化障碍

PMM2先天性糖基化障碍（PMM2-CDG，曾称先天性糖蛋白糖基化缺陷1a型或CDG-Ⅰa），是先天性 N-连接糖基化障碍最常见的类型，可引起发育落后、肝功能异常、小脑共济失调及脑卒中样发作。PMM2-CDG患者4岁前死亡率高达20%，4岁以后病情相对稳定。

（一）发病机制

本病为常染色体隐性遗传病。致病基因 *PMM2*（NM_000303）位于染色体1p13.2，编码GDP-甘露糖合成中所必需的磷酸甘露糖酶2（phosphomannomutase 2，PMM2）。生理状况下PMM2催化甘露糖-6-磷酸转化成甘露糖-1-磷酸，而甘露糖-1-磷酸是合成GDP-甘露糖（GDP-mannose，GDP-Man）和多萜醇磷酸甘露糖（dolichol-phospho-mannose，Dol-P-Man）的原料。GDP-Man及Dol-P-Man最终为内质网寡糖链合成及组装提供甘露糖。PMM2酶功能缺陷引起GDP-Man和Dol-P-Man缺乏，导致包括溶酶体酶、转运蛋白及膜蛋白等多种糖蛋白糖基化异常，影响多种器官系统功能，其中神经系统异常最为突出。

（二）临床表现

根据临床表现不同，PMM2-CDG分为婴儿期多系统受累型、婴儿期迟发型和儿童期共济失调-智力残疾型，以及成人期稳定型。几种类型的临床表现和进展差异很大，严重程度可从婴儿期夭折到成人期的轻度病变。

1.婴儿期多系统受累型　表现为肌张力低下，腱反射减弱，斜视和发育迟缓，常伴有喂养困难、呕吐及营养不良，婴儿期死亡率高达20%。

2.婴儿期迟发型和儿童期共济失调-智力残疾型　发病年龄在 3～10 岁，特点是肌张力减退，共济失调，语言、智力和运动发育落后。少数患儿伴有癫痫、脑卒中样发作、暂时性单侧功能丧失、视网膜色素变性、关节挛缩和骨骼畸形。

3.成人期稳定型　可表现为智力异常、周围神经病变、胸椎或脊柱畸形、女性缺乏第二性发育、男性睾丸体积偏小、凝血功能障碍及深静脉血栓形成。

PMM2-CDG 器官系统受累表现：

1.神经系统表现　PMM2-CDG 可以表现为单纯的神经系统病变，也可表现为神经系统和其他器官脏器同时受累。几乎所有患者（96%）均有不同程度的发育落后，仅少数患者发育正常。90% 的患者存在不同程度的智力障碍，95.4% 的患者发现小脑萎缩，肌张力低下、动作笨拙或共济失调均为小脑萎缩表现。53% 的患者存在周围神经病变，通常 10 岁左右发病，表现为腱反射消失、感觉丧失或肌肉萎缩。少数患者出现惊厥，全身强直痉挛性发作或局灶性发作，多数患者单用抗癫痫药即可控制惊厥。

已报道 36 例患者出现脑卒中样发作，诱发因素包括发热性疾病及轻度头部外伤，但有一半的患者没有发现任何诱因。脑卒中样发作可表现为嗜睡、神志不清、烦躁、惊厥、单肢瘫痪、偏瘫、言语不清、头痛和呕吐。

2.肝脏表现　常见的肝脏表现包括肝大、脂肪肝及转氨酶升高，间歇性感染时转氨酶更高，但 10 岁以后转氨酶可逐渐降到正常水平。严重 PMM2-CDG 患者婴儿期可出现胆汁淤积症、凝血功能障碍及肝衰竭。

3.先天畸形或特殊面容　包括乳头内陷、脂肪异常分布、前额凸出、耳郭偏大、上唇偏薄、人中偏长、腭弓偏高、下颌偏大、杏仁状眼裂、隐睾、橘皮样皮肤等。

4.消化道表现　包括营养不良、喂养困难（可能与口腔肌肌张力低下或协调功能障碍有关）、呕吐、腹泻、蛋白丢失性肠病及低蛋白血症等。部分患者可能需要静脉营养、鼻饲或胃造瘘口喂养。

5.内分泌系统表现　可影响生长、性发育、甲状腺功能及血糖。大约一半患者存在矮小症。女性患者可以出现青春期发育延期、高促性腺激素性腺功能减退、月经失调或闭经。男性患者青春发育期延迟少见，偶有隐睾。

6.免疫系统表现　包括反复感染甚至重症感染等免疫力低下或免疫缺陷表现。

7.骨骼系统表现　年龄大的患者比较常见，但因为其他系统表现较重，容易被忽视。骨骼系统表现可包括脊柱侧凸或后凸、骨密度减低、骨质疏松、病理性骨折、鸡胸、漏斗胸、马蹄内翻足、足外翻及扁平足。

8.五官表现　包括听力异常、感觉神经型听力丧失、斜视、眼球震颤、视网膜病变、视觉诱发电位异常、视力异常及屈光不正等。

9.血管病相关表现　包括脑卒中样发作、脑血栓形成、脑出血、外周静脉血栓形成。

（三）辅助检查

1.肝功能、血脂和凝血功能检查　异常指标包括转氨酶升高、白蛋白降低、胆固醇降低、凝血酶原时间延长及凝血酶（蛋白 C、蛋白 S、抗凝血酶 Ⅲ、Ⅺ 因子、Ⅸ 因子、Ⅻ 因子）活性降低。

2. 激素检测　生长激素水平正常或偏高，但胰岛素样生长因子-1（insulin like growth factor 1，IGF-1）、胰岛素样生长因子结合蛋白3（insulin like growth factor binding protein 3，IGFBP3）及酸敏感亚基（acid-labile subunit，ALS）水平偏低。有报道一例患者经IGF-1治疗矮小症后身高明显改善。约16%的患者TSH水平偏高，不少患者合并有甲状腺素（T_4）下降，13%的患者曾接受左甲状腺素治疗。低血糖可能与喂养困难、抽搐和高胰岛素血症等因素有关。

3. 免疫功能检查　可能会发现白细胞减少、白细胞增多、中性粒细胞趋化功能下降、T淋巴细胞减少及免疫球蛋白下降。

4. 基因检测　筛查*PMM2*基因的功能缺失或致病变异对诊断有指导意义，可以通过识别复合杂合子状态的两个致病变异或纯合子状态的单一致病变异进行诊断确认。大部分PMM2-CDG患者为复合杂合基因变异，仅有少数近亲结婚者子女发现纯合变异。大部分基因变异为错义变异，法国人群中最常见的变异为Arg141His及Glu139Lys（NM_000303）。尚未发现明显的基因型-表型关系。

5. 肝活检及内镜检查　肝活检可见脂肪肝、肝纤维化、肝硬化、胆汁淤积症、肝细胞内溶酶体包涵体。慢性腹泻患者肠黏膜活检微可见绒毛萎缩、炎症细胞浸润、肠上皮细胞脂肪蓄积及淋巴管扩张等非特异性改变。

6. 脑电图、脑MRI及肌电图检查　脑电图检查可见背景波异常、弥漫性或局灶性放电。脑MRI检查可见小脑萎缩（小脑萎缩多数表现为小脑半球及小脑蚓部萎缩或脑回增宽，而橄榄体脑桥小脑萎缩较少见）、大脑半球水肿、局灶性改变。脑卒中样发作是类似于脑血管意外的突发或逐渐加重的神经系统病变，但影像学表现与脑血管意外不同，仅见血流受阻的病灶，无明显血管病变，病变范围也无法用脑血管供血区域解释。周围神经病变的患者肌电图检查可表现为神经传导速度异常。

（四）诊断

PMM2-CDG的临床表现差异很大，需要结合临床特征和分子基因检测确定诊断。

（五）治疗

1. 对症支持治疗　PMM2-CDG目前没有特效治疗药物，以对症支持治疗为主。保证营养摄入，必要时使用鼻胃管或胃造口管；抗胃食管反流措施；针对发育迟缓的康复治疗；针对脑卒中的补液和后续康复治疗；针对脊柱侧凸的骨科干预；提供康复医学服务，包括轮椅、转运装置和物理治疗。

2. 预防并发症　由于出血和（或）深静脉血栓形成的风险增加，应注意手术前的凝血状态，并进行深静脉血栓形成的风险教育。

3. 正在研究中的治疗措施　积极研究中的PMM2-CDG治疗措施如下：

（1）D-甘露糖治疗：体外试验表明PMM2基因缺陷的细胞添加D-甘露糖可纠正糖基化异常，但既往PMM2-CDG患者短期补充D-甘露糖的研究疗效不佳。需要进一步通过随机对照双盲研究明确大剂量、长期口服D-甘露糖治疗对PMM2-CDG患者的效果。必要时也可以考虑把D-甘露糖作为辅助治疗药物。

（2）D-半乳糖治疗：有报道9例患者参与的研究，疗程18周，部分轻型患者临床症状（糖基化障碍严重程度评分）及糖基化异常有改善趋势。需要更多随机对照研究来证明D－半乳糖能否作为PMM2-CDG的辅助治疗措施。

（3）乙酰唑胺（acetazolamide）治疗及临床试验：近期研究发现糖基化异常可能参与小脑共济失调及脑卒中样发作发病过程，乙酰唑胺不仅可改善其他基因变异引起的小脑共济失调症状，也可减少脑卒中样发作次数。目前已有乙酰唑胺治疗PMM2-CDG的临床研究注册，以进一步验证乙酰唑胺能否改善PMM2-CDG患者共济失调症状及长期口服乙酰唑胺的安全性。

（4）依帕司他（epalrestat）体外研究及临床试验：2019年美国梅奥医学中心研究人员研究不同药物对体外人成纤维细胞中PMM2酶活性的影响，发现依帕司他可使PMM2酶活性增加30%～400%，从而可能纠正*PMM2*基因变异导致的酶活性降低，改善糖基化异常。目前已有依帕司他治疗儿童PMM2-CDG的临床研究注册，以进一步验证依帕司他能否改善儿童PMM2-CDG患者临床症状及糖基化异常，确定长期口服依帕司他的安全性。

（5）其他：正在研究的其他药物还包括GDP－甘露糖体外研究、分子伴侣体外研究及Glycomine公司新药GLM101临床研究，但尚未进入儿童临床研究阶段。

（六）典型病例

1.病例介绍 患儿，女，4个月，主因"肝功能异常2个月余"入院。患者2个月前体检时发现肝功能异常，ALT 124U/L，ALB 31g/L，TBIL及GGT在正常范围；双耳听觉诱发电位提示双耳听力轻度受损。否认长期或特殊药物服用史，否认过敏史。

入院后查体：体温36.3℃，心率120次/分，呼吸27次/分，血压95/60mmHg。神志清楚，精神可，面部湿疹，追视不能，双乳头内陷，外阴部、臀腰部及颈肩部可见脂肪垫，心肺查体未见异常。腹部饱满、软，全腹无压痛、反跳痛，肝脏肋下、剑突下未触及，脾脏肋下1cm、质中，无触痛。肝浊音界大致正常，肝区无叩痛。移动性浊音阳性。双下肢无水肿。四肢肌张力偏低。

①消化系统评估：肝脏以肝细胞损伤为主，白蛋白降低。胃肠功能方面存在喂养不耐受，易呕吐、大便稀。②神经系统评估：追物追声不能，抬头不稳，肌张力低下，头颅MRI提示小脑萎缩，但脑电图及眼底检查未见异常。双耳听觉诱发电位提示听力轻度受损。③肾脏评估：尿微量蛋白异常，提示肾小管功能受损。④生长发育评估：营养不良，粗大及精细运动发育差。

入院初步诊断：肝功能异常、低蛋白血症、胃肠功能紊乱、湿疹、生长发育迟缓。

入院后完善检查：血常规WBC 5.5×10^9/L，HGB 102g/L，PLT 340×10^9/L；肝功能ALT 138U/L，AST 152U/L，GGT 37U/L，ALP 375U/L，TBIL 11.2μmol/L，TBA 6.7μmol/L，ALB 30.1g/L；凝血功能PTA 76%；病毒学标志物HAV、HBV、HCV、HEV、EBV、CMV均阴性；自身免疫指标阴性；免疫球蛋白均正常。

脑MRI：小脑脑回增宽，可疑小脑萎缩。

肝穿刺活检病理结果：肝细胞中度脂肪变性（大泡性为主），轻度肝纤维化（S2），结合临床，首先考虑遗传代谢性疾病。

基因检测结果：家系全外显子组测序结果显示*PMM2*基因复合杂合变异，均为已报道的致病变异（表10-1）。

表10-1　患儿及父母*PMM2*基因检测（NM_000303）

PMM2基因变异位点	患儿	父亲	母亲
c.430T＞C（p.F144L）杂合变异：HGMD已报道致病变异	检出	未检出	检出
c.395T＞C（p.I132T）杂合变异：HGMD已报道致病变异	检出	检出	未检出

结合临床及基因结果，考虑PMM2-CDG诊断成立。

确定诊断：PMM2-CDG。

治疗及转归：对症支持治疗，包括补充辅酶Q_{10}、B族维生素。密切监测血糖，避免低血糖；目标是维持平衡摄入，保持脂肪和碳水化合物至少占总热量的75%，避免摄入不平衡（如高糖输汗或禁食超过12小时）。加强宣教，避免服用可能加重肝病或损害线粒体功能的药物，如丙戊酸钠、四环素和大环内酯类抗生素、逆转录酶抑制剂（特别是齐多夫定）、氯霉素、喹诺酮类药物和利奈唑胺、乳酸林格静脉溶液、异丙酚（干扰线粒体功能）。康复科、营养科共同干预。

2.讨论　PMM2-CDG临床表现复杂，疾病程度轻重不一，基因型和表型之间缺乏相关性，在一般情况下，所有基因型个体均可表现出发育迟缓、小脑萎缩、周围神经病变、脑卒中样发作或发作性昏迷、癫痫、视网膜色素变性、斜视、骨骼畸形和肝病等。此外，PMM2基因型相同的患者临床表现也有不同，这表明临床表现受环境和遗传因素的影响。因此，临床诊断PMM2-CDG难度较大，容易误诊。

目前，对PMM2-CDG尚无针对病因的治疗措施，多为对症处理，营养支持。对进食困难者应给予鼻饲喂养，对智力运动障碍者进行物理治疗及言语训练，对骨质疏松者可补充双膦酸盐，对甲状腺功能减退者应补充甲状腺素等。PMM2-CDG治疗是一个综合、细致的过程，需要个体化饮食与药物干预，监测发育及脏器功能，了解疾病进展，及时实施适当的治疗方案。

二、磷酸甘露糖异构酶缺陷病

磷酸甘露糖异构酶缺陷病（phosphomannose isomerase deficiency）又称磷酸甘露糖异构酶（phosphomannose isomerase，MPI）先天性糖基化障碍（MPI-CDG），曾称先天性糖基化障碍Ⅰb型。最早的报道是1980年，2例患者表现为先天性肝纤维化。后续报道4例婴儿，3月龄前出现难治性腹泻、呕吐、全身水肿、肝大、低血糖及营养不良等综合征。1998年最终被证明为MPI缺陷病引起。MPI-CDG患儿神经系统发育正常，但肠道吸收及消化功能严重缺陷，表现为蛋白丢失性肠病、肝功能异常、白蛋白水平低、低血糖、凝血功能障碍。如果早期诊断，及时接受甘露糖（mannose）治疗可明显改善腹泻症状及低血糖，治疗后白蛋白水平及凝血功能可恢复正常，但也有肝硬化进展需要肝移植的患者。

（一）发病机制

本病为常染色体隐性遗传病。致病基因 *MPI*（NM_002435.2）位于染色体15q24，编码甘露糖-6-磷酸盐异构酶。生理情况下，MPI蛋白主要分布在细胞质，负责果糖-6-磷酸及甘露糖-6-磷酸的相互转化，也是GDP-甘露糖合成反应的第一步。甘露糖是葡萄糖的立体异构体，糖化活性较葡萄糖高5倍。甘露糖的合成主要依靠MPI，少数甘露糖可以从饮食中获取或通过其他内源性代谢通路合成。MPI-CDG为 *MPI* 基因变异所致内源性甘露糖及血浆甘露糖水平下降，导致糖基化障碍。*MPI* 基因包含8个外显子，大小为5kb。在不同物种之间，*MPI* 基因具有高度的保守性，在人和大鼠及白念珠菌之间分别有84%、39%的同源性。90%的 *MPI* 基因敲除小鼠胚胎期卵黄囊脉管系统形成异常，体内甘露糖和ATP水平异常。在人群中 *MPI* 基因缺陷可引起CDG，累及胃肠道和肝脏等器官系统，因此也称为"肝肠型CDG"，占所有CDG患者的5%左右。

（二）临床表现

MPI-CDG从婴儿到成人期均可发病，主要累及肝脏及胃肠道，也称肝纤维化-蛋白丢失性肠病（表10-2）。

表10-2　MPI-CDG临床表现及出现的比例

肝脏表现	内分泌系统表现	胃肠道表现	血液系统表现	神经系统表现
肝纤维化：95%	低血糖：75%	呕吐：67%	凝血功能异常：85%	智力正常：100%
肝大：89%	生长受限：50%	低白蛋白血症：90%	抗凝血酶缺乏：84%	无癫痫：100%
肝病：60%	甲状腺功能低下：16%	腹泻：88%	蛋白质C缺乏：72%	继发性抽搐：40%
门静脉高压：50%		营养不良：75%	XI因子缺乏：58%	
		蛋白丢失性肠病：74%	蛋白质S缺乏：47%	
		水肿：67%	血栓性疾病：62%	
			消化道出血：38%	

1.肝脏表现　肝脏病变是MPI-CDG最常见的表现，通常表现为轻度肝病、肝大及肝纤维化，但也有少见的严重并发症，如肝硬化、门静脉高压、食管胃底静脉曲张及肝肺综合征。儿童期肝大表现最常见，发病晚期或成人期可出现脾大、门静脉高压及食管胃底静脉曲张，上消化道出血和便血等表现少见。

2.胃肠道表现　是MPI-CDG最常见的表现之一，也可以是唯一的首发症状。大部分患者婴儿期表现为反复呕吐、慢性腹泻及蛋白丢失性肠病等胃肠道症状。但也有报道2例患者青少年期出现胃肠道症状，1例患者仅有呕吐症状。呕吐和腹泻症状有时周期性发作，可出现需要住院补液的脱水。腹泻主要病因可能是肠上皮细胞糖蛋白减少或淋巴管扩张导致肠壁完整性受到破坏，最终出现蛋白丢失性肠病及低蛋白血症。不少严重低蛋白血症患者出现水肿，需要反复输注白蛋白。也有报道出现腹泻、低蛋白血症，但其他肝功能指标正常的患者。此外，有报道3例患者出现脂肪泻。

3.肾脏表现 不是很常见，曾报告6例患者肾脏B超回声增强、肾脏肿大及肾囊肿等肾脏病变，1例患者因多囊肾而肾功能丧失，另有1例患者因轻度肾小管性酸中毒接受口服碳酸氢钠治疗。

4.心脏表现 仅报道1例患者房间隔缺损及非特异性肥厚型心肌病，此患者2岁时因心力衰竭夭折。

5.内分泌表现 部分患者由于高胰岛素血症发生低血糖。反复腹泻和呕吐可导致生长受限、营养不良或矮小症。

6.神经系统表现 目前为止报道的所有患者智力均正常，但有40%的患者出现继发性抽搐。有报道静脉补充甘露糖后出现惊厥及神志异常，考虑由细胞内甘露糖-6-磷酸蓄积抑制糖酵解引起ATP减少及能量利用障碍导致神经系统症状。

7.其他表现 仅有1例患者2岁时发现有斜视，另有1例患者乳头内陷。绝大部分患者没有发现其他CDG出现的特殊面容、骨骼异常及脂肪垫。

（三）辅助检查

1.肝功能检查 转氨酶升高最常见，通常为轻中度升高（正常上限1.5～5倍），急性代谢紊乱时转氨酶可高达正常上限30～40倍。然而，也有肝纤维化或肝大，但转氨酶正常的情况。胆红素、GGT水平通常正常。白蛋白降低很常见，但多数情况下不是因为肝脏合成功能不足，而是因为白蛋白从肠道丢失。

2.低血糖及凝血功能异常 低血糖及凝血功能异常不一定提示肝脏功能差，多数情况下是因为全身性糖基化异常。凝血功能异常包括凝血因子IX和XI、蛋白C、蛋白S、抗凝血酶III等活性减低，凝血酶原时间延长。凝血功能异常可以表现为不同程度或不同部位的血栓形成。有研究者报道1例反复血栓形成及凝血功能障碍的MPI-CDG患者，甘露糖治疗后未再出现血栓，凝血功能恢复正常。

3.肝活检病理检查 通常可见肝纤维化或肝细胞脂肪变性，最典型的表现是类似于先天性肝纤维化的胆管增生、胆管扩张、胆管板发育不良及胆管错构瘤样改变。

4.血清转铁蛋白（transferrin，Tf）等电聚焦电泳（TIEF） 仅提示存在糖基化异常，Tf是临床上最早用来诊断CDG的生化指标，但不能区分CDG类型。MPI-CDG患者TIEF结果难以与PMM2-CDG相鉴别。

5.白细胞或成纤维细胞MPI酶活性检测 可帮助明确MPI活性降低，用于协助诊断MPI-CDG。

6.基因检测 家系全外显子组测序或家系panel测序可以确定*MPI*基因致病变异。表10-3列出了28例患者*MPI*基因致病变异列表、氨基酸改变及检出比例。

7.粪便检查 粪便α_1-抗胰蛋白酶检测可协助诊断是否存在蛋白丢失性肠病。有报道粪便α_1-抗胰蛋白酶升高幅度为正常上限3～20倍，但也有报道2例腹泻患者粪便α_1-抗胰蛋白酶水平正常。

8.MRI检查 腹部MRI提示肝大伴弥漫性密度改变，抽搐或神志异常的患者脑MRI检查未发现异常。

表10-3 28例患者*MPI*基因致病变异、氨基酸改变及比例（NM_002435.2）

变异位点	氨基酸改变	发现变异的等位基因数	比例（%）
c.656G＞A	p.Arg219Gln	12	21.4
c.457G＞A	p.Arg152Gln	9	16.1
c.884G＞A	p.Arg295His	8	14.3
c.1193T＞C	p.Ile398Thr	3	5.4
c.304C＞T	p.Ser102Leu	3	5.4
c.413T＞C	p.Met138Thr	3	5.4
c.152T＞C	p.Met51Thr	2	3.6
c.391G＞A	p.Asp131Asn	2	3.6
c.419T＞C	p.Ile140Thr	2	3.6
c.863C＞T	p.Ala288Val	2	3.6
c.41A＞C	p.Gln14Pro	1	1.8
c.166_167insC	p.Arg56fs	1	1.8
c.386A＞G	p.Tyr129Cys	1	1.8
c.466G＞A	p.Glu156Lys	1	1.8
c.488-1G＞C	异常剪切	1	1.8
c.748G＞A	p.Gly250Ser	1	1.8
c.764A＞G	p.Tyr255Cys	1	1.8
c.842_844del	p.Gly281del	1	1.8
c.1252G＞A	p.Arg418His	1	1.8
c.1252C＞T	p.Arg418Cys	1	1.8

（四）诊断

MPI-CDG临床表现缺乏特异性，疾病轻重不一，当有不明原因腹泻、肝纤维化、蛋白丢失性肠病等，临床诊断困难时可进行基因检测明确诊断。

（五）治疗

1. 药物治疗

（1）甘露糖治疗：MPI-CDG为少数可治疗的先天性糖基化障碍类型，可以通过大剂量补充甘露糖取得较好的治疗效果，尽早明确诊断尤为重要。平常饮食摄入的甘露糖含量较少，患者通过补充甘露糖可明显改善胃肠道症状，提高血清转铁蛋白水平和激活抗凝血酶Ⅲ，有益于甘露糖糖基化过程。虽然补充甘露糖后可改善临床及生化检测指标，但因肝脏先天性发育异常（如胆管板发育不良）可能对治疗不敏感，患者仍可出现进行性加重的肝纤维化。部分患者甘露糖治疗可能会有腹痛、腹泻等副作用，调整剂量后可缓解。

当出现危及生命的肝性脑病等神经系统表现，口服甘露糖效果不理想时，可静脉注射甘露糖。然而，有静脉补充甘露糖后出现惊厥及神志异常的报道，考虑由于细胞内甘露糖-6-磷酸蓄积抑制糖酵解导致ATP减少及能量利用障碍导致神经系统症状。

尽管儿童期症状明显，给予甘露糖治疗后，随着年龄增长部分患者到成人期仍可保持正常生活，但长期预后因人而异。

（2）肝素治疗：肝素也可用于治疗MPI-CDG，不仅能部分改善肠道症状，也能改善高凝状态或防止血栓形成。

（3）低血糖的治疗：多数情况下甘露糖治疗可纠正低血糖。但应监测血糖，按需喂养，尽量减少空腹时间，必要时静脉补液以维持血糖稳定。胰岛素升高者可口服生玉米淀粉等复杂碳水化合物及二氮嗪。

2.营养及免疫支持　顽固性营养不良及低蛋白血症者可考虑静脉营养及静脉补充白蛋白。免疫球蛋白水平低下、反复感染者可静脉补充丙种球蛋白。

3.凝血功能异常的治疗　甘露糖治疗通常可纠正或改善凝血功能异常。但出现血栓形成、出血和手术等情况时可酌情使用抗凝药物、促凝药物或新鲜冰冻血浆。

4.肝移植　肝衰竭、门静脉高压及肝肺综合征患者可考虑肝移植。有报道1例患者因门静脉高压及肝肺综合征行肝移植后肺功能、凝血功能及TIEF糖基化指标均有改善，但MPI酶活性及非肝脏合成的糖蛋白仍有异常。

（六）典型病例

1.病例介绍　患儿，男，1岁7个月，主因"发现转氨酶升高9个月"入院。9个月前患儿无明显诱因出现发热，最高体温38℃，精神、食欲差，无惊厥，无咳嗽，无呕吐、腹泻，自行口服"布洛芬、头孢克肟"治疗2天，患儿仍发热，至当地妇幼保健院就诊，查肝功能提示ALT 994U/L、AST 1646U/L、ALB 31.8U/L、胆红素正常，空腹血糖2.7mmol/L（具体空腹时间不详）。给予抗感染、保肝（具体用药不详）、补液等治疗5天后，患儿体温正常，精神好转，复查肝功能ALT 317U/L，AST 228U/L，病情好转出院。出院后未再复查肝功能。3个月前患儿再次因"间断发热、腹泻18天，咳嗽5～6天"至当地医院住院治疗13天，最高体温39.6℃，诊断为"支气管肺炎（支原体感染）、腹泻病并轻度脱水、肝损害、营养性贫血"。查肝功能ALT 101U/L，AST 180U/L，血糖正常，TORCH、EBV、HBV、HCV、HIV、梅毒抗体均无异常。给予哌拉西林钠他唑巴坦钠、红霉素抗感染，复方甘草酸单胺、联苯双酯、还原型谷胱甘肽保肝，丙种球蛋白支持治疗。患儿热退，无咳嗽、腹泻，复查肝功能ALT 50U/L，AST 118U/L，病情好转出院。1个月前及半个月前患儿又出现发热，家长予口服"头孢克肟、布洛芬或对乙酰氨基酚"后，当地医院查肝功能均异常，其间予联苯双酯、谷胱甘肽等口服保肝治疗，ALT 72～427U/L，AST 73～286U/L。为进一步诊疗至复旦大学附属儿科医院，门诊以"肝功能异常"收入院。起病以来患儿精神反应好，食欲好，睡眠可，吃奶稍急。近半日大便稍稀，无黏液脓血，无发热，小便清亮。患儿生长发育正常，否认长期或特殊药物服用史，否认过敏史。

入院后查体：体温36.3℃，心率112次/分，呼吸27次/分，血压95/60mmHg。神志清楚，精神可，全身皮肤及巩膜无黄染，无肝掌，无通贯手，无特殊面容，颈部软。两肺呼吸音清，未闻及干湿啰音，心律齐，心音有力，未闻及心脏杂音。腹部稍膨隆，腹壁静脉无显露，过脐腹围51cm，最大腹围52cm，肝肋下4.5cm、剑突下3cm，质地韧，脾肋下2.5cm，质地软，肝区无叩痛，移动性浊音阳性。双下肢无水肿，神经系统检查未见异常。

入院初步诊断：转氨酶升高、肝大。

入院后完善检查：WBC 19.5×10⁹/L，HGB 104g/L，PLT 393×10⁹/L，Ret 1.59%，N% 31.82%，L% 57.91%，CRP 1.2mg/L；GLU 2.0mmol/L，NH₃ 23μmol/1，酮体0.2mmol/L；TBIL 5.5μmol/L，DBIL 1.0μmol/L，TBA 38.6μmol/L，ALT 166U/L，AST 287U/L，ALP 169U/L，GGT 24U/L，TP 48g/L，ALB 28g/L，GLO 20g/L；PT 11.10秒，INR 0.98，FIB 4.24g/L，APTT 38.90秒，TT 14.60秒。

腹部B超：肝脏形态增大（肝肋下约3.6cm，肝右叶最大斜径约9.2cm），包膜规整，肝区回声细小，分布尚均匀，血管走行清晰，血流信号未见异常，肝内胆管未见扩张，肝静脉系统未见扩张，胆囊形态正常，充盈良好，囊壁光整，内未见异常回声，胆总管未见扩张，显示段内未见异常回声；胰腺形态，大小正常，内部回声分布均匀，主胰管无扩张；脾形态增大，包膜完整光滑，内部回声均匀；双肾轮廓清晰，形态正常，皮髓质分界清，集合系统未见分离，肾内血流分布正常。

基因检测（临床外显子panel检测）：*MPI*基因复合杂合致病变异（表10-4）。

表10-4　患儿及父母*MPI*基因测序（NM_002435.1）

*MPI*基因变异位点	患儿	父亲	母亲
c.748G＞A（p.Gly250Ser）（exon16）杂合变异：已报道致病性[1]	检出	检出	未检出
c.1193T＞C（p.Ile398Thr）（exon16）杂合变异：已报道致病性[2]	检出	未检出	检出

资料来源：[1] Schollen E, Dorland L, de Koning TJ, et al. 2000. Genomic organization of the human phosphomannose isomerase（MPI）gene and mutation analysis in patients with congenital disorders of glycosylation type Ⅰb（CDG-Ⅰb）. Hum Mutat, 16（3）: 247-252。

[2] P de Lonlay P, Cuer M, Vuillaumier-Barrot S, et al. 1999. Hyperinsulinemic hypoglycemia as a presenting sign in phosphomannose isomerase deficiency: a new manifestation of carbohydrate-deficient glycoprotein syndrome treatable with mannose. J Pediatr, 135（3）: 379-383。

根据基因结果、临床表现，考虑MPI-CDG诊断成立。

确定诊断：MPI-CDG。

治疗及转归：入院后完善检查，发现低血糖，给予生玉米淀粉喂养（10g，每6小时一次）及血糖监测，血糖可以维持在正常范围。基因检测确诊后口服D-甘露糖治疗，患儿肝功能和营养状况有所好转。目前正在进一步随访中。

2.讨论　总之，如临床发现儿童或青少年出现不明原因反复腹泻、低蛋白血症、肝功能异常、肝大、肝纤维化、静脉血栓、凝血功能异常、高胰岛素血症、低血糖等表现，应考虑MPI-CDG的可能，及时行基因检测以明确诊断并尽早给予治疗。

第二节　高尔基体稳态失调

高尔基体（Golgi apparatus）是由脂质和蛋白质组成的细胞器，排列成一个由扁平的囊泡组成的极性堆栈。在脊椎动物中，高尔基体小囊泡横向融合成一个扭曲的连续带状结构，通过与微管和动力蛋白的相互作用维持在中心体和副核位置上。高尔基体是蛋白质翻译后修饰的主要场所，是真核细胞分泌途径的中心细胞器。糖蛋白和糖脂从高尔基体的一侧到另一侧的运输过程中，位于高尔基体膜囊内的各种酶类依次作用于糖蛋白和糖脂并添加或处理聚糖链。高尔基体也是蛋白质分类工厂，包装分泌后的蛋白质被运送到各个下游目的地，并通过逆行运输将选定的蛋白质返回内质网。高尔基体除了在膜转运、糖基化和蛋白质分类中的经典功能外，在哺乳动物细胞内还参与包括有丝分裂、DNA修复、应激反应、自噬、凋亡和炎症等一系列细胞过程的调节。高尔基体稳态的维持和功能的行使是在多种蛋白质的参与下实现的，高尔基体稳态失调是近期发现的一组遗传性疾病，临床表现复杂多样，大部分基因变异引起糖基化障碍，部分表现无法用现有的知识解释。本节主要描述高尔基体稳态相关的引起先天性糖基化障碍的 *TMEM199* 基因缺陷病。

TMEM199 先天性糖基化障碍

TMEM199先天性糖基化障碍（TMEM199-CDG，曾称先天性糖基化障碍Ⅱp型）是近期发现的先天性糖基化障碍之一。2016年，欧洲及美国的科学家们筛查不明原因糖基化障碍患者基因，首次发现4例糖基化及肝功能异常的青少年 *TMEM199* 基因变异。所有患儿除了转氨酶升高，还发现碱性磷酸酶、总胆固醇、低密度脂蛋白胆固醇（low density lipoprotein cholesterin，LDL-C）升高，铜蓝蛋白降低。2例患者肝穿刺活检发现脂肪肝。2018年瑞典医生又报道3例类似患者，笔者课题组于2022年报道1例患者。

（一）发病机制

本病为常染色体隐性遗传病。致病基因 *TMEM199*（OMIM 616815）位于染色体17q11.2，编码跨膜蛋白199（TMEM199，曾称C17orf32）。生理情况下，TMEM199蛋白主要位于内质网-高尔基体中间区室并参与维持高尔基体稳态。

TMEM199-CDG（OMIM 616829）是以肝脏受累为主的一种先天性糖基化障碍，具体发病机制尚不清楚。TMEM199蛋白是人类中酵母菌 V 型 ATP 酶（V-ATP酶）Vma12p的同源蛋白，氨基酸相似度为24%。TMEM199蛋白表达缺失或基因敲除的细胞，引起缺氧诱导因子（HIF）1α蛋白堆积，导致大部分细胞凋亡，仅有少量TMEM199蛋白表达的细胞才能存活。目前认为 *TMEM199* 基因变异可能通过影响高尔基体稳态、囊泡运输及溶酶体降解等功能影响高尔基体糖基化修饰过程，导致先天性糖基化障碍。

（二）临床表现

1.发病年龄　从幼儿到成人期均可发病。报道的病例年龄最小为2岁，最大为41岁，虽为常染色体隐性遗传病，但报道的8例患者中男性比例高于女性（6∶2）。

2.肝脏表现　多数患者为术前检查或体检意外发现无症状的肝功能指标异常。一般无明显黄疸、瘙痒、消化道出血或肝性脑病等严重肝病或严重肝硬化表现。有报道2例患者随访20多年病情稳定,没有发现肝脏病变持续加重。早期诊断TMEM199-CDG可能会消除家长焦虑,避免过多检查和治疗。

3.其他器官系统表现　部分患者可出现四肢肌张力低下、精神运动发育落后、语言发育落后、斜视等其他器官系统异常。

（三）辅助检查

1.肝功能及血脂等检查　一般出现转氨酶、碱性磷酸酶及胆固醇升高。多数患者转氨酶轻度升高,但有少数患者转氨酶可重度升高。碱性磷酸酶水平通常在500U/L以上,往往可达到1000U/L以上。大部分患者胆固醇轻度升高,最高可达8.8mmol/L,以LDL-C升高为主。

2.铜代谢指标检测　血清铜蓝蛋白及血清铜等指标均下降,但报道的尿铜及青霉胺激发试验均为正常。曾有误诊肝豆状核变性的患者,但基因检测未发现ATP7B基因致病变异,排铜治疗亦无效。也有肝铜定量轻微升高的报道。

3.基因检测　筛查TMEM199基因的功能缺失变异对诊断有指导意义,可通过识别复合杂合子状态的两个致病变异或纯合子状态的单一致病变异进行诊断。基因芯片或全外显子组检测还有助于除外引起类似表现的其他基因变异。

4.肝活检　可帮助明确肝脏病变性质及严重程度。已报道的患者有不同程度的肝细胞肿大、局灶性或弥漫性脂肪肝、肝纤维化、肝硬化及胆管增生等病变。有报道电镜检查显示线粒体嵴碎裂,内部结构出现颗粒状及丝状物质,线粒体内也可见到电子浓度高的晶体样结构。肝细胞超微结构提示脂肪球可能来源于细胞核附近的滑面内质网及高尔基体。肝组织免疫组化检查可发现TMEM199蛋白表达减少。

5.脑MRI及眼科K-F环检查　合并有发育落后的患者应行脑MRI检查以明确或除外脑部病变。已报道的TMEM199-CDG患者脑MRI检查均正常。需要除外肝豆状核变性的患者可以行脑MRI检查,以及检查眼K-F环。有报道TMEM199-CDG患者眼科检查未见K-F环。

6.转铁蛋白等电聚焦电泳检查及糖组学检测　据国外报道,该检查不仅可确定是否存在糖基化异常（N-糖基化及O-糖基化异常）,还能帮助分型（Ⅱ型糖基化异常改变）及针对病因诊断。曾报道的转铁蛋白质谱检测结果与正常人质谱结果不同,发现患者有不同程度的异常糖谱分子。国内尚未常规开展相关项目检测。

7.其他化验检查　部分患者出现肌酸激酶升高。多数患者可有抗凝血酶Ⅲ、Ⅺ因子、Ⅻ因子及蛋白S活性轻度降低,APTT延长,D-二聚体升高及纤维蛋白原下降等轻度凝血功能指标异常。

8.细胞及功能学检查　有报道患者皮肤成纤维细胞检查显示TMEM199蛋白表达减少或消失,糖组学分析可发现异常。

（四）诊断

包括TMEM199-CDG在内的所有先天性糖基化障碍临床表现差异很大,需要结合临床特征、基因检测、糖组学检测等综合确定诊断。

（五）治疗

1.对症支持治疗　如有肌张力低下、精神运动发育落后及语言发育落后等异常表现，可经神经康复评估后行针对性康复治疗。斜视在眼科医生指导下进行保守治疗或手术矫正。

2.药物治疗　TMEM199-CDG目前无特效药物，以对症支持治疗为主。曾报道1例患者因注意缺陷障碍口服2年的卡马西平，也有报道因误诊为肝豆状核变性口服D－青霉胺或锌制剂无效的报道。国内报道的患者口服保肝药无效，肝穿刺发现胆管病变并口服熊去氧胆酸后肝功能指标有所好转。

3.肝移植　可作为肝硬化失代偿期的有效治疗措施，但不能解决糖基化障碍的肝外问题。有报道2例患者随访20多年病情稳定，暂未发现肝脏病变持续加重或出现需要肝移植的严重并发症。

（六）典型病例

1.病例介绍　患儿，男，4岁3个月，主因"发现肝功能异常4年余"入院。患儿1月龄时因仍有皮肤黄染，检查发现肝功能异常：ALT 63U/L，AST 253U/L，TBIL 303μmol/L，DBIL 14μmol/L，GGT 540U/L，TBA 25μmol/L，当地医院予苯巴比妥等治疗，黄疸消退，转氨酶无好转。患儿近2月龄至当地医院检查病毒性肝炎、优生四项（TORCH）、血氨基酸和肉碱谱及尿有机酸谱等均无异常，腹部B超显示轻度脂肪肝样表现，给予保肝治疗后转氨酶稍下降。患儿6月龄时仍有转氨酶升高，6个月内多次查铜蓝蛋白显示水平极低，完善*ATP7B*基因检测未见异常。4岁入园体检仍有转氨酶升高，故来笔者所在医院进一步诊治。

入院后查体：体温正常、生命体征平稳，身高及体重均达标。神志清楚，反应可，皮肤、巩膜无黄染，无肝掌，可见招风耳、双眼斜视、眼窝凹陷。心肺听诊无特殊，腹部平软，肝肋下未触及、剑突下3cm，质软，脾肋下未触及，移动性浊音（－）。四肢肌力、肌张力可，下肢无水肿，神经系统查体未见明显异常。

入院初步诊断：转氨酶升高。

入院后完善检查：感染方面，血尿常规、红细胞沉降率、肝病筛查、梅毒筛查及HIV、TORCH IgM、EBV、血浆CMV DNA和呼吸道病毒抗体指标均正常；免疫方面，免疫球蛋白正常，自免肝抗体均阴性；代谢方面，多次检查铜蓝蛋白显示明显降低，血乳酸正常，血氨基酸和肉碱谱及尿有机酸谱无明显异常。此外，肌酸激酶、肌酸激酶同工酶、凝血功能及甲状腺功能等指标均无异常。肝功能指标变化详见表10-5。

肝穿刺活检病理提示肝细胞肿胀，部分肝细胞呈气球样及毛玻璃样变，部分胞质淡染，部分肝细胞内可见小空泡及小泡性脂肪变性，汇管区纤维组织增生伴桥接样纤维化及假小叶形成，肝硬化（S4）。CK7/CK19染色显示胆小管沿着假小叶边缘轻度增生（图10-1）。

表10-5 出生至确诊肝功能指标变化

年龄	ALT (U/L)	AST (U/L)	ALP (U/L)	GGT (U/L)	TBIL (μmol/L)	DBIL (μmol/L)	TBA (μmol/L)	ALB (g/L)
1个月	63	253	410	540	303	14	30	45
1个月14天	74	207	598	—	173	11	13	—
1个月20天	80	207	700	497	118	15	54	44
2个月14天	51	164	920	—	32	—	—	—
5个月14天	99	257	769	201	19	9	124	48
8个月12天	129	746	789	34	10	6	200	47
4岁1个月	157	150	1030	23	7	1	—	50
4岁3个月	59	123	1296	26	4	1	3	48

注: 参考值: ALT 9~50U/L, AST 15~40U/L, ALP 54~369U/L, GGT 8~57U/L, TBIL 3.4~17.1μmol/L, DBIL 0~6μmol/L, TBA 0~10μmol/L, ALB 40~55g/L。

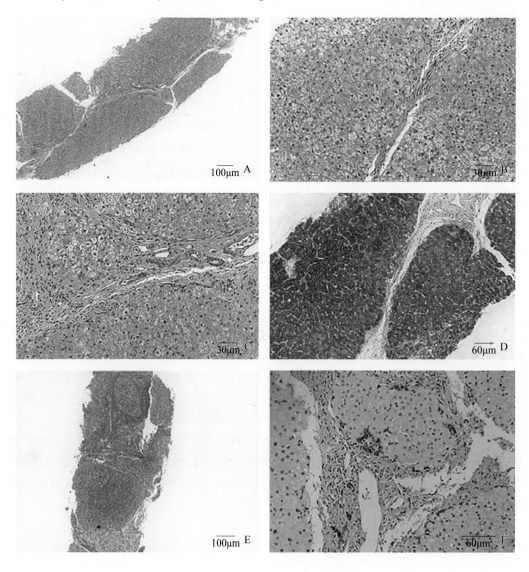

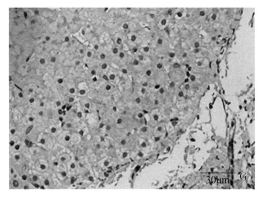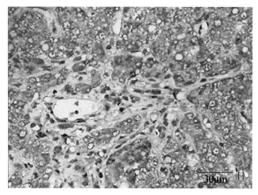

图10-1　肝活检病理表现

HE染色可见肝脏假小叶形成（A，×100），肝细胞呈气球样及毛玻璃样变，部分胞质淡染，部分肝细胞内可见小空泡及小泡性脂肪变性（B，×400）及汇管区淋巴细胞浸润（C，×400）。PAS染色可见部分肝细胞小空泡形成及小泡性脂肪变性（D，×200）。Masson染色可见汇管区纤维组织增生伴桥接样纤维化及假小叶形成，肝硬化（S4）（E，×100）。CK7染色示胆小管沿着假小叶边缘轻度增生（F，×200）。TMEM199免疫组化染色可见患者肝组织蛋白表达（G，×400）较正常对照肝组织（H，×400）减少（资料来源 Fang Y，Abuduxikuer K，Wang YZ，et al. 2022. TMEM199-congenital disorder of glycosylation with novel phenotype and genotype in a Chinese boy. Front Genet，13：833495）

基因检测发现*TMEM199*基因复合杂合致病变异（表10-6）。

表10-6　患儿及父母*TMEM199*基因测序

*TMEM199*基因变异位点	患儿	父亲	母亲
c.20C＞A（p.Ala7Glu）（exon1）杂合变异：已报道致病	检出	检出	未检出
c.128delA（p.Lys43Argfs*25）（exon1）杂合变异：预测可能致病	检出	未检出	检出

　　患儿临床表现符合既往报道的TMEM199-CDG表型，基因检测发现符合遗传模式的复合杂合致病变异，详细检查除外引起类似表现的其他疾病，故TMEM199-CDG诊断成立。肝穿刺活检提示肝硬化，但尚未出现脾大、血小板减少、消化道出血、低蛋白血症等肝硬化失代偿表现。

　　确定诊断：TMEM199-CDG，肝硬化代偿期。

　　治疗及转归：肝活检病理结果提示胆管损伤可能，经熊去氧胆酸利胆治疗，患儿转氨酶升高及碱性磷酸酶升高情况明显改善。患儿轻度精神运动发育落后在康复科指导下康复治疗中。目前正在进一步随访中。

　　2.讨论　反复或持续肝功能异常、铜蓝蛋白降低的类似肝豆状核变性的患儿如果查不到*ATP7B*基因变异，或者排铜治疗无效时应考虑TMEM199-CDG的可能性。

　　总之，目前为止报道的TMEM199-CDG患者数量不多，国内除了基因诊断措施，尚缺乏糖组学等指导诊断及监测疗效的有效手段。本病以对症支持治疗为主，尚无有效针对病因的治疗措施。

（库尔班江·阿布都西库尔　王建设）

参 考 文 献

Altassan R，Péanne R，Jaeken J，et al，2019．International clinical guidelines for the management of phosphomannomutase 2-congenital disorders of glycosylation：diagnosis，treatment and follow up．J Inherit Metab Dis，42（1）：5-28.

Benyair R，Eisenberg-Lerner A，Merbl Y，2022．Maintaining Golgi homeostasis：a balancing act of two proteolytic pathways．Cells，11（5）：780.

Čechová A，Altassan R，Borgel D，et al，2020．Consensus guideline for the diagnosis and management of mannose phosphate isomerase-congenital disorder of glycosylation（MPI-CDG）．J Inherit Metab Dis，43（4）：671-693.

Fang Y，Abuduxikuer K，Wang YZ，et al，2022．TMEM199-congenital disorder of glycosylation with novel phenotype and genotype in a Chinese boy．Front Genet，13：833495.

Gámez A，Serrano M，Gallego D，et al，2020．New and potential strategies for the treatment of PMM2-CDG．Biochim Biophys Acta Gen Subj，1864（11）：129686.

Girard M，Douillard C，Debray D，et al，2020．Long term outcome of MPI-CDG patients on D-mannose therapy．J Inherit Metab Dis，43（6）：1360-1369.

Jansen JC，Timal S，van Scherpenzeel M，et al，2016．TMEM199 deficiency is a disorder of Golgi homeostasis characterized by elevated aminotransferases，alkaline phosphatase，and cholesterol and abnormal glycosylation．Am J Hum Genet，98（2）：322-330.

Lefrère B，Stepanian A，Charles P，et al，2019．Multifactorial hypercoagulable state associated with a thrombotic phenotype in phosphomannomutase-2 congenital disorder of glycosylation（PMM2-CDG）：Case report and brief review of the literature．Thromb Res，178：75-78.

Mühlhausen C，Henneke L，Schlotawa L，et al，2020．Mannose phosphate isomerase deficiency-congenital disorder of glycosylation（MPI-CDG）with cerebral venous sinus thrombosis as first and only presenting symptom：a rare but treatable cause of thrombophilia．JIMD Rep，55（1）：38-43.

Schiff M，Roda C，Monin ML，et al，2017．Clinical，laboratory and molecular findings and long-term follow-up data in 96 French patients with PMM2-CDG（phosphomannomutase 2-congenital disorder of glycosylation）and review of the literature．J Med Genet，54（12）：843-851.

Vajro P，Zielinska K，Ng BG，et al，2018．Three unreported cases of TMEM199-CDG，a rare genetic liver disease with abnormal glycosylation．Orphanet J Rare Dis，13（1）：4.

第十一章 纤维多囊病

第一节 先天性肝纤维化

先天性肝纤维化（congenital hepatic fibrosis，CHF）与多囊性肝肾疾病1基因（polycystic kidney and hepatic disease 1 gene，*PKHD1*）、多囊肾病1型致病基因（polycystic kidney disease 1 gene，*PKD1*）或多囊肾病2型致病基因（polycystic kidney disease 2 gene，*PKD2*）相关。先天性肝纤维化发病率为1/40 000～1/20 000。主要特征为肝脾大、食管胃底静脉曲张破裂出血等，而肝功能储备往往正常。病理学特征为汇管区扩大，门静脉周围纤维增生明显，其内有小胆管增生，但无明显炎症坏死。

（一）发病机制

目前本病的发病机制尚未阐明，*PKHD1*基因位于染色体6p21—p12，编码一种4074个氨基酸的大分子蛋白fibrocystin，该蛋白主要分布在细胞的纤毛，与肝细胞生长因子受体有共同的结构特征，属于参与调节细胞增殖、细胞黏附和排斥的蛋白超家族。PKD基因的蛋白产物（多囊蛋白1和多囊蛋白2）被认为可作为多蛋白跨膜复合物的一部分参与细胞与细胞、细胞与基质之间的相互作用。多囊蛋白1表达于胎儿的肾脏和肝脏（包括胆道系统），参与胚胎时期这些器官的发生。大多数肝脏及肾脏纤维囊性病变中的缺陷蛋白表达于胆管细胞和肾小管细胞的初级纤毛-中心体复合物上，初级纤毛是非运动性的、由微管构成的细胞器，分布于许多已分化的上皮细胞的腔面，具有至关重要的作用：①它们能感知腔内液体流动产生的机械性、化学性和渗透性刺激，将这些信号传递给多种细胞内信号转导途径，包括细胞内钙离子和环腺苷酸（cAMP）等信号介质，尿液和胆汁成分可以基于纤毛的信号传递而改变；②纤毛对细胞增殖和维持平面细胞极性有影响，对肝脏和胆道系统的正常发育也至关重要。这些缺陷蛋白导致初级纤毛的功能受到严重破坏，导致肝脏和胆道系统发育异常。

胆管板畸形（ductal plate malformation，DPM）学说（图11-1）是指在胚胎发育过程中，多种因素导致胆管板再塑障碍，汇管区出现大量胚胎样胆管结构，并出现无菌性炎性反应，致使局部胆管进行性、破坏性改变，与正常胆管连接部位出现狭窄甚至闭锁，形成单独的胆管囊肿或者胆汁湖改变，甚至导致严重的病变如先天性胆道闭锁。此外，DPM还往往合并伴行血管畸形，出现门静脉分支过细、过多、过密，与之伴行的肝动脉分支发育不良甚至闭塞，导致门静脉高压。

近年来，随着基因测序技术的发展，发现大多数病例伴有常染色体隐性遗传多囊肾病（autosomal recessive polycystic kidney disease，ARPKD），极少数病例伴有常染色体

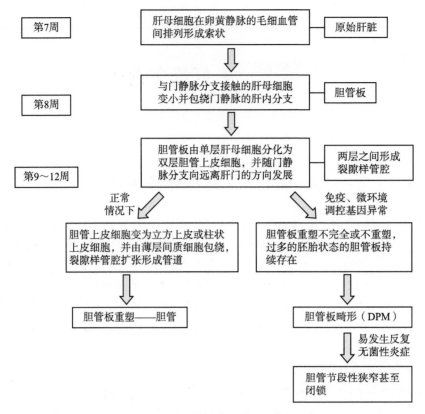

第7周 ——— 肝母细胞在卵黄静脉的毛细血管间排列形成索状 ——— 原始肝脏

第8周 ——— 与门静脉分支接触的肝母细胞变小并包绕门静脉的肝内分支 ——— 胆管板

第9～12周 ——— 胆管板由单层肝母细胞分化为双层胆管上皮细胞，并随门静脉分支向远离肝门的方向发展 ——— 两层之间形成裂隙样管腔

正常情况下：胆管上皮细胞变为立方上皮或柱状上皮细胞，并由薄层间质细胞包绕，裂隙样管腔扩张形成管道 → 胆管板重塑——胆管

免疫、微环境调控基因异常：胆管板重塑不完全或不重塑，过多的胚胎状态的胆管板持续存在 → 胆管板畸形（DPM） → 易发生反复无菌性炎症 → 胆管节段性狭窄甚至闭锁

图11-1　胆管板畸形学说示意图

显性遗传多囊肾病（autosomal dominant polycystic kidney disease，ADPKD），还有部分病例合并先天性肝内胆管扩张症（卡罗利病）。先天性肝纤维化和先天性肝内胆管扩张症均可累及肝内、外胆管及肾脏，两者临床症状及病理特征多有重叠，很可能属于同一疾病类型。

（二）临床表现

先天性肝纤维化发病年龄小，最常出现在10岁以下儿童。本病无特异性临床表现，早期可没有任何临床症状。患者最常见的首发症状为不明原因的肝硬化、脾大，其次为呕血、黑便、腹水等门静脉高压症的表现，亦有部分患者以发热、腹痛、腹部肿块为首发症状。

目前常用的有两种分型方法：

（1）根据是否合并肝纤维化和门静脉高压，可将其分为两型：Ⅰ型为单纯型，无纤维化和门静脉高压，仅表现为肝内胆管扩张合并胆管炎或胆道结石；Ⅱ型为纤维化型，表现为肝硬化合并小胆管纤维化，临床症状以门静脉高压、上消化道出血、脾功能亢进为主。

（2）根据临床表现可分为4型，以"腹水、消化道出血、食管胃底静脉曲张"等门静脉高压为主的归为门静脉高压型；以胆汁淤积为主要表现的归为胆管炎型；兼有门静脉高压和胆管炎表现的归为混合型；既无门静脉高压症又无胆管炎表现的归为无症状型。前三型出现症状后即可被诊断，而无症状型多在成年后才被意外发现。在我国先天性肝纤维化多以门静脉高压型为主，肝功能储备往往正常，故患者多因肝脾大、呕血、黑便就诊。

（三）辅助检查

1.血生化检查　通常情况下，门静脉高压型及无症状型患者肝功能正常或轻度异常，混合型及胆管炎型患者可出现胆红素升高，合并脾大、脾功能亢进者可出现白细胞、血小板计数降低，大部分病例报道均符合以上特征。

2.影像学检查　对本病诊断有价值的影像学检查方法很多，如彩色多普勒超声、磁共振胰胆管成像、胰胆管造影术、肝穿刺胆管造影术。彩色多普勒超声和磁共振胰胆管成像等非侵袭性诊断方法可作为首选。内镜逆行胰胆管造影术和肝穿刺胆管造影术具有较高的敏感性，但有发生出血、胆汁瘘和感染等并发症的风险，应谨慎应用。

超声特征性的声像图表现为囊状或管状扩张的无回声胆管内出现点状高回声的纤维血管束，即"中心圆点征"，彩色多普勒可区别囊肿与血管，并可判断门静脉血流方向及速度，从而提示门静脉高压程度。

磁共振成像常见的影像学特征：肝大，肝门静脉宽度正常或增大，肝内门静脉分支减少、狭窄甚至消失，肝内胆管多发局限性增宽，脾大，可合并有肝囊肿、肾囊肿。

3.病理学检查　通常肝小叶完整，汇管区扩大伴纤维组织增生，形成纤维间隔穿插、分隔或包绕肝小叶，但无典型的再生型假小叶形成；胆管上皮增生，呈囊状扩张，部分囊腔贯通，伴或不伴有炎症细胞浸润，但无明显炎症坏死。

（四）诊断

先天性肝纤维化确诊有赖于肝脏组织病理学检查。

（五）治疗

先天性肝纤维化除肝移植外，尚没有根治方法。目前治疗主要是围绕肝硬化并发症，如食管胃底静脉曲张破裂出血。

（1）预防食管胃底静脉曲张破裂出血

1）脾切除＋断流术。

2）内镜下曲张静脉套扎或硬化剂注入。

3）经颈静脉肝内门腔内支架分流术（transjugular intrahepatic portosystemic stent-shunt，TIPSS）：由于先天性肝纤维化患者肝脏实质细胞功能正常，所以门体分流术后通常不会出现并发肝性脑病的情况，因此TIPSS通常是缓解门静脉高压症的首选方法。

（2）对于胆管炎反复发作的患者，需正确选择抗菌药物，除此之外，可行内镜逆行胰胆管造影术行胆汁引流，严重者也可以考虑行部分肝脏切除术。

（3）抗纤维化：使用活血化瘀药物，积极抗肝纤维化治疗，从而延缓疾病进展。

（4）肝移植：是先天性肝纤维化最终也是最有效的治疗手段。

（六）典型病例

1.病例介绍　患者，男，15岁，主因"间断上腹部不适，发现腹部包块1年余"入院。患者1年余前无明显诱因间断出现上腹部不适，每月3～4次，每次持续几小时或几天不等，无明显规律，与进食无关，无恶心、呕吐，无反酸、嗳气，无腹痛、腹泻，无呕血、黑便，无发热、畏寒，于剑突下可触及一质软包块，无压痛，未诊治。4天前为明确诊断来笔者所在医院门诊，行腹部增强MRI检查（图11-2），显示肝左外叶局限

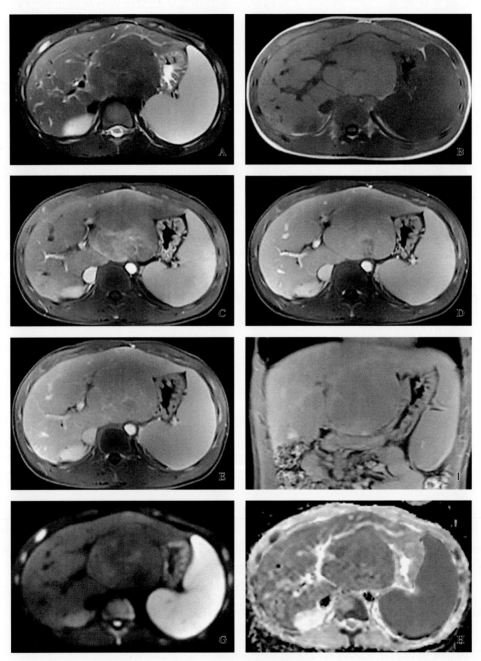

图11-2　腹部增强MRI表现

肝左外叶见团块状长 T_1 异常信号灶，大小约 9.3cm×6.1cm×8.6cm，邻近组织受压移位，注入钆喷酸葡胺（Gd-DTPA）后病变与肝实质强化程度相似，其内可见血管走行，胰腺形态及信号未见明显异常，胆囊不大，肝内胆管未见明显扩张，双肾内见多发囊状长 T_2 无强化灶，最大者位于右肾上极，直径2.1cm，脾大，厚5.1cm，信号未见明显异常。影像学诊断：①肝左外叶局限性增大，符合增生性病变表现；②脾大；③双肾多发囊肿

性增大，符合增生性病变表现，脾大，双肾多发囊肿。为求进一步诊治收入院。患者自发病以来饮食、睡眠、大小便无特殊，体重无明显变化。既往史、个人史均无特殊。家族史：其母亲腹部CT显示肝脏多发囊肿，双肾多发囊肿，点状血肿可考虑。

入院后查体：体温36.5℃，心率70次/分，呼吸21次/分，血压98/62mmHg。患者神志清楚，精神可，全身浅表淋巴结未触及明显肿大，心、肺未见明显异常。腹部平坦，未见腹壁静脉曲张，未见胃肠型及蠕动波，全腹无压痛、反跳痛，剑突下可触及一质软包块，站立位明显，无压痛，肝、脾肋下未触及，肝肾区无叩痛，移动性浊音（－），墨菲征（－），肠鸣音3～4次/分。

入院初步诊断：肝脏占位性病变，脾大，肾囊肿。

入院后完善检查：血常规WBC 5.17×10⁹/L，HGB 147g/L，PLT 125×10⁹/L；尿常规、大便常规正常；肝功能ALT 66U/L，AST 53U/L，GGT 56U/L；ALP 384U/L，ALB 41.6g/L，TBIL 7.70μmol/L。病毒学标志物：HAV、HBV、HCV、HEV、EBV、CMV（－）。免疫学指标：抗平滑肌抗体1∶100（＋），抗核抗体、抗线粒体抗体、抗双链DNA等免疫指标均正常；免疫球蛋白正常。PT 13.1秒；AFP 4.64ng/ml；PCT 0.4ng/ml；CRP 0.02mg/L；血清铁蛋白、血清铜、铜蓝蛋白、甲状腺功能、心肌酶谱均正常。心电图、心脏超声、胸片、肺功能均正常。完善基因检测结果见表11-1。

表11-1　患者及父母基因测序结果

基因	基因变异位点	患者	父亲	母亲
PKD1	c.7670A＞G chr16: 2156125 p.D2557G	杂合变异	杂合变异	无变异
PKD1	c.533_534del chr16: 2168459 p.E178fs	杂合变异	无变异	杂合基因

确定诊断：先天性肝纤维化伴先天性肝内胆管扩张症（卡罗利病）；肾囊肿。

治疗及转归：在全身麻醉下经腹腔镜行肝左外叶切除＋肝脏肿瘤切除术。术中探查见肝脏表面2个肿物，大者位于左外叶脏面，大小约10cm×10cm，小者位于Ⅳ段紧邻胆囊处，大小约4cm×4cm。病理结果见图11-3。手术顺利，术后给予抑酸、保肝、抗感染及对症支持治疗，患者恢复良好出院。术后随访18个月，患者未出现任何不适。

2.讨论　先天性肝纤维化属罕见病，临床上以门静脉高压和肝功能正常为特征，根据临床表现可分为门静脉高压型、胆管炎型、混合型和无症状型，多合并常染色体隐性遗传多囊肾和（或）肝内外胆管发育异常，临床表现缺乏特异性，对于病因不明的肝纤维化及性质不明的占位性病变需要考虑此病可能，肝组织病理学检查为其确诊的金标准，病理表现通常为纤维间隔内含有形态各异的胆管，可伴有典型的肝内胆管发育畸形或交通性海绵状胆管扩张。其隐匿性及复杂性极易导致误诊及漏诊，确诊主要依靠遗传

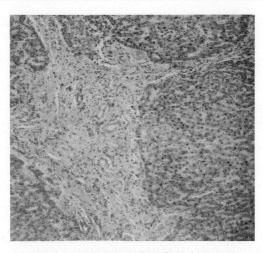

图 11-3　肝占位组织病理表现（×100）

肝细胞未见明显紊乱，汇管区扩大，宽大致密纤维间隔内见小叶间胆管增生，扩张迂曲排列异常，周围未见炎症细胞浸润，界面炎不明显。诊断考虑：先天性肝纤维化伴先天性肝内胆管扩张症（卡罗利病）。免疫组化结果：CK7（胆管＋），CK19（胆管＋），MUM-1（＋），Cu 染色（－），Fe 染色（－），凝溶胶蛋白（GS）（灶＋），CD34（血管＋）

病史及肝活检病理学检查。

（李菲菲　任万华）

第二节　先天性肝内胆管扩张症

先天性肝内胆管扩张症（卡罗利病）是1958年由法国胃肠病学家Jacques Caroli首先描述的一类以节段性或弥漫性肝内大胆管交通性囊状扩张或伴明显胆道炎症为特征的罕见常染色体隐性遗传性肝病，又称交通性海绵状胆管扩张症。发病具有家族聚集性，可能与 *PKHD1*、*PKD1* 或其他位点基因变异有关。本病发病率约为1/1 000 000。发病年龄差异较大，通常在儿童或青少年期出现症状，也可成年后发病。男女患病比例大致相等，亦有文献报道男女比例约为2∶1，这一点有别于发病与女性明显相关的多囊肝病（PLD）、单纯性肝囊肿和胆总管囊肿。临床表现缺乏特异性，影像学及肝组织病理检查有助于明确诊断，并指导临床治疗决策。

（一）发病机制与病理

本病为一种罕见的常染色体隐性遗传病。病因与发病机制目前尚未阐明，比较公认的学说如下：

1.基因变异学说　是基于先天性肝内胆管扩张症患者存在以 *PKHD1* 为代表的多种基因变异而提出的。*PKHD1* 位于染色体6p12.2，为常染色体隐性遗传多囊肾病（ARPKD）的致病基因，延伸长度超过469kb，是包含67个转录外显子的人类最长基因组片段之一。其负责编码含有4074个氨基酸的纤维囊蛋白（fibrocystin/polyductin，FPC），参与调节细胞增殖和黏附，在肾脏中高表达，胰腺、肝脏和肺部亦有表达。*PKHD1* 基因变异导致分布在肾小管细胞、肝胆管细胞内的FPC异常，从而引起肾脏和肝脏的纤维囊性改变，故本病常伴有ARPKD。少数患者存在*PKD1*基因变异，该基因位于染色体16p13.3—p13.12，负责编码含有4304个氨基酸的460kDa的多囊蛋白（polycystin，PC）1。PC1位于上皮细胞的基底外侧膜，与PC2、纤维蛋白结合形成复合物，通过AP1、STAT、ERK信号通路和（或）哺乳动物雷帕霉素靶蛋白（mammalian target of rapamycin，mTOR）减缓囊性上皮细胞的异常增殖，使囊肿的形成受限。此外，*WDR19*基因变异、HLA-DR异常也可能是参与先天性肝内胆管扩张症发生的遗传因素。

2.胆管板畸形（ductal plate malformation，DPM）学说　DPM可在胆管树的不同水平发生，表现出各式各样的胆管畸形，先天性肝内胆管扩张症为DPM中的一种，与胚胎发育过程中肝内胆管不同节段发生的胆管板重塑异常有关。

先天性肝内胆管扩张症是在非阻塞性原因下出现胆管的节段性或弥漫性扩张，一般仅限于肝内大胆管的膨胀和扩张，不影响肝实质。大体病理显示扩张的胆管有大小不等的囊肿，壁光滑，且与正常胆管相连，其内亦可见由浓缩胆汁组成的棕色色素结石。光学显微镜下的特征性病理表现为节段性或累及整个肝脏的肝内胆管囊状扩张，囊肿内壁的胆管上皮细胞增生，形态从立方状到柱状，可无异型性，亦可发生上皮化生或非典型增生。管腔内可见浓缩胆汁或结石。在囊性增生的胆管周围可见纤维组织增生、厚壁血管生成，以及急、慢性炎症细胞浸润，甚至可进展为肝硬化。基于有无肝内纤维化和门静脉高压，病理学上将本病分为两型。Ⅰ型为经典先天性肝内胆管扩张症，即单纯性肝内胆管扩张，或伴有胆囊炎、胆石症，少数可有胆总管囊肿，无门静脉高压及肝硬化。组织病理显示肝内胆管节段性囊状扩张，与肝内胆管树相交通，扩张胆管周围伴随淋巴细胞、浆细胞为主的混合性炎症细胞浸润。肝小叶结构与实质细胞多正常，或肝细胞区域性水样变性，偶见肝细胞性和毛细胆管性淤胆，小叶内点灶状坏死。Ⅱ型为混合型，因合并先天性肝纤维化，又称卡罗利综合征，胆管畸形扩张伴门静脉周围纤维化和门静脉高压，甚至肝硬化。病理表现除肝内胆管囊状扩张和增生外，还伴随程度不一的汇管区纤维组织增生和慢性炎症细胞浸润，纤维增生区域可见大量畸形的胆管、小胆管增生和发育不良的门静脉分支。周围肝细胞正常，或区域性水样变性及气球样变，散在点灶状坏死等特征与Ⅰ型相似。

（二）临床表现

本病起病隐匿，进展缓慢，早期因无明显症状或缺乏特异性临床表现而易漏诊，只有出现并发症时才表现出相应症状、体征，从而证实本病存在。相对常见的症状包括反复发作的发热、寒战、右上腹痛、黄疸、食欲减退、体重减轻等，查体可发现肝大或腹部包块。典型患者可表现为腹痛、黄疸和腹部肿块三联征。部分患者可只表现为轻度慢性腹痛，甚至个别患者出现与消化系统无关的其他症状，如咳嗽等。少数患者亦可终身无症状，或因影像学检查被偶然发现。

根据先天性肝内胆管扩张症分型，Ⅰ型为单纯性肝内胆管囊状扩张，易合并胆汁淤积、肝内胆管结石及感染，故可表现为反复发作的发热、黄疸、右上腹疼痛等胆管炎、肝脓肿症状，甚至败血症，但无肝纤维化和门静脉高压症表现。Ⅱ型即肝内胆管扩张伴先天性肝纤维化，易较早出现门静脉高压，继发腹水，脾大、脾功能亢进，食管胃底静脉曲张或合并上消化道出血等并发症。

少数患者由于胆管上皮细胞长期暴露于高水平胆汁酸和慢性炎症刺激中，可发展为胆管恶性肿瘤。文献报道恶化率为5.2% ～ 25%，多为7.0%左右。由于先天性肝内胆管扩张症患者肝内胆管基底膜基层蛋白表达减少，推测本病患者发生原位癌后更易突破基底层，导致肝内胆管癌的发展和转移。

（三）辅助检查

1.实验室检查　在疾病早期无症状阶段，肝功能等检查可无异常。发病后由于反复发作胆管炎，或伴随胆管阻塞、胆石症，可出现肝功能异常，通常以ALP、GGT、DBIL升高更为常见。部分患者因合并肝硬化，门静脉高压伴随脾大、脾功能亢进，表现为肝硬化的实验室检查特点，如血常规三系降低。对于继发感染者可伴随WBC升高，尤其是中性粒细胞计数、CRP和PCT水平，有助于判断全身炎症反应程度。肿瘤标志物CA 19-9和CEA升高可辅助胆管恶性肿瘤的诊断，但其并非先天性肝内胆管扩张症胆管癌变的特异性血清肿瘤标志物。

2.影像学检查　肝胆超声、CT、MRI、MRCP、经内镜逆行胰胆管造影（ERCP）、经皮肝穿刺胆道造影（PTC）等影像学检查是诊断先天性肝内胆管扩张症的重要手段。其典型超声表现为肝内胆管弥漫性或局限性囊状、柱状、纺锤状扩张并相互连通，呈串珠样表现，或可见囊尾征及蝌蚪征。彩色多普勒超声检查可见病灶内正常血管分支，超声造影显示病灶呈"等进等出"，且内部无回声区无增强。同时可以通过超声对肾脏进行评估，确定是否合并多囊肾。本病CT特点：①肝内胆管囊状扩张，形成单个或多个大小不等的囊状或梭形低密度影，囊性病灶沿肝内胆管分布，与胆管相通；②囊性病灶内可见小点状、分隔状高密度影，点状影实为被扩张胆管包绕的伴行门静脉分支，增强扫描门静脉期可见明显强化，即中心点征，是特征性表现；③薄层图像扫描可见部分类圆形病灶与细小胆管相连，形似蝌蚪，形成蝌蚪征，或称囊尾征；④合并胆管结石、胆管炎时，胆管壁增厚，管腔内可见高密度结石影；⑤合并肝硬化、门静脉高压患者，可见脾大、腹水、门静脉侧支循环形成等征象。在MRI图像上，囊状扩张的胆管呈长T_1长T_2水样信号。MRCP作为一种胆道非侵入性成像诊断方法，是诊断先天性肝内胆管扩张症最敏感的影像学检查方法之一，能够清晰显示整个胆管树系统，发现病变囊腔与胆管相通，内可见扩张的小胆管悬挂在胆管树的枝头，形成悬挂征。MRCP、PTC和ERCP不仅有助于疾病诊断和与其他肝内囊性病变相鉴别，还可用于评估病变的部位、范围和严重程度，指导治疗决策。

3.肝组织病理检查　本病特征性病理表现为囊状扩张的胆管，内有纤维组织和血管构成的息肉样突起及条索状结构，并与胆管树相通，囊内可含脓液和胆汁。汇管区可见较多小胆管增生，门静脉小分支明显可见，汇管区之间可有纤维条索相连，但肝小叶结构及肝细胞多正常，或者肝细胞区域性水样变性，偶见点灶状坏死，以及肝细胞和毛细胆管性淤胆。根据分型，Ⅰ型患者病变多呈肝内胆管节段性囊状扩张，与肝内胆管树相交通，上皮可呈乳头状生长，可发生不典型增生甚至癌变。胆管周围可见淋巴细胞、浆细胞为主的混合性炎症细胞浸润。Ⅱ型以肝内末端小胆管扩张和增生为特征，常呈广泛性病变，伴程度不一的汇管区及门静脉周围纤维化（图11-4）。

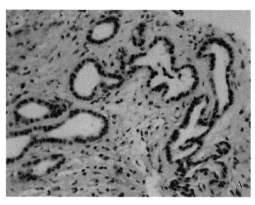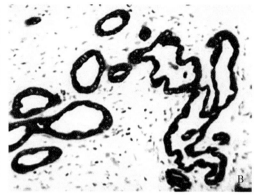

图 11-4 先天性肝内胆管扩张症的肝组织病理表现

A.HE 染色（×200）；B.CK19 免疫组化染色（×200）

4.基因检测 虽然基因变异学说是目前解释先天性肝内胆管扩张症发病的主要学说，但临床对于先天性肝内胆管扩张症患者的基因检测并未常规开展。有学者通过基因检测发现两种致病的 *PKHD1* 基因的杂合变异（c.370C＞T 和 4870C＞T），且这两种变异在 ClinVar 数据库中已被确定有致病性，故建议进行基因检测以协助明确诊断。

（四）诊断、分型与鉴别诊断

先天性肝内胆管扩张症诊断需要结合临床表现和影像学检查。影像学检查发现肝内胆管系统异常扩张，且排除肿瘤、结石等后天因素引起的肝内胆管扩张，应考虑本病的可能。事实上，部分先天性肝内胆管扩张症患者是在评估胆管梗阻或胆管炎时通过影像学检查发现，尤其囊状扩张的胆管与其他正常胆管相连是诊断的关键特征，患者可无临床症状和体征。

根据 Todani 改良的胆总管囊肿分型，先天性肝内胆管扩张症属于 V 型，即单纯性肝内胆管单发或多发性囊状扩张，Todani 分型并未对先天性肝内胆管扩张症进行进一步的细化分类。根据国内董家鸿教授的董氏分型，本病可分为 A、B 两型，A 型为周围肝管型肝内胆管扩张，其中 A1 型为病变局限于部分肝叶，A2 型为病变弥漫于全肝；B 型为中央肝管型肝内胆管扩张，其中 B1 型为单侧肝叶中央肝管扩张，B2 型为病变累及双侧肝叶主肝管及左右肝管汇合处。董氏分型不仅对本病的表现类型予以详细划分，对制定治疗方案和选择手术方式更具指导价值（图 11-5）。

先天性肝内胆管扩张症需与其他肝胆囊性病变鉴别：①原发性硬化性胆管炎（primary sclerosing cholangitis，PSC），胆管扩张很少呈囊状，更常见孤立性纺锤状，镜下胆管周围纤维化呈洋葱皮样改变是其主要特征。PSC 属于自身免疫性肝病，常有自身抗体阳性，70% 的 PSC 患者伴有炎症性肠病。②多囊肝，多见于成年人，病变常呈弥漫性改变，通常伴有多囊肾或其他先天性异常，胆管通常无形态学异常，上皮细胞呈扁平或立方状，胆管内无胆汁淤积，且多囊肝患者的肝囊肿不与胆管相通，囊肿周围无炎症细胞浸润。③梗阻性胆管扩张，常为局限性病变，病变仅累及梗阻部位以上的胆管，常有梗阻物存在。④复发性化脓性胆管炎，表现为败血症和肝内外胆管扩张，但很少呈囊状扩张。

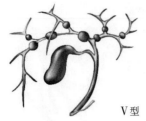

◀ 先天性肝内胆管扩张症属于 Todani 改良的胆总管囊肿分型中的 V 型

根据董氏分型，本病分为 A、B 两型，又根据其累及肝叶范围分别分为 A1、A2 和 B1、B2 亚型

▼

V 型

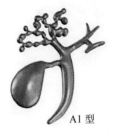
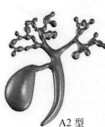
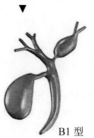
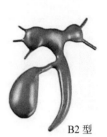

A1 型 A2 型 B1 型 B2 型

图 11-5　先天性肝内胆管扩张症分型

（五）治疗

先天性肝内胆管扩张症治疗方式取决于临床表现和胆管异常程度，疗效也依病情复杂程度差异很大。早期无症状或症状轻微者可考虑保守治疗，效果不佳或病情较重者应及时考虑介入、手术，甚至行肝移植术。由于先天性肝内胆管扩张症患者胆管癌变风险是普通人群的100倍，外科手术是推荐的治疗方式。对于未发生癌变患者，手术原则与胆道结石继发感染治疗原则一致，即切除肝内外囊性病灶，解除胆管狭窄及梗阻，建立通畅的胆管引流。

1.内科治疗　对于症状较轻的胆管炎患者，可给予保肝、利胆药物。胆管炎发作期间可应用抗菌药物控制感染，但效果可能不佳，且仅能暂时控制发作，有学者建议交替使用抗生素以预防复发，但尚未得到公认。卡罗利综合征患者可能存在自身抗体阳性现象，因此可能会被误诊为自身免疫性肝炎、原发性胆汁性胆管炎等，而免疫抑制治疗有导致患者病情恶化的潜在风险，故需提高警惕，在免疫抑制治疗前做出明确鉴别。

2.内镜与介入治疗　ERCP和PTC不仅有助于先天性肝内胆管扩张症的诊断，也是本病重要的非手术治疗方式之一。对于伴有肝内胆管和胆总管结石的先天性肝内胆管扩张症者，内科保守治疗无效后，ERCP可协助去除胆总管的沉淀物或结石，但在囊肿引流方面的作用有限，因此不能有效预防胆管炎复发。PTC在囊肿引流方面更有效，有助于预防胆管炎复发，尤其在患者坚持定期冲洗和更换引流导管情况下，因此对于合并急性化脓性炎症、严重阻塞性黄疸及病变胆管穿孔等紧急情况，且无法耐受复杂手术时，建议行PTC并置管引流。此外，对因门静脉高压导致食管静脉曲张破裂出血患者可行内镜下静脉曲张结扎、硬化剂注射联合组织黏合剂等方法治疗，帮助计划接受肝移植患者安全度过肝源等待期。

3.外科手术　先天性肝内胆管扩张症手术治疗主要目的在于切除病灶。其中对于局限性先天性肝内胆管扩张症，在无复发性胆管炎、肝纤维化或肝硬化的情况下，推荐肝切除术为最佳选择。对于存在左右肝胆管双侧病变，但不伴肝实质病变者，建议行囊肿切除术＋Roux-en-Y囊肿空肠吻合术，但其长期疗效尚不确定。根据董氏分型，对于局限性的A1和B1型先天性肝内胆管扩张症，推荐切除受累肝段或肝叶；对于B2型累及双侧及左右肝管汇合处者，根据累及肝段等级不同，可行胆囊切除＋肝外胆管及病变肝段切除＋胆肠吻合术。关于手术预后及长期随访状况，前瞻性研究数据显示，单小叶性先天性肝内胆管扩张症手术治疗近期疗效好，并发症少，中位随访18个月，96%的患者预后良好。半肝切除或左外侧叶切除的先天性肝内胆管扩张症患者术后总体并发症发生率为37%，并发症包括胆瘘、胸腔积液、尿道感染等。

随着微创外科技术的发展，腹腔镜手术也逐渐被用于先天性肝内胆管扩张症患者的治疗，成为新的手术方式。尤其对局限性先天性肝内胆管扩张症患者，当病变局限在左半肝或左外段时，可以尝试腹腔镜手术。在腹腔镜手术中，若部分病变邻近肝内血管，基于术中安全问题不得不保留部分囊壁，但因残存部分仍有恶变可能，故需要术后长期随访。腹腔镜手术治疗先天性肝内胆管扩张症虽逐渐受到重视，但其手术疗效和术后并发症发生率是否优于传统开腹手术仍有待研究证实。

4.肝移植术 被认为是弥漫型先天性肝内胆管扩张症最好的治疗手段，尤其是肝内胆管弥漫性扩张累及全肝和无法单纯手术切除的先天性肝内胆管扩张症患者。存在以下三种情况时优先考虑肝移植术：①合并肝功能失代偿；②对内镜或介入等治疗效果不佳的复发性胆管炎；③继发胆管癌。美国Starzl移植中心统计数据显示，卡罗利综合征患者及肝移植时伴有胆管炎的患者移植术后生存率较差，通常死于败血症或肝脓肿。先天性肝内胆管扩张症患者肝移植术后1年、5年和10年生存率分别为76%、65%和56%。活体肝移植术后胆管狭窄发生率可高达27%，但可以通过介入治疗成功解决胆管狭窄问题。另外，需早期评估是否合并ARPKD，对于同时伴发肾衰竭者，建议联合或序贯肝肾移植。

（六）典型病例

1.病例介绍 患儿，男，8岁，主因"腹胀进行性加重，伴间断呕血3个月"入院。患者3个月前无诱因出现腹胀，初起无发热、乏力、厌食、腹泻等，于当地化验肝肾功能，除ALP 238IU/L外，其余指标均在正常范围，未进一步诊治。后患儿间断出现5次呕血，每次量均不等，最多可达400ml余，于当地县医院化验血常规示WBC 2.26×10^9/L，RBC 2.86×10^{12}/L，HGB 75g/L，PLT 97×10^9/L。上腹部超声提示肝脏增大，回声不均匀，肝内多发大小不等囊肿，脾大，脾静脉增宽，考虑肝硬化？伴肝多发囊肿。给予间断止血、输血及对症护肝等治疗。1周前患儿再次出现腹胀，呈进行性加重，为进一步诊治收入院。患儿为独生子，目前读小学二年级，生长发育和智力均正常。否认长期或特殊药物服用史，否认家族遗传性疾病史。

入院后查体：体温36.4℃，心率88次/分，呼吸23次/分，血压105/75mmHg。神志清楚，精神可，未见肝掌、蜘蛛痣。心肺查体未见异常。腹部饱满，可见腹壁静脉曲张，腹软，无压痛、反跳痛及肌紧张，肝右肋下未触及，剑突下5cm可触及，质硬，无触痛，脾左肋下10cm可触及，质硬，边缘钝，无触痛。肝区无叩痛，墨菲征阴性。移动性浊音阴性。双下肢无水肿。神经系统检查未见异常。

入院初步诊断：肝硬化？合并上消化道出血，病毒性肝炎待除外，遗传代谢性肝病待除外，肝血管病变待除外。

入院后完善检查：血常规WBC 1.6×10^9/L，RBC 3.74×10^{12}/L，HGB 78g/L，PLT 67×10^9/L；肝肾功能、电解质、心肌酶谱均正常；凝血功能正常；血清肝炎病毒标志物仅抗HBs阳性，HAV、HCV、HEV、EBV、CMV均阴性；肝病相关自身抗体均阴性；肝胆肿瘤标志物（AFP、CEA、CA19-9、CA125、铁蛋白）均正常。免疫球蛋白（IgG、IgM、IgA）均正常。CER 0.46g/L。

腹部超声：肝硬化、肝内胆管扩张、脾大。

腹部CT：肝内胆管多处扩张，诊断考虑先天性肝内胆管扩张症。

肝组织病理显示穿刺肝组织内纤维间隔宽大、致密，其内小胆管增生明显，部分管腔囊状扩张、交通，胆管内可见胆栓形成，周围少量炎症细胞浸润；肝细胞排列尚有序，部分肝细胞轻度水样变性，小叶界板尚完整（图11-6）。病理诊断考虑Ⅱ型先天性肝内胆管扩张症。

根据患儿门静脉高压临床表现，影像学检查发现肝内胆管异常扩张，且排除肿瘤、结石等梗阻因素，除外肝脏血管病变、自身免疫性肝病，尤其结合肝组织病理典型特点，临床符合Ⅱ型先天性肝内胆管扩张症诊断。

确定诊断：Ⅱ型先天性肝内胆管扩张症，合并上消化道出血、失血性贫血。

治疗及转归：休息，营养支持指导，配合保肝、补充铁剂、降低门静脉压力等综合对症治疗。患儿家属拒绝内镜下曲张静脉套扎预防出血治疗。与外科沟通考虑病变弥漫不宜手术切除，建议患儿行肝移植术。

2.讨论　先天性肝内胆管扩张症临床表现多缺乏特异性，早期因无症状而不易发现，或因临床医生认识不足而漏诊。任何不明原因的门静脉高压，在除外肝硬化、肝血管病变后，均需考虑本病，尤其是儿童和青少年患者，但不能因年龄大而忽略本病，或误诊为原发性硬化性胆管炎。Ⅰ型先天性肝内胆管扩张症表现为单纯肝内胆管囊状扩张，无肝纤维化和门静脉高压，多以腹痛、黄疸等胆道感染表现就诊而被发现；Ⅱ型先天性肝内胆管扩张症因合并先天性肝纤维化，常以门静脉高压继发腹水、上消化道出血、脾功能亢进等就诊，容易误诊为不明原因肝硬化、肝多发囊肿。本病血常规、肝功

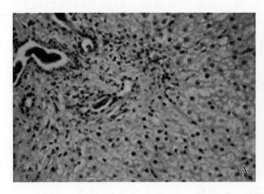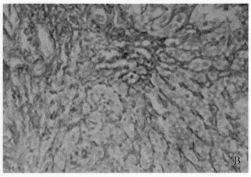

图11-6　肝组织病理表现
A.HE染色（×100）；B.网状纤维染色（×100）

能等实验室检查基本正常，或者因并发症而表现出相应变化，但缺乏特征性表现。影像学检查具有特征性，MRCP是非侵入性诊断方法中灵敏度、特异性最高的检查手段，但需要影像科医生增强意识，结合临床资料，仔细寻找影像学特征性变化，避免漏诊和误诊。同时，基于病变部位、范围和程度的影像学分型有助于指导临床治疗决策。肝组织病理对先天性肝内胆管扩张症的诊断具有重要价值，但考虑肝穿刺出血、胆瘘等风险，并非本病确诊常规手段，只有在临床表现和无创检查不能确诊或怀疑其他肝病病变或叠加其他肝脏病变时，权衡利弊后进行。若病理提示典型肝内胆管囊状扩张、交通，胆管上皮增生和胆管内胆栓形成，但肝实质细胞正常有助于本病确诊，以CK19为代表的胆管上皮细胞标志物免疫组化染色有助于明确胆管病变特点及胆管错构关系。临床亦有无症状患者通过肝组织病理首次确诊的报道。*PKHD1*基因杂合变异是目前已被确认与先天性肝内胆管扩张症相关的基因变异，建议对怀疑本病的患者进行基因检测以协助明确诊断，但目前尚缺乏大样本研究证据。

总之，目前先天性肝内胆管扩张症诊断尚缺乏金标准，治疗应根据患者病情程度、病变特点及肝功能状态等综合分析，对于内科药物、介入治疗效果不佳或不宜外科手术治疗患者应尽早行肝移植术。

（王亚东　赵彩彦）

第三节　多囊肝病

肝囊肿是肝内单发或多发的囊性病变，临床上最常见的类型是单纯性肝囊肿，其次是多囊肝病（polycystic liver disease，PLD）。PLD是一种罕见的常染色体遗传病，既可以作为独立型常染色体显性多囊肝病（autosomal dominant polycystic liver disease，ADPLD）存在，也可以伴发于常染色体显性多囊肾病（autosomal dominant polycystic kidney disease，ADPKD）和常染色体隐性多囊肾病（autosomal recessive polycystic kidney disease，ARPKD）。

（一）分类和致病基因

PLD主要分为三类：ADPLD、伴发于ADPKD的PLD和伴发于ARPKD的PLD（表11-2）。

表11-2　PLD分类

疾病	变异基因	肾脏病变
伴发于ADPKD的PLD	*PKD1*、*PKD2*	有
伴发于ARPKD的PLD	*PKHD1*	有
ADPLD	*PRKCSH*、*SEC63*、*LRP5*、*GANAB*、*ALG8*、*SEC61B*、*PKHD1*	通常不会引起肾脏受累

1.伴发于ADPKD的PLD ADPKD是肾脏最常见的单基因遗传病，全球发病率为1%～2%。主要致病基因为*PKD1*和*PKD2*。*PKD1*基因位于染色体16p13.3，80%～85%的患者存在*PKD1*变异；*PKD2*基因位于染色体4q21—q22，15%～20%的患者与其变异有关。94%的ADPKD患者同时伴有PLD，PLD是ADPKD最常见的肾外症状。*PKD1*和*PKD2*分别编码纤毛膜上的跨膜蛋白多囊蛋白1（PC1）和多囊蛋白2（PC2），可形成复合物，调控囊肿形成的重要信号转导通路。胆管上皮细胞是肝脏内唯一存在初级纤毛的细胞，因此该基因变异导致初级纤毛发育异常，并促进胆管发育异常。内质网功能异常时，PC1和PC2也可发生异常糖基化和折叠，无法形成正常功能蛋白，最终被降解。

2.伴发于ARPKD的PLD ARPKD罕见，常发生于儿童，发病率约为1/20 000，其中30%的新生患儿死于严重的肺发育不良及继发的呼吸衰竭。其病因为6号染色体短臂上编码纤维囊蛋白的多囊肾和肝病1型基因（polycystic kidney and hepatic disease 1，*PKHD1*）变异。*PKHD1*编码FPC，该蛋白也定位于初级纤毛。

3.ADPLD 与ADPKD和ARPKD不同，ADPLD常不累及肾脏。致病基因主要包括编码蛋白激酶C底物80K-H的基因（*PRKCSH*）和*SEC63*基因，另外*ALG8*、*SEC61B*、*GANAB*、*LRP5*、*DNAJB11*或*ALG9*等基因变异也参与了ADPLD的发生和发展。这些基因产物可参与内质网内糖蛋白的成熟和易位，还可影响PC1的生物合成。

（二）发病机制

PLD的发病机制目前尚未完全清楚。目前研究认为肝囊肿的发生是由于胆管发育过程中胆管板重塑异常导致胆管板畸形，引起胆管上皮细胞异常扩增，管腔增大，持续分泌液体。cAMP是调控此过程的关键蛋白。肠促胰液素是胆管上皮细胞主要的cAMP激活剂，可促使多种转运体和通道嵌入胆管上皮细胞的顶端膜，从而促进肝囊肿的液体分泌。此外，PLD患者体内血管内皮生长因子（VEGF）、雌激素、胰岛素样生长因子、mTOR均升高，可能促进囊肿的形成和增大。

（三）临床表现

大部分PLD患者无任何临床症状。患者可因囊肿占位效应产生厌食、早饱、腹胀、恶心、呕吐、营养不良、胃食管反流等临床表现。部分患者可出现肝静脉流出道梗阻，导致门静脉高压、腹水、静脉曲张出血或脾大。少数患者可出现下肢水肿、腹水、囊内出血、囊肿破裂、囊肿蒂扭转、肠梗阻等并发症，并可出现剧烈腹痛。查体时可以发现患者腹部膨隆、肝大，质地从软到硬，可呈结节状。如合并多囊肾，触诊时可以扪及。如有肾功能受损，临床可见高血压、心力衰竭和脑血管意外等。

（四）辅助检查

1.实验室检查 大多数PLD患者，由于肝实质未完全被破坏，肝功能检查通常是正常的。一些严重患者GGT、ALP、AST与TBIL可升高。其中GGT和ALP升高可能是胆管细胞激活的结果，而TBIL升高可见于囊肿压迫胆管的患者。另外，PLD患者CA19-9可升高，且其升高程度与多囊肝体积呈正相关。CA19-9显著升高的患者需要考虑囊肿合并感染的可能。

2.超声检查 因其简便、无创、可多次重复操作等优点，成为多囊肝首选影像诊断方法，对于不典型多囊肝需要结合家族史并定期复查，避免漏诊、误诊。

典型的多囊肝特征：①肝脏呈不规则明显增大，形态失常；②肝内布满大小不一的无回声区，内径从数毫米至数厘米不等，囊肿间隔较薄。多囊肝合并出血或感染时，超声表现为部分囊肿内有细弱回声及絮状不规则回声沉积。两者的鉴别需紧密结合临床表现。囊肿囊内出血，可出现急性腹痛、恶心、呕吐等症状；如合并感染，则有发热等全身症状。超声定位下穿刺是鉴别的最好方法。

不典型多囊肝常表现如下：①肝脏体积正常或体积略增大；②肝实质内有多个囊性暗区散在分布或聚集在一起，互不相通，同时可见部分"实质"回声；③不典型的多囊肝超声诊断需要详细询问患者有无家族史，患者是否有多囊肾、多囊胰、多囊脾。

3. X线、CT和MRI检查 可明确囊肿的大小、部位、形态和数目。大的肝囊肿因其所在部位不同而使腹部X线检查显示膈肌抬高或胃肠受压等征象。CT检查显示正常肝脏实质被大小不等的囊肿代替，囊肿边缘光滑，典型的囊肿内密度均匀，增强扫描后无强化。囊肿在MRI上呈长T_1长T_2信号，其内信号较均匀。伴有囊内出血者可见不均匀密度增高影。

4.肝组织病理检查 可见囊肿大小不一，囊内充满清亮无色液体，切面亦可见多个大小不等的囊腔，未见正常肝脏，部分囊内可见部分灰白色液体。镜下观察囊壁衬为单层扁平上皮，呈胆管上皮样改变，局部可见片状坏死，并有不同程度的纤维组织结节样增生。

（五）诊断

PLD目前缺乏统一的诊断标准。在无家族史的患者中，肝囊肿数量＞20个时可诊断为PLD。但在有家族史的PLD患者中，囊肿数量＞4个即可诊断。如无多囊肾需考虑ADPLD，若有多囊肾则需考虑ADPKD及ARPKD，可从基因水平明确PLD分类。

（六）分型

目前对PLD有两种分型，Gigot分型（表11-3）与Schnelldorfer分型（表11-4），两者都以囊肿数量、大小及剩余肝实质体积作为分型的标准，而后者增加了对预保留肝脏血供的评估，更有利于为不同情况的患者选择合适的治疗方式。

表11-3　Gigot分型

分型	囊肿数量	囊肿大小	剩余肝实质体积
Ⅰ型	＜10个	大（＞10cm）	大量
Ⅱ型	大量	中小	大量
Ⅲ型	大量	中小	少量

表 11-4　Schnelldorfer 分型

分型	症状	囊肿特征	正常肝实质	预保留肝叶的门静脉或肝静脉阻塞
A 型	无或轻度	任何	任何	任何
B 型	中等或严重	数量少且体积大	>2 个肝叶	无
C 型	严重（或中等）	任何	>1 个肝叶	无
D 型	严重（或中等）	任何	<1 个肝叶	有

（七）鉴别诊断

PLD 是一种先天性肝囊肿，应与寄生虫性（如肝棘球蚴病）、创伤性、炎症性和肿瘤性囊肿等相鉴别。

1. 肝棘球蚴病　患者常有流行病地区居住史及犬、羊、牛等接触史，除超声、X 线、CT 及 MRI 外，卡索尼试验（Casoni test）阳性及补体结合试验阳性有助于诊断。

2. 肝海绵状血管瘤　根据临床表现，超声、CT、MRI 及肝动脉造影（必要时）等检查，不难诊断。

3. 原发性肝癌　根据肝病病史、甲胎蛋白（AFP）≥400ng/ml，超声、CT 或 MRI 检查发现肝实质性肿块，且具有肝细胞癌典型影像学表现者，即可做出临床诊断。

4. 先天性肝内胆管扩张症　肝内胆管的位置在门静脉前方，两者关系较恒定，结合临床特征做出鉴别诊断并不困难。

（八）治疗

无临床症状的 PLD 患者不需要任何治疗，对于这类患者，最好避免不必要的影像学检查，以避免积累辐射暴露和不必要的紧张情绪。只有当部分 PLD 患者因肝体积增大引起器官衰竭或出现囊肿破裂、感染、出血等并发症时，才需要考虑干预。目前将 PLD 的治疗分为药物治疗和外科治疗两大类。

1. 药物治疗

（1）生长抑素类似物（somatostatin analogue）：生长抑素是一种神经激素，作用十分广泛。生长抑素受体（somatostatin receptor，SSTR）一共有 5 种亚型，分别是 SSTR-1 ～ SSTR-5，其在人体许多组织中均有表达。奥曲肽、兰瑞肽、帕瑞肽等生长抑素类似物，能通过与囊壁表面的 SSTR 相互作用降低胆管上皮细胞的 cAMP 水平、抑制囊液分泌，从而抑制肝囊肿的生长，显著缩小肝体积。

（2）mTOR 抑制剂：mTOR 是一种丝氨酸/苏氨酸蛋白激酶，属于磷脂酰肌醇 3 - 激酶相关激酶（PIKK）家族，在调控多条通路的信号转导中发挥着重要作用。mTOR 抑制剂是一种用于肿瘤治疗的靶向药，包括西罗莫司（雷帕霉素）和依维莫司，能通过促进肝细胞凋亡抑制小鼠囊肿的生长，在多囊肾病（PKD）动物模型中，这两种药物均表现出抑制囊肿生长、延缓疾病发展的作用。目前尚未有足够的证据证明 mTOR 抑制剂能使 PLD 患者获益。在获得更系统、更全面、更综合的实验结果前，临床应用 mTOR 抑制剂治疗PLD应慎重。

（3）熊去氧胆酸（UDCA）：是肝细胞和胆管上皮细胞中的Ca^{2+}激动剂，通过PI3K/AKT/MEK/ERK1/2通路抑制胆管上皮细胞囊性增生，并且已在PLD动物模型实验中证实其具有延缓肝囊肿生长的作用。

（4）血管升压素2受体（vasopressin 2 receptor，V2R）拮抗剂：V2R定位在肾小管上皮，可以通过上调cAMP促进囊液分泌与细胞增殖。托伐普坦是一种V2R拮抗剂，可阻断血管升压素而减缓肾囊肿的生长速度，是全球获批的首个ADPKD治疗药物。有一些小样本研究提示其应用于多囊肝可能也有一定的减缓肝囊肿生长的疗效，但尚未得到大规模验证。

2.外科治疗

（1）囊肿穿刺抽液及硬化治疗：常用于单个巨大囊肿，即Gigot Ⅰ型患者，直径＞5cm的单个囊肿也是其指征。把囊肿内容物抽吸干净后会将硬化剂注入囊腔内，通过破坏囊壁上皮细胞抑制囊液的产生，使囊腔逐渐闭合。最常用的硬化剂为乙醇，其次为乙醇胺油酸酯、米诺环素、四环素等。此类治疗临床复发率高达80%，症状复发率高达50%。常需要多次引流。最常见的并发症是注入乙醇过程中引起的腹部疼痛，可能由腹膜刺激引起。导管、穿刺针类型和接触乙醇的时间不会影响治疗结果。

（2）开窗去顶术：常用于多发囊肿患者的治疗，即Gigot Ⅰ、Ⅱ型患者。此外，该术式也可应用于囊肿穿刺抽液及硬化治疗失败的患者。92%的患者在去顶术后症状得到明显缓解，但有24%的患者在随访中发现囊肿复发，22%的患者症状复发，且多个直径＞5cm囊肿的患者较囊肿小的患者复发率更高。主要并发症是腹水、胸膜瘘、动静脉出血和胆瘘。禁忌证是深部囊肿、弥漫性囊肿等。

（3）经导管动脉栓塞术（transcatheter arterial embolization，TAE）：是使用栓塞剂选择性地栓塞给囊肿供血的动脉分支，从而达到破坏囊壁细胞、切断囊液来源、控制疾病进展的目的。这种治疗方案主要得益于近年来研究发现PLD中囊肿主要由肝动脉供血。肝TAE虽然可以显著缩小肝脏体积，但其失败率高达69.6%，其中包括死亡、术后肝衰竭和症状未得到控制。

（4）肝切除术：常应用于严重的Gigot Ⅱ型患者，且患者肝脏必须有至少1个未被囊肿影响的肝段。常与开窗去顶术合用以处理无法切除的囊肿。术后86%的患者症状能得到较大缓解，34%的患者囊肿复发。虽然其短期疗效可观，但长期疗效与安全性仍需更高质量的证据。

（5）肝移植：是目前唯一能治愈PLD的方法，其指征为患者出现影响生活质量的严重症状，以及出现门静脉高压、营养不良等不可治疗的并发症。91%的患者在移植后健康相关生命质量评价有显著的提升。其术后并发症发病率为41%，病死率为17%。

（韩　莹　黄春洋）

参 考 文 献

陈训如，2000. 肝胆外科常见疾病导医指南. 北京:军事医科出版社.

李菲菲，傅兆庆，任万华，2019. 先天性肝纤维化伴Caroli病一例. 中华肝脏病杂志，27（6）：

463-465.

任辉，马雪梅，张佳斌，等，2013. 先天性肝纤维化伴Caroli病16例临床分析. 人民军医，56（2）：211-213.

王亚东，邵文革，赵彩彦，2009. 先天性肝纤维化伴Caroli病3例. 中华肝脏病杂志，17（8）：634-635.

赵新颜，王宝恩，贾继东，2005. 36例先天性肝纤维化的临床病理特点. 中华消化杂志，25（12）：748-749.

中国医师协会外科医师分会肝脏外科医师委员会，中国研究型医院学会肝胆胰外科专业委员会，2017. 肝脏良性占位性病变的诊断与治疗专家共识（2016版）. 中华消化外科杂志，16（1）：1-5.

中华医学会外科学分会胆道外科学组，2017. 胆管扩张症诊断与治疗指南（2017版）. 中华消化外科杂志，16（8）：767-774.

Acevedo E，Laínez SS，Cáceres Cano PA，et al，2020. Caroli's syndrome：an early presentation. Cureus，12（10）：e11029.

Brian R，Nash S，Matthew T，2006. Fibrocystic diseases of the liver//Boyer TD，Wright TL，Manns MP. Zakim and Boyer's hepatology：a textbook of liver disease. 5th ed. Amsterdam：Saunders Elsevier.

Cornec-Le Gall E，Alam A，Perrone RD，2019. Autosomal dominant polycystic kidney disease. Lancet，393（10174）：919-935.

Gunay-Aygun M，2009. Liver and kidney disease in ciliopathies. Am J Med Genet C Semin Med Genet，151C（4）：296-306.

Hildebrandt F，2010. Genetic kidney diseases. Lancet，375（9722）：1287-1295.

Hwang MJ，Kim TN，2017. Diffuse-type caroli disease with characteristic central dot sign complicated by multiple intrahepatic and common bile duct stones. Clin Endosc，50（4）：400-403.

Mabrut JY，Kianmanesh R，Nuzzo G，et al，2013. Surgical management of congenital intrahepatic bile duct dilatation，Caroli's disease and syndrome：long-term results of the French Association of Surgery Multicenter Study. Ann Surg，258（5）：713-721.

Newby LJ，Streets AJ，Zhao Y，et al，2002. Identification，characterization，and localization of a novel kidney polycystin-1-polycystin-2 complex. J Biol Chem，277（23）：20763-20773.

Onuchic LF，Furu L，Nagasawa Y，et al，2002. PKHD1，the polycystic kidney and hepatic disease 1 gene，encodes a novel large protein containing multiple immunoglobulin-like plexin-transcription-factor domains and parallel beta-helix 1 repeats. Am J Hum Genet，70（5）：1305-1317.

Richards S，Aziz N，Bale S，et al，2015. Standards and guidelines for the interpretation of sequence variants：a joint consensus recommendation of the American College of Medical Genetics and Genomics and the Association for Molecular Pathology. Genet Med，17（5）：405-424.

Shi W，Huang XM，Feng YL，et al，2020. Factors contributing to diagnostic delay of Caroli syndrome：a single-center，retrospective study. BMC Gastroenterol，20（1）：317.

Shi W，Yang AM，2021. Caroli disease：an update on pathogenesis. Chin Med J（Engl），134（23）：2844-2846.

Shorbagi A，Bayraktar Y，2010. Experience of a single center with congenital hepatic fibrosis：a review of the literature. World J Gastroenterol，16（6）：683-690.

van Aerts RMM，van de Laarschot LFM，Banales JM，et al，2018. Clinical management of polycystic liver disease. J Hepatol，68（4）：827-837.

Ward CJ，Hogan MC，Rossetti S，et al，2002. The gene mutated in autosomal recessive polycystic kidney disease encodes a large，receptor-like protein. Nat Genet，30（3）：259-269.

Xiong H，Chen Y，Yi Y，et al，2002．A novel gene encoding a TIG multiple domain protein is a positional candidate for autosomal recessive polycystic kidney disease．Genomics，80（1）：96-104．

Yonem O，Bayraktar Y，2007．Is portal vein cavernous transformation a component of congenital hepatic fibrosis? World J Gastroenterol，13（13）：1928-1929．

第十二章 其他遗传代谢性肝病

第一节 囊性纤维化

囊性纤维化（cystic fibrosis，CF）是白种人中最常见的一种常染色体隐性遗传病，由编码囊性纤维化跨膜传导调节蛋白（cystic fibrosis transmembrane conductance regulator，CFTR）的基因变异引起。*CFTR*基因变异影响CFTR蛋白的表达和功能，而后者在上皮细胞Cl^-跨膜转运中起着重要作用。CF的临床表现主要为慢性反复性肺部感染、肝脾大、胰腺功能不良及汗液电解质失衡等。

CF平均发病率为1/3500例活产新生儿，其中非西班牙裔白种人的出生流行率约为1/2300，西班牙裔白种人约为1/13 500，德系犹太人约为1/2270，非裔美国人约为1/15 100，亚裔美国人约为1/35 100，亚洲人群发病率低于35/10 000。随着CF诊断、治疗等水平的提高，CF患者的平均预期寿命已经提高到36.8岁。尽管CF患者的主要死亡原因仍然是肺部疾病并发症，其次为肺移植并发症，但肝脏疾病已被确定为这些患者第三常见和最重要的非肺部疾病死亡原因。目前，囊性纤维化肝病（CFLD）在CF患者中约占40%，占CF总死亡率的2%～5%。CF肝脏病变往往比较隐匿，4%～6%有临床表现，20%～50%仅有生化异常而无临床症状。

（一）发病机制

CFTR蛋白位于分泌腺体上皮细胞内膜顶端表面，主要作用是转运Cl^-和HCO_3^-。*CFTR*基因变异可能使CFTR氨基酸序列改变，从而影响CFTR蛋白的表达和功能，使上皮细胞的Cl^-和HCO_3^-无法正常转运至分泌腺内腔，腺体黏膜表面脱水并酸化，最终导致汗腺、气道、胆管和胆囊、胃肠道、胰腺和输精管等多个部位腔道中黏液过于黏稠，易积聚并堵塞导管。

在CF患者的肺部，CFTR介导的气道表面纤毛柱状上皮细胞Cl^-分泌和Na^+吸收功能受损，使患者气道表面液体体积减小，导致气道纤毛运动和抗菌功能降低，产生黏稠的脓性分泌物，造成肺部慢性感染和进行性结构性肺损伤。另外，CFTR受损还影响HCO_3^-的转运，影响黏液蛋白的展开和扩张，以及气道表面液体pH水平，从而影响抗菌肽的功能。最近有研究表明，一种主要位于黏膜下腺体导管中的罕见细胞类型，即Foxi1$^+$肺离子细胞，是气道上皮中活性CFTR的主要来源，可调节气道表面液体和黏液黏度。

尽管CFLD患者的发生机制尚不清楚，但似乎通常表现为胆汁淤积性肝病。CFTR在肝内和肝外胆管上皮细胞（包括胆囊）中表达，但在肝细胞中不表达，通过增加胆管和胆囊上皮细胞顶端的Cl⁻分泌，产生Cl⁻跨膜浓度梯度，从而调节胆汁成分（包括水、电解质、胆汁酸等），然后通过Cl⁻/HCO₃⁻交换器增强胆汁的流动性及促进胆汁碱化。所以，CFTR蛋白受损可导致胆汁黏稠，胆汁流量和碱度降低，黏液堵塞胆管，进而导致促炎症细胞因子表达增加，肝星状细胞活化，胆管周围纤维化，从局灶性胆汁性肝硬化发展为多小叶性肝硬化。另外，最近有研究发现，CFLD肝硬化发病机制涉及肠-肝轴，是通过肠液渗漏将细菌转移到门静脉循环中，从而激活肝脏炎症和纤维化。

在胰腺导管内，经CFTR介导分泌的Cl⁻和HCO₃⁻可碱化胰液，调节消化酶的pH。而CF患者胰腺导管上皮顶端CFTR受损，使胰蛋白酶等消化酶在胰管内蓄积，最终导致胰腺结构破坏。

在胃肠道，CFTR缺陷造成的HCO₃⁻分泌障碍可导致肠黏液阻塞和胎粪性肠梗阻。

（二）临床表现

CF患者通常在出生前就已经受到CFTR功能障碍的影响，如胚胎沃尔夫管发育不全导致先天性双侧输精管缺如（CBAVD）。因此，男性CF患者几乎不育，女性CF患者可能因宫颈分泌物增多而面临生育困难问题。CF胎儿超声检查可发现高回声肠袢，伴或不伴胎粪性腹膜炎，或是胆囊不显影。高达20%的CF新生儿出现胎粪性肠梗阻（90%的胎粪性肠梗阻发生在CF患儿中）。肠道分泌物增多会使10%～47%的儿童和成人患者出现远端肠梗阻综合征。85%的CF患者表现为胰腺功能不全，包括全身性营养不良、发育不良、骨质疏松等。90%的患者在1岁时可检测到脂肪吸收不良。CF累及胰腺还会出现糖尿病和胰腺炎等。胰液黏性增加会引起胰腺组织的破坏，从而出现胰腺囊肿或纤维化。随着年龄增长，还会出现其他症状。由于患者汗液流失过多，高温时有电解质失衡的风险。CF呼吸道症状常见且多样，但常无特异性。在上呼吸道，大多数患者会出现鼻窦炎，30%的患者会出现鼻息肉。在肺部，CF患者主要表现为支气管扩张、黏液堵塞和反复肺部感染等，最终导致肺功能下降，严重者出现呼吸衰竭。随着CF患者生存期的延长，CFLD越来越常见。CFLD患者的临床表现多样，包括无症状的肝酶升高、肝脂肪变性、肝脾大，甚至是失代偿期肝硬化伴门静脉高压等，详见表12-1。

表12-1 囊性纤维化主要临床表现

组织或器官	临床表现
肺	反复慢性细菌和（或）真菌感染、支气管扩张和呼吸衰竭等
上呼吸道	慢性鼻窦炎和鼻息肉
胰腺	胰腺结构破坏伴胰腺内外分泌功能不全（如糖尿病、营养不良、骨质疏松等）和胰腺炎
肝脏	新生儿黄疸、脂肪肝、肝脾大、肝纤维化、肝硬化等
胃肠道	胎粪性肠梗阻、远端肠梗阻综合征、营养不良
生殖系统	男性：先天性双侧输精管缺如、无精子症和不孕症 女性：宫颈黏液分泌异常
汗液和皮肤	低氯代谢性碱中毒、脱水和水性掌跖角化病

（三）辅助检查

1.汗液实验 在经认可的临床实验室进行汗液实验，目前仍然是检测CFTR功能的金标准。具体方法：用去离子水擦洗受检者前臂或大腿内侧皮肤（无皮疹、炎症或外伤处），拭干。用毛果芸香碱液电渗刺激，以产生和收集汗液。需注意刺激和汗液收集区应为同一部位且面积相似，另外需保证一定的出汗速度［平均应超过1g/（m²·min）］和汗液电解质浓度，以减少误差。汗液收集时间应控制在30分钟以内。当汗液氯化物浓度超过60mmol/L时可诊断CF；30～59mmol/L属于中间值；低于30mmol/L则认为正常。有约2%的患者，其汗液氯化物浓度也可能是正常的（低于30mmol/L或处于30～59mmol/L的中间值）。

2.电生理实验 当带电离子穿过细胞表面时，会产生电流。因此，可以通过测量鼻腔（较方便）或肠道电位差进行电生理实验，测试Na^+和Cl^-转运电位差，以评估CFTR功能。胃肠道的离子运输也可以通过测量直肠活检组织的电位差来评估。具体方法：将活检组织的细胞培养成球形类器官，诱导肿胀并实时测量，以评估离子和水的转运能力。

3.基因检测 CF是致病基因明确的单基因遗传病，所以当患者临床症状、辅助检查等不能明确诊断时，可以通过*CFTR*基因检测进一步明确诊断。截至2022年5月，人类基因变异数据库（HGMD）已免费公开1823个*CFTR*基因变异位点。*CFTR*基因变异以错义变异为主。*CFTR*变异是根据对CFTR生物合成、运输和转录水平等的影响程度进行分类的，共分为Ⅰ～Ⅵ类。Ⅰ类变异产生终止密码子，导致CFTR蛋白缺失。Ⅱ类变异使CFTR蛋白错误折叠或错误定位，造成顶端质膜CFTR减少。Ⅲ类变异影响CFTR门控通道的开启，使离子转运减少。Ⅳ类变异影响CFTR通道电导。Ⅴ类变异作用于CFTR剪接，使其数量减少。Ⅵ类变异导致CFTR半衰期短、不稳定。西方国家70%以上CF人群存在的delF508（c.1521_1523delCTT；p.Phe508del）位点，属于Ⅱ类变异。我国所报道的*CFTR*变异位点均为西方国家少见位点，其中最常见的变异为c.1766＋5G＞T，占24%，其次为c.2909G＞A、c.2684G＞A、c.2083dup、c.595C＞T。

4.免疫反应性胰蛋白酶（immunoreactive trypsin，IRT）检测法 通过干血片进行IRT检测主要用于新生儿筛查。IRT初次检测可在新生儿出生几天内进行，并在约2周龄时进行复查，如持续存在高胰蛋白酶血症，则应怀疑CF的可能。为了避免单纯IRT假阴性结果，有学者将IRT和近40个*CFTR*变异位点结合，形成IRT/DNA-*CFTR*筛查策略，其灵敏度高达97%，已广泛应用于美国新生儿CF筛查。

5.肝脏穿刺活检 CF肝脏病理改变主要为脂肪变性、胆管炎、胆汁淤积、细胆管扩张伴粉染分泌物淤积、局灶性胆汁性肝硬化，晚期发展为多小叶的肝硬化，由于汇管区纤维化、门静脉闭塞可致非硬化性门静脉高压。

除上述检查外，CF患者还应定期做以下检查：鼻镜、血常规、痰或血培养、肺部CT、肺功能、胰岛功能、血糖、血脂、肝功能、腹部影像（超声、CT、MRI）等，以评估病情。

（四）诊断

1.新生儿筛查 目前大多数新生儿使用初始生化筛查（通常是对干血片进行免疫反

应性胰蛋白酶原检测），其次是基因检测或汗液检测，或两者都用。新生儿筛查 *CFTR* 变异应基于当地人群患病率。

2.临床诊断 囊性纤维化基金会与全球合作伙伴于2017年发布了诊断指南更新版：在没有新生儿筛查计划的地区，诊断标准包括临床表现和CFTR功能障碍的家族史和证据，或两种致病性 *CFTR* 变异的家族史和基因检测结果。针对对CFTR蛋白功能影响程度不同的 *CFTR* 变异位点，需要行诊断性汗液实验才能确诊CF。当汗液实验Cl浓度处于30～59mmol/L的中间值时，应进行 *CFTR* 基因分析和（或）CFTR功能性分析，以确诊或排除CF。

虽然肝脏活检是诊断肝病的金标准，但因其有创性，取材样本局限，可能不足以全面评估CFLD病情，所以CFLD的几种诊断标准被提出。最常用的是2011年德布雷及其同事提出的方案，该方案排除了可能导致肝病的其他原因后，至少包括以下两种情况可诊断为CF：肝大或脾大，12个月内至少连续3次测定ALT异常，肝脏受累的超声证据，肝脏活检。另一种是囊性纤维化基金会在2007年提出的CFLD分类标准：①通过生化、影像学、组织学、胃镜等检查发现CF相关的肝硬化或门静脉高压；②无肝硬化者至少包括以下一项：AST、ALT、GGT持续或间歇性升高至少2倍正常值上限，组织学显示脂肪变性或纤维化，影像学显示胆管病变，或非肝硬化的肝脏超声检查结果；③无肝脏疾病检查、放射学或生化证据。最近，美国国立卫生研究院（NIH）临床中心根据纵向随访了38年的CF患者队列数据，丰富了对成人CFLD的描述，评估了无创性肝纤维化指标［如瞬时弹性成像、AST/PLT（APRI）、FIB-4和AST/ALT（AAR）］在成人CFLD中的应用，并与2011年诊断标准相结合开发出一个新的评分系统，该评分系统包括常规肝脏生化检查（ALT、AST、GGT、ALP）、放射学影像和无创性肝纤维化标志物，当至少符合其中2项时，则可诊断为CFLD。

（五）治疗

CF患者需要早诊早治。如果不及时进行干预性治疗，CF患者的预期寿命一般不超过10岁。CF治疗及监测方案需要多学科团队根据患者的病情个体化制定。CF的治疗目标包括处理各种与疾病相关的症状，尤其是与疾病相关的后遗症。

1.呼吸系统并发症治疗 呼吸系统并发症是CF患者的首要死亡原因。CFTR缺陷导致呼吸道黏液分泌过多、黏液堵塞和继发感染，病原体包括金黄色葡萄球菌和铜绿假单胞菌等。长期反复性慢性感染伴急性加重最终会导致患者肺功能明显降低。因此，减缓肺部疾病进展是CF治疗的主要目标，主要是通过清除呼吸道黏性分泌物，预防、控制感染。清除气道分泌物的方法包括物理治疗（如咳嗽、叩拍、体位性引流等）、气道雾化、正压通气、机械吸痰、支气管镜肺泡灌洗等。使用口服或吸入抗生素进行长期抗菌治疗，以预防、根治早期感染，延缓或预防慢性感染及治疗急性加重。2020年英国儿童CF临床指南支持在出生后的前3年使用氟氯西林预防金黄色葡萄球菌感染，但目前该方案在其他国家还存在争议。若患者感染铜绿假单胞菌，则应立即开始进行根治，可选方案包括妥布霉素吸入溶液（TIS）28天、雾化吸入黏菌素甲磺酸联合口服环丙沙星最多3个月。当患者根治失败进入慢性感染后，应开始长期吸入抗生素治疗。吸入抗生素可以直接作用于气道感染部位，效果更好，而且相对于全身用药更为安全。美国指南建议慢性铜绿假单胞菌感染6年以上的患者，无论肺部疾病的严重程度如何，均应每隔几个月进行一次TIS治疗，并无限期持续。除TIS外，赖氨酸氨曲南也可作为长期吸入抗生素用于CF治疗。对于铜绿假单胞菌，建议使用两种或两种以上抗生素的组合，包括β-内酰胺类、氨基糖苷类、大环内酯类、阿奇霉素等，目前缺乏抗生素最佳组合的选择及最佳治疗时间的证据，但常规14天的静脉注射治疗还是必要的，具体剂量需要根据情况调整。

2.肝病治疗 目前仍缺乏延缓CFLD病情进展或改善病情的药物。熊去氧胆酸（UDCA）是一种亲水性次级胆汁酸，可以增加胆汁的流动性和疏水性，同时保护细胞和抗凋亡。UDCA可改善CFLD患者的生化指标，但并不能阻止CFLD向严重的肝病进展。由于缺乏替代疗法，且UDCA总体耐受性良好，所以大多数患者一旦确诊为CFLD后，就开始服用UDCA。门静脉高压症可以通过内镜下治疗、各种分流断流手术等治疗。由于存在支气管反应的风险，β受体阻滞剂是CF的相对禁忌证。

3.胰腺功能障碍治疗 由于CF患者胰腺外分泌功能受到影响，其营养状况通常较差，因此营养支持至关重要，旨在实现患者的正常生长发育和恢复正常营养状况。营养支持方法主要包括胰酶替代疗法、高能量饮食及补充维生素/矿物质，以减少胰腺外分泌功能障碍所造成的吸收障碍，补充营养丢失部分。对于严重的CFLD，应强调补充脂溶性维生素，还应补充中链甘油三酯。当CF患者内分泌功能受到影响，出现CF相关糖尿病时，应用胰岛素降糖治疗。

4.基因治疗 近年来，一些新疗法可以直接靶向CFTR，从根本上治疗CF。依伐卡托是针对特定变异的药物，属于CFTR调节器增效剂，可通过延长CFTR通道的开放时间，加强Cl⁻转运，有助于水合和清除气道黏液，该调节剂自2012年获得上市开始使用。另外，近年陆续上市了鲁玛卡托、替扎卡托、elexacaftor，它们分别与依伐卡托联合使用，可治疗全球90%的CF患者。上述药物可显著改善CF患者肺部和胃肠道症状，但是尚无研究评估其对CFLD的影响。

5.器官移植 若进展到呼吸衰竭、肝衰竭等终末期阶段，则需要考虑进行器官移植，必要时可行多器官联合移植。

（六）典型病例

1.病例介绍 患儿，男，12岁，汉族，主因"发现肝功能异常2年余"于2016年12月5日收入院。患儿2年前因头痛就诊于当地医院，发现肝功能异常（具体不详），腹部超声提示肝脏弥漫性回声改变，脾大，胆囊壁增厚，自述所有肝病相关病因学检查均阴性，予以保肝对症治疗（具体用药不详）。今因诊断不明来笔者所在医院门诊就诊，门诊收入院。患儿生长发育正常，3月龄后至今常因呼吸道感染应用药物治疗（具体用药不详），否认过敏史。

入院后查体：体温36.7℃，心率90次/分，呼吸22次/分，血压104/64mmHg，身高134cm，体重25kg，体重指数（BMI）13.9kg/m²，体形偏瘦。神志清楚，精神可，面色可，肝掌阳性，蜘蛛痣阴性。心肺查体未见异常。腹部饱满，腹软、全腹无压痛、反跳痛，肝脏肋下、剑突下未触及，脾脏肋下2cm，质中，无触痛。肝浊音界大致正常，肝区无叩痛。移动性浊音阴性。双下肢无水肿。神经系统检查未见异常。

入院初步诊断：肝功异常原因待查，非嗜肝病毒性肝炎？遗传代谢性疾病？自身免疫性肝病？

入院后完善检查：血常规WBC 4.32×10⁹/L，HGB 133.0g/L，PLT 65.0×10⁹/L。尿便常规未见明显异常。生化全项：ALT 139U/L，AST 113U/L，TBIL 13.8μmol/L，ALB 41g/L，CHE 8260U/L，GLU 4.6mmol/L，Cr 62μmol/L，P 1.62mmol/L，GGT 209U/L，二氧化碳结合力22mmol/L，CER 0.35g/L，Cu 19.6μmol/L。病毒学（HAV、HBV、HCV、HEV、EBV、CMV）标志物阴性，补体、免疫球蛋白均正常，乳酸、血氨均正常，自身抗体五项均阴性。甲状腺功能五项正常。α_1-抗胰蛋白酶正常。淋巴细胞亚群：CD4⁺T淋巴细胞百分比30%。

腹部超声检查：肝实质弥漫性损伤，脾大。

腹部MRI检查：①弥漫性肝损害，考虑存在融合性纤维化；脾大。②胆囊炎。

胃镜检查：胃静脉曲张，胃底大弯侧可见条索样曲张静脉，红色征（－）。

肝活检：肝小叶结构紊乱，假小叶形成；肝细胞弥漫性水样变性，偶见点灶状坏死；肝窦内少量以单个核细胞为主的炎症细胞浸润；汇管区扩大，纤维组织增生，纤维间隔增宽，见假小叶形成，较多量混合性炎症细胞浸润，轻中度界面炎。印象：（肝脏穿刺）肝硬化，活动期，Laennec分期F4B，不除外慢性药物性肝损害。CK7/CK19示胆管未见明显异常。

肺部CT检查：双肺支气管血管束稍增宽，支气管内径稍增宽，建议结合临床除外支气管扩张。

肺功能检测：轻度减退，潮气量（TV）0.66L，肺活量（VC）1.66L（参考值2.29L），第1秒用力呼气容积（FEV_1）1.68L（参考值2.18L）。

汗液实验：汗液Cl⁻浓度为122mmol/L。

全外显子组基因测序：该样本的支气管扩张、囊性纤维化、遗传性胰腺炎相关基因*CFTR*存在两处杂合变异，分别为c.1766＋5G＞T、c.3196 C＞T，家系验证结果显示此双杂合变异分别来自父母，为复合杂合变异（表12-2）。

表12-2 患儿及父母全外显子组基因测序

*CFTR*基因突变位点	患儿	父亲	母亲（未发病）	ACMG变异评级	HGMD数据库
c.1766＋5G＞T chr7: 117230498	杂合突变	未检出	杂合突变	致病	致病突变（DM，报道疾病：囊性纤维化）
c.3196C＞T，p.Arg1066Cys chr7-117251691	杂合突变	杂合突变	无突变	致病	致病突变（DM，报道疾病：囊性纤维化）

综上，本例为男性患儿，主要表现为反复慢性呼吸道感染及肝功能异常（AST、ALT、GGT升高至少2倍正常上限），肺部影像学提示支气管扩张，肺功能轻度减退，腹部影像学提示融合性肝纤维化、脾大，肝脏组织学提示肝硬化，汗液实验Cl⁻浓度明

显升高，基因检测显示 *CFTR* 存在复合杂合变异位点。结合临床，可排除其他肝功能异常原因，考虑囊性纤维化诊断成立。

确定诊断：囊性纤维化，肝硬化代偿期，胃静脉曲张，脾大，支气管扩张。

治疗及转归：休息，严格进软食，营养支持指导，勤拍背，预防呼吸道感染，保肝、抗纤维化等综合对症治疗，定期呼吸科、肝病科复诊。2周后患者肝功能好转，治疗期间未出现呼吸道感染。目前正在进一步随访中。

2.讨论 任何不明原因的肝功能异常、肝硬化、肝脾大，伴反复慢性呼吸道感染，都要考虑到遗传代谢性肝病——囊性纤维化的可能，尤其是儿童患者，更应警惕。目前囊性纤维化的诊断主要基于典型的临床表现、家族史、新生儿筛查、汗液实验和基因检测。我国目前尚未常规开展新生儿筛查及汗液实验，*CFTR* 基因检测非常关键。*CFTR* 基因检测为囊性纤维化的诊断提供了强大支持，也有利于对家庭成员进行筛选。

（梁　晨　朱世殊）

第二节　α₁－抗胰蛋白酶缺乏症

α₁－抗胰蛋白酶缺乏症（alpha-1 antitrypsin deficiency，AATD）是遗传性α₁－抗胰蛋白酶（AAT）缺乏引起的代谢性疾病。AATD在欧美较常见，而亚洲发病率较低。α₁－抗胰蛋白酶缺乏症的主要表现为慢性肝炎、肝硬化、慢性阻塞性肺疾病（chronic obstructive pulmonary disease，COPD）、肺气肿、哮喘和支气管扩张等。少数病例出现脂膜炎、ANCA阳性血管炎、炎症性肠病及肾小球肾炎。

（一）发病机制

AATD是由编码α₁－抗胰蛋白酶的 *SERPINA1* 基因缺陷导致的遗传代谢性疾病。*SERPINA1* 基因位于14号染色体长臂，目前已经鉴定出至少150个 *SERPINA1* 等位基因变异，并且每个等位基因都有一个基于所产生蛋白质的电泳迁移率的字母代码。正常的等位基因被称为"M"，是 *SERPINA1* 基因最常见的等位基因。一般人群在每个细胞中都有两个M等位基因（MM）。AAT表型取决于 *SERPINA1* 等位基因产生的蛋白质的电泳迁移率。AAT的变体可以分为四种类型：一是正常型，基因型为MM，AAT水平和功能均正常。二是缺陷型，即血浆AAT水平低于平均水平的35%。与肺气肿相关的最常见的缺陷等位基因是Z等位基因。三是无效型，此种等位基因会导致血浆中没有可检测的AAT。此种类型最不常见，并且有患最严重类型的相关肺部疾病的风险。四是功能失调型，此种等位基因可产生正常量的AAT，但该蛋白不能正常工作。最常见的基因型为PI*SS型、PI*MZ型、PI*SZ型和PI*ZZ型。

AAT在肝细胞、肠和肺泡细胞、中性粒细胞、巨噬细胞和角膜内合成。肝脏每天每千克体重产生约34mg AAT，血浆浓度为0.9～1.75mg/ml，半衰期为3～5天。在感染、创伤、炎症等急性反应期，具有正常蛋白酶抑制剂（PI）基因型（MM）者AAT可以100%升高，但具有严重缺陷等位基因者AAT的升高明显减弱。AAT可以抑制中性粒细胞弹性蛋白酶，当中性粒细胞弹性蛋白酶未被对抗时，会切割肺的许多结构蛋白及天然免疫蛋白。在经典的功能丧失概念中，Z型AAT无法达到足够数量的肺泡，抑制中性粒细胞弹性蛋白酶需要更长的时间。此外，Z型AAT具有明显的促炎作用，是一种有效的中性粒细胞趋化剂。因此，在AAT缺乏症患者中，中性粒细胞数量增加，蛋白酶活性无对抗性，肺部易受感染和出现结构损伤。

（二）临床表现

AATD可表现为从婴儿期到成人期的肝功能障碍，以及阻塞性肺病和（或）支气管扩张症。其严重程度取决于基因型和由此产生的血清AAT水平。

1.肝脏疾病表现

（1）儿童期发病的肝病：AATD相关肝病最常见的表现是新生儿胆汁淤积、黄疸，伴有高胆红素血症，并在数月内出现血清转氨酶升高。在一项对200 000名瑞典新生儿筛查AATD后的随访研究中，18%的PI*ZZ基因型儿童出现肝脏异常，2.4%在儿童期发生肝硬化并死亡。一项对44名最初表现为肝硬化或门静脉高压症的AATD相关肝病儿童的随访研究发现，2例患儿肝移植，7例患儿随访23年可以相对健康地生活。目前尚不清楚少部分早期高胆红素血症的儿童是否会发生肝硬化。约2%的PI*ZZ基因型个体在儿童期发生严重病。PI*MZ和PI*SZ基因型与儿童肝病风险增加无关；但是会观察到转氨酶升高。

（2）成人型肝病：可能在没有新生儿期或儿童期肝病史的情况下发生，主要表现为肝纤维化和肝硬化。肝病在男性中比女性更常见。20～40岁患肝病的风险约为2%，41～50岁约为4%。瑞典的一项尸检研究表明，从不吸烟且没有COPD的老年人肝病的患病率可能高达40%。

（3）肝细胞癌（HCC）：AATD PI*ZZ基因型的个体发生HCC的风险升高。

2.肺脏疾病表现

（1）成人期发病的肺部疾病：COPD，特别是肺气肿和（或）慢性支气管炎，是AATD最常见的临床表现。支气管扩张症也与AATD有关。在成人中，吸烟是加速COPD发展的主要因素。虽然AATD的自然病程各不相同，但AATD吸烟者呼吸道疾病的发作通常在40～50岁。不吸烟者可能具有正常的寿命，但也可能发展为肺和（或）肝脏疾病。重度AATD患者可能表现出阻塞性肺病、哮喘和慢性支气管炎（如呼吸困难、咳嗽、喘憋和咳痰）的常见症状和体征。在美国国家心脏、肺和血液研究所登记处1129名严重缺乏AAT的患者中，84%表现为呼吸困难，76%出现上呼吸道感染，50%出现咳嗽和咳痰。大多数（约95%）重度AATD患者在胸部CT上有支气管扩张症的证据，其中27%的患者表现出支气管扩张症的临床症状。AATD患者肺功能测试中往往表现出不同程度的通气功能障碍，按照COPD GOLD分级描述为轻度（Ⅰ）、中度（Ⅱ）、重度（Ⅲ）或极重度（Ⅳ），同时还有总肺活量增加、功能残气量增加和气道阻力增加。胸部X线片显示肺部透亮，肺组织稀疏。动脉或毛细血管血气评估中度至重度（GOLD Ⅱ期和Ⅲ期）患者可能存在低氧血症。在非常严重的情况下（GOLD Ⅳ期），可能会出现低氧血症和高碳酸血症。高分辨率CT可以显示肺组织肺气肿变化的范围和定位，并且可以检测肺大疱、支气管扩张和气胸。

（2）儿童期发病的肺部疾病：AATD患儿的肺气肿罕见。对严重AATD新生儿随访至32岁的研究表明，大多数不吸烟的成年人缺乏肺气肿的生理和CT证据。目前尚无长期随访研究。在大多数观察性研究中，肺部疾病患者的平均发病年龄在第五个十年。

3.其他疾病表现 估计每1000名AATD患者中就有1人发生脂膜炎。脂膜炎的特征性表现为迁移性、炎症性、触痛的皮肤结节，可能会溃烂。创伤部位（如腿、下腹部）最常受到影响。AATD患者可能对c-ANCA阳性血管炎（如肉芽肿性多血管炎）的易感性增加。

（三）辅助检查

1.血浆AAT检测 AAT的正常血浆浓度为20～48μmol/L。AAT水平不正常或在临界值附近时需要做蛋白表型和基因检测。血清AAT水平若不到正常值的50%可以确定AATD的诊断。然而AAT是一种急性时相反应蛋白，系统性炎症反应时其合成和分泌增加，因此即使其血清水平正常也不能排除AATD的诊断。

2.蛋白表型检测 对定量检测AAT水平异常的患者可进行蛋白表型检测，根据各种变异蛋白的等电点不同，将它们分成不同的类型。由于AAT分子的微观多态性和变异类型的多样性，这种技术需要特定的专家实施。此外，由于患者体内AAT含量比较低，其表型可能检测不出来，结果还需要用特异性等位基因杂交技术检测。

3.基因型检测 基因分型或基因测序是诊断AATD的确诊方法，目前应用较多的是针对PI*S和PI*Z两个最常见位点的基因分型方案，然而，这种方法往往会漏诊一些罕见变异，并且从目前针对中国人群的AATD研究来看，PI*S和PI*Z并不是非常常见的变异等位基因，因此更可靠的方法应该是对*SERPINA1*整个编码区进行测序后与参考基因组比对。

（四）诊断

AATD诊断不仅要考虑临床表现，还要测试特定患者群体是否存在AAT缺乏。除了AATD患者的一级亲属外，所有COPD、肝病、反应不良哮喘、c-ANCA血管炎、脂膜炎或支气管扩张症患者都应接受检测。第一步是检测血清中的AAT水平。由于AAT是一种急性期反应物，在感染或炎症期间会增加，因此该测量应伴随C反应蛋白的评估。在C反应蛋白水平正常的情况下，血清水平高于或等于1.1g/L可作为AAT状态正常的证据。如果血清AAT水平低于1.1g/L，或存在严重的临床问题，则临床医生应要求在专业实验室进行表型或基因分型。在不确定的情况下，应进行基因测序。美国胸科学会/欧洲呼吸学会2013年的AATD患者诊断和管理标准及2016年的成人AATD诊断与治疗指南建议同时检测AAT水平和基因分型。

应对所有PI*ZZ携带者进行肝病监测。瞬时弹性成像有助于排除晚期纤维化（F3或F4期）。此外还应每6个月进行一次肝脏超声筛查，以筛查肝硬化、门静脉高压或持续肝功能异常患者是否患有肝细胞肝癌。

（五）治疗

与AATD相关的肺部疾病的治疗与COPD相同。药物治疗包括长期应用长效β$_2$受体激动剂福莫特罗或沙美特罗，并结合长效抗胆碱能药物噻托溴铵。同时可应用短效支气管扩张剂缓解急性呼吸窘迫。如果患者已经出现慢性低氧血症，可能需要长期氧疗，如果合并高碳酸血症，则建议进行无创通气。如同时合并细菌性呼吸道感染，则应及早使用涵盖典型和非典型气道病原菌谱的抗生素进行治疗。此外，AATD可使用血浆纯化AAT进行静脉强化治疗。1987年，美国FDA根据生化疗效和药代动力学，批准该疗法用于与AATD相关的肺部疾病，但无临床疗效数据。随机对照试验将肺CT密度下降作为主要疗效结果。一项较大样本量研究表明，AATD患者通过强化治疗可以使肺CT密度降低，但对其他指标，如FEV$_1$、生活质量或COPD恶化没有影响。目前尚无针对AATD相关肝病的特异性治疗方法。AAT补充治疗只能解决肺组织中AAT缺乏而导致的肺组织蛋白损害，而无法解决变异的AAT形成多聚物在肝细胞内储积造成的肝损害。AAT缺乏建议保持正常的体重指数，并在建议的限度内饮酒。与AAT缺乏相关的晚期肝病患者应戒酒。晚期患者可进行肝移植。

（六）典型病例

1.病例介绍 患者，男，49岁，主因"发现HBsAg阳性10年，肝区不适半个月"于2014年2月入院。患者10年前体检发现乙肝五项"HBsAg阳性、乙肝e抗体（抗HBe）阳性、抗HBc抗体阳性"，肝功能正常，未予特殊治疗。此后每年体检一次。1年前超声检查提示"肝脏回声较粗糙，脾脏增大"，肝功能正常。半个月前自觉右上腹隐痛不适，食欲略差。患病以来精神可，体重无明显改变。既往反复咳嗽、咳痰30余年，偶有痰中带血，多在季节变换、受凉后出现。偶吸烟及饮酒，已经戒烟十余年。否认乙肝相关家族史，母亲有慢性支气管炎，父母现已故。入院查体：皮肤无黄染，浅表淋巴结无肿大，双肺呼吸音粗，未闻及明显啰音。腹软，肝脾肋下未触及。辅助检查：血常规WBC 9.06×10^9/L，N% 81.4%，PLT 167×10^9/L，HGB 120g/L；肝功能ALT 17U/L，AST 18U/L，ALP 60U/L，GGT 17U/L，TBIL 12.4μmol/L，DBIL 3.3μmol/L，TP 81g/L，ALB 43g/L。血脂正常；GLU 5.9mmol/L。乙肝五项：HBsAg（＋）、抗HBc（＋）、抗HBe（＋）；HBV DNA 4.3×10^6IU/ml；抗HCV抗体阴性；免疫球蛋白IgG、IgA、IgM、IgD均在正常范围；血清铁蛋白正常；AFP正常；自身免疫性肝病谱阴性；胸部X线片：两侧胸廓对称，双肺纹理增粗、紊乱，可见网状、点状及多发小囊状影，边缘模糊；胸部CT：双肺纹理增粗，双下肺卷发征，提示双肺支气管扩张；腹部CT：脂肪肝、脾大。

诊治过程：中年男性，乙肝病毒携带多年，没有乙肝相关肝硬化或肝癌家族史，肝功能保持在正常范围，但逐渐出现肝脏回声粗糙、脾脏增大。为了解患者是否需要进行抗病毒治疗，给患者进行了肝脏穿刺检查。肝脏病理显示患者的组织学病变符合慢性乙肝，G2/S2 ～ 3；但高倍镜下发现肝细胞质内有许多异常的小体，经D-PAS及α_1-抗胰蛋白酶抗体染色，证实异常小体是α_1-抗胰蛋白酶。对该患者进一步行基因检测，编码α_1-抗胰蛋白酶的基因*SERPINA1*存在3号和6号外显子杂合变异。患者有支气管扩张，考虑是既有肺部病变也有肝脏病变的AATD。给予恩替卡韦抗病毒治疗，针对AATD相关肝病无特效治疗方法；对该患者进行健康宣教，患者长期在肝病门诊随访。4年后（2018年）患者出现腹水、胸腔积液等肝硬化失代偿期相关表现，患者拒绝行肝移植治疗。2021年4月患者出现右肋骨疼痛，后诊断为肝癌伴多发转移。2022年7月患者死亡。该患者首次肝脏穿刺病理显示为G2/S2 ～ 3，但疾病进展迅速，抗病毒治疗4

年后就出现失代偿期肝硬化及后期出现肝癌，考虑为乙肝病毒感染叠加AATD双重因素所致。

2.讨论 虽然对于AATD肝病并无有效治疗药物，但早期诊断能够帮助患者进行预防，避免可能导致病情进展的危险因素，如饮酒、体重超重、服用一些可能导致肝损害的药物等。AATD临床表现隐匿，如同时合并其他肝病如乙肝、脂肪肝等，更容易被临床误诊。对于婴儿期及儿童期出现的不明原因的黄疸、肝损害及早发的成人肺气肿、支气管扩张合并肝损害的患者，需要警惕AATD的可能，应进行早期筛查。

（汤 珊 郭新珍 陈新月）

第三节 遗传性出血性毛细血管扩张症

遗传性出血性毛细血管扩张症（hereditary hemorrhagic telangiectasia，HHT），也称为Rendu-Osler-Weber综合征，是一种罕见的常染色体显性遗传性疾病。男女发病比例相当，每1万人中发生1～2例。国外流行病学调查显示，北美的发病率约为1/5000；法国的汝拉群岛、丹麦的菲英岛和荷属安的列斯群岛的发病率较高。目前国内尚缺乏HHT临床流行病学相关数据，只有散发的病例报道。患者通常表现为鼻出血、胃肠道出血和皮肤黏膜毛细血管扩张，在脑、肺和肝脏循环中存在发生动静脉畸形的风险。超过75%的HHT患者可出现肝脏血管畸形，只有8%出现症状。肝脏遗传性出血性毛细血管扩张症（hepatic hereditary hemorrhagic telangiectasia，HHHT）是HHT所导致的所有类型的肝脏血管异常的总称。

（一）发病机制

HHT是常染色体显性遗传病，可由多种基因发生变异导致，最终导致血管内皮细胞中转化生长因子β（TGF-β）介导的通路中断，进而导致血管异常发育，血管脆性增加和动静脉畸形。引起HHT的基因变异包括ENG、ACVRL1（又称ALK1）、MADH4（又称SMAD4）及其他位点。ENG位于染色体9q34，编码内皮糖蛋白（CD105），可导致Ⅰ型HHT（HHT-1）。内皮糖蛋白是一种细胞表面糖蛋白，具有TGF-β信号复合物的一部分功能，在血管生成和血管重塑中发挥作用。ACVRL1位于染色体12q13，编码活化素受体样激酶1（ALK1），可导致Ⅱ型HHT（HHT-2）。ALK1也是一种细胞表面蛋白，是TGF-β信号通路的一部分，在血管生成调控中起着重要作用。MADH4（编码SMAD4蛋白，是一种介导TGF-β通路信号转导的转录因子）的变异导致幼年息肉病HHT综合征（JP-HHT）。

超过80%的HHT患者有可识别的变异，剩下约20%符合临床诊断标准，但没有明确的变异。在有致病性变异的患者中，61%有ENG变异，37%有ACVRL1变异，2%有MADH4变异；少数患者有其他基因的致病变异。移码变异和无义变异在ENG中更为常见。在染色体5q31和7q14上已经发现其他与HHT相关的基因位点，但尚未完全鉴定，被认为分别为HHT-3和HHT-4。骨形态发生蛋白9（BMP9，也称为生长分化因子2或GDF2），由BMP9（也称为GDF2）编码，是ACVRL1基因产物ALK1的配体。BMP9/GDF2的变异导致了HHT的临床表现，被称为HHT-5。

（二）病理生理学

所有3个已鉴定的致病基因都通过TGF-β/BMP信号通路参与细胞信号转导，该信号通路在细胞生长和凋亡、平滑肌细胞分化、血管重塑和维持中发挥作用。在HHT患者中，内皮糖蛋白、ALK1或该途径中其他几种蛋白之一的变异改变了正常的内皮反应。在HHT-1中，*ENG*变异导致内皮糖蛋白、ALK1和ALK5信号通路减少；在HHT-2中，*ALK1*变异单独导致ALK1信号通路减少。该途径抑制TGF-β转录，会破坏血管内皮细胞的完整性和平滑肌分化，导致细胞骨架异常和小血管脆性增加。

ALK1通路（*BMP9*、*ACVRL1*、*ENG*、*MADH4*）的任何变异都会通过减少ALK1信号通路导致VEGF升高，进而导致血管畸形。

（三）病理

HHT的病变部位在血管壁，表现为毛细血管扩张、内脏动静脉畸形和动脉瘤形成。主要的病理特点为毛细血管壁和小血管壁发育不全及结构异常，血管缺乏弹性纤维和平滑肌，有的部位仅有一层内皮细胞，其周围由疏松的结缔组织围绕，同时血管壁失去对交感神经和血管活性物质调节的反应能力，血管缺乏收缩功能，机械性脆性增加，易破易出血。毛细血管后微静脉扩张，直接与小动脉融合，其间的毛细血管床丢失，融合后局部呈结节状或瘤样扩张，形成动静脉瘘和动静脉瘤。

（四）临床表现

本病的主要临床表现为同一部位的反复出血，患者通常表现为鼻出血、胃肠道出血和缺铁性贫血。约50%的患者10岁时会出现鼻出血，轻度鼻出血或出血倾向随着年龄的增长而增加，通常发生在成人期。95%的HHT患者最终发展为复发性鼻出血，并导致缺铁性贫血。动静脉畸形可累及大肠、小肠和胃，约20%的患者可有消化道出血。

至少50%的HHT患者可出现肺动静脉畸形（PAVM），在HHT-1中更常见。偏头痛在肺动静脉畸形患者中相当常见。5%～30%的肺动静脉畸形患者可能无症状或表现为咯血、呼吸困难、低氧血症或指杵状。

多达70%的HHT患者可出现肝动静脉畸形。HHT-2似乎与更多的肝脏动静脉畸形相关。临床特征随血管畸形的数量、类型和部位而变化很大。少数患者为有症状性。三个最常见的临床特征是高输出量心力衰竭、胆道缺血和门静脉高压症。最常见的是高输出量心力衰竭，定义：①心力衰竭症状（如呼吸急促、疲劳和运动不耐受）；②心输出量＞8L/min或心脏指数＞3.9L/（min·m^2）；③射血分数（EF）＞50%，静脉氧饱和度＞75%。其特征是呼吸急促、用力呼吸困难，腹水或水肿。其次是门静脉高压，表现为腹水，也可有胃和食管静脉曲张出血；通过肝的血流改变会造成灌注异常，导致局灶性结节性增生和门静脉周围纤维化，易被误诊为肝硬化。胆道疾病常见于30岁的女性，其特征是胆道狭窄/扩张，表现为腹痛、胆汁淤积伴或不伴胆管炎。较少的临床表现包括门静脉系统性脑病和腹部绞痛（血液直接从门静脉系统通过门静脉、肝静脉分流至体循环，可导致脑病，继发于肠系膜动脉窃血综合征的腹部绞痛甚至更为少见）。

10%的HHT患者可有中枢神经系统表现。神经系统受累可导致癫痫、短暂性脑缺血发作、脑卒中或脊髓出血。

幼年息肉病最典型的特征是多发错构瘤性息肉，通常是良性的，仍有一些患者可能发展为胃癌或结肠直肠癌，部分患者也可能有胸主动脉扩张。

（五）辅助检查

血小板计数、各种出血及凝血试验无明显异常，束臂试验可阳性。HHHT在生物化学上，最常见的异常是ALP和GGT升高，肝脏合成功能多正常。

甲皱毛细血管镜检查可发现高度扩张与扭曲成段的血管袢，且对针刺无收缩反应。螺旋CT诊断PAVM的敏感性较高。对消化道出血、血尿、咯血等内脏出血的患者，在做相应的内镜检查时，在黏膜表面可见到扩张的毛细血管。HHHT影像学具有雪花样或棉絮样异常灌注及血管畸形的特征性表现。

（六）基因检测

基因检测可以明确HHT患病家系的具体变异位点，使得不符合HHT临床诊断标准的亲属（通常是儿童和年轻人）也能够及时确诊。家庭中的先证者首先进行基因检测，检测内容至少应包括*ENG*基因和*ALK1*基因。

（七）诊断

HHT的临床诊断主要是基于库拉索（Curacao）标准：①自发性反复鼻出血；②皮肤或黏膜多发毛细血管扩张（特征性部位的毛细血管扩张）；③HHT阳性家族史；④内脏受累（内脏动静脉畸形，如胃肠道毛细血管扩张，肝、肺、脑、脾等部位的动静脉畸形）。符合上述3条及其以上者可明确诊断为HHT；符合2条标准者视为"可能或疑似"病例，如果为0或1条标准符合，则认为HHT"不可能"。

HHT累及肝脏的诊断必须在有临床特征的患者中进行，提示患者存在HHT，如鼻出血、皮肤或黏膜毛细血管扩张，有HHT家族史、有脑卒中或脑出血（肺或脑动静脉畸形）的个人史或家族史。血管造影是诊断HHHT的金标准，可以判断肝内血管畸形的类型。对于诊断为疑似HHHT的患者，考虑到可能存在肝内血管畸形，应避免进行肝脏活检。

（八）治疗

本病目前尚无特效药物，以对症治疗为主，包括及时有效止血、输血、补充铁剂等。应避免外伤，避免服用阿司匹林类药物，也应避免能引起血压升高、血容量增加及血管扩张的因素和药物。

鼻出血管理的第一步是鼻腔湿化，若出血不能在短时间停止，可用吸收性鼻腔填塞物，或加压止血处理。严重反复的鼻出血或皮肤出血可采用激光光凝或其他介入治疗。氨基己酸和氨甲环酸可考虑用于治疗重度鼻出血患者。

胃肠道出血可用内镜下双频电切或激光技术处理。

对于PAVM，可采用栓塞或肺叶切除治疗。

肝脏受累的无症状患者应定期监测，不推荐治疗。对于有症状的HHHT患者，治疗选择包括针对并发症的治疗，减少分流和肝移植。高输出量心力衰竭应给予限盐、利尿剂、β受体阻滞剂、地高辛和血管紧张素转换酶抑制剂，还应注意输血纠正贫血和使用适当的药物纠正心律失常。门静脉高压的并发症根据目前的肝硬化指南进行管理。腹水的治疗包括限制钠和利尿剂，如呋塞米和螺内酯；对于难治性腹水，应考虑穿刺治疗，并给予白蛋白8～10g/L。胃食管静脉曲张出血的治疗为β受体阻滞剂和内镜治疗。与胆道疾病相关的胆管炎应使用抗生素和镇痛药进行治疗，不宜进行可引发上行胆管炎的侵入性成像检查。对于严重的胆道并发症，应避免放置胆道支架。对于活动性胆道缺血、坏死的患者，需要考虑胆道引流和长期使用抗生素。值得注意的是，颈静脉肝内门体分流术因可能增加循环血容量，加重心力衰竭，故不适用于此类患者。肝移植是唯一的根治性治疗方式。主要适应证为顽固性高输出量心力衰竭、肝动脉栓塞或结扎后的胆道坏死，以及对常规治疗无效的门静脉高压症。

贝伐珠单抗（一种针对VEGF的单克隆抗体，可作为抗血管生成的药物）、沙利度胺（可以增加血小板源性生长因子－B在内皮细胞中的表达和刺激壁细胞产生更多的平滑肌细胞以重塑血管，改善患者的出血症状）、他克莫司等可能有较好的疗效，但长期使用此类药物可能造成严重的不良反应，主要涉及高血压、严重蛋白尿、出血、神经病变、深静脉血栓等。

（九）典型病例

1.病例介绍 患者，女，58岁，主因"间断上腹部胀20年，反复鼻出血4年，胃部不适2个月余"于2018年6月11日入院。20年前间断上腹胀，自服胃药后症状缓解，4年前反复频繁鼻出血，自行处理后可止血。半年前右眼内眦球结膜出血，未予处理。2个月余前因胃部不适就诊于北京大学第一医院，于2018年3月30日行腹部超声检查，提示肝门区及肝内血管迂曲扩张（频谱符合动静脉瘘样表现），于2018年4月4日行腹部增强CT检查，提示肝内多发动静脉瘘，考虑毛细血管扩张症可能。就诊于北京协和医院，于2018年4月17日行数字减影动脉造影（DSA）下肝动脉导管造影术，考虑毛细血管扩张症，未予治疗，现为进一步治疗收入院。9年前因"胆囊息肉"行胆囊切除术，否认饮酒史，否认过敏史。

入院后查体：神志清楚，精神可，面部皮肤、舌尖可见多发毛细血管扩张，皮肤、巩膜无黄染；双肺呼吸音清，未闻及干湿啰音，心律齐，未闻及心脏杂音，腹平软，无压痛及反跳痛，肝脾肋下未触及，肝区叩痛阴性，双下肢无水肿。扑翼样震颤及踝阵挛阴性。

入院初步诊断：遗传性出血性毛细血管扩张症，肝内多发动静脉瘘，胆囊切除术后，右肾囊肿。

入院后完善检查：血常规WBC 4.68×10⁹/L，HGB 142g/L，MCV 97.7fl，Ret 2.23%，PLT 105×10⁹/L；肝功能ALT 35U/L，AST 76U/L，GGT 70U/L，ALP 193U/L，TBIL 62μmol/L，TBA 25.9μmol/L，ALB 27.4g/L，CHE 3637U/L；凝血功能PTA 66%；HBV、HCV病毒学标志物均阴性。肺部CT提示左肺上叶下舌段、右肺中叶内侧段少许慢性炎症。电子胃镜检查提示胃底大弯侧前壁见毛细血管扩张样改变1处，直径约2mm。未见食管静脉曲张。腹部增强CT提示肝门部肝动脉异常扩张。

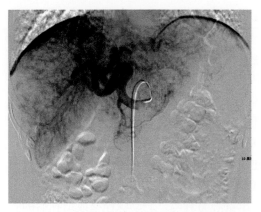

图12-1　肝动脉造影，显示迂曲扩张的血管团

确定诊断：遗传性出血性毛细血管扩张症，肝内多发动静脉瘘，胆囊切除术后，右肾囊肿。

治疗及转归：入院后行DSA下肝动静脉瘘导管栓塞术（图12-1），手术过程顺利，术后患者转氨酶、胆红素轻度升高，给予保肝、降酶、退黄等对症支持治疗后好转。现病情相对稳定。

2.讨论　遗传性出血性毛细血管扩张症是一种罕见疾病，因其临床表现复杂和大部分临床医生对此病不够熟悉，常常被误诊和漏诊，需要更多关注。虽然遗传性出血性毛细血管扩张症是遗传性疾病，但其临床表现一般不会在出生时出现，而是随着年龄增长逐渐表现。累及肝脏的遗传性出血性毛细血管扩张症还需要与门静脉海绵样变性及胆管扩张进行鉴别。依据肝内毛细血管扩张、动静脉瘘、肝动脉瘤等特征，影像学检查对于肝脏遗传性出血性毛细血管扩张症的诊断具有重要意义。初始无症状或轻症患者，可能迅速进展并出现肝功能失代偿等严重并发症，故临床观察和随访具有重要意义。对于较严重的简单型或复杂型肝脏遗传性出血性毛细血管扩张症患者，积极外科干预是有益的，主要包括肝动脉结扎和（或）缩扎术、肝动脉介入栓塞和肝移植。肝动脉结扎和（或）缩扎术，可减轻动静脉瘘的异常分流，减少并发症。血管介入栓塞治疗对于简单型患者有效；但对于存在较大血管瘤、动静脉畸形分流量大、高动力循环状态及复杂型患者，介入栓塞很难达到治疗效果，且术后易复发。

遗传性出血性毛细血管扩张症作为一种可危及生命的遗传性疾病，临床医生需结合家族史及典型症状进行综合诊断，降低漏诊风险。与此同时，还需要向患者及其家属提供遗传咨询和开展遗传检测，确认或排除致病性变异家族中的遗传性出血性毛细血管扩张症患者，敦促患者发生出血事件时及时就诊，及早治疗。

（张　维　马丽娜）

第四节　肾囊肿-糖尿病综合征

青少年起病的成人糖尿病（maturity-onset diabetes of the young，MODY）是一种常染色体显性遗传病，异常高血糖是其特征，目前已发现13种亚型。MODY5亚型（也称为HNF1B-MODY或MODY5）致病基因是*HNF1B*，占MODY总人数的2%～5%。MODY5最常见的临床表型为肾脏发育异常和早发糖尿病，常在30岁以前发病，也称为肾囊肿和糖尿病（renal cysts and diabetes syndrome，RCAD）综合征。RCAD综合征患者肾脏异常的主要表现为囊肿，也可能有胰腺、肝脏病变或尿酸升高等表现。

（一）发病机制

*HNF1B*基因表达的蛋白质称为肝细胞核因子-1β（HNF-1β）蛋白。HNF-1β蛋白存在于许多器官和组织中，包括肺、肝脏、肠道、胰腺、肾脏、泌尿生殖道，在生长发育中起重要作用。HNF-1β蛋白不仅参与肝脏和胆道系统的转录与功能调节，还参与肾脏、泌尿生殖和胰腺B细胞的转录与功能调节。

在成人肾脏中，HNF-1β控制肾小管上皮细胞的肾内代谢和溶质转运所需基因的表达。在HNF-1β肾病中观察到的肾小管异常包括高尿酸血症伴或不伴痛风、低钾血症、低镁血症和多尿。对*HNF1B*变异作为肾脏发育障碍的一个原因的描述来自于单基因糖尿病研究中的意外观察。青少年发病的成人糖尿病是一种常染色体显性遗传的单基因病，发病年龄通常＜25岁，由胰岛B细胞功能障碍导致的非胰岛素依赖型糖尿病（2型糖尿病）为主要临床特征。在欧洲人群的糖尿病病例中占1%～2%。染色体12q上编码转录因子HNF-1α的基因杂合变异是导致MODY最常见的原因。HNF-1α和HNF-1β蛋白具有＞80%的序列同源性，与相同的DNA序列结合，可以以同源二聚体和异源二聚体的形式存在。*HNF1B*（位于染色体17q上）是MODY的一个突出的候选基因，1997年在一个日本家族中发现。

*HNF1B*基因变异与多种肾脏发育异常有关。最一致的临床特征是存在肾囊肿，大多数患者有早发糖尿病。肾囊肿和糖尿病与*HNF1B*变异相关联被称为RCAD综合征。随着越来越多的糖尿病家族中发现*HNF1B*变异，一些额外的表型特征也被发现，如生殖道畸形、高尿酸血症、年轻时发作的痛风、肝功能障碍和胰腺萎缩。因此，*HNF1B*基因变异可能被认为是导致多系统疾病的原因。

（二）临床表现

1. 肾脏表现 对*HNF1B*变异家族的研究发现，严重的非糖尿病肾脏疾病，特别是肾脏囊性疾病，存在于所有家族中，是临床表型的主要特征。在许多病例中，肾囊肿是通过超声检查发现的。肾囊肿经常在产前被发现，最早的报道是在妊娠17周时进行的胎儿超声扫描。基于肾囊肿的高发生率，目前认为肾囊肿是与*HNF1B*变异相关的临床表型之一。除此以外，这些患者也常伴有多系统疾病，少数携带*HNF1B*变异的患者既没有肾囊肿也没有糖尿病，尽管他们的家庭成员中至少存在这些特征之一。

尽管均为*HNF1B*基因变异，但在肾脏表型中可见相当大的变异。肾脏的大小各不相同，但在胎儿和儿童中大多可见肾脏增大，在一些成人中也可见小的肾脏发育不全。纵向研究表明，早期增大的肾脏可能无法生长，因此随着受试者年龄的增长，肾脏变得相对较小。生长存在对称和不对称差异，包括单肾和马蹄肾。肾功能通常受损，但其范围从正常到终末期肾衰竭。大约15%的变异受试者接受透析或者肾脏移植治疗。

肾活检时，组织学诊断差异很大，如2%表现为先天性肾单位减少症伴代偿性肥大，4%表现为囊性肾发育不良，7%为肾小球囊性疾病，4%无特异性表现。*HNF1B*变异最具体的表型是家族性肾小球囊性肾脏疾病。迄今为止，在所有家族性肾小球增生性肾病病例中均发现了*HNF1B*变异（OMIM 137920）。其特征是常染色体显性遗传，小肾伴异常的肾盏和乳头，肾功能损害和肾小球损伤。肾脏组织学为皮质肾小球囊肿，伴鲍曼间隙扩张，囊肿中原始肾小球簇≥5%。糖尿病是家族性肾小球增生性肾病的一个特征，因为所有家庭中受影响的成人都发展为早发（平均31岁）糖尿病或糖耐量受损。

2. 糖尿病表现　糖尿病通常发生在肾脏疾病之后。据报道 HNF1B 变异携带者中58%有糖尿病，另外4%的病例存在糖耐量受损。糖尿病的平均诊断年龄为26岁，年龄范围为10～61岁。在38%的无糖尿病患者中，超过一半的患者年龄＜25岁，并仍可能发展为糖尿病。血糖有相当大的变异范围，在35岁时可以表现为正常糖耐量，也可表现为需要接受胰岛素治疗的糖尿病，甚至出现酮症酸中毒。

主要病理生理是B细胞功能障碍导致胰岛素分泌减少，这可能与胰腺萎缩有关。研究发现，尽管患者血糖控制很差，而且大多数患者可用胰岛素治疗，但他们体内均有一些内源性胰岛素产生，所以不是胰岛素依赖的。尽管患有糖尿病，但患者的肾功能不全是由肾脏发育异常引起的，而不是糖尿病肾病。

3. HNF1B 变异的非糖尿病、肾脏特征　越来越多的研究者认识到，HNF1B 变异会导致除糖尿病和肾脏疾病外的多系统疾病。

（1）生殖道畸形：在某些亲属中被发现，但外显率不完全，可表现为导管发育不全（阴道发育不全和原始子宫）和导管融合失败（双子宫、子宫畸形和双阴道）。在女性胚胎中，米勒管发育为主要生殖道。两条米勒管的尾部和垂直部分融合形成子宫体、子宫颈及阴道的上1/3。男性 HNF1B 变异患者可以表现出尿道下裂，这是一种常见的畸形，在男性儿童中发病率为1/300，因此与 HNF1B 变异关联可能是巧合。

（2）高尿酸血症和痛风：年轻时发作的痛风可能是 HNF1B 变异的一个显著临床特征。大多数患者伴有中度高尿酸血症，即使没有痛风发作。高尿酸血症的病因尚不确定，它可能反映了肾脏尿酸转运的改变，以及早期肾脏损害，即使在肌酐＜130mmol/L时也可以见到。

（3）肝功能异常：肝酶和胆酶升高在 HNF1B 变异患者中很常见。其特征是ALT和GGT升高，但无黄疸或肝功能不全。在超声检查中未发现肝囊肿或其他明确的病因标志物，个别患者可发展为肝纤维化。肝脏组织学表现通常无明显异常。

（4）发育异常和其他罕见的特征：在 HNF1B 变异患者中有其他发育异常的报道。目前，这些情况通常只发生在单个患者中，并不能确定它们是否相关。发育异常的高流行率及其在HNF-1β表达的组织中如肠道（幽门狭窄）的分布表明，至少对某些人来说，HNF1B 变异是病因学的。肺发育异常尚未在任何受试者中被描述过，但肺组织中HNF-1β的表达提示其有可能发生。

（三）典型病例

1. 病例介绍　患者，男，29岁，未婚，身高165cm，体重55kg，体重指数20.2kg/m²。因"发现肝功能异常，血红蛋白升高10年余"于2021年6月8日入院。患者10年余前体检发现肝功能异常伴血红蛋白升高，辗转多家医院就诊，未能明确诊断（表12-3）。既往发现血糖升高2年，口服阿卡波糖治疗。否认饮酒史，否认家族中有类似病史患者。

查体：体温35.6℃，血压135/83mmHg，呼吸20次/分，神志清楚，皮肤、巩膜无黄染，心肺未见异常，腹软，肝脾未触及，双下肢无水肿。实验室检查提示ALP 187U/L，

GGT 226U/L，其余肝肾功能指标基本正常，B超提示不均质性脂肪肝，CT提示胰腺发育缺失，胰体、胰尾缺失，双肾多发囊肿（图12-2）。近10年肝功能和辅助检查结果见表12-3。患者于2010年、2015年及2021年三次肝脏穿刺结果除提示肝脏脂肪变外无其他异常（图12-3）。基因检测提示 *HNF1B* 基因1～9号外显子检测到杂合缺失（图12-4）。最终诊断肾囊肿和糖尿病综合征。随后进行其父母及姐姐的基因检测，未见基因变异（图12-5）。

表12-3　患者历年主要化验及检查结果

	2010年	2015年	2021年
ALT（U/L）	140.8	206	19
AST（U/L）	71.7	124	41
TBIL（μmol/L）	17.7	17.6	22.1
DBIL（μmol/L）	9.4	5.5	7.4
ALB（g/L）	48.7	39	47
ALP（U/L）	188	199	187
GGT（U/L）	198	257	226
TBA（μmol/L）	9	8	29.1
UA（μmol/L）	424	584	502
GLU（mmol/L）	5.6	6	6.98
WBC（×10⁹/L）	8.15	9.79	8.41
HGB（g/L）	190	195	198
HCT（%）	54.5	60.1	57.7
PLT（×10⁹/L）	166	210	199
JAK2 V617F	阴性		
自身抗体系列	阴性	阴性	阴性
特种蛋白系列	阴性	阴性	阴性
嗜肝病毒系列	阴性	阴性	阴性
B超	脂肪肝	中度脂肪肝（不均质性）	脂肪肝（不均质性）
肝脏穿刺	轻度慢性药物性或环境类毒物性肝损害，病变程度相当于G1S0，肝细胞轻度脂肪变性	脂肪性肝炎，不除外慢性药物或环境类毒物等诱导所致，病变程度相当于G1S1，肝细胞中毒脂肪变性	轻度非特异性肝脏病变（轻度肝脂肪变，糖原核，汇管区轻度炎症）
骨髓穿刺	骨髓增生明显，但未见明显增殖性表现		骨髓增生明显，但未见明显增殖性表现
治疗	联苯双酯	加用熊去氧胆酸	

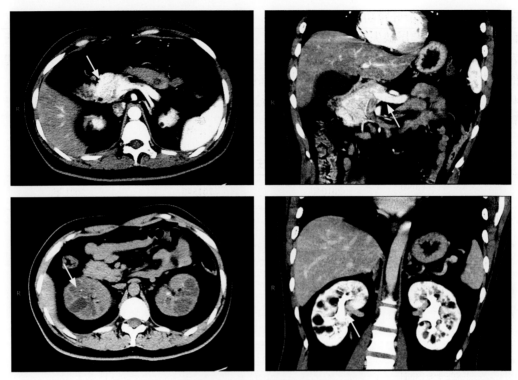

图12-2　2021年腹部CT表现

图中箭头所示胰腺发育缺陷，胰体、胰尾缺失，双肾多发囊肿

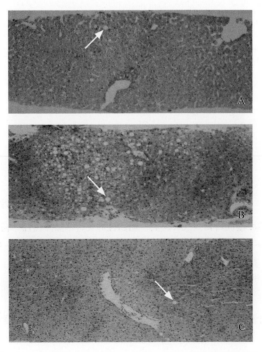

图12-3　2010年（A）、2015年（B）及2021年（C）三次肝脏穿刺病理表现（HE，×100）

箭头提示肝脏脂肪变

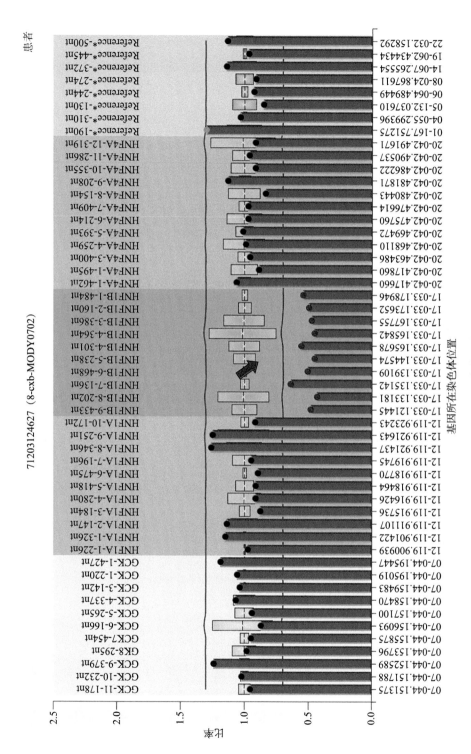

图 12-4 MLPA 患者基因检测结果

提示 *HNF1B* 基因 1～9 号外显子检测到杂合缺失

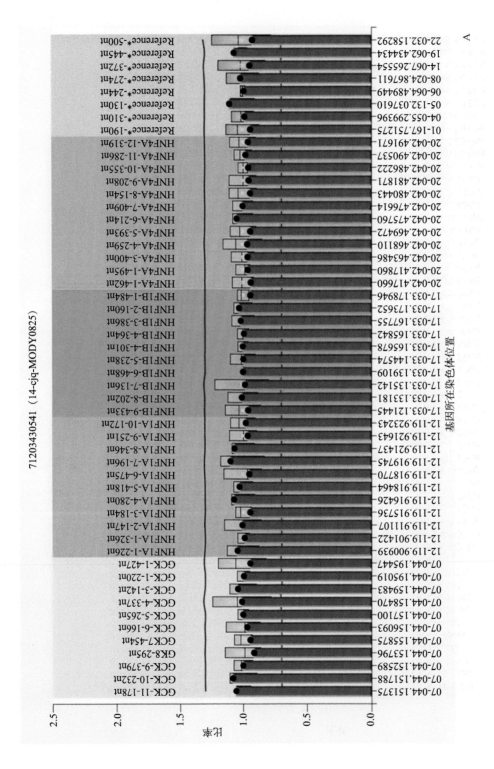

395

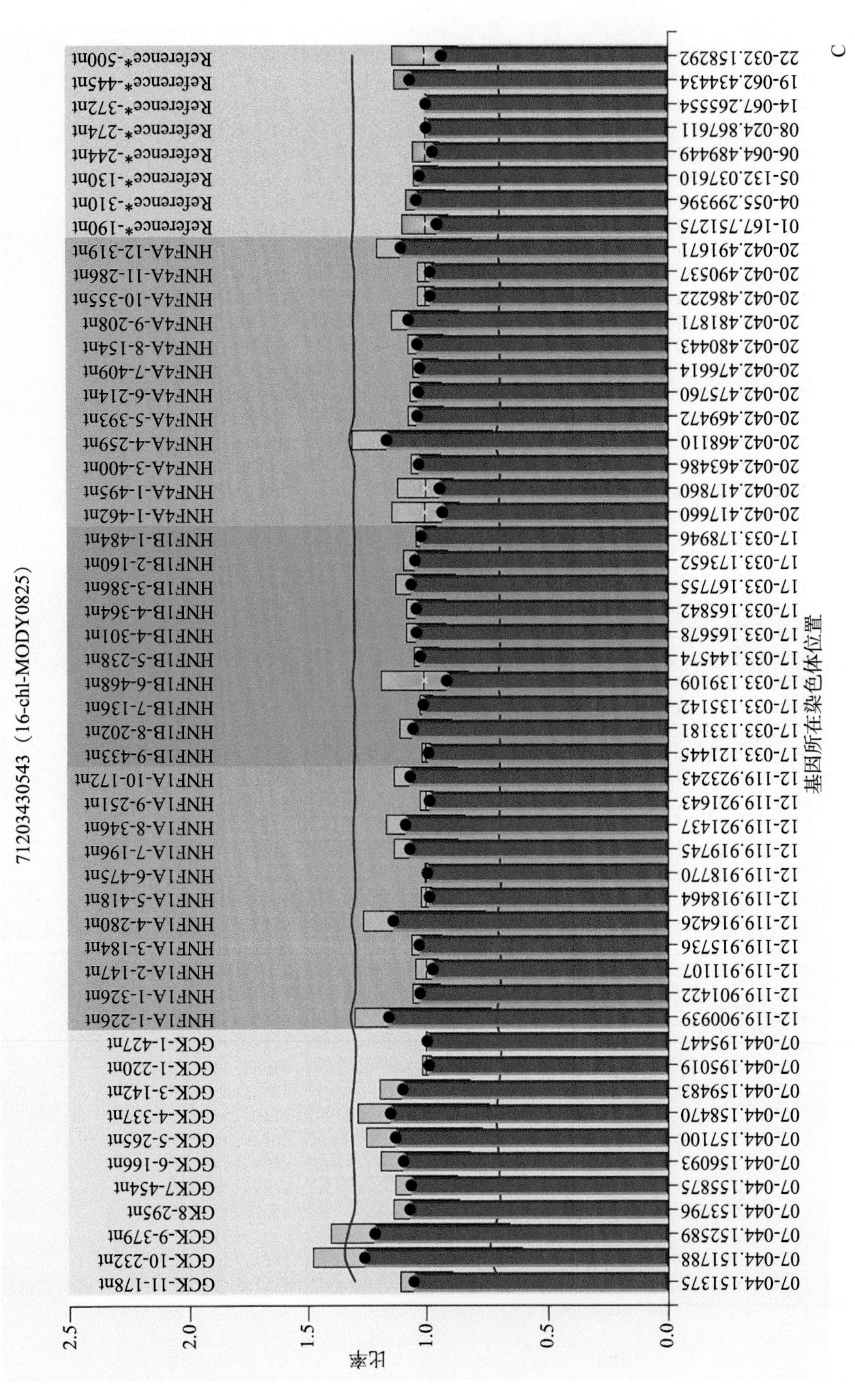

图12-5 患者姐姐（A）、母亲（B）及父亲（C）基因检测结果

2.讨论 本文报道的患者通过*HNF1B*基因检测明确诊断为肾囊肿和糖尿病综合征。与既往文献报道不同的是，本例患者并不是以糖尿病为首发症状，而是以转氨酶升高、胆汁淤积及高血红蛋白为首发表现，随后出现血糖及尿酸升高表现，但其胰腺缺失及肾囊肿表现，在既往诊治中被忽视，未能及早诊断。到目前为止，HNF-1β缺陷的肝脏和胆道表型仅在单个患者中得到确认，多为儿童，多为胆汁淤积、胆道闭锁或胆道囊肿。另外，患者高血红蛋白、多次骨髓穿刺检查及*JAK2*基因变异检测阴性，除外原发性真性红细胞增多症。而HNF-1β缺陷是否引起高血红蛋白既往没有相关报道。

此例患者*HNF1B*变异的方式是杂合性缺失，属于拷贝数变异（copy number variation，CNV）的一种。CNV是DNA的大规模缺失或复制，全外显子组测序可通过读长深度分析来检测，但也存在很多困难，如CNV区域的长度可能横跨了多个基因或者外显子、断裂点位于外显子以外的位置、系统误差问题（GC含量、重复序列、捕获效率、PCR偏倚等导致的测序深度分布不均），因此生物信息分析往往需要多个软件（XHMM、CoNIFER、ExomeDepth、CONTRA等）联合使用。但是受待检基因片段GC含量等因素影响，也可能漏检，需要多重连接探针扩增技术（MAPL）等验证。

此例患者开始的基因检测仅进行了全外显子组测序＋线粒体基因组测序，并未发现变异位点。当发现胰腺缺失及肾囊肿后，针对*HNF1B*基因进行了多重连接探针扩增检测，最终发现了*HNF1B*基因的CNV。此患者的父母和姐姐均未发现与患者同样的症状及基因改变，考虑此段变异为新的拷贝数变异（*de novo* CNV）。我国既往报道的病例多为*HNF1B*转录活化区杂合错义变异，可能是由于检测技术的局限性，这种杂合性缺失的CNV罕见报道。

总之，肾囊肿和糖尿病综合征是一种罕见的遗传性疾病，随着人们对此类疾病认识的深入，更多的患者能够早期得到正确的诊断。但CNV这种变异形式需要专门的生物信息分析及检测方法，提示临床医生在怀疑此病时不仅要做全外显子组测序，还要进行多重连接探针扩增检测来协助诊断。

（王 征 侯 维 郑素军）

参 考 文 献

Al-Samkari H，2021. Hereditary hemorrhagic telangiectasia：systemic therapies，guidelines，and an evolving standard of care. Blood，137（7）：888-895.

Berberich AJ，Wang J，Cao H，et al，2021. Simplifying detection of copy-number variations in maturity-onset diabetes of the young. Can J Diabetes，45（1）：71-77.

Bingham C，Hattersley AT，2004. Renal cysts and diabetes syndrome resulting from mutations in hepatocyte nuclear factor-1beta. Nephrol Dial Transplant，19（11）：2703-2708.

Birket SE，Chu KK，Liu L，et al，2014. A functional anatomic defect of the cystic fibrosis airway. Am J Respir Crit Care Med，190（4）：421-432.

Brennan ML，Schrijver I，2016. Cystic fibrosis：a review of associated phenotypes，use of molecular diagnostic approaches，genetic characteristics，progress，and dilemmas. J Mol Diagn，18（1）：3-14.

Campos M，Lascano J，2017. Therapeutics：alpha-1 antitrypsin augmentation therapy. Methods Mol Biol，1639：249-262.

Coakley J, Scott S, Mackay R, et al, 2009. Sweat testing for cystic fibrosis: standards of performance in Australasia. Ann Clin Biochem, 46（Pt 4）: 332-337.

Curjuric I, Imboden M, Bettschart R, et al, 2018. Alpha-1 antitrypsin deficiency: from the lung to the heart? Atherosclerosis, 270: 166-172.

Dupuis-Girod S, Ambrun A, Decullier E, et al, 2016. Effect of bevacizumab nasal spray on epistaxis duration in hereditary hemorrhagic telangectasia: a randomized clinical trial. JAMA, 316（9）: 934-942.

Fanen P, Ghanem N, Vidaud M, et al, 1992. Molecular characterization of cystic fibrosis: 16 novel mutations identified by analysis of the whole cystic fibrosis conductance transmembrane regulator（CFTR）coding regions and splice site junctions. Genomics, 13（3）: 770-776.

Farrell PM, White TB, Ren CL, et al, 2017. Diagnosis of cystic fibrosis: consensus guidelines from the cystic fibrosis foundation. J Pediatr, 181S: S4-S15.

Faughnan ME, Mager JJ, Hetts SW, et al, 2021. Second international guidelines for the diagnosis and management of hereditary hemorrhagic telangiectasia. Ann Intern Med, 174（7）: 1035-1036.

Gramegna A, Aliberti S, Confalonieri M, et al, 2018. Alpha-1 antitrypsin deficiency as a common treatable mechanism in chronic respiratory disorders and for conditions different from pulmonary emphysema? A commentary on the new European Respiratory Society statement. Multidiscip Respir Med, 13: 39.

Gustafsson JK, Ermund A, Ambort D, et al, 2012. Bicarbonate and functional CFTR channel are required for proper mucin secretion and link cystic fibrosis with its mucus phenotype. J Exp Med, 209（7）: 1263-1272.

Hersh CP, Campbell EJ, Scott LR, et al, 2019. Alpha-1 antitrypsin deficiency as an incidental finding in clinical genetic testing. Am J Respir Crit Care Med, 199（2）: 246-248.

Kettunen JLT, Parviainen H, Miettinen PJ, et al, 2017. Biliary anomalies in patients with HNF1B diabetes. J Clin Endocrinol Metab, 102（6）: 2075-2082.

Koh C, Sakiani S, Surana P, et al, 2017. Adult-onset cystic fibrosis liver disease: diagnosis and characterization of an underappreciated entity. Hepatology, 66（2）: 591-601.

Kotalova R, Dusatkova P, Cinek O, et al, 2015. Hepatic phenotypes of HNF1B gene mutations: a case of neonatal cholestasis requiring portoenterostomy and literature review. World J Gastroenterol, 21（8）: 2550-2557.

Kueppers F, Sanders C, 2017. State-of-the-art testing for alpha-1 antitrypsin deficiency. Allergy Asthma Proc, 38（2）: 108-114.

Lewindon PJ, Shepherd RW, Walsh MJ, et al, 2011. Importance of hepatic fibrosis in cystic fibrosis and the predictive value of liver biopsy. Hepatology, 53（1）: 193-201.

Luna Diaz LV, Iupe I, Zavala B, et al, 2017. Improving adherence to alpha-1 antitrypsin deficiency screening guidelines using the pulmonary function laboratory. Int J Chron Obstruct Pulmon Dis, 12: 2257-2259.

McCarthy C, Lara Gallego B, Trapnell BC, et al, 2017. Epidemiology of rare lung diseases: the challenges and opportunities to improve research and knowledge. Adv Exp Med Biol, 1031: 419-442.

Miravitlles M, Dirksen A, Ferrarotti I, et al, 2017. European respiratory society statement: diagnosis and treatment of pulmonary disease in α1-antitrypsin deficiency. Eur Respir J, 50（5）: 1700610.

Montoro DT, Haber AL, Biton M, et al, 2018. A revised airway epithelial hierarchy includes CFTR-expressing ionocytes. Nature, 560（7718）: 319-324.

Nagano C, Morisada N, Nozu K, et al, 2019. Clinical characteristics of HNF1B-related disorders in a Japanese population. Clin Exp Nephrol, 23（9）: 1119-1129.

Patel D, Teckman JH. 2018. Alpha-1-antitrypsin deficiency liver disease. Clin Liver Dis, 22（4）:

643-655.

Pinon M, Carboni M, Colavito D, et al, 2019. Not only Alagille syndrome. Syndromic paucity of interlobular bile ducts secondary to HNF1β deficiency: a case report and literature review. Ital J Pediatr, 45 (1): 27.

Sakiani S, Kleiner DE, Heller T, et al, 2019. Hepatic manifestations of cystic fibrosis. Clin Liver Dis, 23 (2): 263-277.

Shteinberg M, Haq IJ, Polineni D, et al, 2021. Cystic fibrosis. Lancet, 397 (10290): 2195-2211.

Solomon GM, Bronsveld I, Hayes K, et al, 2018. Standardized measurement of nasal membrane transepithelial potential difference (NPD). J Vis Exp, (139): 57006.

Southern KW, Littlewood JM, 2003. Newborn screening programmes for cystic fibrosis. Paediatr Respir Rev, 4 (4): 299-305.

Stockley RA, Edgar RG, Starkey S, et al, 2018. Health status decline in α-1 antitrypsin deficiency: a feasible outcome for disease modifying therapies? Respir Res, 19 (1): 137.

Tasch JJ, McLaughlan AT, Nasir AA, 2018. A novel approach to screening for alpha-1 antitrypsin deficiency: inpatient testing at a teaching institution. Chronic Obstr Pulm Dis, 5 (2): 106-110.

Torres-Durán M, Lopez-Campos JL, Barrecheguren M, et al, 2018. Alpha-1 antitrypsin deficiency: outstanding questions and future directions. Orphanet J Rare Dis, 13 (1): 114.

Veit G, Avramescu RG, Chiang AN, et al, 2016. From CFTR biology toward combinatorial pharmacotherapy: expanded classification of cystic fibrosis mutations. Mol Biol Cell, 27 (3): 424-433.

Warncke K, Kummer S, Raile K, et al, 2019. Frequency and characteristics of MODY 1 (HNF4A mutation) and MODY 5 (HNF1B mutation): analysis from the DPV database. J Clin Endocrinol Metab, 104 (3): 845-855.

Wilke A, Semper H, Gross C, et al, 2018. Longterm homecare augmentation program in alpha-1-antitrypsin deficient patients. Pneumologie, 72 (8): 590-597.

Zielenski J, Markiewicz D, Lin SP, et al, 1995. Skipping of exon 12 as a consequence of a point mutation (1898 +5G>T) in the cystic fibrosis transmembrane conductance regulator gene found in a consanguineous Chinese family. Clin Genet, 47 (3): 125-132.

（SCPC-BZBDAB16-0098）

ISBN 978-7-03-077369-2

9 787030 773692 >

定价：238.00元